제9판

기본간호학 I

대표저자 신윤희 · 김애경 · 박효정

FUNDAMENTALS
OF NURSING

계축문화사

집필진 〈가나다순〉

▶ **대표저자**

신윤희 연세대학교 원주간호대학
김애경 단국대학교 간호대학
박효정 이화여자대학교 간호대학

▶ **저 자**

마예원 경남대학교 간호학과
박민정 동아보건대학교 간호학과
서형은 가톨릭관동대학교 간호학과
오주연 단국대학교 간호대학
옥지원 동명대학교 간호학과
이원진 남서울대학교 간호학과
이지애 서정대학교 간호학과
한명희 동양대학교 간호학과

제9판을 발행하면서

2002년 기본간호학 초판을 발행한 이후 2~3년 간격으로 개정판을 출간해 왔으나, 2020년 제8판 개정 이후 제9판을 내기까지는 여러 이유로 다소 시간이 소요되었습니다. 대표 저자가 기본간호학을 담당해 온 시간 동안, 간호학을 전공하는 학생들이 접하는 교육환경 또한 크게 변화하였습니다.

기본간호학은 과거의 술기 중심 교육에서 벗어나, 단순히 '어떻게 술기를 수행하는가'라는 절차 중심 접근에서 '어떤 목적과 근거로 그 술기를 수행해야 하는가'를 강조하는 임상적 판단 중심 교육으로 그 초점이 전환되고 있습니다. 더불어 임상 현장의 복잡성이 증가함에 따라 환자 안전의 중요성이 더욱 강조되고 있으며, 급성기 단기 치료 중심의 간호를 넘어 노인, 만성질환자 및 다질환자를 대상으로 한 간호에 대한 고려 역시 기본간호학 교육에서 중요하게 다루어지고 있습니다. 또한 기본술기 수행에 있어 근거기반 기본간호의 중요성이 더욱 부각되고 있으며, 대상자의 참여와 자기관리를 강조하는 흐름 속에서 대상자 교육의 비중 또한 확대되고 있습니다. 특히 의료 환경의 디지털화와 의료기기의 급속한 스마트화에 따라, 앞으로 간호사가 될 학생들은 이러한 변화에 신속히 적응하고 실제 임상에서 능숙하게 활용할 수 있는 역량을 갖추어야 할 필요성이 커지고 있습니다.

이번 기본간호학 제9판 개정은 2002년 초판 발행 이후 가장 대폭적인 수정이 이루어진 개정판입니다. 개정의 핵심은 다음과 같습니다.

첫째, 2028년 1월 시행되는 간호사 국가시험부터 출제범위가 재편 · 통합되고, 직무 중심의 사례 · 실무 중심 문항으로 출제될 예정임에 따라, 기본간호학에서 다루어야 할 내용을 재정련할 필요가 있었습니다. 이에 변경되는 직무 중심 학습목표를 반영하여 기본간호학 학습목표를 재구성하고, 불필요한 내용을 과감히 삭제하였습니다.

둘째, 병원간호사회 근거기반실무지침과 임상 현장의 실제 적용 가능성, 즉 임상적 타당성을 최대한 확인하여 내용을 수정 · 보완하였습니다.

셋째, 한국간호교육평가원에서 제시한 핵심 술기 변경 사항과 NANDA 간호진단의 최신 버전을 반영하여 관련 내용을 전반적으로 보완 · 수정하였습니다.

급변하는 보건의료 환경 속에서도 변하지 않는 사실은 졸업생을 대상으로 재학 시절의 간호교육에 대한 평가를 실시해 보면 임상에서 간호사로서 실무를 수행하는 데 있어 가장 중요하고 도움이 되는 교과목으로 언제나 기본간호학이 언급된다는 점입니다. 이는 'Basic is the best.'라는 말이 여전히 유효함을 보여줍니다. 기본간호학을 담당하는 교수로서 보람과 함께, 앞으로도 더 잘 가르쳐야 한다는 책임감을 다시 한 번 깊이 되새기게 됩니다.

끝으로 제9판 개정 작업을 위해 수고해 주시고, 아낌없는 협조와 지원을 보내주신 계축문화사 사장님과 편집부장님을 비롯한 임직원 여러분께 깊은 감사의 말씀을 전합니다.

2026년 2월

저자 일동

머리말 Preface

사회 · 경제적 변화와 대상자의 요구증대는 건강관리의 질적 향상을 요구하고 있으며 이러한 시대적 요구는 간호전문직에서도 신속하고 역동적인 대처를 촉구하고 있습니다. 사회와 대상자가 요구하는 간호전문직으로서 간호가 그 위치를 확고히 하기 위해서는 간호학문의 가장 기초가 되는 기본간호학이 매우 중요하다는 것을 느끼게 됩니다.

그동안 기본간호학을 제한된 시간과 학점 내에서 강의해 오면서, 꼭 필요한 내용을 효과적으로 강의할 수 있고 학생들이 학습하는 데 도움이 되는 책의 필요성을 절감하게 되었고, 이에 뜻을 같이한 교수들이 간호과정을 틀로 하여 기본간호학 교재를 저술하게 되었습니다.

이 책의 특성은, 단원마다 학습목표를 제시하고 기본간호를 수행하는 데 근거가 되는 과학적 근거를 먼저 설명하여 이해를 도운 후 간호과정의 단계에 따른 내용을 간단 명료하게 설명하였으며, 간호활동의 합리적 근거 및 원리를 제시하여 간호와 관련된 이론적 근거를 이해하도록 하였고, 단원 끝에는 관련용어와 사례연구를 삽입하여 상황에 대한 이해와 분석 능력을 훈련하는 데 도움을 주고자 하였습니다. 부족한 부분은 앞으로 계속 수정 보완해 나갈 것입니다.

끝으로, 교재가 출판될 수 있도록 많은 노력과 지원을 해 주신 계축문화사 임직원 여러분께 진심으로 감사를 드립니다.

2002년 2월

저자 일동

차례 Contents

기본간호학 I

제1장 간호의 기본개념

제2장 간호과정

제3장 활력징후

제4장 안전요구

제5장 영양요구

제6장 활동과 운동요구

제7장 안위요구

기본간호학 II

제8장 산소화 요구

제9장 배설요구

제10장 투약간호

제11장 상처간호

제12장 수술 전후 간호

제1장

간호의 기본개념

1

학습목표

1. 인간의 성장, 발달의 기본개념 및 원리를 설명한다.
2. 인간의 성장, 발달의 각 단계별 특징과 이에 영향을 미치는 요인을 설명한다.
3. 인간의 기본욕구의 개념과 단계를 설명한다.
4. 건강의 정의와 개념변천을 열거한다.
5. 건강관련 모델을 설명한다.
6. 건강에 영향을 미치는 요인을 설명한다.
7. 건강증진의 개념을 설명하고 건강증진행위에 영향을 미치는 요인을 설명한다.
8. 질병이 개인, 가족, 지역사회에 미치는 영향을 설명한다.
9. 건강관리기관의 유형별 기능을 설명한다.
10. 병원환경을 설명한다.
11. 입원 및 퇴원간호를 설명한다.
12. 간호의 정의와 개념변천을 설명한다.
13. 간호이론을 설명한다.
14. 간호사의 역할을 설명한다.

간호학은 인류의 역사와 더불어 존재해 왔으며, 인간의 건강과 관련하여 인간 · 건강 · 환경 · 간호의 상호관계를 규명, 실천하는 학문이다. 간호의 주요 개념은 인간, 건강, 환경, 간호로 구성된다. 인간은 환경과 지속적으로 상호작용을 하는 통합된 총체적 존재로서, 전 생애를 통하여 자기 지향적이며, 자기의 본성에 따라 자신을 실현할 수 있는 잠재력을 가지고 있다. 또한 인간은 다양한 요구에 의해서 동기화가 되고 학습을 통해 성숙된다. World Health Organization(1946)에서 정의한 건강은 단순히 질병이 없거나 허약하지 않은 상태가 아니라, 신체적, 정신적, 사회적으로 완전한 안녕 상태이다. 환경이란 물리적 · 심리적 · 사회적 환경을 포함하며, 개인을 둘러싸고 있는 가족 · 지역사회 · 국가 · 세계를 포함한다. 이 구성요소들은 서로 개방적으로 상호작용하여 역동적 균형 상태를 이루어 나간다. 간호란 과학적 이론에 근거한 간호과정을 적용하여 인간의 질병예방, 건강회복, 건강유지 및 증진을 위한 행위이다.

I. 인 간

1 인간 이해

간호는 인간을 대상으로 하는 인본주의 과학이다. 간호는 건강을 유지 · 증진하고 질병으로부터 회복하는 데 도움을 필요로 하는 인간에 초점을 둔다. 인간은 간호의 주요 주제이고 간호활동의 중심 개념이며, 간호사의 상대 역할자이고 간호학의 연구 대상자이다. 그러므로 간호는 인간의 총체적 본질에 대한 이해를 필요로 한다.

인간은 신체적 · 심리적 · 사회적 · 영적인 측면을 지닌 총체적 존재로서 전 생애를 통하여 자기 지향적으로 발달할 수 있는 잠재력을 가지고 있다. 인간은 요구에 의해 동기화되고 학습을 통해 성숙되며, 내적 · 외적 환경과 조화를 이루기 위해 끊임없이 상호작용하는 존재이다. 인간은 살아 있는 유기체로서 여러 하위체계로 구성되어 있고, 언어를 가지고 사고를 할 수 있는 사회적 존재이다.

인간 이해에 대한 관점에서, 특수 구성론적 견해는 인간을 각 부분으로 나누어 보지만, 전체론적 견해는 그러한 부분들의 단순한 합이 아닌, 통합된 전체로서의 인간을 바라본다. 또한 인간과 자연은 하나의 통일체로서 상호 밀접하게 연결되어 있기 때문에, 인간은 자연과 분리되어 존재할 수 없다.

2 인간의 성장 · 발달

인간의 성장과 발달은 유전과 환경의 상호작용 결과로, 역동적이고 동시적인 과정이다. 인간은 성장과 발달을 통해서 양적, 질적 변화를 경험한다. 신체적인 성장은 세포가 증식되는 신체적 크기의 변화를 의미하므로 양적인 측정이 가능하다. 예를 들면 키, 체중, 치아, 골격 등이 있다.

연령은 신체성장의 척도가 될 수 있다. 대부분의 신체성장은 21세 이전에 일어나고 순차적이며, 개인차가 있기는 하지만 특정 연령에 따른 성장을 예측할 수 있다. 발달은 환경에 대한 개인의 적응을 의미하는 질적, 행위적 측면으로 말하기, 걷기 등과 같은 어떤 기능이나 특정 행위의 진전을 말한다. 발달은 성장과 달리 일생동안 계속된다.

1) 성장·발달의 원리

① 성장과 발달은 계속적이고 순차적이며 점진적이다. 모든 인간은 같은 형태의 성장형태와 발달 단계를 경험하게 되며, 각각의 발달 단계는 순서가 있다.

② 성장과 발달은 순서에 따라 한 방향으로 진행되

며, 예측이 가능하다. 성장과 발달은 상부에서 하부 방향으로(cephalocaudal), 중심 부위에서 말초 방향으로(proximodistal) 대칭적으로 발달하는 경향이 있다.

③ 성장과 발달은 부분적이면서도 통합적으로 발달한다.

④ 성장과 발달의 비율이나 속도는 일정하지 않다.

⑤ 성장과 발달의 정도는 개인의 유전인자에 따라 독특하며 각 개인은 최대의 잠재력을 추구하려는 경향이 있다.

⑥ 발달과업은 연습과 에너지를 필요로 하며, 각 발달단계에 따라 성취될 과업이 다양하다.

2) 성장·발달에 영향을 미치는 요인

(1) 유전

유전적인 자질은 임신과 동시에 형성되기 시작하여 개인의 신체적 · 정신적 · 사회적 특성의 많은 부분을 결정한다.

(2) 기질

기질은 개인이 상황에 따라 보이는 행동 특성을 말하며, 이는 개인과 환경 간의 상호작용에 영향을 준다.

(3) 환경

개인의 주변 환경은 개인의 성장과 발달에 영향을 준다. 가족은 개인을 보호 · 지지하면서 성장과 발달을 도와준다. 개인은 가족과 동료를 통하여 자아, 타인, 사회, 세계에 관해 배우고 안정감을 얻고 정서적 · 사회적으로 성숙하게 되며, 관계를 유지하는 방법과 생존에 필요한 기본적인 기술을 습득하게 된다.

(4) 생의 경험

인간은 자신의 경험과 학습한 것을 적용하여 발달을 촉진시킨다.

(5) 건강

건강은 환경에 대한 개인의 반응과 적응에 영향을 미친다. 출생 전 환경, 개인의 영양상태, 안정, 수면 및 신체적 활동과 건강상태와 생활양식 등은 성장 · 발달에 많은 영향을 준다.

3) 성장·발달단계

(1) 태아기(임신 8주부터 출생시까지)

어머니의 자궁 내에서 태아의 신체 조직이 구성되고 발달하는 시기이다. 태아기 동안 일어나는 가장 두드러진 변화는 신장의 증가로 2.5~3.8cm에서 출생시에는 45.7~50.8cm까지 자란다. 태아기의 마지막 몇 개월 동안에는 뇌의 발달이 현저하게 일어난다. 태아의 폐가 충분히 발달하는 시기는 임신 36주에서 출생 직전이다.

(2) 신생아기(출생부터 1개월까지)

신생아의 성장과 발달의 특성은 태아기의 영양상태나 태교, 분만 후 양육상태에 의해 영향을 받는다. 신생아는 출생 직후 대부분 깊은 수면을 취하게 되며, 12시간가량 계속 잠을 잘 수 있으므로 저혈당에 빠지지 않도록 수유를 충분히 하는 것이 좋다.

(3) 영아기(생후 1개월~1년)

성장 속도가 매우 빠른 시기로서 만 1년이 되었을 때 영아의 체중은 출생시의 3배가 되고, 키는 1.5배가 된다. 치아는 생후 5~6개월경부터 나기 시작하여 1세 때에는 6~8개, 유아기에 해당하는 18개월에는 12~14개를 가진다. 18개월이 되면 성인이 먹는 대부분의 음식을 소화할 수 있다. 신생아와 영아의 피부는 민감하여 손상되기 쉽고 세균이 성장하기 좋은 조건이 된다. 얼굴과 기저귀 부위에는 발진이 잘 생긴다. 영아는 체온조절기전이 미숙하여 환경의 경미한 온도 변화에도 민감하게 반응한다.

모유에는 항체가 풍부하여 모유수유를 통해 면역성을

지속시킬 수 있다. 면역형성을 위한 예방접종은 출생시부터 시작하여 아동기까지 지속해야 된다. 신생아는 운동 조절능력이 거의 없으며, 대부분의 동작은 반사, 즉 자극에 대한 자동적인 반응이다. 소리 나는 쪽으로 몸을 돌리며, 다른 사람의 손가락을 꼭 쥐며 큰 소리에 깜짝 놀란다. 영아의 뺨을 건드리면 그쪽으로 고개를 돌리며 빨려고 하는데 이것을 포유반사라고 한다. 운동기술의 발달은 머리에서 발로, 중심에서 말초로 진행된다. 생후 12개월이면 대부분의 영아는 걸음마를 하며, 유아기인 18개월이면 뛰고 기어오를 수 있다. 생후 18개월이 되면 계단을 오를 수 있고 책장을 넘길 수 있다.

생후 한 달 동안 부모와 신생아는 강한 결속을 형성하고 상호작용의 경험이 애착으로 발달된다. 또한 놀이는 영아가 환경을 인지하고 통제하는 방법을 배울 수 있게 해주며, 영아의 기질은 사회심리적인 발달에 영향을 미칠 수 있다.

(4) 유아기(1~3세)

유아기 아동은 계속 성장하나 영아기 만큼 빠르게 성장하지는 않는다. 유아기에 신체 비율이 변화하기 시작하여 머리가 지나치게 커 보이지 않게 되며 사지는 몸체에 비해 길어지기 시작한다. 신체기관의 성숙에 따라 정신기능도 점점 복잡해진다.

12~24개월 사이에 부모는 배변훈련을 시도한다. 이 시기에 아동은 자신이 원하는 것을 다른 사람에게 이해시키는 방법과 언어를 배우게 된다. 2세가 되면 평균 50~100개의 어휘를 사용하며, 3세가 되면 자신의 생각을 표현하는 문장을 구사할 수 있다. 3세가 되면 대부분의 아동은 유치가 나고, 근육 조정력이 향상된다. 크레용을 쥐고 그릴 수 있으며 버튼을 눌러 불을 켤 수 있고 스스로 옷을 입고 벗을 수 있다.

유아기는 호기심이 많아 탐구력이 활발해지고 혼자 활동하려고 한다. 위험에 대한 인식이 없기 때문에 화상, 낙상, 질식 등의 사고 위험이 높고 호흡기 감염률도 높은 편이다.

(5) 학령전기(3~6세)

학령전기 아동은 성장이 느려지나 사춘기까지 해마다 5~8cm씩 신장이 증가한다. 뼈는 단단해지며 근육 조정력이 향상된다. 아동은 성인이 먹는 음식을 대부분 먹을 수 있으며, 배설을 조절할 수 있다. 시력은 출생 직후부터 감지되지만 약 5세 무렵에 완전히 성숙한다. 이 시기 동안 다양한 질병에 노출되면서 능동적인 면역이 형성된다.

학령전기에는 급속한 언어의 획득으로 사고의 범위가 넓어지고 부모와의 대화, 친구와의 접촉으로 기본적인 사회화도 이루어진다. 사회화에 따라 전염성 질환과 사고가 빈번하다. 이 시기 아동은 동성의 부모를 자신과 동일시하여 부모를 모방함으로써 사회적 역할을 배우며, 친구와 놀이를 통해 새로운 관계를 경험한다.

(6) 학령기(6~11세)

학령기 아동의 성장은 느리며 신경근육의 조정력은 보다 세분화된다. 이 시기도 사고와 전염성 질환 및 다양한 소아질환에 걸리는 일이 많아 능동면역이 요구된다. 예방접종은 학령기 전반에 걸쳐 계속된다. 학교활동을 통해 협력과 자기 통제력이 발달된다. 또한 독립성을 확립하고 자신의 사회적 역할을 확인함으로써 정체성이 형성되기 시작한다.

(7) 청소년기(12~20세)

청소년기는 심리적, 신체적 성숙기로 신장의 급성장과 체중증가, 폐활량증가 등 신체성장이 완성되며 성적 성숙으로 생식능력을 갖게 된다. 여성은 에스트로겐(estrogen), 남성은 테스토스테론(testosterone)의 분비가 증가되어 2차 성징의 발현에 중요한 역할을 한다.

청소년에게 친구는 생활의 모든 측면에 중요한 영향을 미친다. 청소년기의 특징은 자신과 주변에 대한 탐색과 모험적인 일에서 자기능력을 시험해 보는 것이다. 따라서 사고로 인한 사망률이 높고 약물 남용과 성병, 자살 등이 중요한 건강문제로 대두된다. 또한 신체상에 민감한 청소년은 부적절한 체중조절로 인해 영양문제를 초래할 수도 있다.

(8) 성인기(20~65세)

성인기 초기에는 신체기관의 기능과 감각적 · 인지적 지각, 그리고 근육의 강도가 정점에 이르게 되어 자신의 신체적 능력을 과신하는 경향이 있어 청년기와 마찬가지로 모험을 많이 하며 이런 활동을 통해 긴장을 해소하기도 한다.

성인기는 미래에 대한 계획과 목표를 설정해야 한다. 전반기에는 과도한 업무와 주요한 결정을 내려야 할 일이 많고 후반기에는 신체적 능력이 감퇴하여 스트레스를 경험하게 된다.

(9) 노년기(65세~사망)

개인의 발달에 있어서 마지막 단계는 노년기로 황혼기라고도 불리며, 수명 연장으로 인하여 이 기간이 길어지는 추세다. 이 시기는 신체적 기능, 감각지각력 등의 정상적인 감소가 나타나며 사회적 정서적 측면에서는 퇴직, 자녀의 분가 등 가족 구성원의 변화와 이에 따른 역할 변화를 경험한다. 다른 발달단계와 마찬가지로 이 시기에 적절히 대처하지 못하면 우울, 자살 사고 등 부정적인 정서를 경험하게 되므로 간호사는 성공적 노화를 성취하도록 지지하여야 한다.

4) 발달이론

(1) Freud의 정신분석이론

Freud는 생물적 또는 정신심리적 욕구를 함께 느끼는 기관은 구강과 배설기관이며, 이러한 기관의 발달은 심리적 · 본능적 충동, 신체적인 것과 연관되어 있어 에너지원(libido)이 된다고 하였다. 이 에너지원은 각 발달단계별 특징적 행동에 영향을 미치며 인간의 사고와 행동의 동기가 된다. 배고픔, 목마름, 성에 대한 욕망을 충족시키면서 긴장을 해소해 나가는 과정에서 성격이 발달되지만, 욕구가 충족되지 못하거나 과잉 충족되는 경우 고착행동이 나타나게 된다. 또한, Freud는 인간의 성격 구조를 본능(Id), 자아(Ego), 초자아(Superego)로 설명한다. 이 중 본능은 충동적 본능에 의한 즉각적인 만족을 추구하는 쾌락원리에 따르고, 자아는 현실적인 불가능을 깨달으면서 생기는 갈등을 해소하기 위해 현실과 타협하는 현실원리에 따르며, 초자아는 사회적 가치나 문화적 규범을 배우면서 획득하는 것으로 도덕원리에 따른다.

[표 1-1] Freud의 정신성적(psychosexual) 발달단계

단계	연령	특 징
구강기 (oral stage)	출생~2세	구강이 즐거움의 중심 : 빨기, 씹기, 삼키기, 입으로 가져가기 등을 통한 즐거움을 추구한다.
항문기 (anal stage)	2~4세	항문과 직장이 즐거움의 중심 : 이 시기에 항문 괄약근을 통제하는 것을 학습하며 배설의 즐거움을 알게 된다.
남근기 (phallic stage)	4~6세	생식기가 즐거움의 중심 : 생식기와 남녀 성차에 관하여 호기심을 나타내며, 이 시기에 자위행위를 하기도 한다. 동성의 부모를 닮아가는 기간. Oedipus & Electra Complex가 나타난다.
잠재기 (latent stage)	6~12세	이행기로 사회성 발달이 현저해지면서 에너지가 신체적, 지적 활동으로 전환된다.
생식기 (genital stage)	12세~사망	에너지가 성숙한 성적인 관계에 집중됨 : 이성에게 성적 흥미를 느끼고 성숙한 방법으로 사랑을 하려고 한다.

(2) Erikson의 발달이론

Erikson은 Freud의 이론을 확장 발전시킨 심리사회 분석학자로 대인관계, 사회적 상황 등 사회심리적 특성에 초점을 맞추어 출생에서 노년, 사망에 이르기까지의 발달과정을 8단계로 구분하였다. Erikson의 이론은 생물학적 발달과정 뿐 아니라 사회문화적 영향을 모두 포함하고 있으며, 각 발달단계는 발달과업의 성공이나 실패를 나타내는 양극성을 가지고 있다. 따라서 간호사는 각 단계의 과업이 긍정적으로 달성되었을 경우와 위기시에 나타나는 부정적인 반응에 대한 이해가 필요하며, 특정 단계에서의 성공적이지 못한 결과는 다음 단계로의 발달을 지연시킬 수 있음을 알아야 한다.

(3) Piaget의 인지발달이론

Piaget는 지능을 환경에 대한 인간의 적응능력으로 보았다. Piaget에 의하면 아동의 인지능력은 몇 단계를 거쳐 발달하는데, 성장하면서 사고과정에 유연성을 보이며 문제해결능력이 커진다. 즉, 인간의 두뇌는 인지구조를 변화시킴으로써 환경에 적응해 나가는 능력을 기른다는 것이다. 이 이론에서 지능은 연령, 문화적 배경 및 사회경제적 요인에 따라 변동될 수 있으나 진보의 순서는 동일하다고 가정한다.

(4) Kohlberg의 도덕발달이론

Kohlberg는 도덕 발달의 수준을 실제 행동이 아닌 사고 능력과 도덕적 판단을 중심으로 접근하였으며, Piaget의 인지발달이론에 기초한 단계적 구조를 바탕

[표 1-2] Erikson의 생애 주기에 따른 발달단계

단계	연령	발달과업	긍정적 결과	부정적 결과
영아기(infant)	출생~18개월	신뢰감 대 불신감	자신과 타인을 신뢰	신뢰하지 못함 : 위축, 고립
유아기(toddler)	18개월~3세	자율성 대 회의와 수치심	자기통제력을 연습하고 환경에 대해 직접적으로 영향을 미침	반항, 거절을 나타냄 무능력함에 대해 수치스러워함 자신의 행동에 대한 책임을 회피함
학령전기(preschool)	3~6세	주도성 대 죄의식	자신의 행동을 평가하기 시작함	두려움, 비관적인 행동을 나타냄
학령기(school-age)	6~12세	근면성 대 열등감	신뢰감을 발달시킴 자신감을 갖고 행동함	부적절한, 자기회의적인 감정을 나타냄
청소년기(adolescence)	12~20세	정체감 대 역할 혼미	자신에 대하여 일관성을 발달시킴	개인적, 직업적인 동일성을 발달시키지 못함
성인초기(young adulthood)	20~45세	친밀성 대 고립	이성과 친밀한 관계를 발달시킴	친밀감과 일에 몰두하는 것을 회피함
중년기(middle adulthood)	45~65세	생산성 대 침체감	가족을 형성함	흥미, 집중력 감소 이기적인 걱정에 집착
노년기(late adulthood)	65세~사망	통합감 대 절망감	생을 의미있는 것으로 간주하고 죽음을 수용	죽음에 대한 두려움 생의 의미 상실

[표 1-3] Piaget의 지적발달단계

단계	연령	특징
감각운동기 (sensorimotor)	출생~2세	상징적 사고와 언어사용이 불가능하므로 아동은 자극에 대한 반응으로 행동한다. 여기서 자극은 감각이고 반응은 운동이다. 자기와 대상을 구별하여 자기가 행위의 주체자라는 것을 인식하고 의도적으로 행동하기 시작한다.
전조작기 (preoperational)	2~7세	18개월~2세경부터 감각, 지각, 활동을 표상하기 위해 기초적인 상징을 사용하기 시작한다. 그러나 아직 사고의 논리적인 조작이 가능하지 않으며 사물의 겉모습 이상은 볼 수 없고, 자기중심적이다. 이후에 점차 언어능력이 발달되고 사회적, 물리적 환경과 상호작용하면서 자신의 지각을 객관적 현실에 맞추어 가게 된다.
구체적 조작기 (concrete operational)	7~12세	대상과 사물에 대해 논리적으로 사고할 수 있게 되며, 사고의 융통성이 향상되어 사건들 사이의 관계를 이해할 수 있게 된다. 또한 사물을 공통된 속성에 따라 범주화할 수 있으며, 보존개념을 획득하고 무게 개념에 대한 이해도 형성된다. 그러나 사고는 여전히 구체적인 현실 경험에 기반하므로, 직접 경험한 것에 한해서만 추론이 가능하다.
형식적 조작기 (formal operational)	12세 이상	추상적 명제에 대해서 논리적으로 생각할 수 있고 가설을 체계적으로 검증할 수 있다. 또한 종합적으로 사고를 할 수 있게 되어 동시에 작용하는 두 가지 이상의 변인의 효과를 고려할 수 있으며, 가설적-연역적 사고를 포함하는 형식적 조작의 발달로 사고가 풍부하고 광범위하며 융통성 있게 확장된다.

으로 자신의 도덕발달이론을 발전시켰다.

(5) 비교행동학 이론

Darwin의 진화론에서 유래한 것으로 인간의 발달을 생물학적으로 설명한다. 비교행동학 이론은 인간 발달의 많은 부분이 유전적으로 결정된다고 보고, 개인의 유전자가 사회성 발달에 영향을 미친다고 설명한다.

(6) 생태학적 이론

발달에서 생물학적 요인을 강조하는 비교행동학 이론과는 달리 생태학적 이론은 환경의 중요성을 강조한다. 여기서 환경은 가족, 친구 등의 미시체계, 미시체계 속에서 성장하는 개체가 상호작용하는 환경인 학교생활 등의 중간체계, 직업 · 대중매체 등의 외체계, 법률 같은 거시체계, 사회 역사적인 환경으로서의 시간체계, 이렇게 다섯 가지 체계로 나뉜다. 생태학적 이론은 환경이 개인의 성장 · 발달에 지속적으로 영향을 준다고 설명한다.

3 인간의 기본욕구의 개념과 단계

인간의 기본욕구란 음식, 물, 안전 및 사랑과 같이 생존과 건강에 필수적인 것을 말한다. Maslow는 인간의 기본적 욕구들이 충족된 후에 보다 복잡한 심리적 동기로 올라가는 욕구의 위계(Hierarchy of Needs)를 구성하였다(Maslow, 1943). Maslow의 기본욕구단계 이론에 의하면 가장 우선적인 단계의 욕구는 공기, 수분, 음식 등과 같은 생리적인 욕구이다. 두 번째 단계의 욕구는 신체적, 심리적 안정에 대한 욕구를 모두 포괄하는 안전과 안정에 대한 욕구이다. 세 번째 단계의 욕구는 우정, 사회적 관계 및 성적 사랑을 포괄하는 사랑과 소속감에 대한 욕구이다.

네 번째 단계의 욕구는 자신감, 성취감 및 자신이 쓸

모있고 가치있는 존재라는 느낌을 포괄하는 자아존중에 대한 욕구이다. 마지막 단계의 욕구는 자아실현 욕구로, 이는 개인의 잠재력이 충분히 발휘된 상태로 여러 가지 문제점들을 해결할 수 있고 생활에 현실적으로 대처해 나갈 수 있음을 의미한다. 후에 Maslow는 자아실현 범주 안에 지식추구와 미적인 욕구를 포함시켰다.

간호사가 인간의 기본욕구를 해결하여 간호를 효과적으로 수행하기 위해서는 우선순위를 설정해야 할 필요가 있다. 우선순위(priority)에 영향을 미치는 요인은 대상자의 성격과 정서, 질병의 중증 정도, 대상자가 속한 집단의 문화적 특성, 대상자의 가족 구조 그리고 기본 욕구의 상호관련성 등이다. 이는 생리적 욕구가 생체 계통, 환경, 가치관, 윤리 및 문화와 밀접한 관련이 있기 때문이다. 즉, 하나의 욕구는 다른 욕구와 독립적

[표 1-4] Kohlberg의 도덕발달 단계

단 계	특 징
수준 Ⅰ : 전인습적 도덕적 추리 (pre-conventional moral reasoning)	4~10세의 아동기에 해당하는 시기로, 직관적인 사고를 따르며 도덕적 가치가 개인적 표준이나 특성이 아니라 외부적이고 물리적인 것에 있다고 생각한다.
단계 1 : 처벌과 복종 지향	행위에 대한 물리적 · 신체적 결과가 그 행위의 옳고 그름을 결정한다.
단계 2 : 도구적 상대주의자 지향	자기의 갈망이나 욕구를 만족시켜 주는 행위를 옳은 행위라고 판단한다.
수준 Ⅱ : 인습적 도덕적 추리 (conventional moral reasoning)	자기중심성이 사라지면서 대사회적인 방향으로 전환되어 자신이 속한 가족, 집단, 국가의 기대나 기준에 맞추어서 행동하는 것을 이상으로 여기게 된다.
단계 3 : 착한 소년-소녀 지향	어떤 행위를 한 사람이 어떤 종류의 사람인가에 따라 도덕적 판단을 한다. 즉, 행위의 동기가 다른 사람을 도와주려고 했다든지, 그 의도가 선량했다면 그 행위는 받아들일 수 있는 것으로 판단한다.
단계 4 : 법과 질서 지향	행동을 통제하는 권위, 법률, 사회적 안정유지에 대한 고정적인 태도가 나타나 각자 자기가 해야 할 의무를 다하고 권위를 존중해야 한다고 생각한다.
수준 Ⅲ : 후인습적 도덕적 추리 (post-conventional moral reasoning)	자기 자신의 가치관과 도덕적 원리원칙이 자신이 속한 집단과 별개라는 사실을 파악하기 시작하며 개인의 양심에 근거하여 행위를 하게 된다.
단계 5 : 사회계약 및 법률적 지향	올바른 행위를 개인적 권리와 기준에 의해서 규정하며 가치란 상대적인 것이며 여러 다른 가치들도 동시에 존재할 수 있다는 것을 인식하게 된다.
단계 6 : 보편적 윤리적 원리원칙 지향	개인의 행위를 각자의 윤리적 원칙에 의해서 결정하게 된다.

[표 1-5] 발달이론의 비교

발달이론	기본 개념
Freud 이론	무의식의 생물학적 본능이 발달의 원동력이다.
Erikson 이론	발달은 심리 · 사회적 위기의 해결에서 온다.
Piaget 이론	발달단계에 따른 인지구조의 변화에 의해 환경에 적응한다.
Kohlberg 이론	사고능력의 수준에 따라 도덕성이 발달한다.
비교행동학 이론	인간발달은 생물학적인 요인에 의해 결정된다.
생태학적 이론	사회문화적 환경이 발달에 결정적인 영향을 미친다.

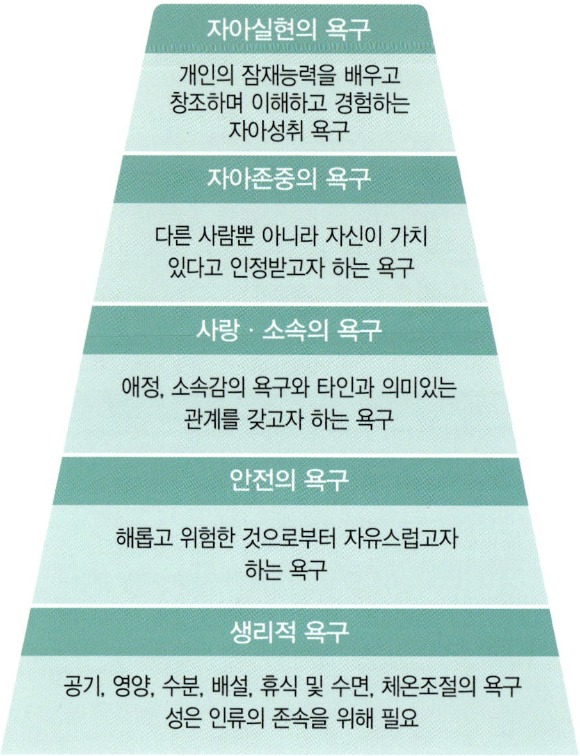

[그림 1-1] Maslow의 기본욕구단계

이지 않으며 각 개인의 독특한 방식으로 상호 관련이 된다.

II. 건 강

오늘날 건강에 대한 관심은 사회변화와 함께 다양해졌으며, 건강에 대한 의미는 시대에 따라 변화되어 왔다. 과거에는 질병의 원인을 우주의 힘으로 설명하려는 경향이 있었다. 즉, 건강을 하나의 축복으로 보았고, 질병은 죄 또는 신의 보복과 같은 것으로 생각하여 비과학적인 사고 또는 초자연적인 힘으로 건강을 이해하였다. 문예부흥기에는 질병을 세균의 침입으로 보았으며 이러한 생물 일원적인 병인론은 20세기 초까지 계속되었다. 한편, 2차 세계대전은 스트레스가 건강에 영향을 미친다는 사실을 이해하는 계기가 되었다.

세계보건기구(WHO)의 건강에 대한 정의는 질병이 없는 상태라는 좁은 의미에서 벗어나 삶의 질과 사회적인 기능까지 포함하고 있다.

1 건강의 정의와 개념 변천

건강의 개념은 1948년에 세계보건기구에서 처음으로 정의되었는데, "건강은 단지 질병이 없거나 허약한 상태가 아니라 완전한 신체적, 정신적, 사회적 안녕상태이다"라고 정의하였다. 1957년에 세계보건기구의 전문분과위원회에서 좀 더 실제적으로 설명하였는데, 건강은 유전적 환경적 조건 아래에서 적절한 생체기능을 나타내는 상태이며 연령별, 성별, 지역사회별로 정해진 기준치의 정상범위 내에서 정상적 기능을 하는 상태라고 하였다.

각 학문분야에 따라 건강개념을 달리 정의하고 있는데, 인간을 하나의 유기체로 고려하는 의학 생물학 분야에서 건강은 신체의 모든 세포가 최대의 역량을 가지고 기능하며, 상호 완전한 조화를 이루는 상태, 혹은 생물학적 욕구를 충족시켜 조화로운 기능을 할 수 있는 최적의 상태라고 본다. 심리학에서는 건강을 환경과 조화를 이루는 개인의 느낌, 혹은 어떤 상황에도 대처할 수 있는 개인의 능력으로 정의하며, 사회학 분야에서는 건강과 질병을 탈선(deviation), 순응(conformity), 사회적 통제 등의 문제와 관련된 개념으로 이해한다.

2 건강모델

1) Smith의 건강모델

Judith Smith(1981)는 4가지 건강모델, 즉 임상모델, 역할수행 모델, 적응모델, 행복론적 모델을 설명하였다. 임상모델에서는 건강을 질병이나 증상 및 징후가 없는 좁은 의미로 해석한다. 역할수행 모델에서는 건강을 개인이 사회적 역할을 수행하는 능력의 견지에서 정의하며 질병은 사람이 일을 수행하지 못하는 무능력으로 여겨진다. 적응모델은 건강을 창조적인 과정으로, 질병을 적응하지 못하는 부적응으로 보며, 치료의 목적은 사람의 적응능력, 즉 대처능력을 회복하게 하는 것으로 보았다. 행복론적 모델은 건강에 대한 가장 포괄적인 견해를 구체화한 것으로 건강은 '개인의 잠재력을 실현한 상태'로, 질병은 '자아실현을 방해하는 상태'로 정의하였다.

2) 건강·질병 연속선 모델

이 모델에 따르면 건강은 개인의 내 · 외적 환경변화에 계속적으로 적응하는 역동적인 상태이고, 질병은 개인의 기능이 저하되거나 손상된 비정상적 과정을 말한다. 건강과 질병은 다양한 수준으로 존재하는 상대적인 성질이 있으므로 절대적인 상태보다는 상대적이고 연속적인 과정으로 고려하는 것이다.

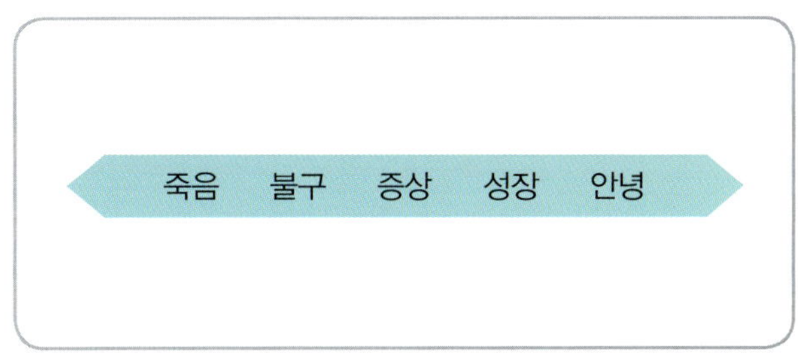

[그림 1-2] 건강 · 질병 연속선

3) 매개체·숙주·환경 모델

이 모델은 Leavell and Clark(1965)에 의해 발표되었으며, 질병의 원인을 기술하는 모델로 확대되었다.

이 접근법에 따르면 개인이나 집단의 건강과 질병 수준은 매개체(질병을 유발할 수 있는 내적 또는 외적

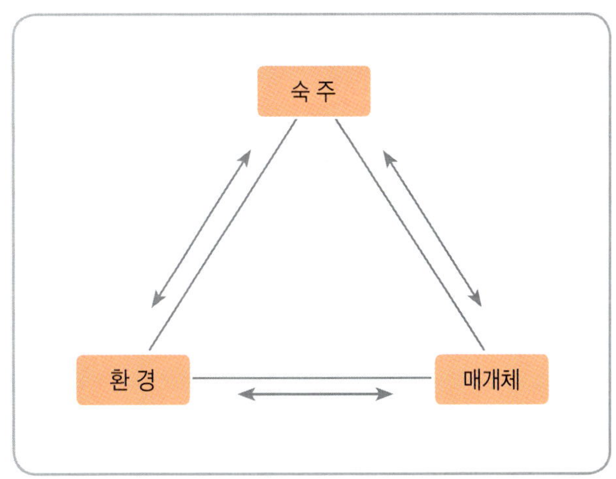

[그림 1-3] 매개체 · 숙주 · 환경 모델

인 요소의 존재나 결핍), 숙주(질병에 감수성이 있거나 면역력이 없는 개인이나 집단), 그리고 환경(개인이나 집단에게 질병 유발을 증가시킬 수 있는 물리적, 사회적, 경제적 및 기타 요소)의 역동적인 관계에 의해 좌우된다.

4) 고도의 안녕모델

고도의 안녕모델은 Dunn(1977)에 의해 개발되었으며, 개인의 잠재력이 극대화되도록 하는 방법에 대한 것이다. 고도의 안녕상태는 수동적, 정적 상태가 아닌 역동적인 과정이다. Dunn은 좋은 건강상태와 안녕을 구분하여 설명하였다. 좋은 건강상태는 질병이 없는 수동적인 상태이고 안녕은 최적의 기능수준을 위하여 적극적으로 참여하는 복합적이고 능동적인 상태이다.

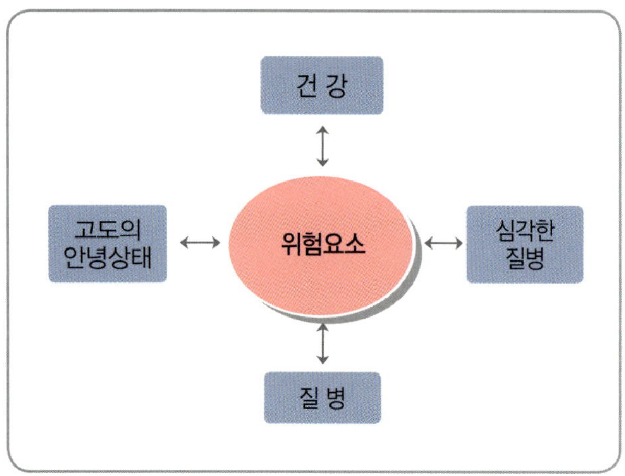

[그림 1-4] 고도의 안녕모델

5) 음양모델

음양개념은 의존의 개념으로 음 · 양이 따로 따로 존재하지 않고 하나의 양면성으로 존재하므로 절대적인 양이나 음은 존재할 수 없다. 음 · 양은 고정되지 않고 서로 대항하며 끊임없이 변화하지만 그 변화 중에 평형이 존재한다. 건강은 음양과 오행의 조화와 균형상태를 말하며, 건강은 음양오행의 상관적이고 역동적인 순환의 질서를 통해서 유지된다. 건강이란, 신체와 정신의 상호조화, 건전한 환경과 개체의 자연 본래의 치유력 등이 전체적으로 균형을 이루는 것이고, 균형과 조화가 깨어지면 질병이 발생한다.

6) 건강신념 모델

Rosenstock과 Becker 등에 의해 정련화된 건강신념 모델은 건강관련 행동을 이해하기 위해 개인의 지각(perception)을 중요시 한다. 이 모델은 사람들의 건강관련 행위를 설명하기 위해 개발되었다. 이 모델은 세 가지의 구성요소, 즉 질병에 대하여 지각된 민감성(perceived susceptibility), 지각된 심각성(perceived seriousness), 행동의 가치성(perceived value of action), 즉 유익성과 장애성에 기초를 두고 있다.

지각된 민감성이란, 대상자 자신이 어떤 특별한 질병에 걸릴 것인가? 걸리지 않을 것인가?에 대한 개인의 견해이다. 지각된 심각성은 어떤 상태나 후유증이 얼마나 심각한가에 대한 개인의 견해이다. 지각된 유익성은 질병을 예방하기 위해 하는 행위의 효과에 대한 믿음이며, 지각된 장애성은 예방행위를 하는 데 따른 어려움과 방해요인이다.

건강신념 모델을 종합적으로 설명하면, 특정 건강문제에 대해 행동을 취할 심리적 준비는 개인의 건강문제에 대한 지각된 민감성과 심각성에 의해 결정되며, 개인은 추천된 건강행위에 대해 그 행위가 민감성, 심각성을 감소시키는데 있어서 유익한지를 평가하고, 그 유익성을 그 행위에 대한 지각된 장애에 비추어 평가한다. 또한 적절한 건강행위를 시작하기 위해서는 자극(행동을 위한 단서)이 있어야 한다는 것이다.

이러한 모델의 이해는 간호사가 대상자를 교육하는 데 유용하다. 대상자의 건강관련 행위는 대상자 스스로 건강이 중요하고 필수적이라는 신념이 있어야 가능하기 때문이다.

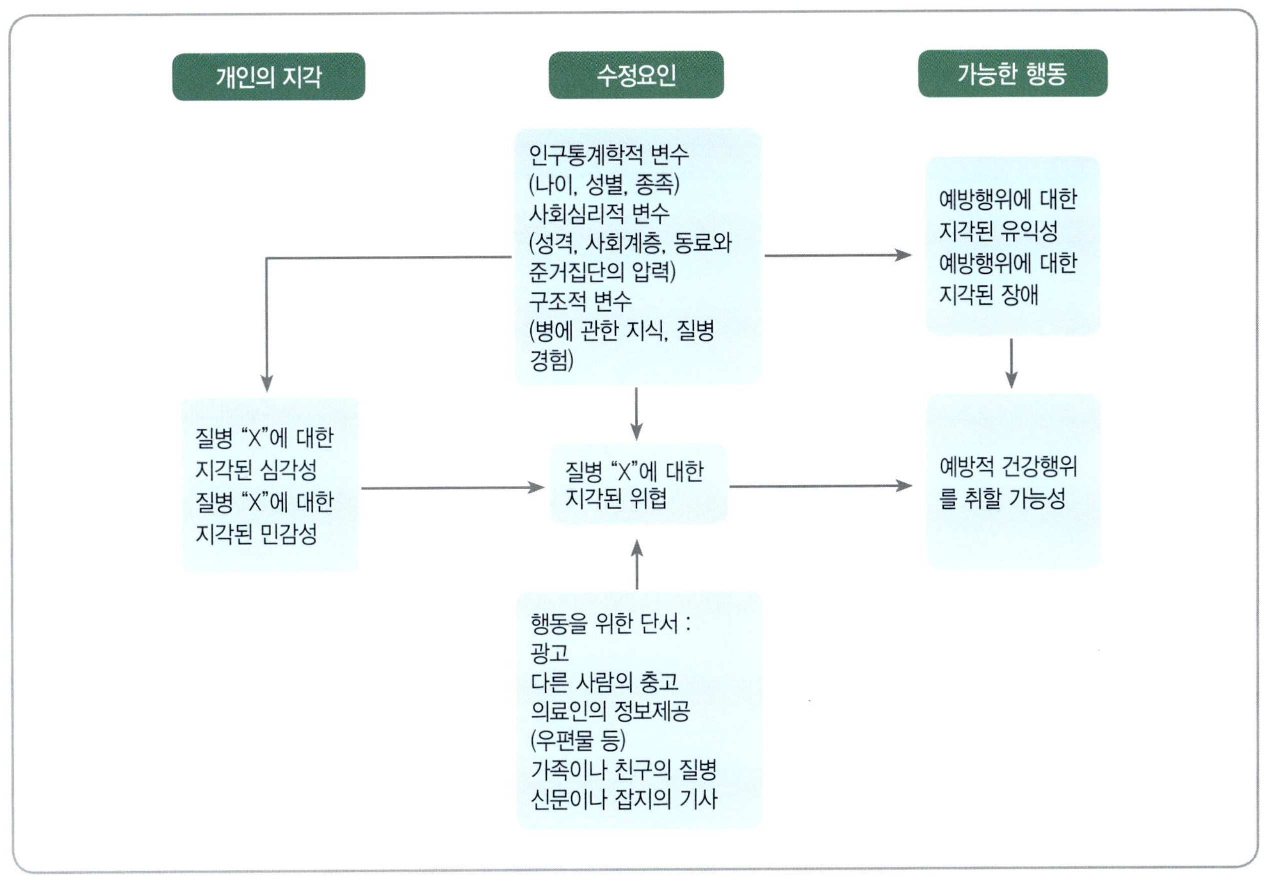

[그림 1-5] 건강신념 모델

3 건강에 영향을 미치는 요인

1) 유전 및 생리적인 요인

당뇨병, 암, 관상동맥 질환, 신장 질환 등은 개인의 유전적 소인이 중요한 위험요인이다. 생리적인 위험요인은 신체 기능과 관련된다. 임신이나 체중과다와 같은 신체적 상태는 스트레스를 증가시켜 질병감수성을 증가시킨다.

2) 나이

나이는 질병에 대한 감수성을 증가시키는 위험요인이다. 예를 들어, 심혈관계 질환의 위험은 나이에 따라 증가한다. 기형아 출산과 임신의 합병증 위험도 35세 이후에 증가하고, 암은 45세 이상에서 발생위험이 더 크다. 나이는 가족력, 개인습관과 같은 위험요소들과 밀접한 관계를 가지고 있다. 예를 들면, 40년 동안 담배를 피워온 60대 남자는 10년간 담배를 피워온 30세 남자보다 폐암에 걸릴 위험도가 더 크다.

3) 환경

개인이 생활하는 물리적인 환경은 질병의 발생 가능성을 증가시킬 수 있다. 근무 장소의 먼지, 소음, 스트레스나 대기와 수질오염은 질병의 위험을 증가시키며, 높은 범죄율이나 인구집중도 스트레스를 증가시켜 질병에 대한 감수성을 높인다. 불결한 주거환경, 부적절한 냉난방시설, 많은 가족 수 등도 질병 발생률과 전염률을 높인다.

4) 생활양식

개인의 식생활, 수면, 배설, 운동, 신체적 활동, 여가활동, 건강관련 습관, 실천 등과 같은 생활양식과 생활에서 겪는 스트레스는 건강에 대한 위험요소를 내포하고 있다.

4 건강증진

건강증진은 인간이 자신의 건강을 조절하고 향상시키는 과정이며 한 개인의 행동에 국한되지 않고 사회적, 정서적 범위를 포함한다(WHO, 2013). 즉, 현재 건강문제를 가지고 있지 않은 대상자가 최적의 건강상태를 유지하고 더 높은 수준의 안녕상태에 도달할 수 있도록 바람직한 건강 습관을 지지하며 생활양식을 긍정적으로 변화시키도록 돕는 것이다.

세계보건기구에 따르면, 건강증진은 건강한 생활양식 격려, 건강에 지지적인 환경 창출, 지역사회 활동 강화, 건강한 공공정책의 수립을 포함한다. 건강증진의 목적은 개인, 가족, 지역사회 건강의 수준을 향상시키는 것이다. 건강증진을 위한 다양한 프로그램으로는 정보제공, 건강평가, 생활양식 및 행동변화, 환경통제 프로그램 등이 있다. 이러한 프로그램은 가정, 학교, 지역사회센터, 병원, 산업장 등 다양한 환경에서 실시할 수 있다.

오늘날 건강문제는 감염성질환으로 인한 위험보다는 생활양식의 변화와 인구의 고령화로 인한 암, 만성퇴행성 질환과 사고 등에 의한 질병이 우위를 차지하여 이로 인한 사망률이 전체의 70% 이상을 차지하고 있다. 또한 이들 질병은 난치성과 조기사망의 원인이 될 뿐만 아니라 불구로 인해 삶의 질을 저해하고 의료비를 증가시키는 요인이 되고 있다.

따라서 질병이 발생한 후의 사후관리에 치중하던 종래의 보건의료 정책은 질병의 예방, 조기발견, 조기치료 및 건강유지에 초점을 두는 적극적인 건강증진 정책의 수립을 중시하는 것으로 변화하고 있다. 국민건강증진사업은 국민 스스로가 건강을 유지하고 증진하는 생활, 즉 건강한 생활을 실천하도록 지식을 전달해 주고 태도를 바꾸어 행동으로 나타날 수 있도록 유도할 뿐만 아니라 건강위험 요인을 감소시켜야 한다.

우리나라의 건강증진정책은 국민의 건강수명을 연장하고 삶의 질 향상을 위하여 건강증진정책 방향을 사전예방적 건강관리 중심으로 전환하고, 생애주기별로 평생 건강관리체계를 확립하여 건강위험요인의 사전 차단과 건강 자조능력 제고에 목표를 두고 사업을 추진하고 있다. 이에 따라 2021년 제5차 국민건강증진종합계획에서는 제4차 국민건강증진종합계획의 평가를 반영하여 '모든 사람이 평생 건강을 누리는 사회'를 비전으로 수립하였는데 이는 성, 계층, 지역 간 건강 형평성을 확보, 적용 대상을 모든 사람으로 확대하였고, 출생부터 노년까지 전 생애주기에 걸친 건강권 보장, 정부를 포함한 사회 전체를 포괄하였다. 건강수명 연장과 건강형평성 제고의 목표를 유지하면서 건강생활 실천, 정신건강 관리, 비감염성질환 예방관리, 감염 및 기후변화성질환 예방관리, 인구집단별 건강관리, 건강 친화적 환경 구축을 사업 분야로 정하였다.

5 질병행위

질병(illness)은 단지 병(disease)에 걸려 있는 상태만이 아니다. 질병은 한 개인의 육체적, 정서적, 지적, 사회적 혹은 영적 기능이 이전 경험과 비교해 볼 때 감소되거나 손상된 비정상적인 상태이다. 질병행위는 대상자가 자신의 몸을 어떻게 판단하고 해석하며, 치료행위를 택하고, 건강관리기관을 이용하는 것 등이 포함된다. 간호사는 병을 포함한 질병행위에 더 많은 관심을 가져야 하는데, 대상자가 질병을 극복하는 데 건강관리 팀의 지지는 매우 중요하다.

Suchman(1972)은 질병행위의 단계를 다음과 같이 5단계로 서술하고 있다.

1) 1단계 - 증상 경험

이 단계는 사람들이 아프다고 느끼게 되는 단계로서, 다른 사람으로부터 아파 보인다는 말을 듣거나 자신이 어떤 증상을 경험하게 된다. 증상은 신체적 증상의 경험(동통, 체온 상승), 인지적인 측면(증상의 의미), 정서적인 반응(공포, 불안) 등 세 가지 면을 지닌다. 이때 아픈 사람들은 건강관리 전문가의 도움을 찾기보다는 가정에서 자가 약물치료를 시도하게 된다.

2) 2단계 - 환자역할 취하기

두 번째 단계는 아프다고 표현할 만큼 충분히 심각한 증상들이 있어 전문가의 도움을 찾거나 가족과 친구들의 제안을 따르면서 자가 치료를 하게 된다. 이 단계에서 사람들은 자신이 아프다는 것을 인정하고 두려워하며, 주위 사람들의 충고나 지시를 따르려 한다.

3) 3단계 - 의료접촉

아픈 사람들은 스스로 또는 중요한 사람들의 권고로 건강전문가를 찾게 된다. 이때 질병의 확인, 증상들에 대한 설명, 만사가 잘 되리라는 확신이나 예후에 대한 정보를 필요로 하게 된다. 만약 건강전문인이 질병을 인정하지 않으면, 정상적인 활동으로 돌아가거나 다른 전문가를 찾아다니게 된다.

4) 4단계 - 의존적인 환자역할

질병이 확인되면 자신의 증상과 질병치료를 위해 전문가에게 의존하게 된다. 이 단계에서 아픈 사람들은 더 수동적이게 되며, 어떤 사람들은 그 이전의 발달단계 행동으로 퇴행한다. 이러한 반응들은 과거 경험이나 미래에 대한 잘못된 생각과 관련된다. 사람들은 다양한 의존욕구를 지니는데, 질병으로 인해 의존욕구를 충족할 수 있어서 만족감을 얻는 사람도 있고, 최소한으로 의존하고 가능한 모든 일을 독립적으로 하는 사람도 있다.

5) 5단계 - 회복 및 재활

대상자는 환자의 역할을 포기하고 이전의 역할과 기능으로 돌아갈 수 있게 된다. 급성 질환자의 대부분은 그들의 이전 생활방식으로 되돌아가는 것이 비교적 쉽고, 장기 질환자는 생활에 적응하고 회복하는 것이 어렵다. 이 시기에 간호사들은 환자가 독립적으로 기능할 수 있는 정도를 파악하여 대상자들이 독자적인 기능과 건강을 회복하도록 돕는 것이 중요하다.

6 질병의 영향

질병은 대상자 및 가족들의 행위 및 정서, 가족역할 및 가족역동, 자아개념 및 신체상에 영향을 미친다.

1) 행위 및 정서적 영향

인간은 질병이나 질병의 위협에 다르게 반응한다. 개인의 행위나 정서적 반응은 질병의 특성, 질병에 대한 다른 사람들의 반응, 그리고 질병행위 등에 따라 영향을 받는다.

단기적이고 생명에 위협이 없는 질병은 대상자나 가족의 행위나 정서에 별다른 변화를 일으키지 않는 반면, 생명을 위협하는 질병들은 불안, 충격, 부정, 분노, 움츠림과 같은 심한 정서적 행위 변화를 초래할 수 있다.

2) 가족역할 및 가족역동성에 대한 영향

질병이 발생하면 대상자와 가족의 역할이 변할 수 있다. 변화는 미약하고 단기적이거나 심하고 장기적일 수 있다. 장기적인 변화는 적응과정을 요한다. 가족은 흔히 대상자의 가족 내 역할을 면제해 주어 회복을 도우려 한다. 그러나 이렇게 하는 것이 때로는 대상자로 하여금 소외감과 위축감을 느끼게 할 수도 있다.

가족의 역동성은 가족이 한 단위로 기능하고 의사결정하며 가족 개개인을 지지하고, 매일의 변화와 도전에 대처하는 과정이다. 질병으로 인한 대상자의 역할 변화가 가족의 역동성에도 영향을 미치기 때문에 간호사는 간호계획에 가족을 참여시켜야 한다.

3) 자아개념 및 신체상에 대한 영향

자아개념이란 자신에 대한 견해, 즉 자기 자신에 대해 가지고 있는 생각을 의미하며, 긍정적인 자아개념과 부정적인 자아개념으로 나눌 수 있다. 자아개념은 개인의 신체상과 사회적 역할에 일부 기반하지만, 이 외에도 심리적 · 영적 측면을 포함한 다양한 요소로 구성된다. 신체상(body image)은 자신의 외모에 대한 주관적인 인식을 말한다. 신체상의 변화에 대한 대상자와 가족의 반응은 변화의 유형(예: 사지의 상실이나 감각 상실), 대상자와 가족의 적응 능력, 변화가 신체에서 차지하는 비중, 그리고 이용 가능한 지지체계 등에 따라 달라진다.

III. 환 경

환경이란 '유기체를 둘러싸고 있는 사물', '유기체에 영향을 미치는 모든 것'으로 정의할 수 있으며, 유기체와 환경과의 관계는 서로 영향을 주고받는 관계이다. 환경은 건강과도 밀접하게 관련되어 영향을 미치게 된다. 환경은 인간을 둘러싸고 있는 하나의 장으로 에너지장, 사회적 체계, 가족, 사회, 문화 등을 포함한다.

1 가 족

가족은 혈연으로 맺어진 집단으로 물리적, 사회적, 정신적 공간을 공유하며 상호 작용한다. 가족은 양육, 사회화, 보살핌, 생식, 정서적 유대, 문제해결, 휴식의 기능을 수행한다. 가족은 가족구성원의 성장 · 발달에 영향을 미치고 유전적 요소, 생활습관, 생활양식은 가족의 건강상태 및 건강관리에 영향을 미친다. 그러므로 가족을 건강문제 발생의 근원으로서 뿐만 아니라 건강문제 해결 및 예방 차원으로 이해해야 한다.

최근 다문화 가족의 인구가 증가하고 있는데, 2015년 약 30만 가구였던 다문화 가구가 2023년 41만 5천 가구로 약 39% 증가하였다(통계청, 2023). 이들 다문화 가족은 문화갈등과 의사소통의 어려움, 빈곤과 보건의료 복지서비스로부터의 소외, 자녀양육환경의 취약, 법적 신분 보장에 대한 불안과 불이익, 사회적 편견과 차별 등의 문제점을 가지고 있다. 따라서 다문화 가정의 안정적인 정착 및 자녀에 대한 맞춤형 지원 확대가 필요한 실정이며 다문화 가족들을 대상으로 생애주기에 따른 건강과 간호에 대한 연구 및 건강관리를 위한 정책 마련이 이루어져야 할 것이다.

2 지역사회

지역사회의 환경 역시 주민들의 건강에 직 · 간접적으로 영향을 미친다. 지역사회란, 공동의 사회적 생활 특징을 갖는 일정한 지역으로 공동의식과 소속감을 갖고 활동하는 인간의 집단이 모여 있는 일정한 지역이다. 건강 측면에서 지역사회는 지역사회 주민의 건강수준을 향상시키기 위한 동기부여, 기관설치, 공동대책을 수립할 수 있는 특징이 있다.

3 건강관리기관

건강관리기관은 포괄적인 의미로 질병 진단 및 치료 등 건강을 관리하기 위하여 형성된 의료기관으로 대상자의 주된 건강 문제와 그에 따라 결정되는 의료기술의 복잡성을 기준으로 기능에 따라 구분하면 1차, 2차, 3차 의료기관으로 나뉜다.

1차 의료기관은 증상이 있어 진료를 받거나 예방접종 등 예방적 의료서비스가 필요할 때 가장 먼저 방문하는 의료기관으로 공식적인 보건의료체계의 첫 단계다. 이상적인 모습은 건강증진과 예방, 진단과 치료, 재활 등 포괄적인 의료서비스를 제공하는 것이지만 지역사회에서 흔한 질병의 진단과 치료에 주력하는 것이 현실이다. 한국에서는 의원과 치과의원, 한의원 등 의원급 의료기관, 보건소와 보건지소, 보건진료소 등 보건기관, 산업장 의무실, 조산원, 모자보건센터, 교육기관의 보건실이나 보건진료소 등이 여기에 해당한다.

2차 의료기관은 지역사회에서 비교적 흔한 질환으로 입원진료가 필요한 환자를 담당한다. 한국에서는 병원이나 종합병원 등 입원 시설을 갖추고 있는 병원급 의료기관이 여기에 해당하는데 여기서는 입원진료뿐 아니라 외래진료도 담당한다.

3차 의료기관은 1차 의료기관이나 2차 의료기관에서 해결할 수 없는 건강문제를 지닌 환자들을 대상으로 질병 진단과 치료, 재활 등을 담당하는 의료기관이다. 그만큼 사용하는 의료기술의 난이도가 높고 진료에 많은 비용이 든다. 3차 의료기관에서 일하는 의료인력은 세부 전문 분야의 전문성이 높은 것에 반해 포괄적으로 의료서비스를 제공하는데 제한이 있을 수 있으므로 팀 접근을 사용하여 전문적이면서도 포괄적인 의료를 제공할 필요가 있다.

1) 의료전달체계

의료전달체계는 모든 국민에게 양질의 의료를 효율적으로 제공하는 것을 목적으로 삼고 있다. 이와 같은 목적을 달성하기 위하여 여러 국가들은 각기 독특한 시스템을 발전시켜 왔다.

의료전달체계는 자유기업형과 국가통제형의 양극단에서 그 사회의 여건에 따라 다양한 형태를 취하고 있다. 자유기업형의 체계에서는 의료기관이 자유경쟁 체제하에 운영되므로 서비스의 질적 수준이 높고 의료기술이 발달될 수 있으며, 국민이 의료인이나 의료기관을 선택하는 데 최대한의 자유가 보장된다. 그러나 의료자원의 비효율적인 분포로 인한 일부 지역의 편중과 의료비가 상승하는 단점이 있다. 우리나라의 경우에도 약간의 차이는 있으나 기본적으로 이 유형에 속한다.

국가통제형의 체계에서는 국가가 의료제도에 적극적으로 개입하여 운영하는 유형으로 의료자원과 의료서비스의 균등한 분포, 그리고 국민에게 균등한 의료이용 기회를 부여하는 데 목표를 두고 있다. 국민은 의료기관이나 의료인을 선택할 자유가 없으며 거주 지역별로 국가가 의사를 지정하여 그 지역 주민의 보건의료를 담당하게 한다. 따라서 국가의 통제하에 보건의료 공급을 기획하므로 의료자원의 중복을 피할 수 있고 효율적으로 보건의료체계가 운영될 수 있으나 운영의 경직성으로 인해 의료서비스가 비효율적으로 제공되며, 동기의 결여로 의료기술 수준이 낮고 서비스 정신의 결여로 편리하고 친절한 서비스가 제공될 수 없는 단점이 있다.

2) 병원

(1) 병원의 조직과 기능

건강관리기관으로 대표적인 병원의 조직과 기능은 다음과 같다.

① 진료부

각 전공 분야의 전문의가 환자의 진료를 담당한다. 의사는 의과대학을 졸업한 후 국가시험에 합격하면 의사면허를 받아 의업에 종사할 수 있으며, 전문의는 보건복지부장관이 지정하는 수련병원 및 기관에서 수련과정을 밟고 전문의 자격시험에 합격하여야 전문의로서 근무할 수 있다.

② 간호부

간호사, 간호조무사 등으로 구성되며 간호국(부)장은 간호사의 근무배치, 환자간호, 간호의 발전과 간호 학생의 실습 지도를 관리한다. 간호국에서는 이 모든 책임을 팀장, 파트장, 일반간호사 등에게 분담시켜 일을 체계적이고 효율적으로 시행한다.

③ 진료지원부

약국과 임상검사실, 물리치료실, 작업치료실, 언어치료실 등이 있다.

④ 사회사업부

환자 또는 가족의 재정적인 문제, 작업치료 등 문제해결을 사회복지사가 담당한다.

⑤ 식이부

영양사가 환자의 요구나 치료에 관련되는 음식의 계획, 식품의 구입, 조리를 담당한다.

이외에 종교부나 사무부서(총무과, 원무과, 보험과, 경리과, 영선과, 전산실 등) 등으로 구성된다.

(2) 병실 환경

병실 환경은 환자의 신체적, 정서적 안정이라는 측면에서 매우 중요하다. 입원 환자들은 병실 환경의 요소, 즉 온도, 습도, 채광, 조명, 음향, 소음, 냄새, 미적 요소 등에 민감하게 반응하며 이들 요소는 환자의 일상생활에 직접적으로 작용한다. 대상자에게 안락한 환경은 나이, 질병의 중증도, 일상생활활동 수준에 따라 다르다. 보통 실내온도는 20~23℃ 정도가 좋으나 영아, 노인 및 급성 질환자는 좀 더 따뜻한 실내온도가 좋다. 편안하다고 느끼는 습도의 범위는 사람마다 다양하지만 대부분의 대상자가 60~70%일 때 편안함을 느낀다. 통풍을 위한 창문의 면적은 병실 바닥 면적의 1/5 정도가 바람직하며 환기시킬 때 맞바람이 대상자에게 직접 닿지 않도록 스크린을 쳐주는 것도 필요하다. 간호사는 소음을 줄이고 적절한 조명을 제공하여 입원환자의 직접 환경이 쾌적하며 개인성이 유지되도록 노력해야 한다. 이러한 환경 조성은 대상자의 휴식과 수면을 촉진하고, 궁극적으로 회복에 긍정적인 영향을 미친다.

(3) 대상자 환경의 유지

간호사는 대상자의 환경을 유지할 책임이 있는데, 병원에 속한 기구와 장비를 관리하고 대상자의 소지품을 보호해야 한다. 대상자의 직접 환경에는 침상, 침상용 소탁자(bedside table), 조명등, 침상 위 탁자(overbed table), 의자, 휴지통, 초인종 등이 있는 공간이다. 대상자의 환경을 단위(unit)로 표현하며 병실에는 침상과 침상 사이에 커튼을 사용하여 사생활을 보호한다. 병원에 따라 욕실, TV, 옷장이 비치되어 있다. 대부분의 최신 병원에는 벽 부착용 혈압기, 산소공급기, 흡인기가 병실에 준비되어 있다.

개인적 공간(personal space)은 심리적 측면에서 대상자가 타인과의 상호작용을 유지하는 거리를 의미한다. 개인적 공간에는 친밀한, 개인적인, 사회적인, 공적인 거리인 네 가지 구역(zone)이 있다. 이 구역은 대상자 환경을 유지하고 의사소통을 하는 데 매우 중요하다.

① 친밀한 거리

실제 접촉할 수 있는 15cm에서 45cm까지의 거리를 의미한다. 온기와 냄새를 느낄 수 있고, 작은 목소리가 전달된다. 간호중재 시 이 거리를 넘게 되면 대상자와 간호사 모두 불편해질 수 있다.

② 개인적 거리

45cm에서 최대 1.2m까지의 거리를 의미한다. 악수를 하거나 어깨를 두드리는 접촉이 가능하다. 시야가 확보되고 비언어적 의사소통이 잘 이루어진다. 대상자와 간호사 사이의 신체적 접촉 없이 상호작용이 이루어진다.

③ 사회적 거리

1.2m에서 최대 3.7m까지의 거리이다. 눈과 눈의 접촉이 증가하며 비언어적 의사소통이 활발하다. 신체적 접촉이 어려우므로 보고 듣는 상호작용을 하게 된다. 간호사가 소집단 교육을 할 때 사용한다.

④ 공적 거리

가장 먼 거리로 3.7m 이상일 때를 의미한다. 간호사가 집단규모가 큰 대상자를 교육할 때 사용한다.

(4) 입원(Admission)

입원수속은 입, 퇴원 담당부서에서 맡게 된다. 입, 퇴원부 사무직원은 대상자가 입원시 처음 만나는 병원직원이므로, 대상자의 신체적, 정신적 고통을 이해하면서 입원절차를 신속하게 처리하고 병실 비용을 비롯한 제반사항을 설명해 주어 적절한 병실을 선택하도록 도와주어야 한다.

입원절차에 따른 간호수행은 다음과 같다.

① 입원대상자가 있음을 연락받고 미리 병실을 준비해 둔다.
② 대상자가 병동에 오면 병동 실무자는 대상자를 병실로 안내해 준다.
③ 대상자의 이름을 확인하고 대상자와 그 가족에게 인사를 한 후, 대상자와 같이 방을 쓰는 다른 대상자를 소개한다.
④ 병실 번호나 침상의 번호 대신 환자 이름을 부르고 개별성을 유지하며 프라이버시도 보장해 준다.
⑤ 대상자가 환의를 입는 것을 도와준다.
⑥ 대상자의 의복과 소지품을 기관의 규칙에 따라 보관하되 가능하면 귀중품은 집으로 가져가게 한다.
⑦ 대상자의 체온, 맥박, 호흡, 혈압, 체중, 키 등을 측정하여 기록한다.
⑧ 병원 환경, 화장실, 목욕실 사용, 호출 방법, 침대나 전화 사용법, 식사시간과 방문시간 등을 비롯한 기관의 규칙을 설명한다.
⑨ 대상자와 가족에게 대상자 상태에 관한 정보를 제공하고, 실시해야 할 검사나 치료방법에 대해서 설명해 주어 적절한 시간에 검사를 받을 수 있도록 한다.
⑩ 대상자와 대화시 관찰된 객관적, 주관적 증상과 대상자의 상태를 기록지에 기록하며 의사의 처방을 시행한다.
⑪ 식표에 대상자의 성명을 기록하여 영양과에 연락하고, 입원시 식사 여부를 물어 필요시 식사를 제공한다.

(5) 전동(Transfer)

다양한 이유로 환자는 같은 병원 안에서 다른 간호단위로 이동하거나 다른 기관으로 이송될 수도 있다. 전동이 필요한 경우, 환자는 전동에 대한 신체적, 심리적 준비가 필요하며 이를 위해 환자에게 전동의 이유와 이동장소에 대하여 알려야 한다. 가능하면 전동하게 될 부서의 간호사가 환자를 미리 방문하는 것이 좋으며 전동 전에 담당간호사는 새로이 환자를 담당하게 될 병동의 간호사에게 환자의 상태를 전산이나 전화로 알리고 가능하면 환자와 함께 이동장소로 가주는 것이 좋다.

타 병원으로의 전동의 경우는 퇴원과 같은 절차가 필요하다. 담당간호사는 문서나 전화를 통하여 타 기관 담당간호사에게 환자의 상태를 알려야 한다.

대상자를 다른 병동으로 보내는 방법은 다음과 같다.

① 대상자를 언제 어디로 옮겨야 하는지 확인한다.
② 기록을 정리한 후 대상자에게 이동하게 됨을 설명한다.
③ 대상자를 운반차나 wheel chair로 이동시키지 않아도 될 경우는 덧옷 입는 것을 도와준다.
④ 지정된 병실로 대상자와 함께 대상자의 소지품, 남은 약, 물품 등을 보낸다.
⑤ 대상자를 새로 이동한 병동의 수간호사에게 소개한다.
⑥ 전동 후 병동 명단, kardex card, 식표에서 이름을 지운 후 영양과에 연락을 한다.

대상자를 다른 병동에서 받는 방법은 다음과 같다.
① 연락을 받은 후 입원대상자를 맞이하듯 침상정리를 해둔다.
② 대상자를 받은 후 의사처방을 확인한다.
③ 지정된 방으로 대상자를 안내하고 같은 방 대상자에게 소개한다.
④ 대상자가 침상에 눕는 것을 도와주고 소지품을 사용하기 쉽게 정리한다.
⑤ 활력징후를 측정하고, 새 병실에 대한 설명을 해준다.
⑥ 주치 의사에게 연락을 한다.
⑦ 병동 내 위치를 안내한다.
⑧ 대상자 명단에 이름을 기입하고, 식표에 대상자의 이름과 식사의 종류를 기입한다.
⑨ 의사의 처방대로 간호와 처치를 시행한다.

(6) 퇴원(Discharge)

퇴원은 입원진료의 종결을 뜻하지만 건강간호의 종결을 의미하지는 않는다. 일정기간 치료를 받아 완치가 되었거나 일부는 기능 제한을 가진 상태로 환자는 퇴원하게 된다. 이에 따라 다른 건강관리기관으로 이송될 수도 있으며 본인이 스스로 자가 관리를 할 수 있는 경우는 퇴원 간호 교육이 필요할 수 있다.

만약 의료진의 의사에 반하여 퇴원을 하는 경우에는 이로 인해 퇴원 후에 올 수 있는 반응에 대하여 설명을 제공하고 기관의 방침에 따라 병원이나 의료진의 책임이 없다는 서류를 작성하고 서명을 받는다. 대상자의 퇴원은 법적인 문제와도 관련이 되므로 반드시 퇴원기록에 의사가 서명하여야 한다.

퇴원시 기록해야 할 사항은 다음과 같다.
① 퇴원시 대상자의 상태
② 최근의 투약상황
③ 치료
④ 식이
⑤ 활동수준
⑥ 제한점
⑦ 퇴원한 방법과 시간, 퇴원 후 갈 곳
  예) 10 : 30AM 휠체어를 타고 자택(타병원)으로 퇴원함. 부인과 함께 감. 환자는 편안해 보였음. 특별한 호소는 없었음.

퇴원절차에 따른 간호는 다음과 같다.
① 퇴원지시가 있는지 점검한다. 만일 의사의 동의 없이 퇴원하면 이에 관한 적절한 절차(각서)가 있는지 확인한다.
② 퇴원하는 날까지의 모든 기록과 퇴원기록을 한 후 입 · 퇴원 부서에서 퇴원수속을 하게 한다.
③ 퇴원 전에 대상자와 보호자에게 퇴원 후 가정에서 계속하여야 할 간호, 투약에 관한 내용, 식이, 운동, 드레싱 물품 및 기타 추후관리 등에 대해 교육한다.
④ 대상자가 가지고 갈 약물 등 모든 필요한 물품이 준비되어 있는지 점검하고, 필요하면 소지품을 챙기는 것을 도와준다.
⑤ 필요하면 바퀴의자 및 운반차를 준비해 준다.

Ⅳ. 간 호

1 간호의 정의

간호의 어원은 라틴어의 nutrix에서 유래되었으며 이는 '양육한다'는 뜻이다. 간호는 과학적 지식을 체계적으로 적용하는 과학(science)이며 동시에 각 간호사 마다 능숙하고 숙련된 기술을 추구하기 때문에 예술(art)이다. 간호의 역사를 통하여 볼 때 나이팅게일 이래 현재에 이르기까지 많은 간호학자들이 간호의 본질에 대하여 정의를 내렸으며, 비록 그 내용이나 용어의 사용에 있어서 학자 간 차이가 존재하지만, 간호의 핵심은 holistic being으로서의 인간에 대한, 인간을 위한 돌봄이다. 간호실무의 범주는 안녕증진, 질병예방, 건강회복, 임종간호이다.

간호에 대한 학자나 전문단체의 정의를 살펴보면 다음과 같다.

나이팅게일(Nightingale, 1860)은 간호를 환자의 자연치유 과정을 돕는 것으로, 자연적인 생명과정에 장애가 되는 요소를 극복하여 그 사람이 가장 좋은 상태를 유지하도록 돕는 것이라고 하였다. 즉, 나이팅게일은 질병의 치유는 자연적인 생명과정이라고 전제하고, 생명과정에서 발생하는 장애요소를 제거하는 것이 의술이라면, 간호는 장애요소를 극복할 수 있도록 환경의 유지를 돕는 것이라고 하여 의술과 간호를 명확하게 구분하였다.

리디아 홀(Lydia Hall, 1950)은 간호행위는 돌봄(care), 핵심(core), 치료(cure)로 구성되는데, 돌봄은 안위를 도모하는 것으로 핵심요소는 환자가 질병과정을 말로 표현할 수 있도록 도우며, 이를 통해 자신의 참모습을 찾고 더욱 성숙해지도록 돕는 것을 의미한다고 정의하였다.

페플라우(Peplau, 1951)는 간호란 당면한 대인관계의 문제점을 원칙과 방법을 사용하여 돌보아 주는 것이며, 따라서 간호는 개개인의 건강을 유지 증진하기 위하여 지역사회의 모든 사람들과 협조적인 인간관계를 맺고 이를 통한 의미있고 치료적인 대인관계를 형성하는 과정이라고 하였다.

올란도(Orlando, 1961)는 간호란 환자들의 신체적 정신적 요구를 충족시켜 주기 위하여 제공하는 모든 도움으로써 간호사가 환자와의 상호관계를 통해 환자의 욕구를 충족시켜 나가는 역동적인 과정이라고 하였다.

버지니아 핸더슨(Virginia Henderson, 1966)은 간호란 건강한 생활, 건강으로의 회복 및 평화로운 죽음을 맞이하도록 필요로 하는 의지, 지식, 힘을 제공하여 환자 스스로 할 수 있도록 도와주는 것이라고 하였다.

오렘(Orem, 1971)은 간호는 대상자가 일시적 혹은 영구적으로 자신의 능력의 제한을 극복하는 과정에서 도움을 주는 것이라고 하였다.

대한간호협회(Korean Nurses Association : KNA, 1983)는 간호는 모든 개인, 가족, 지역사회를 대상으로 하여 건강의 회복, 질병의 예방, 건강의 유지와 증진에 필요한 지식, 기력, 의지와 자원을 갖추도록 직접 도와주는 활동이라고 하였다.

국제간호사협의회(International Council of Nurses : ICN, 1973)는 간호란 건강, 불건강을 막론하고 일상생활을 유지하는 데 필요한 의지와 지식 및 힘이 부족할 때 이를 보충해 주어 대상자가 독립성을 빨리 갖도록 도와주는 것이라고 하였다.

미국간호협회(American Nurses Association : ANA, 1980)는 간호란 실재적 혹은 잠재적인 건강문제가 생겼을 때 반응할 수 있는 진단과 치료라고 정의하였다.

캐나다간호협회(Canadian Nurses Association : CNA)에서는 전문적 간호는 사회의 요구에 부응하여 존재하고 사람은 일생을 통해 건강과 관계되는 모든 이상을 내포한다. 간호사들은 건강증진, 건강유지, 건강회복 및 질병예방에 힘쓰며, 삶이 더 이상 지탱될 수 없을 때 평화롭게 죽음을 받아들이게 하고 고통을 경감시키는 데 이바지한다. 간호사들은 인간의 전인적인 면에 가치를 두고 인간은 생리적, 정신적, 사회적, 영적인 존재로서 완전하다는 사실을 인정해야 한다. 즉, 인간은 그 자신이 믿고 생각하는 가치기준에 의해 선택할 수 있는 권리와 책임을 가지고 있음을 인정해야 한다. 간호는 자체 윤리강령을 따르는 활동적이고 사회에 도움이 되는 실무, 교육, 행정, 연구 분야에서 돌봄에 뿌리를 두고 있다고 정의하였다.

2 간호개념의 변천

간호는 인간의 건강상태에 대한 시대의 요청에 부응하여 시작되었으며, 변화하는 사회의 요구를 충족시키기 위하여 발전하고 있다. 다양한 정의를 종합해 볼 때, 간호의 본질은 건강문제를 가진 인간을 대인관계 과정을 통하여 돕는 활동이라는 점에서는 일치하나 간호의 역할이나 간호대상자, 간호현장에 대한 규정은 시대에 따라 변화되었다.

간호의 간(看)은 '보다, 지키다, 지켜보다, 알다'라는 뜻을, 호(護)는 '보호하다, 지키다, 돕다, 통솔하다'라는 뜻을 의미한다. 간호하다(to nurse)의 어휘는 '보살피다, 먹여서 기르다, 힘을 돋우어 주다, 위험으로부터 지키다, 보호하다, 가르치다' 등의 뜻을 함축하고 있으며, 이러한 용어들은 모두 도움을 필요로 하는 다른 사람을 돕는 행동을 묘사하고 있다. 즉 간호개념이 가지고 있는 본질적인 내용은 돕는 행위로, 병원시설이 생긴 이후로 간호는 주로 병원이라는 한정된 곳에서 개인의 건강문제를 도와주고 보호해 주며 가족 대신 보살펴 주는 지극히 소극적이며 한정된 개념 속에서 환자와 질병을 간호의 주제로 인식하였다. 그러나 현대 간호의 관심은 환자의 질병 자체보다는 인간에 대한 총체적인 이해로 변화하였다. 따라서 간호의 정의가 인간의 건강행동의 변화나 증진을 위하여 과학적이고 체계적인 간호과정을 적용하여 도와주는 행위로 바뀌었으며 보호하고 보살펴 줄 뿐만 아니라 적극적인 도움과 지지를 제공하는 역동적인 과정으로 인간이 존재하는 어느 곳에서나(개인이거나 집단, 가족, 지역사회) 일어나는 현상으로 확대되었다.

근거기반간호

현대사회에서 의료서비스의 변화는 매우 빠르게 진행되며 의료수준 향상과 함께 의료비 증가가 경제성장률보다 높아지고 있다. 따라서 보건의료서비스 현장에서는 보건의료자원을 보다 효율적으로 사용하기 위해 과학적 · 객관적인 근거 기반의 의료서비스 제공을 모색하고 있다. 특히 환자 사정, 치료, 예방과 관련된 정보의 양이 급증함에 따라, 이러한 근거(evidence)를 체계적으로 관리하고 그 타당성을 평가해 의료 소비자에게 질적 의료를 제공하는 것이 중요하다.

근거기반간호는 근거중심의료의 개념을 간호실무에 적용한 것으로, 간호사의 전문성, 가용 자원(인력 · 시설 · 기구 · 시간 · 재정 등), 그리고 대상자의 가치가 통합된 형태로 정의된다. 근거기반간호는 간호 및 보건의료의 질 향상 및 비용 효과적인 환자 관리를 위한 필수적인 대안으로 인식되며 간호연구와 실무사이의 격차를 줄이는데 중요한 역할을 한다. 이를 위해 교육훈련을 통해 근거기반간호 실무 역량을 강화하고, 연구결과가 현장에서 적극적으로 활용될 수 있도록 시스템이 정비되어야 한다. 또한, 국내에서는 2012년 한국근거기반간호학회 창립 이래 근거 기반 지침개발 및 교육에 중점을 두고 있다.

3 간호사의 역할

건강간호 전문인(healthcare practitioner)은 건강관리서비스의 업무를 수행하는 데 책임 있는 사람들이다. 전통적으로 간호사의 대부분이 병원에서 일해 왔지만 최근에는 가정간호기관, 진료소, 지역사회 건강관리기관에서 일하는 간호사의 수가 증가하고 있다.

간호실무의 표준은 전문직 수행과 간호의 효과로 평가할 수 있다. 건강관리의 대상자를 과거에는 환자(patient)라고 하였지만 근래에 와서는 간호수혜자 또는 대상자(client), 소비자(consumer)라는 용어로 사용하고 있다. 건강의료전달체계에서 간호사의 역할은 확대되고 다양해지고 있다. 이는 의료비용절감의 요구, 양질의 의료에 대한 요구, 전문화 증가 추세, 만성질환, 노인 인구의 급증으로 요양소, 지역사회를 기반으로 하는 간호실무 환경이 증가되고 있기 때문이다.

간호사는 현장에서 다양한 역할을 하게 된다. 간호사의 역할에는 돌봄 제공자, 의사결정자, 옹호자, 관리자, 재활자, 의사소통자, 교육자, 연구자, 상담자, 변화촉진자, 지도자, 조정자 등을 포함하고 있다.

1) 돌봄 제공자(caregiver)

간호사는 개인, 가족, 집단을 대상으로 개인별 직접 간호서비스뿐 아니라 대상자와 가족이 정서적, 사회적 안녕을 되찾도록 돕는다. 이때 대상자에게는 총체적인 간호원리가 적용되며, 이는 대상자의 건강문제 한 부분이 아니라 그 부분과 상호작용하는 전체성으로 건강문제를 파악하여야 한다.

2) 의사결정자(decision maker)

간호사는 어떤 행동을 취하기 전에 이용 가능한 정보를 해석하고, 대상자를 위한 가장 좋은 방법을 선택한다. 이 결정은 혼자서 할 수도 있으며, 대상자나 가족과 함께 또는 다른 건강 전문인과 함께 행할 수 있다.

3) 옹호자(client advocator)

간호사는 안전한 환경을 유지하고, 상처예방을 돕고, 치료와 관련된 부작용으로부터 대상자를 보호해야 한다. 간호사는 또한 대상자의 인간적이고 법적인 권리를 보호하여야 한다. 간호대상자를 대변하거나 옹호하는 목적은 간호대상자가 좀더 독립적으로 되도록 할 뿐만 아니라 좀 더 책임감 있게 대상자의 요구에 부응하기 위함이다. 옹호자로서의 역할을 하기 위해서는 소신과 위험을 감수할 의지, 의사소통능력이 있어야 하며 신중하고 사려 깊은 협상을 할 수 있어야 한다.

4) 관리자(manager)

간호사는 다른 건강요원을 감독하며, 간호수행 현장의 자원을 관리, 조정한다. 관리자의 역할을 하기 위해서는 대상자의 요구를 잘 파악하여 그 요구에 부응하는 목적을 설정하는 계획과정, 이 목표를 달성하기 위해 활동을 구조화하고 인력을 배치하는 조직화 과정, 사업을 추진하는 동안에 배치된 인력과 인력별 활동이 조화를 이루고 기능할 수 있도록 연결을 촉진하는 조정과정을 이용한다.

5) 재활자(rehabilitator)

간호사는 대상자가 자신의 질병이나 장애와 관련된 어떤 변화에 잘 적응할 수 있도록 교육하고 도와줌으로써 그들이 최적의 기능을 회복할 수 있도록 돕는다.

6) 의사소통자(communicator)

간호사는 대상자의 요구 충족에 관여하는 사람들 간의 의사소통을 증진시키기 위해 지속적으로 노력하여야 한다. 의사소통은 대상자, 가족, 지역사회의 요구를 충족시키기 위해 중요하다.

7) 교육자(teacher)

교육은 간호사의 주요 기능의 하나이다. 간호사는 대

상자에게 건강간호에 관한 개념과 사실을 설명하고 학습을 강화하며, 대상자의 변화를 평가한다. 또한, 간호사는 대상자 스스로가 자신을 돌볼 수 있는 능력을 갖도록 교육하며, 문제 발생시 스스로 건강정보와 적절한 보건자원을 이용할 수 있는 능력을 갖도록 교육하기도 한다.

8) 연구자(researcher)

간호사는 체계적이고 깊이 있는 연구를 통해 과학적인 지식에 대한 탐구를 하며, 새로운 간호방법의 개발, 현재의 간호기술과 방법에 대한 평가 등으로 간호실무의 향상을 가져온다.

9) 상담자(counselor)

간호사는 상담을 통해 대상자에게 정서적, 심리적 지지를 제공하고 대상자에게 필요한 정보를 제공함으로써 대상자가 당면한 문제를 인식하고 대처해 나가도록 돕는다.

10) 변화촉진자(change agent)

간호사는 대상자에게 행동의 변화가 필요하다고 판단될 때 체계적인 지식을 바탕으로 대상자가 유익한 방향으로 스스로 변화해 나가도록 유도하기도 한다.

11) 지도자(leader)

간호사는 지도자의 역량을 발휘하여 건강관리기관, 지역사회 등 많은 영역에서 추구하는 목표를 달성하기 위해 지도자로서 역할을 해야 한다.

12) 조정자(coordinator)

연속적이고 효과적인 대상자 건강관리를 위해 원활한 의사소통으로 관련 요원간의 서비스 제공이 효율적으로 제공되도록 조정하는 역할이 간호사에게 요구된다.

13) 전문간호사

전문간호사(Advanced Practice Nurse, APN)는 보건복지부장관이 인증하는 전문간호사 자격을 가진 자로서 해당 분야에 대한 높은 수준의 지식과 기술을 가지고 자율적으로 의료기관 및 지역사회 내에서 간호대상자(개인, 가족, 지역사회)에게 상급수준의 전문가적 간호를 제공하는 자를 말한다. 대한간호협회(2004. 5. 이사회)에서 정의한 전문간호사의 주요 역할은 전문가적 간호실무 제공자, 교육자, 연구자, 지도자, 자문가, 협동자이고, 전문간호사는 이러한 주요 역할을 수행하기 위해 전문가적 간호실무(자료수집, 진단, 계획, 수행, 평가) 제공 능력, 교육 및 상담, 연구, 리더십(변화촉진, 관리), 자문 및 협동에 대한 핵심 능력이 필요하다(한국간호평가원, 2011).

현재 우리나라는 「전문간호사 자격인정 등에 관한 규칙」에 의거하여 전문간호사 교육과정은 보건복지부장관이 지정하는 교육기관에서 운영할 수 있다. 2025년 7월 현재 우리나라는 대학원 석사과정으로 보건, 마취, 정신, 가정, 감염관리, 산업, 응급, 노인, 중환자, 호스피스, 종양, 임상 및 아동 분야의 13개 전문간호사 교육제도가 개설 운영되고 있다(한국간호평가원, 2024).

간호의 바람직한 목적은 독특한 지식체계와 특수한 기술과 능력, 지속적인 연구, 윤리강령, 자율성, 서비스 지향정신, 전문단체 등을 포함한 전문가다움(professionalism)이다. 간호사는 이타주의, 평등, 감수성, 자유, 존엄성, 정의, 정직 등과 같은 가치를 발전시켜야 한다. 간호실무는 경제상태, 간호수요변화, 소비자 요구, 가족구조, 과학과 기술의 발전에 따라 영향을 받는다. 간호사들의 단체 활동 참여는 개인의 발전과 간호와 관련된 정책에 도움을 준다.

간호사들은 간호전문직으로서의 사회적 책임을 다하고 간호행위에 대한 지침과 표준을 설정하기 위하여 윤리강령이 요구된다. 윤리강령은 간호실무의 기초를 제공하고 자신의 가치와 윤리를 실무수행과정에 통합하도록 한다. 우리나라에서는 1972년에 처음 간호사 윤리강령을 제정하였으며, 간호 현실의 변화에 따라 1995년 개정시에는 "생명의 존엄성에 대한 강조, 간호사의 역할, 자율성, 가족의 참여, 연구 활동 및 환경문제, 간호의 이념과 기본임무, 간호의 대상, 간호의 전문적 역할, 윤리강령 제정의 목적, 대상자에 대한 책임, 간호직에 대한 책임, 동료에 대한 책임, 환경관리에 대한 책임"이 서술되어 있다.

4 간호이론의 기본개념

간호이론가별 간호의 목표 및 기본개념은 [표 1-6]과 같다.

[표 1-6] 간호이론가별 간호의 목표 및 기본개념

이론가	간호의 목표	대상자/인간의 특성	문제의 근원	간호사의 역할/중재의 초점	중재방법/결과
Nightingale (1859)	환경을 통제함으로써 환자의 기본적인 욕구를 충족시키고 궁극적으로 환자 고유의 생명력을 유지하도록 돕는 것	간호를 제공 받거나 환경의 영향을 받는 존재. 질환에 대한 회복 능력이 있음. 회복에 알맞은 환경이 존재하는 한 환자는 회복 능력이 있음	비위생적인 조건과 질환, 외적 영향	적절한 환기, 적절한 채광, 충분한 보온, 악취제거, 소음통제	환경요인의 통제를 통한 질병 예방. 간호사, 자연, 인간의 협조를 통한 회복과정 발생
Peplau (1952, 1989)	치료적인 간호사와 대상자의 관계를 통한 대상자의 성장과 건강유도	계속 발달하고 있는 유기체로서 요구에 의해 야기되는 불안을 감소시키기 위해 노력하는 존재	간호사-대상자의 관계를 확인함으로써 다양한 성격의 문제 확인 가능함	간호사는 대인관계를 발전시키기 위해 건강관리 체계의 구조화에 참여	환자가 문제에 대처하고 건강을 도모하는 기술을 개발함
Abdellah (1960)	개인, 가족, 사회에 서비스를 제공하는 것	신체적, 정서적, 사회적 요구를 지니며 다양한 정도의 학습능력과 자조능력을 가지는 존재	요구 결핍이나 욕구 과잉과 관련	21개의 간호문제들을 기반으로 문제해결	개인의 모든 요구가 충족되고 실제적 또는 예기된 손상이 없는 상태
Orlando (1961)	즉각적인 요구를 가진 대상자의 행동에 반응하고 그 요구를 충족시키기 위해서 대상자의 행동, 간호사의 반응, 간호사가 취하는 활동을 확인함으로써 대상자와 상호작용	언어적이고 비언어적인 행위를 나타내는 존재. 상황에 대처하기 위한 욕구와 능력을 지닌 존재	해결되지 못한 환자의 욕구	대상자의 행위, 간호사의 반응, 간호사의 활동을 포함한 3가지 요소들이 간호 상황을 구성	긴장을 느끼지 않는 정신적, 신체적 평안함과 적절함 및 안녕감

[표 1-6] 계속

이론가	간호의 목표	대상자/인간의 특성	문제의 근원	간호사의 역할/중재의 초점	중재방법/결과
Henderson (1966)	인간의 14가지 기본요구를 충족시켜 주는 것	정상 호흡, 적절한 식사, 신체노폐물의 배설과 적절한 체위, 수면과 휴식, 체온, 깨끗한 신체유지, 환경적 위험요소 제거, 의사소통, 종교활동, 일의 성취, 오락, 탐구 및 호기심의 충족 등 14가지 기본요구를 지님	개인의 힘, 의지, 지식의 결핍	14가지 기본요구를 스스로 충족시킬 수 있는 독립심의 유지 또는 회복하도록 돕는 역할	힘, 의지, 지식을 회복, 완성, 강화 또는 증가시키는 활동. 14가지 기본요구의 충족 및 편안한 죽음을 맞이할 수 있도록 하는 독립심의 증가
Johnson (1966, 1980)	행동체제의 평형과 안정	7가지 하위체제로 구성된 행동체제 : 애착-친밀, 의존, 섭취, 배설, 성, 성취, 공격	실제적 또는 잠재적 스트레스	행동체제의 안정과 균형을 위한 조정자, 통제자. 통제와 조정의 실제적 요구의 충족	외적 조절기전을 사용해 구조적인 면을 변화시키고, 요구를 충족시켜 체제 균형을 도움. 효과적이고 효율적으로 행동함
King (1971, 1978, 1981, 1987)	일상생활과 사회적 역할을 잘 수행하도록 건강의 증진, 유지 또는 회복	개인, 단체, 사회 간의 상호작용 체제	내 · 외적 환경의 스트레스	상호작용 과정을 수행. 대상자의 문제를 파악하고 의사소통을 통해 목표를 설정	대상자와 간호사가 인지와 의사소통을 통해 행위, 반응, 상호작용을 하면서 전이작용으로 연결됨. 목표달성
Levine (1982)	건강체제의 균형증진 및 유지	총체적인 인간 : 지각, 사고, 상상, 의사결정하며, 목표를 설정하여 성취하고자 하는 복합적인 존재	내 · 외적 환경의 상호작용 변화	대상자가 적응하도록 영향력을 행사하거나 사회적 안녕을 되찾도록 함. 적응반응 강화	간호관리의 4가지 원칙 : 에너지 통합성, 구조적 통합성, 개인적 통합성, 사회적 통합성. 통합성 유지
Neuman (1973)	건강체제의 균형, 증진 및 유지	저항선, 정상방어선, 유연방어선을 지님. 인간은 생리, 정신, 사회문화 및 발달적 측면을 지닌 복합체임	내 · 외적 환경에 존재하는 대내적, 대내간, 대외적 스트레스	대내적, 대내간, 대외적 스트레스를 규명하고, 스트레스원에 대응하도록 도움. 정상방어선과 유연방어선을 강화하고 스트레스 요인을 감소시킴	유연방어선 강화 : 1차 중재 내적 저항선 강화 : 2차 중재 에너지원 유지 : 3차 중재 원하는 수준의 건강과 체제의 안정

[표 1-6] 계속

이론가	간호의 목표	대상자/인간의 특성	문제의 근원	간호사의 역할/중재의 초점	중재방법/결과
Orem (1971, 1980, 1985)	자가간호를 수행함으로써 최적의 건강을 성취하고 유지할 수 있게 함	일상생활, 건강, 그리고 안녕을 유지하기 위해 자가간호활동을 수행. 자가간호활동이란 사회적 상호작용, 생명과 안녕에 대한 위험 회피, 정상적인 삶 등의 유지	사람, 사물, 상황, 사건, 환경 등으로 인해 생기는 자가간호 활동의 모든 방해요소	대상자가 자가간호를 수행하도록 도와줌. 자가간호를 수행할 수 없는 무능력	도움을 행함, 지도, 지지, 개인적 발전을 위한 환경 조성 및 교육. 최적의 자가간호 수준에 도달함
Parse (1981, 1987)	건강 양식의 변화	개방체제로서 각 부분의 합 이상의 존재이며 환경에 반응. 가치가 개입되는 선택권을 가지며 이에 대한 책임을 짐. 상호 주관적인 과정을 통해 다차원적 초월을 할 수 있음	가치관	의미, 율동성, 초월의 3가지 원칙에 의해 간호중재함. 삶의 의미를 찾고 매일의 리듬 속에서 변화를 경험하도록 도움. 대상자의 표현을 청취하여 감정, 가치, 변화의 의미를 확인	일어난 일을 언어를 통해 의미를 알아내고 리듬을 동일화시키며, 변화 가능한 초월을 이끌어 냄. 생활양식의 변화
Rogers (1970, 1980)	최고 수준의 건강상태에 도달함	독특한 특성을 지닌 통합된 개체로서 각 부분의 합 이상의 존재. 인간과 환경은 상호에너지를 교환함. 인간은 추상, 사상, 언어, 사고, 감각, 정서의 능력을 가짐	인간과 환경 상호작용의 부조화	대상자가 환경변화에 적응하는 방식이 향상되도록 도움. 환경장과 인간장의 역동성 조정	대상자와 환경간의 조화 증진, 인간장의 통합 강화, 인간과 환경장의 패턴 형성 촉진. 최고 수준의 건강상태
Roy (1976, 1980, 1984)	건강과 질병상태에 적합한 4가지 적응 양식에 부합하도록 함	생리 · 정신 · 사회적 존재로 환경과 상호작용을 하고 생리적 욕구, 자아개념, 역할기능, 상호의존 관계에 기초한 4가지 적응양식을 가짐	요구가 부족하거나 지나칠 때 통합성 유지, 적응 활동의 부적합	초점, 관련, 잔여자극을 조정해줌으로써 대상자의 적응 행동을 향상시킴 / 초점, 관련, 잔여 자극	자극을 증가시키거나 감소 또는 유지하기 위한 조정. 자극에 적응
Watson (1979, 1985)	건강~질병체험이 돌봄의 상호작용에 의해 인간적으로 성숙하게 하는 것	마음을 사용하여 의식의 상위수준을 지향함. 시공을 초월한 영을 소유. 과거와 미래로 연결되는 현재와 모든 것으로부터 초월할 수 있는 내적 세계를 소지	마음과 몸, 정신간의 부조화, 인간과 세상간의 부조화	10가지 돌봄의 요인을 통해 예방적 활동과 건강증진 영역의 개발/돌봄	자아와 참자아간의 일치, 믿음-희망의 주입, 자신 및 타인에 대한 민감성, 조력-신뢰관계 개발, 감정표현의 증진 및 수용, 과학적 문제 해결방법 이용 건강증진

관련용어

Advanced Practice Nurse 전문간호사
evidence-based nursing 근거기반간호
health behavior 건강행위
health belief model 건강신념 모델
healthcare practitioner 건강간호 전문인
health promotion 건강증진
health 건강
illness behavior 질병행위
nursing 간호
nursing theory 간호이론
profession 전문직

제2장

간호과정

2

학습목표

1. 간호과정과 비판적 사고의 관계를 설명한다.
2. 간호과정의 단계를 설명한다.
3. 간호사정을 위한 자료수집방법을 나열한다.
4. 간호사정을 위한 자료의 유형을 구별한다.
5. 간호진단, 협력적 문제, 의학적 진단을 구분한다.
6. 실제적, 위험, 건강증진, 증후군 간호진단을 구별한다.
7. 간호진단의 구성요소를 설명한다.
8. 기대되는 결과를 진술 원칙에 맞게 기술한다.
9. 간호중재의 유형별로 간호를 계획한다.
10. 간호중재를 수행하는 데 영향을 미치는 요인을 설명한다.
11. 간호평가의 유형을 설명한다.
12. 기록의 종류를 설명한다.
13. 기록의 원칙과 주의사항을 설명한다.
14. 공인된 약어를 설명한다.
15. 보건의료정보시스템을 설명한다.

I. 간호과정과 비판적 사고

이 장에서 다루어질 간호과정을 학습하고 적용하기 위해서는 비판적 사고에 대한 이해가 전제되어야 하므로 먼저 비판적 사고에 대해 간략히 살펴보고자 한다. 비판적 사고는 간호사가 대상자의 간호에 대해 판단할 때 활용하는 인지적 과정으로, 이유를 근거로 한 합당한 사고 또는 어떤 주제나 주장에 대해 능동적으로 분석하고 종합하며 판단하기 위한 반성적인 사고라고 정의할 수 있다.

간호학은 학문의 특성상 비판적 사고를 반드시 필요로 하는데, 비판적 사고를 필요로 하는 간호학의 특성은 첫째, 간호학이 전문직 학문(professional discipline)이라는 점이다. 전문직 학문은 사실에 대한 지식뿐만 아니라 행위를 요구하므로 간호사가 일반적 원리를 구체적인 상황 또는 사례에 적용하기 위해서 비판적으로 사고할 수 있어야 한다. 둘째, 간호학은 다른 학문으로부터의 지식이나 정보를 많은 부분 가져다 활용하는 학문이다. 다른 분야의 것을 긍정적으로 활용하기 위해서는 무조건적 수용이 아닌 비판적인 사고가 뒷받침되어 우리 것으로 충분히 통합되어야 한다. 셋째, 간호를 실제로 행하는 간호사는 스트레스 환경에서 빠르게 변화하는 상황들을 다루게 되므로 비판적으로 사고하여 그러한 상황에 적절히 대응할 수 있어야 한다. 넷째, 간호사는 하루 일과 중에서 여러 가지 종류의 중요한 결정을 내려야 하는 경우가 많기 때문에 그때마다 비판적 사고를 이용하여 판단하고 해석하며 결정할 필요가 있다.

간호학의 특성상 반드시 필요한 비판적 사고는「아이디어를 창출하고 평가하여 판단을 내리는 목적 있는 정신적 활동」또는「편견, 선입견, 기호, 자기 흥미 본위보다는 이성에 근거한 사고」를 의미한다. 이러한 비판적 사고가 갖는 특성은 다음과 같다.

① 비판적 사고는 기호나 자기 본위보다는 이성과 합리성에 의존하므로 확실하다.
② 비판적 사고는 서둘러서 결론을 내리기보다는 문제를 신중하고 철저하게 생각하게 한다.
③ 비판적 사고는 아이디어를 분별없이 따르기보다는 그 안에 내재된 의미나 근거를 이해한 후에 비로소 수용하거나 거부하게 한다.
④ 비판적 사고는 수동적으로 받아들이지 않고 자율적으로 생각하게 한다.
⑤ 비판적 사고는 새로운 고유의 아이디어를 창출하는 생산성 있는 지적 기술이다.
⑥ 비판적 사고는 자기 생각에 치우친 편견을 배제하고 다른 사람의 생각 안에서 깨닫도록 하는 공정한 생각이다.
⑦ 비판적 사고는 논쟁과 결론들을 평가하고 새로운 아이디어나 대안적 행동을 창출하고 행동과정을 결정하고 믿을 만한 관찰을 하고 합리적인 결론을 도출하고 문제를 해결하는데 이용된다.

간호과정은 의사결정이 개입된 문제해결방법이고, 비판적 사고는 문제해결과 의사결정의 필수 부분이므로 간호과정의 모든 측면에서 비판적 사고가 중요하다. 비판적 사고와 간호과정은 밀접한 관계를 가지고 있지만 비판적 사고는 간호과정 이외의 상황에서도 자주 이용되므로 간호과정보다는 더 큰 개념이라고 할 수 있다. 간호학의 학문적 특성이나 비판적 사고가 갖는 특성으로 인해 비판적 사고는 체계적인 문제해결의 근거가 되는 간호과정에 필수적이며, 앞으로 학습하게 될 간호과정의 각 단계마다 이를 사용하게 된다. 그러므로 임상현장에서 비판적으로 생각하는 간호사가 되기 위해서 자신감, 공정성, 책임감, 절제, 인내, 성실성, 창조성, 호기심, 진실성, 겸손과 독립적으로 생각하고 위험을 감수하려는 태도를 갖추도록 노력해야 한다.

II. 간호과정의 개요

1 간호과정의 정의 및 특성

1) 간호과정의 정의

간호과정이란, 대상자의 건강문제를 확인 혹은 진단하며, 그러한 문제를 해결하기 위한 계획을 세우고 간호중재를 수행하며, 간호제공의 효과나 기대되는 결과 달성여부를 검토하는 일련의 순서적인 과정으로 건강 혹은 질병상태에 있는 모든 대상자에게 개별적인 간호를 제공하기 위한 체계적인 문제해결 방법이다.

2) 간호과정의 특성

간호과정의 특성은 다음과 같다.

① **역동적이고 순환적이다** : 대상자의 상태 변화를 계속 평가하면서 끊임없이 각 단계가 재검토된다.

② **대상자 중심이다** : 대상자의 요구와 강점에 기반을 두며 간호사의 입장에서가 아니라 대상자의 문제 측면에서 적용되는 과정이다.

③ **목적 지향적이다** : 선택된 간호지시나 중재는 대상자가 목표를 성취할 수 있도록 계획된다.

④ **융통성이 있다** : 어느 연령이나 조건, 상황, 시점에서도 이용할 수 있다.

⑤ **문제 지향적이다** : 간호진단은 대상자의 문제에 근거를 두고 있다.

⑥ **인지적 과정이다** : 문제를 해결하고 의사결정을 하기 위해 지적 기술이 요구되며 대상자의 자료로부터 의미를 알아내고 그에 맞는 적절한 간호를 계획하는 데 비판적 사고를 이용한다.

⑦ **활동 지향적이다** : 간호를 계획만 하는 것이 아니라 수립한 계획을 실제로 수행하고 그 결과를 계속해서 평가한다.

2 간호과정의 단계

1) 사정(Assessing)

사정은 사실들을 수집하는 단계로서, 대상자의 건강상태에 관한 자료를 수집 · 확인 · 분류 · 기록하여 기초자료(database)를 만드는 과정이다. 사정 시의 활동에는 간호력 조사, 신체검진, 대상자의 기록 검토, 문헌고찰, 다른 건강전문가 및 보호자와 협의 등이 포함된다.

2) 진단(Diagnosing)

진단은 대상자에게 무엇이 문제인가를 규명하는 단계로서, 자료를 분석하고 종합하여 간호진단 또는 진단적 진술을 하는 과정이다. 이 과정에서는 자료의 분류, 표준과 자료와의 비교, 차이점과 일치하지 않는 자료에 대한 확인, 건강과 관련된 대상자의 강점이나 위험요인, 문제점 등을 확인하고 간호진단을 진술하는 것 등이 포함된다.

3) 계획(Planning)

계획은 무엇이 일어나기를 원하는가, 어떻게 그것이 일어나게 할 수 있는가를 명확히 하는 단계로서, 대상자의 건강 목표에 도달할 수 있는 간호중재를 확인하기 위해서 우선순위를 정하고 기대되는 결과를 설정하며 적절한 간호활동을 서술하는 것이다. 미국간호협회(1991)는 이 계획단계에서 간호결과 확인(outcome identification)을 구분하였는데, 간호결과 확인은 측정 가능하고 현실적인 대상자 중심의 기대되는 결과(expected outcome)를 설정하고 기록하는 것으로 대상자의 기대되는 결과 평가 기준을 포함하는 간호과정의 중요한 구성요소이다. 간호사는 대상자와 함께 기대되는 결과를 확인하고 확인된 문제를 해결하기 위해 중재전략을 결정하며 간호사의 활동을 준비한다.

4) 수행(Implementing)

수행은 대상자의 기대되는 결과 달성을 위해 계획된 간호중재를 행하거나 위임하고 기록하는 단계이다. 수행에 포함되는 활동에는 대상자의 재사정, 자료를 수정하는 것, 간호계획을 재검토하고 수정하는 것, 계획된 간호중재를 수행하거나 위임하는 것 또는 제공된 간호와 대상자의 반응을 기록하는 것 등이 포함된다.

5) 평가(Evaluating)

평가는 잘 되어가고 있는가를 확인하는 단계로서, 기대되는 결과 달성을 촉진시키거나, 방해하는 요소를 확인하거나 기대되는 결과의 달성 정도를 측정하는 과정이다. 평가단계에는 대상자의 반응에 관한 자료수집, 평가기준에 따른 결과 비교, 간호계획의 수정 등이 포함된다.

이러한 간호과정은 다음과 같은 장점으로 간호실무를 발전시킬 수 있다.

첫째, 서면화된 간호계획으로 간호의 연속성을 제공하고 누락 및 중복 없이 대상자의 독특한 요구에 따른 개별적인 간호를 수행하며, 계속적인 평가와 자료수집을 통해 대상자에게 질적인 간호를 제공할 수 있다.

둘째, 간호과정을 적용함으로써 대상자의 건강문제를 과학적인 기반에서 체계적이고 조직적이며 전문적으로 해결할 수 있으며, 이것은 간호사의 직무만족과 자신감을 증진시키고 지속적인 학습을 하도록 자극시킨다.

셋째, 의료인간에 상호 협력하여 일하는 기회가 되며, 이런 기회를 통해 많은 지식과 기술을 축적할 수 있으며 효율적으로 업무를 수행할 수 있게 한다.

[표 2-1] 간호과정의 각 단계

단계		정 의	간호활동
사정		자료를 수집, 확인, 분류(조직), 기록하는 과정이다.	• 간호력 작성 · 신체검진 • 대상자 기록 검토 · 문헌고찰 • 다른 건강요원 및 보호자와 협의
진단		자료를 분석하고 종합하여 대상자의 건강문제를 규명하는 과정이다.	• 자료분석 • 대상자의 강점과 건강문제 확인 • 간호진단의 작성과 확인
계획	목표(기대되는 결과)	측정 가능하고 현실적인 대상자 중심의 기대되는 결과를 설정하고 기록하는 것으로 우선순위, 기대되는 결과를 수립하는 과정이다.	• 진단의 우선순위 결정 • 기대되는 결과 서술
	중재(간호 지시)	대상자와 함께 기대되는 결과를 확인하고 확인된 문제를 해결하기 위해 중재 전략을 결정하며 간호사의 활동을 기술하는 과정이다.	• 간호방법(간호지시)의 선택 • 간호 중재 전략 결정
수행		대상자의 기대되는 결과 달성을 위해 계획된 간호중재를 수행하거나 위임하고 기록하는 과정이다.	• 간호계획을 수행 또는 위임 • 간호활동 기록
평가		기대되는 결과의 달성 정도를 결정하기 위해서 간호중재 후 재사정을 하고 미리 정해진 기준과 비교하는 과정이다.	• 기대되는 결과 달성 정도를 확인 • 간호의 적합성을 평가 • 재사정 또는 진단과 계획의 수정

III. 간호사정

1 자료수집

1) 자료의 종류와 출처

자료는 주관적 · 객관적 자료가 있는데, 주관적인 자료(subjective data)는 증상(symptom)이나 숨은 자료(covert data)라고 부르고, 객관적인 자료(objective data)는 징후(sign) 또는 공개된 자료(overt data)라고 부른다.

주관적 자료는 대상자에 의해서 기술되거나 입증될 수 있는데, 가려움 · 고통 · 걱정 · 대상자의 감정 · 느낌 · 가치관 · 믿음 · 태도 등이 포함된다. 대상자에 의한 것이 아니더라도 가족이나 주위 사람 또는 다른 건강전문가들에 의해서 제공된 정보 역시 사실보다 견해에 치우쳐 있으면 주관적인 자료로 간주된다. 예를 들어 대상자의 부인이 「"남편이 오늘은 기운이 없어 보여요"라고 말한다.」로 기술한 것은 주관적 자료이다.

객관적인 자료는 대상자가 아닌 타인에 의해 발견될 수 있고, 검사 · 관찰이나 신체검진에 의해 얻어질 수 있다. 예를 들어 피부의 변색, 혈압 등이 객관적인 자료이다. 신체검진시 간호사는 주관적인 자료를 확인하거나 필요한 객관적인 자료를 수집하여 비교한다.

이러한 주관적 · 객관적 자료는 다양한 출처로부터 얻어지는데, 출처는 1차적 출처와 2차적 출처로 구분할 수 있다. 1차적 출처는 대상자로부터 얻어지며 그 이외의 자료출처는 모두 2차적 출처가 된다. 1차적 출처의 자료가 주관적일 수도 있고 객관적일 수도 있어서, 대상자가 간호사에게 말한 것에서 얻을 수도 있고 관찰이나 검진에 의해 얻을 수도 있다. 2차적 출처는 가족, 의료인 등의 대상자 이외의 사람으로부터 얻어진 자료로, 이것 역시 주관적일 수도 있고 객관적일 수도 있다. 대상자에 대한 서면화된 기록이나 간호학 등의 문헌으로부터의 정보는 사정과정에서 자료를 수집할 수 있도록 하는 유용한 2차적 출처로서 활용된다.

2) 자료수집 방법

(1) 면담

구조화된 면담이 자료수집의 가장 일반적인 방법인데, 면담은 목표 지향적이고 공식적인 대화이다. 신체검진 전에 대상자와 대화를 나누는 것은 신뢰관계 형성에 기여하며 검진 절차 전반에 도움을 준다. 또한, 대상자에게 의문사항을 물어볼 기회를 제공한다.

① 면담시 사용하는 질문의 종류

㉠ **개방질문** : 개방질문은 대상자가 자신의 생각이나 느낌을 표현하도록 유도하며, 면담의 시작이나 주제의 변화시에 유용하다. 개방질문의 예는 다음과 같다. "당신은 왜 병원에 왔습니까? 그 상황에서 당신은 어떻게 느꼈습니까?" 등으로, 이런 질문은 보통 "무엇이"나 "어떻게"로 시작한다.

㉡ **폐쇄질문** : 폐쇄질문은 제한적이고 특정질문에 단답을 요구하므로 얻을 수 있는 정보의 양이 한정되어 있다. 폐쇄질문은 대개 "언제, 어디서, 누가, 무엇을"로 시작하거나 "~ 했습니까?" 혹은 "~ 입니까?"식으로 끝나고, 때때로 "어떻게"로 시작하는 경우도 있다. 예를 들어 "당신은 어떤 약물을 먹습니까?", "지금 어디가 아픕니까?" 등이다. 긴장이 심한 사람이나 의사소통하는 데 어려움이 있는 사람은 개방질문보다는 폐쇄질문에 답하는 것이 더 쉬울 것이다.

간호사는 면담의 목적을 달성하고 필요한 정보를 얻기 위하여 상황에 따라 폐쇄질문과 개방질문을 조합하여 사용할 필요가 있다.

㉢ **유도질문** : 유도질문은 대상자에게 어떤 답이 기대되는지를 제안하는 것이다. "당신은 내일 수술 받는 것 때문에 불안하시지요, 그렇지 않나요?" "당

신은 약을 먹을 거지요, 그렇지요?" 등이 예이다. 유도질문은 대상자에게 그 대답이 사실인지 거짓인지를 결정할 기회를 주지 않는다. 유도질문은 대답을 유도하며 부정확한 자료를 수집할 수 있다.

② 면담에 적절한 환경

㉠ **시간** : 신체적으로 편안하고 고통이 없으며, 친구나 가족, 다른 건강전문가들의 방해가 없는 시간으로 면담시간을 정할 필요가 있다.

㉡ **장소** : 면담의 장소는 의사소통을 증진시키기 위해서 비밀이 보장되어야 하며, 채광과 통풍이 잘되고, 소음과 방해가 없는 알맞은 크기의 방이 의사소통에 도움이 된다.

㉢ **좌석의 배열** : 탁자를 놓고 의자에 앉거나 탁자 없이 약간 떨어진 거리에 앉는 것이 간호사와 대상자가 동등한 관계라는 느낌을 갖게 한다. U자형이나 원형 의자 배열은 상·하석을 피할 수 있다. 침대에 누운 대상자를 면담할 때, 간호사는 침대에 앉을 수 있다. 이 자세는 탁자 뒤에 앉거나 침대 발치에 서 있는 것보다는 더 편안하게 느끼며, 서서 대상자를 내려다보는 것은 대상자에게 위협감을 줄 수 있다.

㉣ **거리** : 면담시 대상자와 간호사는 1미터 정도 떨어진 거리를 유지할 때 편안함을 느낀다. 이보다 먼 거리에서의 의사소통은 대상자가 덜 친밀하게 느낄 수 있고, 심지어 본인을 비인간적으로 대하는 것으로 느낄 수 있으며, 너무 가까운 거리에서의 의사소통은 대상자가 부담스럽게 느껴서 약간의 거리를 두고 면담하기를 원할 수 있다.

③ 면담의 3단계

면담은 시작, 본론, 끝맺음의 세 가지 단계로 구성된다.

㉠ **시작** : 면담의 시작은 나머지 부분을 결정하기 때문에 중요하다. 시작부분에서는 신뢰관계 형성과 대상자를 적응시키는 두 단계의 과정이 있으며, 어떤 단계를 먼저 시행하느냐 하는 것은 상황이나 두 사람의 관계 또는 간호사의 선택에 달려 있다.

[표 2-2] 개방형과 폐쇄형 질문의 장단점

	장점	단점
개방질문	• 간호사는 대상자의 답을 들으며 동시에 대상자를 관찰할 수 있다. • 자유롭게 대답하기 쉽다. • 대상자가 중요하다고 생각하는 것을 드러낸다. • 대상자의 정보 부족, 단어의 오해, 행동판단의 기준, 편견, 생각, 느낌 등을 드러낸다. • 간호사가 예상하지 않은 정보도 얻을 수 있다. • 관심과 신뢰의 전달이 가능하다.	• 많은 시간을 소요한다. • 가치 있는 정보가 억제될 수 있다. • 필요 이상으로 많은 것을 끌어낸다. • 대답을 기록하는 데 기술이 요구된다. • 개방질문을 하는 데 간호사의 기술이 요구된다. • 대답내용을 이해하는 데 통찰과 간호사의 민감도를 요구한다.
폐쇄질문	• 질문과 대답을 효과적으로 조절할 수 있다. • 대상자의 노력이 적게 요구된다. • 설명을 요구하지 않기 때문에 덜 위협적일 수 있다. • 빠른 시간 내에 할 수 있다. • 대답을 쉽게 기록할 수 있다. • 사용하기 쉬워 신규 간호사도 사용할 수 있다.	• 대상자가 느낌을 드러내지 못할 수 있다. • 대상자가 자발적으로 다양한 정보를 말할 수 있도록 하지 않는다. • 의사소통을 억제하고 대상자의 관심을 저하시킬 수 있다. • 간호사가 질문과 면담을 좌우할 수 있다.

신뢰관계의 형성이나 적응은 동시에 일어날 수 있다. 신뢰관계 형성은 좋은 마음과 믿음을 갖게 하는 과정으로, 비언어적인 몸짓, 미소나 악수, 예의, 다정한 인사, 자기소개 등으로 시작될 수 있다. 간호사는 개인에 대한 질문을 하거나 날씨, 운동, 가족 등에 대한 이야기로 시작하도록 한다. 피상적인 대화가 많으면 다음 대화가 어떤 것인가 하는 걱정이나 성의가 없어 보일 수 있다. 적응단계에서는 면담의 목적을 설명해야 한다. 어떤 정보가 필요하며, 시간이 얼마나 걸릴 것인지, 대상자에게 어떠한 것을 기대하는지와 정보제공은 대상자 자신에게 달려 있다는 것과 정보가 어떻게 쓰일 것인가에 대해서 설명해 주어야 한다.

ⓛ **본론** : 본론에서는 간호사의 질문에 대해 대상자가 생각하고 느끼고 파악하는 것에 대해 이야기한다. 정해진 목적에 따라 대답하기 쉽고 난처하지 않게 스트레스를 주지 않는 개방질문으로, 예를 들면 "○○씨는 오늘 왜 병원에 왔나요?" 등이다. 간호사는 효과적인 면담을 위해, 쌍방이 편안함을 느끼고 면담 목적을 달성할 수 있도록 하는 의사소통 기술이 필요하다.

ⓒ **끝맺음** : 간호사는 필요한 자료가 얻어지면 면담을 종결하지만, 어떤 경우에는 대상자가 면담을 중단하기도 한다. 예를 들면, 더 이상 정보를 주지 않으려고 할 때나 신체적 불편감으로 더 이상 정보를 제공하기가 힘들 때 등이다. 끝맺음은 면담시 형성된 신뢰관계와 믿음을 유지하고 상호작용을 하는 데 중요하다.

④ 면담시 면담자가 갖추어야 할 태도

㉠ 모든 감각을 사용하여 주의 깊게 듣고 천천히 명확하게 말한다.

ⓛ 대상자가 이해할 수 있는 언어를 사용하고, 이해하지 못한 점을 확인하여 명확하게 한다.

ⓒ 논리적으로 질문을 계획한다.

㉣ 한 번에 한 가지 질문만 한다.

㉤ 간호사 자신의 가치관을 대상자에게 강요해서는 안 된다.

㉥ 개인적인 예를 들어 "만약, 내가 ○○씨라면" 등의 표현은 사용하지 않는다.

㉦ 비언어적으로 존경, 관심, 흥미, 수용 등을 전달하여 공감하도록 한다.

㉧ 대상자가 더 많은 생각을 정리할 수 있도록 침묵을 활용한다.

(2) 의사소통

① 의사소통의 개념

의사소통은 정보를 나누는 과정으로서 둘 이상의 사람들 사이에 사실, 생각, 의견 또는 감정 교환을 통하여 공통적 이해와 수용자 측의 의식이나 태도 또는 행동에 변화를 일으키게 하는 일련의 언어적, 비언어적 행동이다.

② 의사소통의 과정

의사소통 과정은 송신자(sender), 메시지(message), 수신자(receiver), 반응 또는 회환(response or feed-back)과 관련된 일련의 상호작용으로 누가, 무엇을, 어떤 경로를 통해 누구에게 전달하여, 어떤 효과를 얻느냐 하는 것이다.

㉠ **송신자** : 송신자는 자료 제공자로, 타인에게 메시지를 전달하려는 사람 또는 집단이다.

ⓛ **메시지** : 메시지에는 실제로 말하는 것이나 글의 내용, 제스처 등 메시지가 전달되는 방법이 포함된다.

ⓒ **수신자** : 수신자는 듣고 관찰하여 메시지를 받아들이는 사람이다. 수신자는 해석자로 송신자가 의도하는 바를 파악하고 전달받은 정보를 분석하고 해석한다.

㉣ **반응 또는 회환** : 반응은 수신자가 송신자에게 되

돌려 주는 메시지이다. 이는 긍정적이거나 부정적일 수 있으며, 말로 표현되거나, 비언어적으로는 고개를 끄덕이거나 하품을 하는 것으로 지루함이 표현되기도 한다.

③ 의사소통의 방법

㉠ **언어적 의사소통(Verbal Communication)** : 언어적 의사소통은 언어를 통한 의사소통으로 말하기와 쓰기로 정보를 교환하는 것을 말한다. 메시지를 분명히 하기 위하여 단어를 선택하는 기준은 다음과 같다.

- 단순성 : 이해하기 쉬운 단어사용, 간결성과 완전성을 포함한다.
- 명료성 : 말은 천천히, 정확히 발음하고 요청시 반복한다.
- 시간 조절과 연관성 : 의사소통하는 자의 관심과 흥미, 관련이 있는 내용이어야 한다.
- 적응성 : 주의깊게 듣고 상대방을 고려한 후에 반응한다.
- 진실성 : 신뢰, 긍정적인 태도, 정직해야 한다.

㉡ **비언어적 의사소통(Non-verbal Communication)** : 단어를 사용하지 않고 정보를 교환하는 것으로, 눈 마주침, 얼굴 표정, 자세, 걸음걸이, 몸짓, 전반적인 외모, 옷차림과 몸치장, 소리, 침묵 등의 방법을 사용한다.

④ 비효과적인 의사소통 방법

㉠ **의견제공** : 의견제공은 결정권을 대상자가 아닌 간호사가 갖는 것을 뜻한다. 대상자가 의견을 요구할 때 그것은 일반적으로 자신의 느낌이나 사고를 확인하려는 것이다. 간호사의 의견제공은 대상자의 자율성, 문제해결을 방해하고, 의구심을 불러일으키기도 한다.

㉡ **허위로 안심시킴** : 일반적으로 "곧 좋아질 것입니다, 걱정하지 마세요, 날마다 좋아지네요." 등과 같은 말은 대상자에게 희망을 주고 안도감을 주게 된다. 그러나 간호사들이 허위로 안심시키려 하면 대상자는 간호사를 믿지 않게 되거나 오히려 간호사가 자신에게 진정한 관심이 없다고 느낄 수 있다. 죽음을 두려워하는 환자의 경우는 허위로 안심시켜 그 두려움을 없애는 것보다는 그 두려움을 공감하고 표현하게 하고 조언하는 것이 도움이 될 수 있다.

㉢ **방어적인 반응** : 많은 대상자는 그들의 치료와 관련해서 간호사, 의료팀, 직원 또는 기관에 대해 자신의 의견을 말하거나 불평하는 경우가 있다. 이런 대상자의 의견이나 비판이 위협적이거나 공격적이라고 느낄 때 간호사는 대상자의 느낌을 표현하지 못하도록 방어할 수 있다. 이러한 반응은 오히려 대상자들이 진실을 표현하지 못하게 한다.

㉣ **칭찬과 비난** : "참 좋습니다, 그건 잘못하셨어요, 그렇게 하지 마세요, 그건 별로 좋지 않아요." 등의 칭찬 또는 비난의 반응을 대상자에게 말하거나 비언어적으로 표현하는 것을 말한다. 간호사에게 나쁘게 생각되는 것이 때로는 대상자에게는 좋게 생각될 수 있으므로 간호사의 기준으로 평가해서는 안 된다. 이러한 반응은 대상자의 감정을 부정하는 원인이 되어 대상자는 간호사와의 상호관계를 회피하게 된다.

㉤ **상투적인 문구** : 흔하고 가벼운 상투적인 문구는 대상자에 대하여 잘 모를수록 더 많이 사용하는 경향이 있다. 간호사와 대상자간의 의사소통은 간호사가 얼마나 상투적이냐에 따라 영향을 받는다.

㉥ **왜라고 묻는 것** : 왜를 함부로 사용하는 질문은 대상자에게 위협감을 줄 수 있다. 만약, 정보가 더 필요하다면 왜? 라고 묻기보다 좀 더 효과적인 의사소통 방법을 사용하도록 한다. 예를 들어 "운동을 왜 하지 않았나요?"라고 묻기보다는 "운동을 하지 못하셨네요. 뭐 어려운 일이라도 있으셨어요?"라고 묻는 것이 좋으며 "왜 불안해하세요?"라

고 묻기보다는 "불안해 보이시는군요, 우리 이야기를 나누어 볼까요?"라고 말하는 것이 좋다.

ⓢ **주제의 무석설한 변성** : 수제를 바꾸는 것은 지료적 의사소통의 과정을 중단시킨다. 대화의 흐름을 갑자기 중단하는 것은 무례한 일이며, 대상자의 사고와 자율성을 방해하고 혼란스럽게 만들어 대상자의 정보가 부적절해질 수 있다. 특히 간호사정을 하는 동안에 주제를 부적절하게 바꾸지 않는 것이 중요하다.

(3) 관찰

① 대상자의 일반상태

대상자가 여위었는지, 살이 쪘는지, 안색은 어떠한지(청색증, 홍조, 황달의 유무), 감정 표현은 어떠한지(무감각, 냉담, 흥분), 통증은 있는지(통증 정도가 몹시 심한지, 보통인지, 참을 만한지), 아프기 시작한 것은 언제부터인지(오래되었는지, 갑자기 아픈지, 주기적으로 아픈지) 등의 전반적인 상태를 관찰한다.

② 대상자의 신체적 상태

얼굴, 모발(일반적인 상태는 어떤지, 건조한지, 윤기가 있는지, 헝클어져 있는지), 눈, 귀, 코, 입과 인후(입술이 갈라졌는지, 백태가 끼었는지, 잇몸과 치아의 상태는 어떤지, 미각을 느끼는지, 호흡 상태는 어떤지, 호흡시 냄새가 나는지, 언어장애가 있는지), 복부, 가슴, 유방, 피부(발진, 표피 박리, 변색, 건조, 뼈 돌출부위의 발적 유무), 손(거친지, 윤기가 있는지, 발진이나 표피 박리, 변색, 건조, 뼈 돌출부위의 발적 유무), 발(발가락 사이가 습한지, 건조한지, 발바닥이 갈라져 있는지, 발적이 있는지), 회음부와 직장 부위(분비물), 배설물(구토물, 소변, 대변의 빈도, 색깔, 양상 등), 휴식과 수면(피로, 불면, 고민 유무, 침대와 침요의 상태, 체위), 영양(금식여부, 처방된 식이 및 처방된 식이의 섭취여부, 수분섭취 허용량, 식사 전후의 개인위생, 식탁 및 환경이 식욕을 돋울 수 있는지, 혼자 식사를 할 수 있는지, 간식을 섭취하는지), 활동(사지의 움직임의 정노, 저방된 활농량 및 세한 범위, 설음설이, 활농하는데 도움이 필요한지), 활력징후(체온, 맥박, 호흡, 혈압) 등의 상태를 관찰한다.

③ 정신 심리적 상태

두려움과 불안, 경제적인 어려움, 집안 걱정, 아이들 걱정, 죽음에 대한 공포, 혼자 조용히 있고 싶은 마음, 취미 및 오락 등을 관찰한다.

④ 대상자의 사회 문화적 상태

가족 상황, 친지 또는 방문객이 많은지, 주위 사람과의 관계, 지역사회 자원 등을 관찰한다.

(4) 신체검진

면담을 통해 신뢰 관계를 수립한 후 객관적인 자료수집인 신체검진을 수행한다. 문진, 시진, 촉진, 타진, 청진의 기술을 사용하여 머리부터 발끝까지의 계통별 신체검진을 포함하여 자료를 수집한다.

(5) 의무기록

의무기록은 대상자의 병력, 진단검사 결과, 의사가 제시한 치료계획 등으로 구성된다. 의무기록은 질병에 대한 대상자의 반응에 대한 기초정보와 치료 후의 효과에 대한 정보를 제공하며 추가적으로 필요한 정보에 대한 출처와 면담이나 관찰을 통해 수집된 자료와의 일관성을 검토하기 위한 도구가 될 수 있다.

(6) 타의료인의 상담 및 문헌고찰

대상자와 상호작용을 하는 모든 건강관리팀이 정보의 출처가 되어 필요로 하는 자료를 제공하며, 대상자의 질병에 대한 문헌고찰 역시 기초자료를 완성하는 데 도움이 된다. 이것은 질병에 대한 증상, 치료 및 예후에 대한 간호사의 지식을 증진시키는데, 결국 지식이 풍부한 간호사는 사정시에 필요한 정보를 빠짐없이 수집할 수 있다.

2 자료검증

1, 2차적 출처로부터 주관적, 객관적 자료를 수집한 후 정확성을 높이기 위해 수집된 자료를 확인한다. 즉 자료가 사실인지, 올바른 것인지를 검증해야 하는데, 자료를 검증하는 데 실패할 경우 잘못된 결론을 내려서 부적절하고 비효과적인 간호를 제공할 수 있다. 다양한 출처로부터 얻어진 자료를 서로 비교하거나 주관적인 자료와 객관적인 자료를 대조해 봄으로써 자료에 대한 신뢰성을 획득하는 과정이 반드시 필요하다.

예를 들어, 대상자가 자신은 혈압이 정상이라고 말한 주관적 자료를 객관적인 혈압측정치와 비교하거나, 유전적 질환의 가족력이 없다고 말한 대상자로부터의 1차적 출처의 자료를 2차적 출처인 가족으로부터 얻은 자료와 비교하는 것, 그리고 대상자는 어지러움증 등의 빈혈 증상이 없다고 말했지만 임상검사 결과를 확인한 결과 심각한 빈혈을 나타내는 수치를 확인한 것 등이다.

3 자료분류

수집되고 검증된 자료는 체계적으로 분류되고 조직되어야 한다. 이를 통해 관련 자료들이 연관성 있게 묶이며, 대상자의 강점, 건강문제, 위험요인을 규명할 수 있는 패턴을 발견할 수 있게 된다. 대부분의 진료기관에서는 간호사정을 위한 특정 양식을 가지고 있으며, 이러한 양식은 해당기관에서 선택한 간호이론이나 틀에 따라 간호력과 신체검진 자료 등을 조직할 수 있도록 구성되어 있다. 이들 양식을 이용하면 자료를 누락없이 수집함과 동시에 자료를 효과적으로 분류, 조직할 수 있으며, 확인된 의미있는 자료를 바탕으로 간호과정의 다음 단계로의 체계적인 진행을 원활하게 해준다.

자료를 분류하고 조직하기 위해 자료수집시에 흔히 이용되는 틀로는 Maslow의 욕구계층이론에 근거하여 생리적 욕구, 안전과 안정 욕구, 사랑과 소속 욕구, 자존감 욕구, 자아실현 욕구를 사정할 수 있도록 조직되어진 틀과 Roy의 적응이론에 근거하여 네 가지 적응모드, 즉 생리적 욕구, 자아 개념, 역할기능, 상호의존성 모드 안에서 적응하는 대상자의 능력에 대해 자료를 수집할 수 있도록 조직되어진 틀, 그리고 Gordon의 11가지 기능적 건강패턴, 즉 건강지각/건강관리, 영양–대사, 배설, 활동–운동, 인지–지각, 수면–휴식, 자아지각/자아개념, 역할–관계, 성–생식, 대응–스트레스 인내, 가치–신념으로 구성되어 있는 틀이 있다. 또한 NANDA에서 제시하는 사정 틀도 있는데, NANDA는 환경과 상호작용하는 각각의 인간은 독특한 패턴과 조직에 의해 특성이 부여되고 13가지 인간반응양상, 즉 건강증진, 영양, 배설/교환, 활동/휴식, 지각/인지, 자아인식, 역할관계, 성, 대응/스트레스 내성, 삶의 원리, 안전/보호, 안위, 성장/발달에 의해 분명해진다고 하면서 간호진단을 분류하기 위해 이들 인간의 반응양상을 이용하였는데, 사정자료를 조직하는 데에도 이것을 이용할 수 있다. [그림 2–1]은 간호사정 도구의 예를 제시한 것이다.

4 자료기록

자료를 기록하는 것은 사정을 완성하고 마무리하는 과정으로, 사실에 입각하여 정확하게 기록해야 한다. 다음은 자료를 기록함에 있어서 기억해야 할 사항들을 요약한 것이다.

① 구체적인 용어를 사용한다. 예를 들어 '시력이 좋다'는 것보다는 '안경을 쓰고 50cm 거리에서 신문을 볼 수 있다'가 구체적이다.

내상사 간호사정 도구

I. 일반적 사항

환자 이름________ 병실________ 나이________ 성별________

입원 당시 주소________________ 발병 일시________

진단명________________ 입원 날짜________

수술명________________ 수술 날짜________

입원 기간________________ 자료수집일________

결혼 상태________ 교육 수준________ 직업________ 종교________

과거력(과거 질병력, 입원 경험, 수술 경험)

가족력(________에 구체적으로 기술) 및 가계도

고혈압________ 당 뇨________ 심 질 환________ 악성종양________

간질환________ 관절염________ 혈액질환________ 정신질환________

호흡기질환________________ 기타________________

가계도

• 현재 질환과 관련된 입원 전 치료 과정, 입원 후 치료 과정

[그림 2-1] 간호사정 도구의 예

II. 간호력

A. 활동과 휴식 욕구 — 간호 진단 (실재적, 잠재적)

1. 활동과 휴식

(1) 활 동

평상시에 한 운동(빈도, 규칙성 포함)________ 피로
입원 중 하는 운동(〃)________ 활동지속성 장애
걷거나 움직일 때 느끼는 자각증상________ 비사용 증후군 위험성
제한된 관절운동과 부위(구체적으로)________
활동제한을 요하는 치료적 요인________ 신체 기동성 장애
보조기 사용________ 불이행
퇴원 후 활동제한________ 지식 부족
기타________

(2) 오 락

평상시에 즐기던 취미나 오락________ 여가활동 부족
입원 중 즐기는 취미나 오락________
입원으로 인한 제한점 ________
기타________

(3) 수 면

평상시 수면양상(시간, 빈도 포함)________ 불면증
입원 중 수면양상(〃)________ 수면박탈
휴식이나 수면에 특별히 도움이 되는 것________ 수면양상장애
휴식이나 수면에 방해가 되는 요인________
기타________

(4) **자가간호**(입원 전 자가간호와 입원 후 현재의 자가간호 상태포함)

- 입원 전 개인위생 상태 :
  목욕 상태________머리감는 횟수________양치질 횟수________

- 일상생활 수행능력(입원 후) — 자가간호 결핍

	스스로 함	도움 필요함	할 수 없음	
1. 식사				: 음식섭취
2. 목욕				: 목욕
3. 세수, 머리빗 사용 양치질, 면도				
4. 옷입기				: 옷입기
5. 화장실 사용				: 용변
6. 침대, 의자에서의 이동				: 이동장애
7. 거리이동(50m)				
8. 계단오르기				

기타________

[그림 2-1] 간호사정 도구의 예(계속)

B. 산소 욕구

1. 순 한

(1) 순 환

뇌순환

의식상태 : 정상______ 기면______ 혼미______ 반혼수______ 비효과적 뇌조직관류의 위험
혼수______
지 남 력 : 장소______ 시간______ 사람______ 체액부족
언어능력 : 말하기______ 읽기______ 쓰기______ 이해력______ 체액과다
눈의 이상 (동공의 대광반사, 동공크기, 조정력 포함)
EVD(External Ventricular Drainage) cath. 삽입______
기타______

심장순환

PMI______ 심박수와 리듬______ 심잡음______ 심박출량 감소
심계항진______ 흉통______ 호흡양상______ 심인성부종______
피부색______ 각혈______ 경정맥출혈______ 기침______
현기증______ 비출혈______

체위에 따른 혈압

	누운자세	앉은자세	선자세
R			
L			

하루 평균 수분 섭취량/배설량______
IV fluids______
기타______

말초혈관순환

맥박(+3 : 강맥, +2 : 보통, +1 : 빈맥)

	경동맥	측두동맥	상완동맥	요골동맥	척골동맥
R					
L					

비효과적 말초조직 관류
비효과적 말초조직 관류의 위험

	대퇴동맥	슬와동맥	족배동맥	후경골동맥	
R					
L					

기타______

(2) 호 흡

횟수______회/분 호흡양상______ 부속근사용______ 비효과적 호흡양상
가슴모양______ 흡인양상______ 호흡음______ 비효과적 기도청결
기침양상______ 객담양상______ 객 혈______ 가스교환장애
청 색 증______ 알 러 지______ 직 업______ 흡인의 위험
주거지역______ O_2 투 여______ 질식의 위험
기관절개______
ventilator 사용______
chest tube, bottle 사용______
기타______

[그림 2-1] 간호사정 도구의 예(계속)

C. 영양과 배설욕구

1. 영 양

키______ 체중______ 최근의 체중 변화______
1일 식사량과 빈도______ 1회 식사량______
식이형태 및 종류______ 식사 방법______
좋아하는 음식______ 싫어하는 음식______
음식 알러지______ 연하기능______ 치아 상태______ 영양불균형 : 신체 요구량
의치______ 오심______ 구토______ 복통______ 보다적음
비위관튜브, 위장관 흡인______
TPN
기타______

2. 배 설

(1) 배 변

평상시 배변 상태______ 회/일, 규칙적______ 불규칙적______ 변실금
입원 후 배변양상의 변화______ 변비
마지막 배변 날짜______ 설사
음식섭취 및 운동과 관련된 문제점______
장음 : 정상______ 증가______ 감소______
화장실 이용 및 변기사용 상태______
완하제 사용/관장______
복통______ 설사______ 변비______
기타______

(2) 배 뇨

평상시 배뇨 상태______ 요실금 : 기능성
입원 후 배뇨양상의 변화______ 역류성, 신경인성,
소변색______ 소변량______ cc/1일______ cc/1회 긴장성
방광팽만 정도______
Urinary catheter 사용______ 배뇨장애
기타(긴급뇨/혈뇨/배뇨통/배뇨곤란/이급후증/빈뇨/무뇨) 요정체
______

D. 성욕구

1. 역할과 관계

결혼 상태______ 부부관계______
성생활 만족 정도______ 성기능 장애
질병으로 인한 성기능의 변화______ 비효과적 성적 양상
퇴원후 성생활에 대한 기대______
현재 이용하는 피임 방법과 의견______
성병검진결과______ 외생식기병변______
임신과 분만횟수______ 비효과적 임신과 출산과정
월경양상______ 월경통______ 폐경시기______
갱년기 증상 및 해결 방법
______

[그림 2-1] 간호사정 도구의 예(계속)

E. 안전과 안정욕구

1. 피부통합성

피부색＿＿＿＿＿＿＿＿ 탄력성＿＿＿＿＿＿＿＿

피부병변과 부위(발적, 소양증, 점상출혈, 두드러기, 반흔, 발진, 타박상, 찰과상, 자상, 부종, 궤양 등)

＿＿＿＿＿＿＿＿＿＿＿＿＿＿＿＿＿＿＿＿

손톱 : 색＿＿＿＿ 모양＿＿＿＿

머리카락 : 색＿＿＿＿ 상태＿＿＿＿＿＿＿＿

입술상태＿＿＿＿＿＿＿＿＿＿＿＿＿＿＿＿

잇몸, 구강점막＿＿＿＿＿＿＿＿＿＿＿＿＿＿＿＿

피부(움직임, 모양)＿＿＿＿＿＿＿＿＿＿＿＿＿＿＿＿

목(피부, 움직임, 모양)＿＿＿＿＿＿＿＿＿＿＿＿＿＿＿＿

유방(피부, 모양, 결절)＿＿＿＿＿＿＿＿＿＿＿＿＿＿＿＿

수술로 인한 상처＿＿＿＿＿＿＿＿＿＿＿＿＿＿＿＿

기타＿＿＿＿＿＿＿＿＿＿＿＿＿＿＿＿

피부손상
조직손상
구강점막 변화
감염의 위험
손상의 위험

2. 동 통

동통부위＿＿＿＿＿＿＿＿ 강도(1–10)＿＿＿＿＿＿＿＿

시작시기와 기간＿＿＿＿＿＿＿＿＿＿＿＿＿＿＿＿

방사통 여부＿＿＿＿＿＿＿＿ 촉진요인＿＿＿＿＿＿＿＿

완화요인＿＿＿＿＿＿＿＿＿＿＿＿＿＿＿＿

동통관리 행위 및 불안, 공포, 분노, 우울의 정서변화

급성 통증
만성 통증

3. 체온조절

체온의 변화양상(최근 5일간 변화 양상)＿＿＿＿＿＿＿＿＿＿＿＿

체온조절과 관련된 투약 여부＿＿＿＿＿＿＿＿＿＿＿＿

체온의 변화

예방접종상태＿＿＿＿＿＿ 영양결핍＿＿＿＿ 탈수＿＿＿＿＿＿

만성질환, 면역결핍질환＿＿＿＿＿＿＿＿＿＿＿＿

조직손상 부위와 정도＿＿＿＿＿＿＿＿＿＿＿＿

염증의 부위와 정도＿＿＿＿＿＿＿＿＿＿＿＿

임파절 사정＿＿＿＿＿＿＿＿＿＿＿＿

고체온
저체온
비효과적 체온조절
감염의 위험

4. 감 정

입원 중 가장 큰 걱정거리＿＿＿＿＿＿＿＿＿＿＿＿

입원 후 기분상태(분노, 짜증, 우울, 무기력, 허무, 절망, 죄책감)

＿＿＿＿＿＿＿＿＿＿＿＿＿＿＿＿＿＿＿＿

질병에 대한 환자의 반응(구체적으로)

＿＿＿＿＿＿＿＿＿＿＿＿＿＿＿＿＿＿＿＿

질병에 대한 가족의 반응(구체적으로)

＿＿＿＿＿＿＿＿＿＿＿＿＿＿＿＿＿＿＿＿

병실환경＿＿＿＿＿＿＿＿＿＿＿＿＿＿＿＿

특히 두렵거나 불안할 때 가장 도움이 되는 것＿＿＿＿＿＿＿＿＿＿＿＿

＿＿＿＿＿＿＿＿＿＿＿＿＿＿＿＿＿＿＿＿

면접시 태도＿＿＿＿＿＿＿＿＿＿＿＿＿＿＿＿

기타＿＿＿＿＿＿＿＿＿＿＿＿＿＿＿＿

불안
두려움
복잡한 슬픔
슬픔
절망감
외상 후 증후군
무력감
자신에 대한 폭력의 위험
타인에 대한 폭력의 위험

[그림 2-1] 간호사정 도구의 예(계속)

5. 감각과 운동

보행상태_______________ 자세_______________

상지, 하지(모양과 상태)_______________

상지근력(좌, 우)_______________ 하지근력(좌, 우)_______________

관절의 움직임 정도 : _______________

시력 : 사시_______ 안경_______ 의안_______ 렌즈_______

청력 : 보청기_______

미각 : _______ 편측성 지각장애

후각 : _______

촉각 : _______

12뇌신경 검사(표재성 검사 : 각막, 구개 및 인두반사 포함)

1번 신경(후신경) : _______________

2번 신경(시신경-시력, 시야검사) : _______________

3, 4, 6번 신경(동안신경, 활차신경, 외전신경-동공반사,
외안근 운동, 안검하수증, 안구진탕증) :

____

5번 신경(삼차신경-이마, 뺨, 턱의 감각검사, 각막반사,
저작근 검사) : _______________

7번 신경(안면신경-안면근육 운동검사) : _______________

8번 신경(청신경) : _______________

9, 10번 신경(설인, 미주 신경-구개 및 인두 반사)
: _______________

11번 신경(부신경-목과 어깨의 움직임) : _______________

12번 신경(설하신경-혀운동) : _______________

건		이두근	삼두근	복부	무릎	족저	발목
반	R						
사	L						

연하장애

6. 의사결정

(1) 적응 및 의사결정

정상방어기전 사용능력(억제, 억압, 투사, 합리화, 부정 등)

_______________ 비효과적 대처

평상시 환자의 문제해결 방법_______________

입원 중 환자의 문제해결 방법_______________

가족의 문제해결 방법_______________

대상자가 스트레스를 다루는 방법_______________

가족이 스트레스를 다루는 방법_______________

대상자의 정서상태와 신체적 표현방법_______________

____

대상자가 가장 중요하다고 여기는 사람 _______________

대상자가 주로 의논하는 상대_______________

대상자에게 도움을 주는 사람들은 어떤 도움을 줍니까?

____

이용가능한 지지체계_______________

[그림 2-1] 간호사정 도구의 예(계속)

가족방문상태________ 주로 간병하는 사람________
희망과 힘의 근원이 되는 것________
환자의 의사결정 능력과 영향력________ 의사결정 갈등
가족의 의사결정 능력과 영향력________
의사결정에 가장 큰 영향을 지닌 사람________
기타________

(2) 건강관리
입원 전 건강관리법________
입원 중 치료 및 건강관리에 관한 이행상태________ 비효과적 건강유지
________ 비효과적 건강관리
퇴원 후 건강관리법에 대한 기대 및 의견________
____
건강관리를 위해 특별히 사용하는 민간요법 및 약물
____
자궁암 검진________ 유방암 자가검진________
정기건강검진________ 술________ 담배________
기타________

7. 지각과 인지
교육정도________ 배움의 장애가 되는 요인________ 지식부족
질문이해 정도________ 방어적 대응
질병 및 합병증에 관한 지식 정도________ 비효과적 부정
검사나 수술에 관한 지식 정도________
치료 및 예후에 관한 지식 정도________ 신체상 장애
질병에 관한 잘못된 믿음________
자아개념 : 자신에 대한 인식(구체적으로)________ 만성적 자긍심 저하
________ 상황적 자긍심 저하
질병으로 인한 자아개념의 변화________
가족, 친구에 대한 인식________
감각기관의 장애________
인지기능에 영향을 주는 질환________
기타________

8. 언어소통
말하기________ 읽기________ 쓰기________ 이해력________ 언어적 의사소통장애
의사소통 장애요인________
변형된 의사소통 방법________ 의사소통 향상을 위한 준비
언어적 의사소통 및 적절성________
비언어적 의사소통 및 적절성________

9. 역할과 관계
(1) 역 할
자녀수와 나이________ 가족대처불능
자녀양육시 부부간의 일치도________
자녀에게 기대하는 것________ 가족과정 기능장애
부모와의 문제________ 부모역할 장애

[그림 2-1] 간호사정 도구의 예(계속)

남편과의 문제____________	부모역할 장애
입원으로 인해 가족이 받는 영향____________	비효과적 역할수행
결혼상태 입원 전 가정에서의 주된 역할____________	
(2) 사회활동	
가정생활 만족도____________	
직업____________ 직위____________	
직업만족도____________	
입원 전 소속되어 있던 사회단체나 종교활동 ____________	
입원 전 타인과의 관계____________	사회적 고립
입원 중 타인과의 관계와 제한점____________	
주위에 대한 관심____________	
친구, 가족의 방문상태____________	
가족, 타인과의 대인관계____________	
기타____________	
(3) 자원관리	
경제상태____________ 경제적 근원____________	
입원으로 인한 경제적 부담____________	
기타____________	
F. 영적 욕구	
1. 신 념	
종교____________ 종교활동(구체적으로)____________	손상된 신앙심
어려울 때 종교가 도움이 되는지____________	영적 고뇌
종교/신앙을 갖게 된 동기____________	영적 고뇌의 위험
종교/신앙이 자신에게 갖는 의미____________	
질병(입원)으로 인한 종교/신앙의 변화____________	
질병 발병/입원 후 어떤 종류의 영적 지지를 원하는지____________	
(교회, 병원 목사, 신부, 가족, 간호사 등)____________	

[그림 2-1] 간호사정 도구의 예(계속)

② 완벽하고 철저하게 기록한다. 예를 들어, 건강문제로 생각되지 않는 정보라 할지라도 되도록 빠짐없이 기록하는 것이 바람직하다.

③ 기관에서 공인한 약어만을 사용한다. 가령 간호사가 자기 나름대로 단어를 축약하여 기록한다면 다른 사람에게 그 뜻을 제대로 전달할 수가 없다.

④ 주관적 자료는 대상자가 말한 것이지, 간호사가 해석하는 것이 아니다. 예를 들어, 대상자가 "나는 오늘 슬픈 느낌이 든다."라고 말한 것을 "대상자가 우울해 한다."라고 기록한다면 그것은 간호사가 그렇게 해석한 것이지 대상자의 감정을 정확하게 기록한 것이라고 할 수 없다.

⑤ 일반화하거나 판단하지 말고 검증된 자료를 정확하게 기록한다. 예를 들어 대상자가 "나는 평상시 혈압이 높았어요."라고 말한다고 해서 고혈압이라고 기록해서는 안 되고 객관적으로 검증한 후에 기록해야 하며, 어떤 질환의 일반적인 증상이 모든 대상자에게 다 있을 것으로 일반화시켜서 미리

판단하거나 기록해서는 안 된다.

Ⅳ. 간호진단

1 간호진단의 개관

1) 정의

1990년 NANDA (North American Nursing Diagnosis Association)의 정의에 의하면, 간호진단은 개인 · 가족 또는 사회의 실제적이거나 잠재적인 건강문제의 반응에 대한 임상적인 판단이다. 간호진단은 간호사의 책임으로 성취하여야 할 간호중재를 선택하는 기초를 제공한다.

간호과정에서 간호진단 부분이 강조된 것은 1973년 미국 간호협회가 사회정책백서에서 간호실무표준안을 발표할 때, 간호는 실제적 · 잠재적 건강문제에 대한 인간의 반응을 진단하고 처치하는 것이라고 정의를 내림으로써 간호진단을 내리는 것이 간호사의 역할이며, 간호의 초점이 질병 자체보다 질병으로 인한 인간의 반응에 있음을 정의한 이후부터이다. 간호진단은 북미간호진단협회(NANDA)에서 개최하는 회의를 통해 계속 개발 및 추가, 삭제, 수정되어 전 세계적으로 사용되고 있다.

2) 간호진단의 중요성

간호진단은 간호학의 이론과 실무 발전을 위해 다음과 같은 중요성을 갖고 있다.

① 간호진단은 간호활동의 독자적인 영역을 정의하고 서술함으로써 전문적인 책임과 자율을 증진시킨다.

간호진단은 의사의 지시 없이 수행하는 독자적 간호기능을 표현할 수 있어 간호사의 자율성을 증진시키고, 독자적인 영역이 증대되어 자신의 행동에 대해 더 많은 책임감을 갖게 된다.

② 간호진단은 간호사들 간에 의사소통할 수 있는 효과적인 수단을 제공한다.

간호사간의 의사소통은 간호사들이 교육, 연구, 실무에서 모두 표준화된 언어로 대상자 건강상태를 서술할 때 증진된다. 의사가 '신부전증'이라고 진단하면 대상자의 건강상태에 대해 비슷한 이미지를 갖게 되는 것과 마찬가지로, 간호사가 '감염 위험성'이라고 진단하면 다른 간호사들도 유사한 대상자 상태를 생각하게 된다.

③ 간호진단은 개별화된 간호를 용이하게 한다.

동일한 의학적 진단을 가진 대상자라 할지라도 간호를 요구하는 정도나 우선순위가 다를 수 있다. 간호진단의 우선순위 목록은 간호사가 각 개개인에게 가장 중요한 간호에 관심을 기울일 수 있도록 하며, 대상자의 특별한 요구를 확실히 규명할 수 있도록 도와준다.

④ 간호진단은 질적인 간호제공을 용이하게 한다.

간호진단은 특정한 건강문제를 확인하여 반응하게 함으로써 포괄적인 간호를 용이하게 한다.

⑤ 간호진단은 한 기관 내에서 대상자가 이동하는 경우 간호의 연속성을 용이하게 한다.

병동간 이동이나 퇴원 후 재활기관에 의뢰 등 대상자의 이동시 이전 장소에서 제시된 간호진단을 보면 간호중재의 방향을 알 수 있다.

⑥ 간호진단은 연구를 위한 틀을 제공한다.

간호진단과 관련된 대상자의 자료를 사정하는 능력은 간호진단과 간호지식의 발달을 검증하는 틀을 제공하며, 이런 방법으로 자료를 정리하는 것은 전산화된 자료체계의 분석과 수정을 용이하게 한다.

3) 간호진단, 협력적 문제, 의학적 진단

의학적 진단은 대상자의 신체기관 또는 장기의 병리적 변화와 질병과정, 심리사회적 현상을 중심으로 확인하여 치료의 목적으로 내려지는 것으로 병리적 변화로 인한 각 개인의 반응을 반드시 고려하지는 않는다. 한 예로 의학 분류체계에서 '알코올 중독'은 포함되어 있으나 간호와 연관된 '사회적 격리'는 포함되어 있지 않다(이은주, 최인희 2003). 즉 간호진단은 병이나 잠재된 건강문제에 대한 대상자의 신체적, 사회 · 문화적, 심리적, 정신적인 반응을 서술하며 이런 반응은 개인에 따라 다르다. 또한 간호진단은 다음의 예처럼 대상자 반응의 변화에 따라 변화한다. 70세 독거 여성노인 김○○씨와 부모와 동거하는 20세 여성 신○○씨는 모두 충수돌기염 수술 대상자이다. 두 환자의 질병 경과와 염증 정도는 유사하고 곧 수술을 받을 예정이다. 이때 김○○씨는 수술에 드는 비용, 수술 후 회복기간, 간병인 등이 주 관심사로 나타났다. 이에 반해 신○○씨는 수술 후 흉터가 적게 남도록 하는 수술방법에 주관심이 있다. 이 경우 의학적 진단은 같지만 대상자의 반응이 다르므로 간호진단은 달리 내려진다.

의학적 진단과 간호진단은 모두 대상자의 문제이므로 간호사는 두 가지 모두에 관여해야 할 책임을 가지고 있다. 따라서 간호사는 간호진단의 독자적 수행 뿐 아니라 의사가 처방한 치료, 즉 의존적 기능도 수행할 의무가 있다. 예를 들어, 통증이라는 간호진단을 가진 대부분의 대상자에게는 진통제에 관한 의사의 처방도 있으나 통증완화를 위한 간호사의 독자적인 간호중재도 다양하게 포함된다.

상호협력문제는 간호사가 독립적인 중재와 의사가 처방한 중재를 모두 사용하면서 다루는 잠재적 문제이다. 대상자의 문제를 예방하거나 치료를 위해 의학처방과 간호처방이 둘 다 필요한 경우로, 상호협력적 문제는 특정한 질병이나 치료가 있을 때 존재하며, 주로 관찰과 예방에 초점을 둔 독립적인 간호중재가 함께 포함된다.

2 간호진단의 진술

1) 자료분석에 근거한 문제의 규명

간호사는 사정단계에서 다양한 출처로부터 자료를 수집하고, 확인한 후 기관에서 정한 양식에 따라 수집된 자료들을 분류하고 조직한다. 그 다음 대상자의 자료가 정상적인 표준과 비교하여 무엇이 문제인지를 규명하며 대상자가 충족되기를 원하는 요구가 무엇인지를 확인한 다음 간호진단을 설정하는 절차를 거치게 된다. 대상자의 문제나 요구를 규명해서 적절한 간호진단을 내리기 위해서는 그 분야에서의 많은 경험과 전문가로서의 연구를 비롯한 부단한 노력, 귀납적 추리와 연역적 추리를 통해 자료를 분석하고 합성하는 비판적 사고능력, 그리고 직관적 통찰력이 필요하다.

간호진단을 진술하기 위해 문제를 규명하는 과정에는, 먼저 문제를 인식하는 단계로서 대상자의 문제나 요구를 의미하는 증상과 징후를 찾아 자료를 검토하고 분석하여 이것을 간호진단명으로 표현한다. 예를 들어, 소변의 흐름이 약하고 자주 본다는 것을 발견하고 '배뇨장애'라는 간호진단명을 생각하였다. 그다음 단계로 생각한 간호진단이 적절한지 확인하기 위해 자료 간의 관계를 비교, 대조하고 진단의 원인적 요소들을 확인하면서 적절성을 분명히 한다. 예를 들어, 앞에서 '배뇨장애'를 생각하였는데 여러 가지 자료들을 비교한 결과 특히 출산 후에 그런 증상이 잦아졌고, 복부긴장이 유발되는 상황에서 요실금이 자주 일어나는 것을 발견하고 '긴장성 요실금'을 다시 고려할 수 있다. 이처럼 적절성을 확인한 다음에는 자료를 종합하는 단계를 거치게 되는데, 모든 자료를 전체적으로 통합하여 관련요인과 단서(증상과 징후)들을 결합시킨다. 예를 들어, 간호진단명은 긴장성 요실금 ; 관련요인은 출산으로 인한 근긴장도 상실 ; 단서는 소변의 흐름약화, 빈뇨, 복압 증가시 배뇨, 소변을 질금거림. 이렇게 설정된 진단을 검증하는데, 즉 NANDA의 간호진단 및 그 진단에 따른

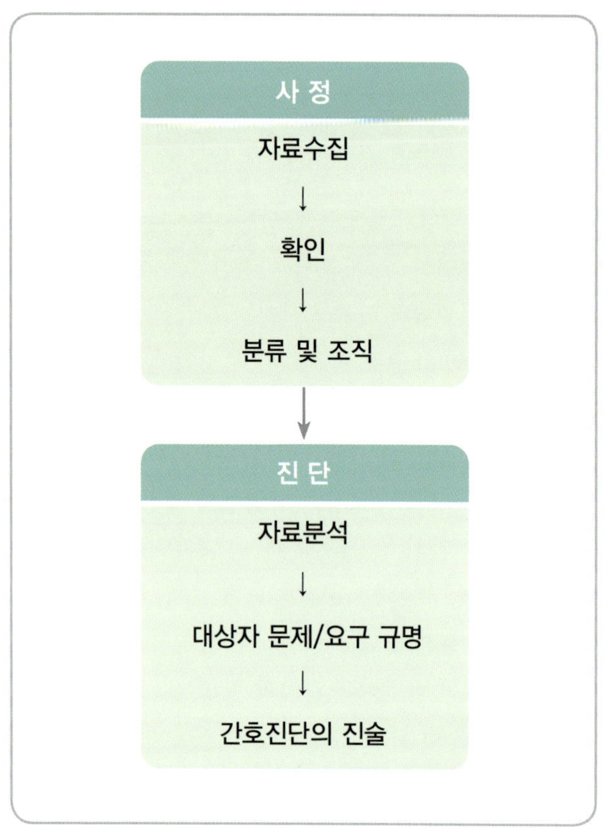

정의와 비교하여 검토하고 NANDA의 관련요인 또는 위험요인을 대상자의 자료를 근거로 사정해 놓은 원인과 비교함으로써 선택한 간호진단의 신뢰도를 높인다.

그다음 대상자의 문제를 열거하는데, 하나의 진단을 문제, 원인, 증상과 징후(Problem, Etiology, Symptom & Sign), PES 형식으로 구성시켜 본다. P는 문제(problem)이며, 대상자에게 실제 있거나 잠재되어 있는 건강문제에 대한 인간의 반응을 나타내는 용어로서 NANDA 진단목록의 진단명으로 나타나는 부분이 된다. E는 원인(etiology)으로서 대상자의 문제를 일으킨 원인을 열거한 것이다. S는 증상이나 징후(symptom & sign)에 해당하는데, 증상이나 징후가 대상자에게 나타날 때는 대상자가 그 진단의 상태에 있다는 것이다. 다시 말해, 현재 증상과 징후가 나타나지는 않지만, 원인이 되는 상태가 존재하기 때문에 적절한 간호중재를 하지 않으면 문제가 발생할 수 있으므로 예방적인 간호중재가 필요한 경우도 있는데, 이런 경우에는 PES 형식의 S부분은 생략된다. 마지막으로, 관련되는 부분들이 모두 다루어졌는지 확인하기 위해 문제목록을 재평가하게 되는데, 간호진단이 모두 내려지면 이를 상태에 따라 실제적 진단, 위험성 진단, 그리고 해결된 진단으로 구분하여 우선순위대로 나열한다.

2) 간호진단의 구성요소

간호진단은 문제진술(진단명이 되는 부분), 병인(관련요인과 위험요인이 되는 부분), 문제의 특성(문제의 존재를 나타내는 증상과 징후)의 세 부분으로 구성된다.

(1) 문제진술

문제진술은 결국 NANDA의 진단목록에서 인용되는 부분으로 대상자의 건강상태를 명확하고 간결하게 서술하는 부분이다. 예를 들어, 탈수상태가 문제로 확인된 대상자에게 NANDA의 진단목록에서 '체액부족'이라는 진단명을 인용할 수 있다.

(2) 병인

병인은 건강문제를 입증할 수 있는 하나 또는 더 많은 원인을 확인하고, 대상자에게 요구되는 간호를 지시하고 간호를 개별화할 수 있게 해준다. NANDA의 진단목록에서 인용되는 문제진술이 같다고 하더라도, 병인이 다르면 다른 중재를 요구하기 때문에 간호진단에서 가능한 원인들을 정확하게 구별하는 것이 필수적이다. 예를 들어, 2명의 대상자가 탈수상태를 보여서 NANDA의 진단목록에 있는 '체액부족'이라는 진단명을 문제진술로 설정하였다. 2명 모두 '체액부족'이라는 진단명을 내릴 수 있지만 병인, 즉 관련요인이 '설사'로 확인된 대상자와 '수분섭취 부족'으로 확인된 대상자의 간호중재는 달리 적용되어야 한다. 그리고 병인 부분은 문제진술 부분, 즉 진단명과는 '~와 관련된(related to)'이라는 말로 연결시킨다.

[표 2-3] 간호진단의 구성요소와 예

간호진단의 구성요소	예
문제진술 : 대상자 건강문제의 명료한 진술, 진단명	불충분한 영양섭취(Inadequate nutritional intake) (NANDA의 진단목록에서 인용한 진단명)
병인 : 기여하는 또는 관련이 되는 요소	흡수장애(소화기계 질환으로 수술을 받은 후 초래됨)
문제의 특성 : 문제의 존재를 나타내는 증상과 징후 (주관적, 객관적 자료)	음식섭취량 부족(Kcal), 체중 감소(Kg)(객관적 자료), "기운이 없어요" (주관적 자료)
진단의 진술 : 수술 후 흡수장애와 관련된 불충분한 영양섭취(Inadequate nutritional intake) : 섭취량 부족, 체중 감소, 기운 없음으로 나타나는(세 부분 진술) 수술 후 흡수장애와 관련된 불충분한 영양섭취(Inadequate nutritional intake)(두 부분 진술) SD: "기운이 없어요." OD: 음식 섭취량 부족(kcal), 체중 감소(kg)	

(3) 문제의 특성

문제의 특성이라는 것은 진단명의 존재를 나타내는 증상과 징후를 말한다. 실제로 존재하는 진단의 경우에는 대상자에게서 확인된 증상과 징후가 있기 때문에 진단에서 문제의 특성을 명확하게 명시할 수 있지만, 위험성을 제시하는 진단에서는 문제가 아직 발생하지 않았기 때문에 문제의 특성 부분은 제시되지 않는다. 그리고 간호진단 진술에서 문제의 특성 부분은 '~에 의해 입증되는' 또는 '~으로 나타나는(as manifested by)'과 같이 표현한다.

이러한 구성요소를 가진 진단을 진술하는 기본적인 형태는 '병인과 관련된 문제'의 진술로, 간호사는 대상자의 상태에 따라 한 부분, 두 부분, 세 부분의 진술로 진단을 내릴 수 있다.

① **두 부분 진술** : 기본적인 두 부분의 진술은 실제적 또는 위험 간호진단에 쓰이며, 여기에는 문제와 병인이 포함된다.

② **세 부분 진술** : 기본적인 세 부분 진술은 진단의 PES 형식, 즉 문제, 병인, 문제의 특성(증상과 징후)을 포함하며, 실제적인 문제가 있는 경우의 진단에서 활용된다. PES 형식은 그 진단이 왜 채택되었는지를 명백히 해주기 때문에 간호중재를 계획하는 데 도움이 되지만, 간호진단의 진술이 너무 길어서 문제와 병인을 모호하게 할 수 있다는 단점이 있다. 따라서 진단의 진술에 포함시켜서 진술할 수도 있지만 간호진단 밑에 증상과 징후를 따로 기록할 수 있다.

③ **한 부분 진술** : 건강진단이나 증후군진단 등은 NANDA의 진단명으로만 구성된다. 어떤 진단은 병인을 찾는 것이 매우 어렵고 또 병인이 없어도 NANDA의 간호진단의 정의로 충분히 설명이 된다. 그러한 진단의 예는, 건강진단으로는 '모유수유 향상을 위한 준비' 등이 있고, 증후군진단으로는 '외상 후 증후군' 등이 있다.

④ **기본적인 형식의 변형** : '병인과 관련된 문제'의 기본적인 형식을 변형하는 몇 가지 방법이 있다.

㉠ 문제의 특성은 있지만, 관련되는 요인을 모를 때는 '알려지지 않은 병인' 또는 '원인불명'이라고 적을 수 있다.
예) '원인불명과 관련된 고체온'

㉡ 병인이 너무 복잡하여 간단하게 기술할 수 없

을 때 '복합요인'이라고 적을 수 있다.

예) '복합요인과 관련된 회복력 장애'

㉢ 진단명을 좀 더 정확하게 기술하기 위해 콜론을 사용하여 설명을 삽입할 수 있다.

예) '조직손상과 관련된 급성 통증 : 심한 다리통증'

3 간호진단의 종류

대상자의 건강문제에는 실제로 현재 있는 문제, 위험성이 높은 문제들이 있기 때문에 대상자의 문제에 따라 간호진단도 실제적 문제중심 간호진단, 위험 간호진단이 있다. 여기에 간호진단이 대상자의 건강문제에만 초점을 두고 있다는 비판에 따라 건강증진 진단이 추가되었다.

(1) 실제적 문제중심 간호진단 (actual problem focused nursing diagnosis)

간호사정시 명백히 나타나는 대상자의 증상과 징후에 기초할 때 실제적 문제중심 간호진단이 설정되며, 문제 진술, 병인, 문제의 특성을 포함하는 세 가지 부분으로 진술된다. 예를 들어 '배변 시 어려움의 증상으로 나타나는 수분섭취 부족과 관련된 만성 기능성 변비'와 같은 진단이다.

(2) 위험 간호진단(risk nursing diagnosis)

어떤 상황이 같거나 비슷할 때 다른 사람보다 취약하여 문제가 발생할 위험도가 높은 경우에 사용되는 진단이다. 예를 들어, 병원에 입원한 모든 대상자들은 감염에 걸릴 위험이 높다. 그러나 면역체계에 문제가 있는 대상자들은 다른 대상자에 비해 감염의 위험이 더 높다. 이런 경우 '면역억제제 투약 및 수술과 관련된 감염의 위험'이라는 간호진단이 설정될 수 있다.

(3) 건강증진 간호진단 (health promotion nursing diagnosis)

대상자의 건강유지와 증진을 돕기 위한 간호활동으로, 이는 대상자의 건강을 보다 높은 수준으로 변화되게 하려는 임상적 판단이다. 예를 들어, 건강 자기관리 향상을 위한 준비(readiness for enhanced health self-management), 수면 양상 향상을 위한 준비(readiness for enhanced sleep pattern), 신체적 안위 향상을 위한 준비(readiness for enhanced physical comfort) 등의 진단이 포함되며 대부분 '향상을 위한 준비(readiness for enhanced)'가 붙는다. 이러한 진단은 최적의 건강을 위해 건강유지증진을 강조하는 간호의 초점과 부합되는 진단으로 계속적으로 발전시켜 나가야 한다.

(4) 증후군 간호진단

증후군 간호진단은 서로 함께 나타나며 유사한 간호중재를 필요로 하는 증상과 징후들을 포함한 간호진단의 특수한 묶음에 대한 임상적 판단이다. 이 진단이 내려지기 위해서는 두 개 이상의 간호진단이 정의적 특성(defining characteristics)으로 사용될 때이며, 관련요인은 그 정의를 명확하게 하는데 도움이 된다면 사용할 수 있으나 필수적이지는 않다. 예를 들어 외상후 증후군(post-trauma syndrome)은 외상, 너무 강력한 사건에 대한 부적절한 반응으로 불안, 공포, 부적응적 대처 등의 간호진단이 정의적 특성으로 확인된다.

4 간호진단 진술시 주의할 점

간호진단을 올바르게 내리는 것은 간호과정의 다섯 단계 중 가장 힘든 작업이다. 진단의 오류를 피하기 위해서 자료에 대한 철저한 검증이 필요하며, 중요한 단서와 패턴을 알아내고 자료에 대한 가설을 세우기 위해 간호학뿐만 아니라 다른 영역의 지식을 응용할 줄 알아

[표 2-4] 간호진단 진술시 주의사항

주의사항	좋지 못한 진단에 대한 수정된 진단
• 의학적 진단만을 간호진단의 관련요인으로 포함시키지 않는다.	심근경색증과 관련된 급성 통증 → 심근경색증으로 인한 과도한 육체적 노력과 관련된 급성 통증
• 치료나 진단적 검사만을 단독으로 간호진단의 관련요인으로 포함시키지 않는다.	혈관조영술과 관련된 지나친 불안 → 혈관조영술의 결과와 관련된 지나친 불안 흉곽튜브 삽입과 관련된 급성 통증 → 절개 부위 통증과 관련된 신체 기동성 장애
• 증상이나 징후를 진단으로 쓰기보다는 NANDA의 진단명을 확인하여 진술한다.	비뇨기 감염과 관련된 빈뇨 → 비뇨기 감염과 관련된 배뇨장애
• 증상이나 징후가 병인이 될 수 없고 중재 가능한 병인을 확인하여 진술한다.	기침과 관련된 비효과적인 호흡양상 → 기관지 폐쇄와 관련된 비효과적 호흡양상
• 문제에서 기인된 진술 대신 대상자의 요구를 진술해서는 안 된다.	음식섭취 부족과 관련된 고단백 식이 요구 → 음식섭취 부족과 관련된 불충분한 영양섭취
• 같은 병인과 관련하여 2개 이상의 진단명을 하나의 진단에 함께 진술하는 것은 바람직하지 않다.	수분섭취 부족과 관련된 체액부족과 만성 기능성 변비 → 수분섭취 부족과 관련된 체액부족, 수분섭취 부족과 관련된 만성 기능성 변비로 분리하는 것이 더 바람직
• 간호사는 편견이나 선입관을 가지고 판단을 해서는 안 되고 항상 전문적인 판단을 해야 한다.	게으름과 관련된 목욕 능력 감소 → 동기 부족과 관련된 목욕 능력 감소
• 부적합한 용어를 사용해서는 안 된다.	불충분한 체위변경과 관련된 피부통합성 장애 → 장기간 피부압박과 관련된 피부통합성 장애

야 하고, 임상경험을 충분히 쌓아야 한다. 또한, 진단에 대해 의심이 생기면 적절한 자원, 즉 전문가, 전문서적, 동료 등과 상담해야 하고 진단명, 병인, 문제의 특성에 대해 간호진단 관련 서적을 참고하여 설정한 진단의 적절성을 확인해야 한다. 따라서 바람직한 간호진단을 설정하기 위해 무엇보다 중요한 것은 무조건적인 일반화, 검증되지 않은 결정이나 너무 성급한 진단을 내리지 않기 위해 끊임없이 비판적으로 사고하는 능력 함양이다.

[표 2-4]는 올바른 진단을 진술하기 위해 주의해야 할 사항들을 요약한 것이다.

5 간호진단의 우선순위와 기록

우선순위를 설정하는 것은 일반적으로 간호과정의 계획단계에서 이루어지는 것으로 이해되고 있으나 진단을 순서적으로 기록할 때도 순위를 정해야 한다. 진단의 우선순위를 정할 때 가장 많이 고려되는 이론이 Maslow의 욕구계층이론이다. 즉, 생명에 위협을 주는 즉각적이거나 실제적인 문제가 건강에 위협을 주는 실제적이거나 잠재적인 문제보다 선행된다. 또한 시간적, 인적, 물적 자원을 신중하게 검토해야 하며, 같은 문제라도 대상자에 따라서 그 중요도가 다를 수 있기 때문에 생명유지에 필요한 급박한 문제를 해결하는데 방해가 되지 않는다면 우선순위 결정에 대상자의 선호도를 고려해야 한다.

임상에서 간호진단을 기록할 때는 보통 시간순으로 기록한다. 같은 시간에 발견된 문제 중에서는 가장 긴급한 문제 순으로 기록하고, 각 진단이 설정된 날짜를 기록하게 되어 있다. 문제목록을 검토할 때는 날짜가 있음에도 불구하고 중요한 우선순위를 가진 문제를 먼저 확인해서 중재해 나가야 한다.

요즈음에는 간호과정 적용의 전산화가 도입되어 이론적 틀에 의한 사정도구에 따라 수집한 자료를 컴퓨터에 입력하면 자료들을 분류, 조직하여 적절한 간호진단을 쉽게 정하고 각각의 간호진단에 따른 간호계획과 중재내용을 선택할 수 있게 되어 있는 프로그램들이 개발되어 있다. NANDA에서 발표한 모든 간호진단이 전산시스템 내에서 환자 간호에 원활하게 활용되기 위해서는 이에 대한 지속적인 개발 노력이 필요하다.

V. 간호계획

간호계획이란, 간호의 목표를 달성할 수 있는 간호전략을 설정하는 과정으로, 이는 대상자의 건강상태와 요구, 간호문제에 관한 사정과 진단을 기초로 한다. 계획의 내용은 우선순위 결정, 기대되는 결과설정, 전략의 선택, 수행을 위한 세분화된 간호지시가 포함된다. 미국간호협회는 1991년 간호결과 확인(outcome identification)을 간호과정의 세 번째 단계로 구분하여 간호과정을 6단계, 즉 사정, 진단, 간호결과 확인(기대되는 결과 설정), 계획, 수행, 평가로 구분하기도 하였으나 대부분에서 기대되는 결과 설정을 간호계획에 포함하여 다섯 단계로 간호과정을 구분하고 있으므로 본서에서도 간호결과 확인(기대되는 결과 설정)을 구분하지 않고 간호계획 단계 내에서 함께 기술한다.

1 간호계획의 우선순위

간호계획은 간호과정에서 대상자의 건강문제를 해결하기 위한 중재의 우선순위를 정하는 것부터 시작된다. 간호진단을 순서적으로 기록하기 위해서도 우선순위를 정해야 하지만, 대상자의 문제/요구의 순서를 정하여 간호행위를 결정하기 위해서도 우선순위를 정해야 한다. 간호진단의 순서를 정할 때 가장 많이 고려되는 이론이 Maslow의 욕구계층 이론인 것과 마찬가지로 간호계획의 단계에서 우선순위를 결정할 때도 역시 이 이론이 가장 흔히 이용된다. Maslow는 생리적 욕구를 기본적 생존 욕구로서 삶을 유지하기 위해 반드시 충족되어야 하는 욕구이며, 이것이 충족되어야 보다 높은 수준의 욕구(안전의 욕구, 사랑 및 소속의 욕구, 자아존중의 욕구, 자아실현의 욕구) 충족이 가능하다고 주장하였다.

여러 가지 문제가 동시에 확인되어 5~6개의 간호진단이 설정되었을 때, 효과적으로 간호계획을 세워서 간호행위를 할 수 있으려면 대상자의 문제들을 서열화함으로써 합리적으로 문제를 해결할 수 있다. 예를 들어 가스교환 장애, 낙상의 위험, 가족 과정 장애, 건강 자기관리를 위한 준비의 간호진단이 동시에 설정되었을 때, 생존에 필요한 생리적 과정인 가스교환에 장애가 생긴 것이 가장 우선하는 문제이며, 안전과 관련된 낙상의 위험이 그다음 중요한 문제로 고려될 것이고 이러한 욕구가 충족된 다음 사회적 욕구, 자존감 및 자아실현의 욕구를 충족시키기 위한 중재들이 고려될 것이다.

간호중재의 우선순위를 고려할 때도 대상자의 가치와 신념을 고려하는 것이 중요하며, 간호사와 대상자가 이용할 수 있는 자원이나 의학적 치료계획 등도 고려해야 한다. 또한 우선순위 결정은 역동적인 과정이므로, 현재 시점에서 간호문제 해결을 위해 중재 방법의 우선순위를 정하였더라도, 이후 상황 변화에 따라 그 우선순위는 달라질 수 있음을 염두에 두어야 한다.

2 기대되는 결과

대상자의 간호문제에 대한 우선순위가 결정되면 기대되는 결과를 설정해야 한다. 기대되는 결과는 행위의 포괄적인 과정이 아니라 의도된 결과로서, 특정 행위를 관찰 가능하고 측정 가능하게 구체적으로 서술하는 것이다. 기대되는 결과는 간호활동으로 얻어지는 것이며, 궁극적인 간호목표를 향한 것으로, 간호문제의 해결과 모순되지 않는 것으로 그 내용에 상호 이질적인 것이 포함되지 않아야 한다.

기대되는 결과는 문제가 없는 것을 나타내는 긍정적인 측면으로 기록되고, 간호사가 간호중재를 수행한 결과 대상자에게서 확인할 수 있기를 기대하는 반응들과 관련된다. 기대되는 결과의 필수 구성요소, 즉 대상, 행동동사, 조건, 수행의 기준을 제시할수록 기대되는 결과의 달성여부를 보다 분명하게 평가할 수 있다.

① **대상** : 보통 생략되는데, 특별히 기술하지 않으면 대상자로 간주한다.

② **행동동사** : 측정이 어려운 애매한 동사들, 예를 들어 이해한다, 느낀다, 배운다, 안다, 받아 들인다 등은 피하고, 경과를 분명하게 말해 주는 측정 가능하고 관찰 가능한 동사들을 사용한다. 예로는

[표 2-5] 기대되는 결과의 작성지침

작성지침	좋지 못한 작성에 대한 수정
• 간호사 중심이 아니라 대상자 중심으로 작성한다.	처방된 식이를 제공한다. → 처방된 식이대로 섭취하고 있다.
• 대상자의 행위 하나만을 구체화시켜야 각각에 대해 평가를 명확히 할 수 있다.	투약을 시작한 지 24시간 내에 두통이 없어졌다고 말하고, 혈압이 120/80을 유지한다. → 투약을 시작한지 24시간 내에 두통이 없어졌다고 말한다. 투약을 시작한지 24시간 내에 혈압이 120/80을 유지한다로 분리되어야 한다.
• 측정과 관찰이 가능해야 한다.	정상적인 폐기능을 갖는다. → 폐는 청진상 깨끗하다 또는 호흡수가 분당 약 20회 정도를 유지한다.
• 기간을 명시하는 것이 바람직하다(기간 명시에 대한 근거가 있거나 합의가 가능할 때).	당뇨식이에 대해 설명한다. → 1주일 이내에 당뇨식이의 중요성을 설명한다.
• 현실적으로 달성가능해야 한다.	10년 이상 흡연 고혈압 환자에게 '1주일 이내에 금연한다'는 기대되는 결과는 달성이 거의 불가능할 것이다
• 간호진단과 부합되는지를 확인하고 성과를 확인한다.	'긴장성 요실금'의 간호진단에 대한 기대되는 결과가 '혼합성 요실금'에 초점을 두어 설정된다면 '긴장성 요실금'을 해결할 수는 없을 것이다.
• 대상자와 간호사 상호간에 일치된 것이어야 한다.	치료지시를 불이행하는 대상자의 기대되는 결과로 치료지시를 따르는 것에 간호사가 초점을 두고 기대되는 결과를 설정하지만, 고3 자녀의 엄마로서의 부모 역할에 더 많은 관심을 대상자가 갖고 있다면 기대되는 결과의 초점이 상호간에 조정될 필요가 있다.
• 다른 전문가의 치료방향과 일치하여야 한다.	'활동 지속성 감소'의 간호진단을 해결하기 위해 '매일 20분씩 침상 밖에서 걷는다'라고 기대되는 결과를 세운 것이 의사의 치료지시인 침상안정과 일치하여야 한다.
• 각각의 기대되는 결과는 하나의 간호진단으로부터 나와야 한다.	'피부에 합병증이 없고 정상체중을 유지한다'로 설정된 기대되는 결과는 '피부 통합성 장애'와 '불충분한 영양섭취'의 두 가지 진단으로부터 나왔으므로 평가를 명확히 하기가 어렵다. 따라서, 각각의 진단에 따라 기대되는 결과가 따로 설정되어야 한다.

[표 2-6] 기대되는 결과의 예

간호진단	기대되는 결과
섬유질 섭취 부족과 관련된 만성 기능성 변비	완하제 없이 매일 배변을 한다.
당뇨식이에 대한 정보부족과 관련된 건강 지식 부족	퇴원 전까지 당뇨식이에 대해 진술한다.
장기간 피부압박과 관련된 피부 통합성 장애 : 미골부위의 궤양	합병증 없이 피부손상이 회복된다.
분비물 증가와 관련된 비효과적 기도청결	청진상 호흡음이 깨끗하다.

나열한다, 진술한다, 설명한다, 기록한다, 시범해 보인다, 사용한다, 구별한다, 비교한다, 준비한다, 선택한다, 증가/감소한다, 지속한다, 걷는다, 참여한다, 수행하다 등이 있다.

③ **조건** : 어떻게 : 목발을 짚고, 언제 : 두 번의 인슐린 주사법을 교육받은 후, 어디서 : 퇴원 후 집에서, 무엇을 : 섭취 가능한 교환 식품을, 등의 예와 같이 구체적인 조건을 포함할수록 평가가 정확해진다. 구체적인 조건을 제시하는 것은 간호의 책임을 촉진할 수 있으나, 문제의 원인과 특성, 대상자의 상태, 임상적 상황에 따라 달라질 수 있으며, 조건의 근거가 부족한 경우에는 생략될 수 있다.

④ **수행의 기준** : 침상 밖에서 걸을 수 있다 보다는 매일 10분씩 침상 밖에서 걷는 시간을 증가시킨다가 훨씬 구체적이다. 거리 : 하루에 50m씩 걷는 거리를 증가시킨다가 신체 기동성 장애의 문제에 대한 해결여부를 평가하는데 명확하다. 정도 : 당뇨병의 주요 합병증 중 세 가지를 나열한다라고 하면 막연히 당뇨병의 합병증을 나열한다라고 하는 것보다는 구체적이다.

[표 2-5]는 기대되는 결과를 올바르게 작성하기 위한 지침을 예와 함께 요약한 것이다.

기대되는 결과의 구성요소와 작성지침을 상기하면서 진술한 각 간호진단에 따른 기대되는 결과의 예를 제시하면 [표 2-6]과 같다.

3 간호전략

간호전략은 기대되는 결과가 수립된 후 간호과정의 수행단계에서 실행된다. 구체적인 전략은 간호진단의 원인을 제거하고 줄이는데 초점이 맞추어지며, 위험진단인 경우 발견된 위험요소를 감소시키는 데 초점을 맞추게 된다.

1) 간호전략의 유형

간호전략의 유형에는 독자적 중재, 의존적 중재, 상호의존적 중재의 세 가지가 있다.

(1) 독자적 중재

간호사가 처방하고 실시하고 위임할 수 있는 것들로, 간호사의 지식과 기술에 근거하여 허용된 간호활동으로서 신체적 간호, 정서적 지지, 교육, 상담, 환경관리, 다른 건강전문인에게 의뢰 등이 포함된다. 예를 들어 '건강 지식 부족'의 문제를 해결하기 위해 간호사가 교육 프로그램을 개발하여 교육하는 것을 들 수 있다.

(2) 의존적 중재

의사의 지시나 처방을 기초로 수행하는 활동으로 약물투여, 진단검사, 치료, 식이 등이 포함된다. 많은 간호지식과 기술이 필요하지만, 의사의 처방에 의해서만 수행할 수 있다. 간호사는 설명하고 필요시 사정하고 처방을 수행할 책임이 있으며, 대상자의 상태에 따라 개별화하기 위해 간호지시가 작성될 수 있다. 예를 들어, '통증' 문제를 해결하기 위해 진통제를 처방에 의해 투약하는 것은 의존적 중재이지만, 진통제의 투여를 줄이기 위해 이완요법이나 음악요법을 사용하는 등의 간호전략을 함께 고려할 수 있다.

(3) 상호의존적 중재

간호사가 다른 건강전문가와 협력하여 수행하는 활동으로, 건강관리팀의 판단과 논의를 통해 상호 협력하여 대상자의 문제를 해결한다. 예를 들어, '신체 기동성 장애'의 문제를 해결하기 위해 물리치료사와 협력하여 대상자의 운동량을 증진시킬 수 있다.

2) 간호전략의 선택

간호사는 기대되는 결과를 달성할 수 있는 적절한 전략을 대상자의 요구에 근거하여 선택한다. 가장 좋은 전략을 선택하기 위해 간호사는 경험을 바탕으로 여러 가지 방법을 비교 · 검토하고 대안을 생각하며, 문헌을 조사하거나 다른 건강전문가와 상호 협력할 수 있다. 무엇보다 중요한 것은 대상자의 가치, 신념, 기대에 근거하여 대상자에게 수용 가능한 전략으로, 대상자의 건강목표를 포괄할 수 있는 간호전략이 선택되어야 한다. 또한, 기관의 정책이나 표준에 부합되어야 하며, 다른 의료인의 치료 방향과 모순이 없어야 하고, 실제로 이용 가능한 자원을 고려한 전략이 선택되어야 현실적으로 타당하여 그 효과를 최대로 기대할 수 있게 된다.

4 간호지시

대상자가 기대되는 결과를 달성하도록 도와주기 위해 간호사가 수행하는 특정한 활동이 지시의 형태로 설정된다. 문제의 형태에 따라 관찰, 예방, 치료, 건강증진의 지시가 있는데, 이러한 지시에 대한 기록상의 구분은 생략되기도 한다. 그러나 기록과는 상관없이 구체적으로 간호지시를 설정하면 제공해야 할 간호활동의 누락이나 실수 없이 기대되는 결과를 달성하도록 도울 수 있다. 간호지시의 세부사항에는 날짜, 행동동사, 내용의 자세한 영역(무엇을, 어디에 등), 시간 요소(언제, 얼마 동안, 얼마나 자주 간호활동을 해야 하는지), 서명 등이 포함된다.

1) 관찰 지시

간호, 치료에 대한 대상자의 상태, 반응, 합병증 발생 여부 등에 대한 관찰이 포함된다. 예) 심음을 청진하거나 섭취량과 배설량을 측정하는 것 등을 들 수 있다.

2) 예방적 지시

위험요소를 줄이고 합병증을 예방하기 위해 필요한 간호를 계획하는 것으로 주로 위험 간호진단에 사용된다. 예) 부동 상태에 있는 대상자의 피부 통합성 장애의 위험을 예방하기 위해 2시간마다 체위변경을 예방적으로 지시할 수 있다.

3) 치료 지시

현재의 문제를 치료하기 위해 필요한 교육 · 의뢰 · 신체적 간호 등이 포함되며, 예방적 지시가 문제의 상태에 따라 치료 지시로 계획될 수도 있다. 예) 피부 통합성 장애의 위험을 예방하기 위한 2시간마다 체위변경이 현재의 피부 통합성 장애를 해결하기 위한 치료 지시로 계획될 수 있다.

4) 건강증진 지시

현재 건강문제가 없지만 대상자의 건강을 증진시킬

필요가 있는 영역을 확인하기 위해 계획되는 지시로서 대상자의 일반적인 건강잠재력을 실현할 수 있도록 대상자의 적극적인 행위를 격려한다. 예) 규칙적인 운동의 이점을 교육한다와 같은 지시이다.

5 간호계획의 전산화 프로그램

컴퓨터 사용의 증가와 간호사의 시간 관리 및 비용 절감 필요성에 따라 전산화된 간호계획(computerized nursing care plans, CNCPs)이 개발되었으며, 간호사는 표준화된 계획을 선택하거나 개별화된 계획을 작성할 수 있다. 이러한 시스템은 과학적 · 합리적 근거를 바탕으로 간호문제를 도출하고, 간호사의 지식과 경험 부족을 보완하여 간호계획 수립을 보다 용이하게 한다. 전자의무기록(EMR)은 문서작업 시간을 줄여 직접 간호 시간을 늘리고, 보고 및 간호의 질 관리에 유용하다는 장점이 있으나, 간호사의 자율성과 전문적 판단을 저해할 수 있다는 비판도 있다. 그러나 임상에서는 이러한 단점을 보완하며, 전산화된 간호계획 프로그램의 활용이 점차 확대되고 있다.

VI. 간호수행

간호과정에서 수행단계는, 계획단계에서 설정한 전략과 그에 따른 다양한 간호지시를 이행하거나 적절히 실행될 수 있도록 간호요원에게 위임하며, 행해진 간호행위를 기록하는 단계로서 간호중재라고도 부른다. 즉, 간호수행(중재) 단계는 간호지시를 철저하게 잘 수행함으로써 대상자가 기대되는 결과 달성을 잘 할 수 있도록 돕고, 필요하면 재사정을 통해 간호계획을 수정하여 실행해 나가는 역동적인 과정이다.

1 간호중재 분류체계

NANDA에서 간호진단분류체계를 개발한 이후 간호사가 수행하는 모든 활동을 정의하려는 노력의 결과로 중재에 표준화된 간호용어체계인 간호중재 분류체계가 제시되고 있는데, 간호중재를 분류하는 필요성은 다음과 같다.

① 간호처치의 명칭을 표준화시킨다.
② 간호진단, 간호처치, 간호결과를 연결하여 간호지식을 확장한다.
③ 간호정보체계와 건강관리정보체계를 개발한다.
④ 간호학생에게 의사결정 과정을 습득케 한다.
⑤ 간호사가 제공하는 서비스의 비용을 결정한다.
⑥ 간호실무 환경에서 필요한 자원계획에 필요하다.
⑦ 독자적인 간호기능을 대변하는 언어이다.
⑧ 다른 건강관리 제공자들의 분류체계와의 연계를 위함이다.

현재 널리 활용되고 있는 간호중재 분류체계로는 Nursing Intervention Classification (Bulechek & McCloskey, 1996), Omaha Intervention Scheme (Martin & Scheet, 1992), Home Health Care Classification Intervention Scheme (Saba, 1994), Clinical Care Classification System (Saba, 2007), International Classification for Nursing Practice (ICN, 2019), Perioperative Nursing Data Set (AORN, 2015) 등이 있다.

이중 Wagner 등(2024)이 최근에 수정 발표한 NIC (Nursing Intervention Classification)은 표준화된 용어체계를 제공하며, 간호교육과 임상 실무 간의 연계성이 뛰어나고, 근거 기반 중재를 체계적으로 분류하고 있으며, 간호성과 평가와도 연계가 가능하다. 이러한 특성으로 인해 NIC는 전 세계 여러 나라에서 가장 널리 활용되고 있는 간호중재 분류체계로 평가받고 있다. NIC(8판)에 수록된 614개의 중재는 사용 편의성을 위해 30개의 클래스와 7개의 영역으로 분류되어 있는데,

[표 2-7] 간호중재분류의 영역과 범주(2008)

수준 1 : 영역 (Domain)	수준 2 : 범주 (Classes)
영역 1. 생리학적 : 기본 ; 신체기능을 지지하는 간호	A. 활동과 운동관리 : 신체활동, 에너지 보존과 소비를 돕는 중재 B. 배설관리 : 규칙적인 대변과 소변배설 양상을 수립하고 변화된 양상으로 인한 합병증을 관리하는 중재 C. 부동관리 : 제한된 신체 움직임과 후유증을 관리하는 중재 D. 영양지지 : 영양상태를 수정하여 안위를 증진시키는 중재 E. 신체안위 증진 : 신체요법을 사용하여 안위를 증진시키는 중재 F. 자기간호 촉진 : 일상생활 활동을 제공하고 돕는 중재
영역 2. 생리학적 : 복합적 ; 항상성 조절을 지지하는 간호	G. 전해질과 산-염기 관리 : 전해질/산-염기 균형을 조절하고 합병증을 예방하는 중재 H. 약물관리 : 약품의 바람직한 효과를 촉진하는 중재 I. 신경계 관리 : 신경계 기능을 최대화하는 중재 J. 수술 전 · 후 간호 : 수술 전, 수술 동안, 수술 직후에 간호를 제공하는 중재 K. 호흡관리 : 기도 개방성과 가스교환을 증진시키는 중재 L. 피부/상처 관리 : 조직 보존을 유지하고 회복시키는 중재
영역 3. 행동학적 : 정신사회적 기능을 지지하고 생활양식의 변화를 촉진시키는 간호	O. 행동요법 : 바람직한 행동을 강화시키고, 바람직하지 않은 행동을 변화시키는 중재 P. 인지요법 : 바람직한 인지기능을 강화하거나 증진시키고 바람직하지 않은 인지기능을 변화시키는 중재 Q. 의사소통 강화 : 구두와 비구두 메시지를 보내고 받아들이는 것을 촉진시키는 중재 R. 대처보조 : 대상자의 감정을 지지하고 기능상의 변화에 적응하도록 돕거나, 더 높은 수준의 기능을 달성할 수 있도록 지원하는 중재 S. 대상자 교육 : 학습을 촉진하는 중재 T. 심리적 안위증진 : 심리적 기법을 사용하여 안위를 증진시키는 중재
영역 4. 안전 : 위험에 대한 보호를 지지하는 간호	U. 위기관리 : 정신적이고 생리적인 위기에서 즉각적인 단기간의 도움을 제공하는 중재 V. 위험관리 : 위험관리 간호활동을 시작하고 위험을 계속 모니터하는 중재
영역 5. 가족 : 가족을 지지하는 간호	W. 출산간호 : 출산 기간 동안 생기는 정신적 · 생리적 변화를 이해하고 대처하는 것을 돕는 중재 Z. 양육간호 : 아이들을 키우는 것을 보조하는 중재 X. 수명관리 : 가족 단위의 기능을 촉진하고 가족 구성원의 건강과 복지를 증진시키는 중재
영역 6. 건강체계 : 건강관리 전달체계의 효과적인 이용을 지원하는 간호	Y. 건강체계 조정 : 대상자/가족과 건강간호체계 사이에서 중개를 돕는 중재 a. 건강체계관리 - 간호를 수행하기 위한 지지 서비스를 제공하고 증진시키는 중재 b. 정보관리 - 건강간호제공자 사이의 의사소통을 돕는 중재
영역 7. 지역사회 : 지역사회의 건강을 지지하는 간호	c. 지역사회 건강증진 - 지역사회 전체의 건강을 증진하는 중재 d. 지역사회 위험관리 - 지역사회 전체의 건강위험요인을 찾도록 돕거나 예방하는 중재

7개 영역은 생리학적: 기초, 생리학적: 복합, 행동, 안전, 가족, 보건 시스템, 그리고 지역사회이다. NIC는 간호 진단(NANDA-I)과 간호 결과 분류(Nursing Outcomes Classification, NOC)와 함께 환자 간호계획 수립에 연계되고 있다.

[표 2-7]은 간호중재분류의 영역과 범주(2008), [표 2-8]은 NANDA 진단과 NOC를 연결한 예, [표 2-9]는 NOC에서 제시하고 있는 성과의 한 예를 보여주는 것이다.

[표 2-8] NANDA 진단과 NOC 성과의 연결

NANDA 진단	NOC 성과
신체 기동성 장애	운동수준
건강 지식 부족	지식 : 질병과정
	지식 : 투약
	지식 : 건강행위
	지식 : 치료과정
만성 기능성 변비	배변

2 간호수행에 영향을 미치는 요인과 간호수행 지침

1) 간호수행에 영향을 미치는 요인

① **대상자** : 간호수행 방법을 결정하는 가장 중요한 요인이다. 간호계획에 참여하려는 대상자의 능력과 의지의 변화, 이전의 간호수행에 대한 대상자의 반응이나 목표달성 정도 등이 간호수행에 영향을 미치며, 대상자의 성장발달 단계와 심리적, 사회문화적 배경에 따라서도 간호수행은 차별화 될 수 있다.

② **간호사** : 간호사가 가진 전문적 지식, 창의성과 독창성, 바람직한 간호를 제공하려는 의지 등이 간호계획을 수행하는 데 매우 중요한 요인이 된다.

③ **자원** : 잘 계획된 간호도 충분한 자원, 즉 인적 자원, 물적 자원, 환경 조건 등이 갖추어지지 않는다면 제대로 수행될 수 없다.

④ **간호표준** : 모든 간호활동은 현재 그 간호사가 처한 현장의 실무표준과 일치하여야 한다. 이들 표준에 준하지 않고 단독으로 간호행위가 행해진다면 올바른 간호수행이 될 수 없으므로 간호사는 각 전문 분야의 표준에 따라서 간호계획을 실행해야 한다.

⑤ **윤리적, 법적 지침** : 윤리적, 법적 지침을 무시한 간호는 수행할 수 없으므로 간호사는 간호를 수행하기 위해 요구되는 윤리적, 법적 지침에 민감해질 필요가 있다.

[표 2-9] NOC에서 제시한 간호성과의 예

운동 수준(Mobility Level)					
정의 : 의도적으로 움직일 수 있는 능력					
운동 수준	의존적, 참여 안 함 1	사람이나 도구의 도움이 필요 2	사람의 도움이 필요 3	보조기구를 사용하여 독립적 4	완전히 독립적 5
지침(indicators) : 균형유지 체위변경 수행 근육 움직임 관절 움직임 이동 수행 이동 : 걷기 이동 : 휠체어 기타(구체적으로)					

2) 간호수행을 위한 지침

간호계획 단계에서 설정한 대상자의 기대되는 결과를 달성하기 위해 간호사는 다음의 지침들을 항상 점검하면서 전략과 간호지시를 수행하여야 한다.

① 수행하고자 하는 간호활동이 대상자에게 적절한 것인지 검토한다.
② 대상자를 총체적으로 보고 존중하면서 간호활동을 수행하여야 한다.
③ 대상자가 간호활동에 적극적으로 참여하도록 격려하여 자긍심을 높여 주어야 한다.
④ 모든 간호활동은 과학적인 지식과 연구, 전문직 간호의 표준에 기초한 것이어야 한다.
⑤ 간호전략과 간호지시를 명확하게 이해한 후 수행하여야 한다.
⑥ 모든 간호활동을 안전하게 수행하여야 한다.
⑦ 최상의 간호지시가 내려졌는지, 그 지시가 여전히 필요한 것인지 항상 점검하면서 수행한다.
⑧ 대상자 반응과 기대되는 결과 달성 과정을 점검하면서 수행하여야 한다.
⑨ 필요에 따라 자료를 다시 수집하고 계획을 수정해야 함을 기억한다.

3 간호수행 기술

계획단계에서의 전략이나 간호지시를 성공적으로 수행하기 위해 간호사는 인지적 기술, 대인관계적 기술, 기능적 기술이 필요한데, 실무에서는 이 기술이 통합되어 이용되고 있다. 예를 들어, 위관을 삽입할 때 삽입절차의 원리에 대한 인지적 기술, 위관을 삽입함으로써 불편해 할 대상자를 지지하는 대인관계술, 그리고 위관을 삽입하는 기능적 기술이 모두 간호수행에 필요하다. 간호활동에 따라 한 가지 기술만을 필요로 할 수도 있고 두 가지 기술이 통합될 필요도 있으며, 어떤 활동은 세 가지 기술이 모두 필요할 수도 있다.

1) 인지적 기술

인지적 기술에는 문제해결, 의사결정, 비판적 사고, 창조적 사고가 포함된다. 간호사는 중재에 대한 이론적 근거를 알아야 하고, 정상과 비정상적인 생리적/심리적/사회적 반응을 인지해야 하며, 대상자의 학습요구를 파악하여 적절한 교육을 제공할 수 있어야 한다.

2) 대인관계 기술

대인관계 기술은 효과적인 간호중재를 위해 매우 중요한 기술로, 다른 사람과 직접 의사소통을 할 때 사용하는 언어적, 비언어적 활동을 모두 포함한다. 간호활동의 긍정적인 효과는 간호사의 의사소통 능력에 많이 의존하며, 간호활동의 필수적인 것으로 돌보기, 위로하기, 질문하기, 상담하기, 지지하기 등이 대인관계 기술의 예가 된다. 간호사는 먼저 자기 인식을 필요로 하며, 이를 바탕으로 타인에 대한 민감성을 지녀야 하는데, 특히 대상자의 문화나 가치, 심리상태 등을 인식하고 한 개인으로서의 대상자를 인정하는 마음 자세를 지녀야 한다. 모든 간호활동을 수행할 때 간호사는 대상자를 이해해야 함과 동시에 대상자에게 수행하는 간호활동의 목적과 절차 등을 이해시킬 필요가 있다.

3) 기능적(정신운동) 기술

기능적 기술은 장비를 능숙하게 다루는 것, 주사를 놓는 것, 드레싱을 교환하는 것, 체위를 변경하고 관절가동범위 운동을 시키는 것, 산소를 공급하고 흡인을 하는 것 등, 손을 사용하여 간호활동을 수행할 때 이용되는 기술이다. 능숙하고 안전하게 간호활동을 수행할 때 대상자는 간호사를 신뢰할 수 있게 되며 기대되는 결과 달성이 보다 용이해진다. 따라서 간호사는 간호절차를 정확하게 수행해야 할 책임이 있으며, 새로운 절차를 수행하기 전에 충분한 훈련을 쌓은 다음 실무에 임해야 한다. 과학기술이 발전함에 따라 간호사가 익혀야 할 전문적인 기술의 숙련성은 더 높아지고 있다.

4 간호수행 준비

간호수행을 위한 준비는 간호과정의 계획단계에서부터 시작된다. 실제로 계획단계에서 작성한 간호지시를 실행하기 위해 간호사가 준비해야 할 사항으로는, 먼저 대상자를 준비시키고 인력을 알맞게 배치하며, 적절한 환경과 장비가 갖추어져 있는지 확인하여야 한다.

1) 대상자

간호사는 모든 간호활동을 수행하기 전에 대상자를 신체적, 정신적으로 가능한 한 편안하게 준비시켜야 한다. 모든 절차를 최대한 고통 없이 견딜 수 있도록 대상자의 능력과 심리 · 사회적 요구를 고려하여 대상자가 중재에 협조할 수 있도록 준비시킨다. 또한, 중재로 인해 예상되는 부작용이나 합병증에도 대처하고 미리 예방해야 하는데, 대상자에게 알려야 할 사항은 대상자가 이해할 수 있도록 설명하고, 사전에 교육이 필요한 부분을 교육시키며, 모든 절차에 가족을 포함시켜 중재가 최대한 긍정적인 효과를 가져올 수 있도록 철저하게 대상자를 준비시킨다.

2) 인력 배치

간호사는 혼자서 안전하게 수행할 수 있는 간호활동인지, 단독으로는 안전하게 수행할 수 없거나 스스로 수행할 지식과 기술이 부족한지에 관해 분명하게 판단하여, 직접 수행할 간호활동과 위임해야 할 간호활동에 대해 적절한 인력을 배치시켜야 한다.

간호 조직체계에 따라 대상자 간호의 인력배정 방법이 결정되는데 간호분담 체계의 일반적인 유형에는 기능, 팀, 전담, 사례 간호체계가 있다. 기능적인 간호체계는 대상자 간호업무를 기준으로 나누어 각각은 업무를 완수하는 데 필요한 기술과 능력을 가진 인력에게 위임된다. 모든 대상자는 업무별로 분담된 인력에 의해 동일한 업무를 제공받게 되고, 각 인력은 자신이 맡은 고유 업무만을 제공하므로 간호의 연속성이 부족하며, 대상자의 요구보다 업무 중심으로 간호활동이 수행되는 단점이 있다. 팀 간호체계란 소규모 인력으로 구성된 팀이 해당 근무 번 동안 일정 수의 대상자를 위해 간호활동을 수행하는 체계이다. 팀 지도자가 팀 요원에게 간호를 위임하고 각 팀 구성원의 역할을 조정할 책임이 있으며, 팀 구성원의 협조가 있어야 바람직한 팀 간호가 수행될 수 있다. 전담 간호체계는 입원부터 퇴원까지 대상자 간호의 모든 것을 전담 간호사가 책임을 지는 것이다. 전담 간호사가 비번일 경우 동료 간호사가 간호계획의 수행을 대신하지만, 모든 업무는 전담 간호사와 협의하여 수행한다. 사례 관리체계는 최근 강조되고 있는 간호전달 체계로, 전담 간호에서 발전된 형태이다. 질병에 따라 개별적인 대상자나 대상자 집단에 대한 간호 제공을 위해 조직화된 체계이며, 사례 관리자는 특별한 임상 영역에 숙련된 전문직 간호사이다.

어떤 간호분담 체계이건 간에 대상자에게 바람직한 간호활동을 실행하기 위해 준비된 간호사와 대상자 간호를 책임진 간호사의 적절한 위임능력이 성공적인 간호수행을 위해 필요하다.

3) 환경

간호활동이 수행되는 환경은 항상 안전하고 편안해야 하는데, 적당한 온도, 습도, 조명, 소음, 프라이버시 유지 등이 간호수행에 영향을 미칠 수 있으므로 대상자에게 안정감을 주는 환경이 준비되어야 한다.

4) 의료장비와 물품

간호사는 간호활동을 수행하기 위해 필요한 장비나 물품이 무엇인지 파악하여 필요한 장비와 물품들을 사용하기에 편리한 곳에 비치해 두어야 하며, 만일의 경우를 대비해서 여분의 물품을 준비해 두어 즉각적인 대처가 가능하도록 해야 한다.

Ⅶ. 간호평가

간호과정의 다섯 번째 단계인 평가는 간호결과를 결정하는 것으로, 대상자의 건강문제에 대한 진행과정을 설정된 기대되는 결과와 비교하는 것이다. 따라서 하나하나의 기대되는 결과는 평가를 위한 기준이 된다. 즉, 평가는 간호수행의 효율성을 결정하기 위해 간호결과를 확인하는 과정으로, 문제의 해결, 간호계획의 지속을 위한 지표 또는 문제 재사정의 필요성을 나타낸다. 간호평가를 위한 틀로서 앞에서 제시한 간호결과분류(Nursing Outcomes Classification, NOC)나 국제간호실무 분류체계(International Classification for Nursing Practice, ICNP)의 결과요소를 활용할 수 있다.

평가는 진행과정으로서 모든 단계가 상호 관련되어 있으며, 과정 자체의 평가는 대상자를 간호하는 동안 지속적으로 이루어진다. 평가는 계속 진행하거나, 간헐적으로 시행되거나, 마무리 차원에서 행해질 수 있는데, 계속 진행되는 평가는 간호지시를 수행하는 동안이나 직후에 행해지며, 수행을 하면서 수정을 할 수 있도록 해준다. 간헐적으로 시행되는 평가는 정해진 간격에 따라 시행하여 기대되는 결과 달성 정도를 보여주며, 부족한 부분을 메우고 필요시에 간호계획을 수정할 수 있도록 해준다. 계속 진행되는 평가나 간헐적으로 시행되는 평가는 대상자가 건강목표를 달성하거나 퇴원할 때까지 지속되며, 종결 평가는 퇴원시의 상태를 나타내는데 목표 성취의 상태와 추후 간호에 대한 대상자의 자가 간호 능력의 정도를 나타낸다.

평가의 목적은 설정된 목표의 달성 여부를 판단하기 위해 대상자의 경과 진행 수준을 확인하는 것이며, 간호전략과 간호지시 및 그에 따른 간호수행의 효과를 책임있게 판단하여 비효율적인 간호활동은 중지하고 무엇이 잘못되었는지 분석하여 재사정을 통한 계획의 재수립을 할 수 있도록 하고 해결된 문제는 종결을 짓는 것이다.

1 평가의 유형

평가는 구조, 과정, 결과의 세 가지 관점 모두를 고려하여 평가하여야 한다.

1) 구조의 평가

구조에 관한 평가의 초점은 보건의료시설, 의료기구, 기관의 조직형태에 관한 것이다. 즉 행정 절차, 재정적 자원, 인력배치, 관리스타일, 시설이나 장비의 유용성 등에 중점을 두고 평가하는 것이다. 질적인 간호는 간호가 제공되는 구조적인 여건이 바람직해야 하지만 이것만이 질적인 간호를 보장하지는 않는다. 미국의 경우 수술실 간호사협회에서 작성한 간호감사 양식과 병원허가 인준에 대한 합동위원회의 표준양식 등이 있다. 우리나라의 많은 병원에서도 구조평가를 위한 지침서들이 있어서 의료의 질 평가에 활용하고 있다.

2) 과정의 평가

과정의 평가는 간호사의 간호활동에 초점을 둔다. 간호사의 중재활동을 관찰하거나, 간호사가 수행한 것에 대해 대상자에게 묻거나, 대상자 기록지에 있는 간호기록을 검토함으로써 가능하다. 과정의 평가는 수행 절차들이 적절히 행해졌는지에 초점을 두는 것으로서 투약

시 간호사가 대상자를 적절한 방법으로 확인하였는지, 수술 전에 수술 동의서에 서명을 받았는지 또는 대상자에게 수행 절차를 설명하였는지 등을 확인함으로써 평가한다. 과정에 대한 평가는 동시평가와 소급평가로 구분할 수 있는데, 동시평가는 간호중재를 수행하는 현장에서 즉시 평가하는 방법이고, 과정에 대한 소급평가는 대상자가 퇴원한 후에 간호기록지를 통하여 평가하는 것이다.

3) 결과의 평가

결과의 평가는 대상자의 행동과 건강상태의 변화, 대상자의 만족도 등에 초점을 두고 평가한다. 간호중재의 결과를 평가하는 예로서, 대상자에게 감염증상이 있는지의 여부와 대상자가 복용하는 약물의 용법을 정확하게 진술하는지 등에 관한 평가를 들 수 있다. 결과에 대한 평가 역시 동시평가와 소급평가가 있는데, 동시평가는 건강상태를 나타내는 행동변화를 평가하는 것을 말하며, 소급평가는 대상자가 퇴원한 후에 기록지를 검토하거나 전화상담을 실시하여 대상자의 경과 진행 상태와 관련되는 간호중재에 대해 평가하는 것이다.

이와 같은 세 가지 관점에서 건강문제의 해결여부, 즉 기대되는 결과의 달성여부를 검토하여 건강문제가 해결되었으면 그 문제에 대한 간호진단을 종결하고, 여전히 존재하고 있다면 재사정을 한 후 간호계획을 수정하여 종결하는 절차가 간호과정의 평가단계에서 이루어지는데, 이러한 재사정, 간호계획의 수정, 간호의 종결이 평가단계의 구성요소가 된다.

2 평가단계의 구성요소

평가단계에서는 기대되는 결과의 성취여부를 규명하는데 재사정, 간호계획의 수정, 간호의 종결 등의 구성요소로 이루어진다. 물론, 목표가 모두 달성되어 대상자가 가지고 있는 새로운 문제가 없다면 대상자는 퇴원을 하게 되겠지만, 실제로 3차 진료기관에서는 간호가 필요한 대상자의 문제/요구가 전혀 없는 상황은 거의 없다. 따라서 간호과정의 마지막 단계인 평가단계에서도 자료에 대한 재사정과 계획의 수정이 지속적으로 필요하다.

1) 재사정

간호중재에 대한 대상자의 반응과 기대되는 결과를 성취하기 위한 과정에서 대상자의 상태를 계속해서 관찰하는 것을 말한다. 간호활동이 적절했는지, 중재방법을 수정할 필요는 없는지, 대상자의 새로운 문제나 요구가 발생하지는 않았는지, 다른 의료인이나 타 기관에 의뢰할 필요는 없는지 등을 사정하여, 변화하는 대상자의 간호요구에 따라 우선순위를 재조정할 필요가 있다. 이러한 과정을 통해 설정한 기대되는 결과가 완전히 성취되었는지, 아니면 부분적으로 성취되었는지, 전혀 성취되지 않았는지를 결정하여, 간호계획의 수정이 필요한지를 결정하게 된다. 이때 간호사가 대상자를 참여시켜서 대상자의 견해를 포함시키면 간호사 자신이 문제에 대한 통찰력을 갖는 데 도움이 된다.

2) 간호계획의 수정

계획단계에서 설정한 기대되는 결과를 평가하면서, 대상자의 상태가 예상치 못한 방향으로 진전된 경우를 접할 수 있고, 그로 인해 설정된 기대되는 결과가 부분적으로 또는 전혀 달성되지 않았을 때도 있다. 이 경우 간호사는 간호과정의 각 단계를 점검하여야 하는데, 재사정을 통해 간호진단을 수정(여기에는 진단의 추가와 삭제까지 포함된다)하거나 간호계획을 수정하여 간호활동의 방향을 변화시킬 필요가 있다. 기대되는 결과를 수정할 때는 대상자가 성공적으로 달성할 수 있도록 계획된 시간을 연장하거나 그대로 재진술할 수도 있고, 또는 계획을 전부 혹은 부분적으로 다시 설정해야 하는 경우도 있다. 어느 경우이든 간호계획을 수정할 때, 간호사는 대상자와 그 가족의 요구와 대상자의 건강상태의 변화 등을 고려하여 바람직한 문제해결 방법을 모색하도록 최선의 노력을 기울여야 한다.

3) 간호의 종결

기대되는 결과가 달성되면 간호의 종결을 계획한다. 어떤 문제는 기대되는 결과가 달성되어 간호진단이 해결된 것으로 결론짓고 간호를 종결하지만, 어떤 문제는 퇴원할 때까지 기대되는 결과가 달성되지 않아서 추후관리를 계획하여야 한다. 즉, 자가관리를 교육하거나 적절한 전문인들과 연결시켜 줄 수 있다.

Ⅷ. 기록과 보고

간호사는 대상자 간호에 대한 정보를 간호대상자만이 아니라 다른 의료팀원과도 효과적으로 교환해야 할 책임이 있다. 의료팀 간의 정보교환은 보고(reporting), 지시(directing), 협의(conferring), 의뢰(referring)에 의해 이루어진다. 의료팀 간의 적절한 의사소통은 정보를 교환함으로써 건강관리의 통합성과 지속성을 증진시키고, 서로의 부족이나 누락을 보충하며, 불필요한 중복을 피할 수 있도록 하여, 대상자를 위한 건강서비스의 질적 향상을 가져온다.

1 기 록

기록이란 대상자의 건강력, 치료 및 경과에 대한 설명, 최근의 건강상태 등에 관한 정보를 교환하는 신뢰성 있는 법적 문서이다. 이것은 차트(chart), 건강기록, 전자기록(Electronic Medical Record, EMR) 등으로 불리며, 기관에 따라 다양한 양식으로 구성되어 있고, 대상자가 기관에서 진료를 받기 시작한 시점에서부터 기록하며, 퇴원 후에도 대상자의 기록은 최소 5년 동안은 기관의 의무기록실에 보관하도록 되어 있다.

1) 기록의 목적

① **의료팀원 간의 의사소통을 돕는다** : 언어적 의사소통 외에도 기록을 통해서 정보를 보다 효율적으로 공유할 수 있다.

② **건강관리의 증진을 돕는다** : 기록은 질 관리(quality assurance)나 감사(audit)를 통한 대상자의 건강관리의 질을 높이는 데 사용될 수 있다.

③ **연구와 교육을 위한 자료가 된다** : 건강과 관련된 연구를 위한 자료로 활용될 수 있으며, 대상자의 차트를 통해 의료요원은 스스로 많은 것을 배울 수 있는 도구가 된다.

④ **법적 문서로서 사용된다** : 의료행위에 대한 법적 소송시 증거자료로 제출될 수 있다.

⑤ **역사적 문서나 통계자료로 활용된다** : 의무기록은 날짜가 명시되어 있기 때문에 세월이 흐른 후 과거치료에 대한 정보를 얻을 수 있는 역사적 문서가 될 수 있고, 출생률, 사망률, 유병률 등의 통계적 자료로도 활용될 수 있다.

⑥ **의료비를 산정하기 위한 근거가 된다** : 대상자에게 행해진 모든 의료행위에 대한 의료수가를 계산하는 데 근거자료가 되며, 국민건강보험공단에 의료비를 청구하기 위한 기본 자료로 활용된다.

2) 기록의 종류

(1) 서술식 기록

의무기록의 가장 전통적인 방법으로 대상자의 상태

수면상태	수면시간	수면장애
	수면을 돕는 법	
신경계	시간에 대한 지남력	장소에 대한 지남력
	사람에 대한 지남력	의식상태
	의사소통	☐원만함 ☐어려움 ☐불가능함 ☐기타
	정서상태	☐안정 ☐불안 ☐흥분 ☐우울 ☐무기력 ☐기타
	마비부위	☑없음 ☐전신 ☐얼굴 ☐목 ☐오른팔 ☐오른손 ☐왼팔 ☐왼손 ☐가슴 ☐복부 ☐등 ☐오른쪽 다리 ☐오른발 ☐왼쪽 다리 ☐왼발
소화기계	소화기 관련 증상	☑없음 ☐연하곤란 ☐오심 ☐구토 ☐토혈 ☐소화불량 ☐속쓰림 ☐통증 ☐복부팽만 ☐복수 ☐기타
	식사와의 관계	
배변양상	배변횟수	
	대변색깔	☑누런색 ☐갈색 ☐녹색 ☐검은색 ☐선홍색 ☐흰색 ☐기타
	배변장애	☑없음 ☐배변시 통증 ☐설사 ☐변비 ☐인공항문 ☐배변실금 ☐기타
	설사양상	
	변비 완화 방법	☐완화제 ☐좌약 ☐관장 ☐기타
배뇨양상	배뇨장애	☑없음 ☐뇨의 없음 ☐배뇨시 통증 ☐작열감 ☐빈뇨 ☐핍뇨 ☐긴급뇨 ☐실금 ☐혈뇨 ☐기타
	배뇨방법	☑spont voiding ☐Foley catheter ☐CIC ☐Kissmo ☐기타
	catheter 교환 예정일	

간호정보조사지

번호	실시일시	구분	간호진단/프로토콜	간호중재	간호기록
1	2011-03-09 22:58	NP	#33. 약물 투여(P)	약물 투여	피부 반응 검사를 시행함 - 약품명(처방명/용량 : cefolatam)
2					피부 반응 검사의 결과를 확인함 - 결과(Negative)
3	2011-03-08 18:50	NP	#31. 약물 투여(P)	약물 투여	약물을 투여함 - 약물 사용 목적(;)
4					약물을 투여함 - 투여 방법(PO)
5					약물을 투여함 - 약품명(처방명/용량 : 자가 astrix 1 c)
6	2011-03-08 16:04	ND	#30. 가스 교환 장애	산소 요법	산소를 투여함 - 산소 투여 목적(호흡 유지)
7					산소요법에 대해 교육함 - 교육 내용(산소요법)(산소를 중단하지 말것)
8					산소요법에 대해 교육함 - 교육 방법(설명)
9					산소 주입 상태를 점검함 - 산소 주입 방법(Nasal Cannular)
10					산소를 투여함 - 산소 주입 방법(Nasal Cannular)
11					산소요법의 효과를 모니터함 - 산소화 상태(SpO2 : 95)
12					산소요법에 대해 교육함 - 교육 성취 정도(이해함)
13					산소 주입 상태를 점검함 - 산소 농도((L/min) : 2)
14					산소를 투여함 - 산소 농도((L/min) : 2)

간호기록

[그림 2-2] 전자의무기록지의 예

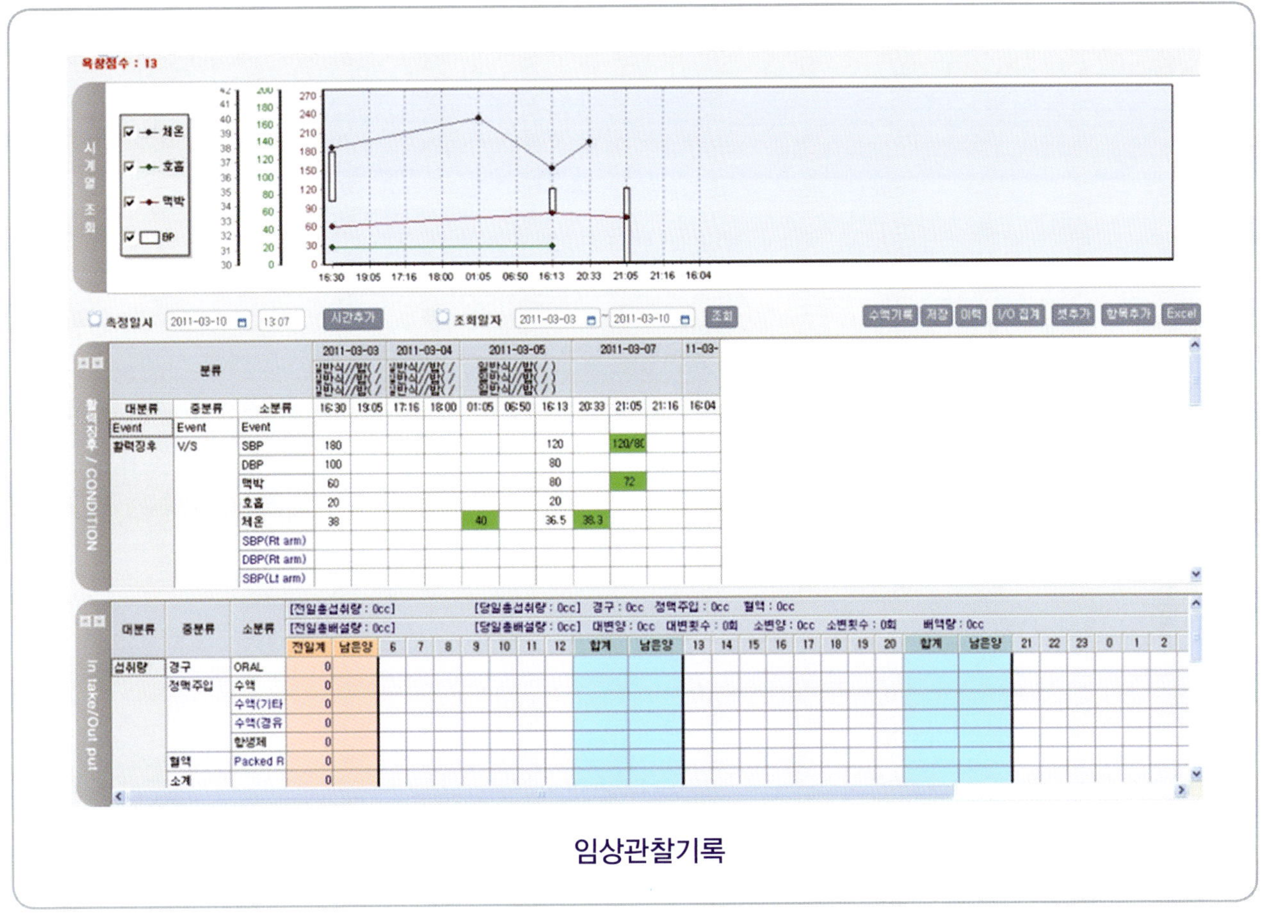

임상관찰기록

[그림 2-2] 전자의무기록지의 예(계속)

나 간호의 수행을 서술적으로 기록하는 것이다. 대상자의 문제나 상태를 설명하고 관련된 간호중재와 대상자의 반응, 간호계획의 수정, 여러 건강전문인에 의해 수행된 치료적 조치 등을 기록한다.

(2) 정보중심 기록

정보중심의 대상자 기록은 보건의료 인력이 각기 자기 분야의 기록 양식에 자료를 기록하는 것으로, 간호사, 의사, 사회사업가, 물리치료사 등의 기록이 각각 별도로 되어 있다. 예를 들어, 원무과에서는 입원기록지, 의사는 처방지와 병력지, 간호사는 간호기록지 등으로 각기 구분되어 기록된다. 기록은 시간순으로 가장 최근의 것이 각 분야의 앞에 놓이게 된다.

① **입원 기록지** : 생년월일, 일반적 사항(성별, 결혼 상태, 직업, 종교 등), 입원시간과 진단명, 주치의 이름 등이 기록된다.

② **상례 기록지** : 활력징후, 섭취량과 배설량 기록, 투약 등과 같이 경과의 변화가 많은 정보를 서술적으로 기록하면, 정보의 양이 너무 많아서 분명하게 정리하기가 어렵기 때문에 도표나 표 등을 이용하여 1일 변화를 한눈에 볼 수 있도록 기록하는 양식이다.

③ **간호 기록지** : 간호수행의 진술로 대상자가 받은 교육, 간호, 대상자의 반응, 여러 보건의료 인력에 의해 수행된 치료적, 진단적 조치 등이 기록된다.

④ **의사처방 기록지** : 치료 및 약에 대한 처방이 기록

된다.

⑤ **병력 기록지와 신체검진 기록지** : 의사에 의해 시행된 신체검진 결과, 현재 신체상태, 과거의 질병을 포함한 건강력, 가족력, 확인된 진단 및 일시적 진단, 치료계획 등이 기록된다.

⑥ **경과 기록지** : 대상자의 병리에 대한 해석, 치료에 대한 반응 등이 의사에 의해 기록된다.

⑦ **기타 기록지** : 각종 진단검사, 식이 처방, 물리치료, 사회사업 기록, 수술 및 마취 기록 등의 기록지가 있다.

3) 기록의 원칙과 주의사항

(1) 기록의 원칙

① **사실성** : 의무기록은 사실에 근거하여 객관적으로 작성해야 한다. 객관적인 기록은 직접 관찰하고 처치한 결과로 이루어진다. '~인 것 같다'와 같은 애매한 단어의 사용은 객관적인 정보에 의해 확인될 수 없는 결론을 유도할 수 있으므로 바람직하지 않다. 사실에 기초하지 않는다면 치료에 있어서 중요한 사고를 유발할 수 있다.

② **정확성** : 정확한 측정 척도를 사용하는 것이 기록을 정확하게 하기 위해 중요하다. 기관에서 인정하는 약어나 상징 등을 사용하는 것은 가능하나, 해석에 있어서 오류를 범할 수 있는 용어는 피해야 한다.

③ **간결성** : 대상자 간호에 대한 정보가 압축되어 간결하게 표현되어야 한다.

④ **동시성** : 대상자 간호에 있어 시간은 매우 중요하다. 기록이나 보고의 지연은 필요한 간호를 적절한 시간에 제공하지 못하게 한다. 그러므로 활력징후, 투약과 처치, 진단검사나 수술 전 간호 준비, 상태 변화에 대한 사정과 처치, 입 · 퇴원과 이동, 사망 등은 행위가 발생한 즉시 기록해야 한다.

⑤ **형식성** : 원활한 의사소통과 이해를 쉽게 하기 위하여 기록은 일정한 형식으로 기록되어야 한다. 예를 들어, 간호사의 사정과 중재, 의사의 처방 등은 각 기관의 구조화된 양식을 사용하여 기록한다.

⑥ **완벽성** : 기록된 모든 정보는 완벽해야 하며, 대상자와 관련 의료요원에게 도움이 되는 완전한 자료여야 한다.

⑦ **보안성** : 윤리적, 법적으로 의료인은 대상자의 질병과 치료에 관한 정보에 대해 비밀을 유지해야 할 의무가 있다.

⑧ **적합성** : 환자의 건강문제나 간호에 관계되는 정보만을 기록한다.

(2) 기록 시 주의사항

① 정확하게 기록한다(기록자, 시간 간격, 수량 등을 명확하게 기록한다).

② 누구나 알기 쉽고 간결하게 기록한다.

③ 판단해야 할 애매한 어휘는 피하고 과학적인 어휘를 사용한다.

④ 개인적 견해나 해석은 피하고 사실 그대로 기록한다.

⑤ 간호중재를 수행하기 전에 기록을 먼저 해서는 절대로 안 된다.

⑥ 공인된 약어와 기호를 사용한다(표 2-10. 흔히 사용되는 약어 참조).

⑦ 차트는 빈칸을 남기지 말고 순서대로 기록한다.

⑧ 복사를 하거나 지우개, 수정액 등을 사용하지 않는다.

⑨ 잉크색이나 펜의 종류는 기관의 방침에 따른다.

⑩ 기록을 지연시키지 않고 발생 즉시 기록한다.

⑪ **서명** : 간호사가 작성한 모든 문서상 기록에는 그것을 기록한 간호사의 서명이 있어야 하며 서명에는 full name을 기록해야 한다.

⑫ **시간** : 모든 기록에 날짜와 시간을 기록하는 것은 법적 측면뿐만 아니라 간호의 안전성 확보를 위한 측면에서도 중요하다.

[표 2-10] 흔히 사용되는 약어

약 어	원어 또는 영어	의 미
aa	ana of each(=ea)	각각
abd	abdomen	배, 복부
ABGA	arterial blood gas analysis	동맥혈 가스분석
ABR	absolute bed rest	절대안정
ac	ante cibum, before meals	식전
ad lib	ad libitum, at liberty, as desired	원하는 대로, 임의량
ADL	activities of daily living	일상생활 활동
adm	admitted or admission	입원
AM	ante meridiem, morning	오전
amb	ambulatory	걸어서
amt	amount	양
approx	about, approximately	약
bid	bis in die, twice daily	하루 2회
BM(bm)	bowel movement	장운동, 배변
BMR	basal metabolic rate	기초대사율
BP	blood pressure	혈압
BR	bed rest	침상안정
bx	biopsy	생검
C	Centigrade, Celsius	섭씨
C & S	culture and sensitivity	배양과 감수성
c(C)	with	~와 함께
C/O	complains of	~의 호소
ca	cancer	암
CBC	complete blood count	전혈구 검사
CC	chief complaint	주 호소
Cl	client	대상자
CPR	cardiopulmonary resuscitation	심폐소생술
CSR	central supply room	중앙공급실, 중앙부
CVA	cerebro-vascular-accident	뇌졸중, 뇌혈관손상
DAMA	discharge against medical advice	의학적 조언을 거역한 퇴원
Dc(disc)	discontinue	중단, 중단함
DNR(no code)	do not resuscitate	소생시키지 말것
DOA	dead on arrival	도착시 사망
Dr	doctor	의사
Drsg	dressing	드레싱
DW	distilled water	증류수

[표 2-10] 흔히 사용되는 약어(계속)

약 어	원어 또는 영어	의 미
Dx	diagnosis	진단
ECG(EKG)	electrocardiogram	심전도
EEG	electroencephalogram	뇌파전도
ENT	ear, nose, throat	이비인후과
F	Fahrenheit	화씨
fld	fluid	용액
FUO	fever of unknown(undetermined) origin	원인불명 열
GI	gastrointestinal	위장관
GP	general practitioner	일반개업의
gtt	gutta, drop	방울, 점적
h(hr)	hour	시간
hs	hora somni, at bedtime	취침시
I & O	Intake and output	섭취량과 배설량
IM	intramuscular	근육내
IV	intravenous	정맥내
Lab	laboratory	검사실
liq	liquid	액체
LLQ	left lower quadrant	좌측 하부 4분의 1
LMP	last menstrual period	최종 월경시기
Lt(lt, L)	left	좌측, 왼쪽
LUQ	left upper quadrant	좌측 상부 4분의 1
meds	medications	약물
mod	moderate	보통
neg	negative	음성
no(#)	number	번호
NPO(NBM)	nothing per oral, nothing by mouth	금식
Nr	nurse	간호사
NS(N/S)	normal saline	생리식염수
od	once daily	매일 1회
OD	right eye (oculus dexter=dextra)	우측 눈
OP	operation	수술
OPD	outpatient department	외래
OR	operating room	수술실
OS	left eye (oculus sinister)	좌측 눈
OU	both eye (oculus unitas)	두 눈 다
pc	post cibum, after meals	식후

[표 2-10] 흔히 사용되는 약어(계속)

약 어	원어 또는 영어	의 미
PE	physical examination	신체검진
per	by or through	~을 통해
PM	afternoon, post meridiem	오후
po	per os(mouth), by mouth	경구로
post op	postoperative(ly)	수술 후
pre op	preoperative(ly)	수술 전
prep	preparation	준비
prn	pro re nata, when necessary	필요시에
pt	patient	환자
q	quaque, every	매, 마다
qd	quaque die, every day	매일
qh(q1h)	quaque hora, every hour	1시간마다
qhs	quaque hora somni, every night at bedtime	매일 밤, 취침시에
qid	quarter in die, four times a day	하루에 네 번
R/O	rule out	감별하다, ~의증
RBC	red blood cell	적혈구
RLQ	right lower quadrant	우측 하부 4분의 1
RN	registered nurse	등록 간호사
ROM	range of motion	관절가동범위
ROS	review of systems	계통별 사정(검토)
Rt(rt, R)	right	오른
Rx	treatment/prescription	치료/처방
S(s)	sine, without	~없이
SOB	shortness of breath	숨이 참, 가쁜 숨
spec	specimen	검사물
stat	at once, immediately	즉시
Sx	symptoms	증상
tid	ter in die, three times a day	하루에 세 번
TO	telephone order	전화처방
TPR	temperature, pulse, respiration	체온, 맥박, 호흡
Tx	treatment	치료
VO	verbal order	구두처방
VS(vs)	vital signs	활력징후
WBC	white blood cell	백혈구
WNL	within normal limits	정상범위내
wt	weight	체중

⑬ 전자의무기록(EMR)에서는 접근할 수 있는 사용자명(ID)과 비밀번호 관리를 잘하여 대상자의 정보와 기록의 보안 유지에 수의한다.

(3) 기록과 관련된 법적 책임

정확하고 완전한 기록은 대상자에게 무슨 일이 있었는지를 알아볼 수 있는 중요한 자료가 된다. 최선의 법적 보호를 위해서는 전문직 간호표준을 준수해야 하며, 소속기관의 정책과 기록의 절차를 반드시 준수토록 한다.

대상자의 기록은 대상자와 직접적인 관련이 없다면 대상자 기록에 대한 접근이 제한된다. 의료법 제19조에 따르면 의료 · 조산 또는 간호를 하면서 알게 된 다른 사람의 비밀을 누설하거나 발표하지 못하므로 의료인이나 의료기관 종사자는 환자가 아닌 다른 사람에게 환자에 관한 기록을 열람하게 하거나 사본을 내주는 등 내용을 확인할 수 있게 해서는 안 된다고 법에서 명시하고 있으므로, 이를 준수해야 할 책임이 있다. 또한, 의료기관에는 보건복지부와 행정안전부에서 '의료기관 개인정보보호 가이드라인'을 제시하여, 대상자의 개인정보가 침해당하지 않도록 가이드라인을 배포하여 이를 준수하도록 하고 있다.

4) 보건의료정보시스템(Health Information System, HIS)

(1) 정의

보건의료정보시스템은 의료기관 내의 환자 진료, 간호, 행정, 교육 및 연구 활동에 필요한 다양한 정보를 수집하고 저장하며, 처리 · 분석 · 공유 · 활용하는 전산화된 통합 시스템을 의미한다. 이는 보건의료서비스의 효율성과 질을 높이기 위한 핵심 기반으로 작용하며, 환자 중심의 안전하고 지속적인 건강관리를 가능하게 한다.

(2) 목적 및 효과

① **보건의료 서비스의 질 향상**: 정보의 표준화와 실시간 공유를 통해 환자 진료의 정확도와 일관성을 높인다.

② **의사결정 지원**: 환자 상태, 검사 결과, 약물 정보 등을 통합하여 임상적 판단에 근거자료를 제공한다.

③ **업무 효율화**: 중복 검사 방지, 기록 자동화, 보고서 작성 간소화 등으로 의료진의 행정 부담을 줄인다.

④ **환자 안전 증진**: 알레르기, 약물 상호작용, 중복 처방 등을 시스템이 사전에 경고하여 오류를 줄인다.

⑤ **의료비 청구와 통계 관리**: 건강보험공단과 연계한 청구자료 생성 및 국가 보건정책 수립을 위한 통계를 제공한다.

(3) 구성요소

① **EMR (Electronic Medical Record, 전자의무기록)**: 환자의 진료기록(진단, 처방, 진찰 소견 등)을 전산화하여 저장 · 관리

② **OCS (Order Communication System, 처방전달시스템)**: 의사의 처방을 간호사, 약사, 진단검사실 등 관련 부서에 자동 전달

③ **PACS (Picture Archiving and Communication System, 의료영상저장전송시스템)**: 방사선, CT, MRI 등의 영상을 디지털로 저장하고 병원 내에서 공유

④ **LIS (Laboratory Information System, 검사정보시스템)**: 임상병리검사의 의뢰, 결과 보고 및 통계자료 관리

⑤ **NIS (Nursing Information System, 간호정보시스템)**: 간호사정, 간호진단, 간호계획, 간호수행, 간호기록 등 간호과정 전반을 지원하는 시스템

⑥ **CDSS (Clinical Decision Support System, 임상결정지원시스템)**: 진료 및 간호 시 의사결정을 지원하기 위한 지식 기반 정보제공 시스템

보건의료정보시스템(HIS)은 간호업무 전반에 걸쳐 직접적인 영향을 미치는데 특히 간호정보시스템(NIS)은 간호사가 수행하는 간호과정을 전산화하여 간호의 표준화, 질 관리, 업무 효율성 향상에 크게 기여한다. 또한 전산화된 간호계획(CNCPs: Computerized Nursing Care Plans)은 간호중재의 일관성 확보, 간호사의 비판적 사고 향상, 근거 기반 간호 실천을 가능하게 한다. 간호사는 HIS를 통해 다학제 팀 간의 정보를 실시간으로 공유함으로써, 환자 중심의 통합적 간호 서비스 제공이 가능하다. 또한 환자의 변화된 상태를 신속하게 기록하고, 전 의료진이 이를 기반으로 연속성 있는 돌봄을 제공할 수 있다. 향후 간호사는 정보기술을 활용하여 더욱 개인화되고 예측 가능한 간호 서비스를 제공할 수 있어야 한다.

2 보 고

보고는 다른 사람에게 구두 · 서면 · 컴퓨터 등을 통해 대상자의 자료에 대한 정보를 전달하는 의사소통 방법이다.

1) 보고의 종류

(1) 근무 교대시 보고

근무 교대시의 보고는 간호의 계속성을 유지하고 양질의 간호를 제공하기 위해 이루어진다. 대상자의 치료와 간호가 중단되지 않도록 정확히 보고하는 것은 간호사의 책임이다. 근무 교대시 보고는 구두 · 서면 · 녹음기 등을 통하여 이루어진다.

근무교대 시간에 보고되어야 할 정보에는 각 대상자의 이름, 병실번호와 침상번호 등을 확인하고, 현재 건강상태, 치료에 대한 반응, 간호지시와 의사지시의 변경(투약, 식이, 활동수준 등), 새로 입원한 대상자에 대한 요약, 퇴원이나 이동한 대상자에 대한 정보 등이 있다.

(2) 전화보고

건강요원은 전화로 환자의 상태를 보고하고 정보를 주고받을 수 있다. 전화보고를 한 경우에는 그 내용을 반드시 서면으로 기록해야 하는데, 간호사는 언제 · 누가 · 무엇 때문에, 누구를 호출하였으며, 통화한 내용은 무엇인지 등을 상세히 차트에 기록해야 한다.

(3) 전화처방

전화처방은 의사가 간호사에게 전화로 긴급하게 처방하는 것으로서 상황이 매우 긴급한 경우에만 사용해야 하며, 단순히 편리를 위해 사용되어서는 안 된다. 의료기관에서는 전화처방에 관한 지침을 마련하여 관리하여야 한다. 전화처방의 내용이 명확하지 않을 경우 반드시 확인하여야 하며, 처방을 받은 후 전화처방 내용을 기록하고 가능한 빨리 추후 의사로부터 서면처방을 받아야 한다.

(4) 사건보고

사건보고란 의료기관에서 일상적으로 일어나는 사건을 보고하는 것이다. 이는 병원에서 대상자, 방문객, 직원 등 모든 사람에게 일어날 수 있는 위험으로, 예를 들어 대상자의 낙상, 방문객의 감염, 투약사고, 지시된 치료의 누락, 치료수행 중의 부주의로 인한 사고 등을 보고하는 것이다. 이는 6하 원칙에 의해 사건보고서를 서면으로 작성하여 간호행정 부서에 보고하여야 한다. 사건보고는 매일 간호단위에서 일어날 수 있는 위험요인을 규명하는 데 도움을 주고, 정책이나 각 부서의 질 향상을 위해서도 중요한 지표가 된다.

제3장

활력징후

3

학습목표

1. 활력징후를 설명한다.
2. 체온에 영향을 미치는 요인을 사정한다.
3. 체온을 절차에 따라 사정한다.
4. 맥박에 영향을 미치는 요인을 사정한다.
5. 맥박을 절차에 따라 사정한다.
6. 호흡에 영향을 미치는 요인을 사정한다.
7. 호흡을 정확한 방법으로 사정한다.
8. 혈압의 측정원리를 설명한다.
9. 혈압에 영향을 미치는 요인을 사정한다.
10. 혈압을 정확한 방법으로 사정한다.
11. 산소포화도에 영향을 미치는 요인을 사정한다.
12. 산소포화도를 절차에 따라 사정한다.

I. 과학적 근거

1 활력징후의 생리적 기전

활력징후(vital sign)는 인체의 생명기능의 변화에 따라 민감하게 나타나는 징후로, 체온 · 맥박 · 호흡 및 혈압을 총칭한 것이다. 최근에는 네 가지 측정치 외에 통증을 다섯 번째의 활력징후로 지정하여 함께 사정하기도 하고, 맥박 산소측정기로 측정한 산소포화도를 추가하기도 한다. 질병, 육체적 활동, 환경 등 여러 요인은 활력징후의 변화를 일으켜 정상범위에서 벗어나도록 만든다. 활력징후가 정상범위에서 벗어날 때는 신체사정을 비롯한 대상자의 상태를 세밀히 확인하여야 한다. 즉 활력징후의 변화는 대상자의 건강상태의 변화, 더 나아가 생명과 직접적인 관계가 있으므로 변화의 기전에 대한 이해를 바탕으로 활력징후를 정확하게 측정해야 한다.

1) 체온조절의 생리적 기전

인간은 주위 환경의 온도가 13~66℃까지 크게 변화하더라도 심부(core) 온도를 정상적으로 유지한다. 반면에, 피부 온도는 손가락이나 발가락과 같은 말단 부위의 피부 온도가 체간부(trunk), 전두부(forehead)의 피부 온도에 비해 낮으며, 외부 온도에 따라 크게 변화한다. 체온이 정상범주 내에서 유지되기 위해서는 체내에서 형성되는 열생산과 체외로 방출되는 열소실이 항상 일정하게 유지되어야 한다. 대부분의 감지기나 감각수용기는 피부에 있다. 그러므로 피부수용기는 열보다는 냉을 더욱 효율적으로 감지한다. 전신에 오한이 일어나면 체온을 높이기 위한 세 가지 생리적 과정이 발생한다. 떨림(shivering)은 열생산을 증가시키고, 열소실을 감소시키기 위해 발한이 억제되며 혈관이 수축된다. 세포의 생존과 기능 유지에 필수적인 화학반응(특히 효소반응)은 37℃ 전후에서 최적의 상태를 나타내므로 정상체온으로의 조절이 중요하며, 체온조절의 중추는 뇌의 시상하부(hypothalamus)에 있다. 심부체온을 조절하는 중추인 시상하부는 시상하부의 시삭전영역(시각교차앞구역, preoptic area)에 위치한다. 시상하부의 감지기가 열을 감지하면 체온을 낮추기 위해 신호를 전달하여 열생산을 감소시키고, 열소실을 증가시킨다. 반대로 냉 감지기가 자극되면 열생산을 증가시키고, 열소실을 감소시키도록 신호를 보내게 된다. 시상하부의 냉민감수용기(cold-sensitive receptors)의 신호는 혈관수축, 전율, 에피네프린 방출과 같이 효과기를 자극하여 세포대사를 증가시켜 열생산을 증가시킨다. 시상하부의 온민감수용기(warmth-sensitive receptors)가 자극되면 효과체계(effector system)는 신호를 보내 발한과 말초혈관이완을 시작한다. 또한 이 체계가 자극되면 대상자는 옷을 입거나 벗는 등 체온을 조절하기 위한 의식적인 행동을 취하게 된다.

체온(body temperature)은 인체의 열생산과 열소실의 균형을 반영하며, 심부체온(core temperature)과 표면체온(surface temperature)으로 구분된다. 심부체온은 복강, 골반강과 같은 인체 심부조직의 온도를 말하는 것으로 비교적 일정하다. 표면체온은 피부, 피하조직, 지방의 온도이다. 심부체온과는 달리 표면체온은 환경에 따라 변화한다.

인체는 대사부산물에 의해 지속적으로 열을 생산한다. 인체의 열생산과 열소실의 균형을 이룰 때 인간은 열균형상태를 이루게 된다.

(1) 열생산(Heat Production)

인체의 모든 세포는 대사를 계속하므로 열을 생산하게 된다. 열생산의 가장 중요한 인체기관은 간, 심장, 뇌, 신장 및 내분비선 등이고, 이들 장기는 안정시에도 비교적 활발하게 화학적 변화를 일으켜서 열을 생산하며 체열의 50%를 담당한다. 골격근 또한 몸 전체의 부피가 1/2 정도 되기 때문에 총 체열 생산의 40% 정도를 담당한다. 안정 시에는 골격근이 크게 열생산을 하지 않지만 활동 시에는 평상시의 10배까지도 열생산을 증가시킬 수 있다.

① 기초대사(Basal metabolism)

기초대사는 안정시 신체가 생산하는 열을 말하며, 인체가 호흡과 같은 생명에 필수적인 활동을 유지하는 데 요구되는 에너지 이용률이다. 기초대사율은 40cal/시간/m^{2}이지만 이 중 일을 하는 데 소모되는 에너지는 30%에 불과하므로 대부분은 체열로 변화된다. 평균 기초대사율은 체표면적에 의존한다.

② 음식물 섭취에 의한 열생산

음식물을 섭취하게 되면 소화선 활동의 증가, 소화관의 운동성 증가 및 음식물 대사에 따라 특수 동력학적 작용(specific dynamic action)에 의한 열생산이 증가된다.

③ 수의적인 골격근 수축(운동)에 의한 열생산

운동시 근육운동과 같은 수의적 움직임은 부가적인 에너지를 필요로 한다. 수의적인 골격근 수축(운동)은 수분 이내에 열생산을 많이 증가시켜 총 열생산량의 90%를 담당하게 된다.

④ 불수의적인 골격근 수축(떨림, shivering)에 의한 열생산

추위에 노출되는 경우 근긴장도가 높아지다가 한계 근긴장도(critical muscle tone)를 넘게 되면 불수의적으로 골격근이 10~20회/초의 빈도로 불규칙하게 수축과 이완을 반복하게 되는데 이를 떨림(shivering)이라 한다. 떨림(shivering)시 골격근의 움직임은 에너지를 필요로 하며, 정상보다 4~5배까지 열생산을 증가시킬 수 있다. 떨림 직전에는 대개 모든 혈관의 수축이 선행되는데, 그로 인해 인체는 오한(chilling)을 느끼게 된다.

⑤ Non-shivering thermogenesis(NST)에 의한 열생산

NST는 근수축과 무관하게 호르몬에 의해 이루어지는 열생산을 의미하며, 신생아기에만 NST에 의존해서 열생산을 하고 있다.

(2) 열소실(Heat Loss)

열생산과 열손실은 동시에 일어난다. 체열이 방출되는 것은 물리적인 현상으로 복사, 전도, 대류, 증발에 의해 일어난다.

① 복사(Radiation)

인체와 주변 물체 간에 적외선 형태로 열이 직접 방출되는 현상을 말하며, 복사를 통한 열 손실은 전체 열손실의 약 60%를 차지한다.

② 전도(Conduction)

신체 표면과 접촉하고 있는 물체로 열이 이동하여 체열이 소실되는 것을 의미하며, 따뜻한 피부가 주변의 찬 물체에 닿으면 그 둘의 온도가 비슷해질 때까지 열이 소실된다. 인체가 차가운 물에 잠겼을 때 온도가 같아질 때까지 인체의 열이 물로 전달되는 것이다. 전달되는 열의 양은 온도차, 접촉의 양, 접촉시간에 달려있다. 정상적으로 전도는 열소실의 적은 부분(대략 3%)을 담당한다. 얼음찜질이나 미지근한 물로 목욕시키는 방법 등이 전도에 의한 열소실을 증가시킬 수 있으며, 옷을 여러 겹 입는 것은 전도에 의한 열소실을 줄일 수 있다. 피부온도보다 따뜻한 물체와 접촉함으로써 신체가 전도에 의해 열을 얻을 수도 있다.

③ 대류(Convection)

피부에 접하는 공기나 물이 데워지면서 밀도가 낮아져 이동하고 그 자리를 찬 공기나 물이 채우는 과정에서 체열이 소실되는 것을 말한다. 바람이 불면 시원하게 느끼는 것은 공기의 대류가 커지기 때문이다.

④ 증발(Evaporation)

인체 표면에서 수분이 기화되어 날아갈 때에 많은 열 손실을 동반하게 되며, 이와 같은 현상으로 체열을 잃게 되는 것을 의미한다. 이처럼 지속적이고 감지되지 않는 수분 손실을 불감성 수분소실(insensible water loss)이라 하며, 이에 따른 열 손실은 불감성 열소실(insensible heat loss)이라 한다. 피부나 호흡을 통하여 배출되는 수분의 불감성 소실과 함께 열이 소실되는 것은 증발에 속한다. 불감성 열소실은 기본적 열소실의 10% 정도를 차지한다. 발한(sweating)은 한선(sweat gland)의 작용에 의해 수분이 능동적으로 이동하는 과정으로, 이로 인해 체온이 감소하게 된다.

(3) 행동적 조절

인간은 편안한 체온을 유지하기 위해 여러 가지 행동을 취한다. 외부 기온이 떨어지게 되면 옷을 입거나 난방기의 온도를 올리고, 근육 활동을 증가하거나 몸을 움츠리는 등의 반응을 보인다. 반면에, 외부 기온이 올라가게 되면 옷을 벗거나 활동을 멈추고, 에어컨의 온도를 낮추거나 찬 곳을 찾아서 올라간 체온을 조절하게 된다.

2) 맥박조절의 생리적 기전

혈액은 계속적인 순환으로 우리 온몸을 흐르고 있다. 심근에 전달되는 동방결절(sinoatrial, SA node)에서의 전기적 충동이 심장수축을 자극한다. 심장이 한번 수축할 때 대동맥으로 뿜어내는 혈액량(SV, stroke volume)은 대략 60~70㎖이다. 맥박은 말초동맥에서 혈액의 흐름을 촉진할 수 있는 박동이다. 1분 동안에 박동이 뛰는 것을 느낀 숫자가 맥박수(PR, pulse rate)이다.

심박출량(CO, cardiac output)은 심장이 1분 동안 뿜어내는 혈액량으로, 심박동수(HR, heart rate, 1분 동안 심장의 뛰는 횟수)와 일박출량(SV, stroke volume)의 곱으로 얻어진다. 동맥순응도(compliance)는 동맥이 수축하고 확장하는 능력을 말한다. 대상자의 연령이 증가하여 동맥확장능력이 상실되면, 심장이 동맥으로 혈액을 박출하기 위해 더욱 큰 힘이 요구된다.

건강한 대상자의 맥박은 심장의 박동횟수를 반영하며 맥박수는 심실수축의 수와 같다. 그러나 특정 유형의 심혈관질환을 가지고 있을 때 심장에서 멀리 떨어진 부위의 말초맥박이 너무 약하게 촉지되는 경우 심맥박수와 심장수축수는 일치하지 않는다. 이러한 경우 간호사는 심첨맥박과 말초맥박을 동시에 측정해야 한다. 심첨맥박(apical pulse)은 심첨부에 위치한 중심맥박으로 최대박동점(point of maximal impulse, PMI)이라 한다.

심박출량(CO) = 심박동수(HR) × 일박출량(SV)

심박출량은 연령, 자세, 대사와 운동, 온도, 정서상태의 영향을 받는다. 일박출량(SV)은 펌프로서의 심장기능의 효율성과 정맥 환류에 의해 조절되는데, 가령 혈액량이 적고 압력이 낮거나 혈류에 미치는 저항이 많을 때는 정맥 환류량이 적어서 일박출량은 줄어들게 된다. 또한, 심박동수(HR)는 심박조정기(pacemaker)인 동방결절에서 1분 동안에 발생시키는 흥분횟수와 동방결절에 대한 자율신경의 영향에 의해 결정되는데, 교감신경은 심장박동과 심근수축력을 증가시키는 반면 부교감신경은 심근수축력과 심장박동을 감소시킨다.

3) 호흡조절의 생리적 기전

호흡은 대기와 혈액과 세포 사이에서 가스를 교환하기 위해 사용되는 기전을 의미한다. 호흡은 첫째, 대기와 폐포 사이의 공기의 교환(환기, ventilation), 둘째, 폐포와 폐 모세혈관의 혈액 사이의 O_2와 CO_2 가스교환(확산, diffusion), 셋째, 폐순환과 체순환을 통해 O_2와 CO_2 전달, 넷째, 조직 모세혈관 내 혈액과 조직세포 사이에서 O_2와 CO_2 가스교환(확산, diffusion), 다섯째, 조직세포에서의 O_2 이용과 CO_2 생성의 다섯 단계를 거쳐서 이루어진다.

호흡에는 내호흡(internal respiration)과 외호흡(external respiration)이 있는데, 내호흡은 조직에서의 가스교환으로 조직세포가 동맥혈에서 산소를 취하고 이산화탄소를 동맥혈로 내어주는 것을 말하며, 외호흡은 폐포에서의 가스교환으로 폐포가 폐포 모세혈관으로 산소를 내어주고, 이산화탄소를 취하는 것을 말한다. 환기(ventilation)는 공기가 외부환경에서 폐로 드나드는 작용으로 폐에서 산소를 가진 공기를 들이마시는 흡기(inspiration)와 폐 밖으로 이산화탄소를 가진 공기를 배출하는 호기(expiration)가 있다. 호흡은 연수에 의해 조절된다. 기본적으로 늑골(흉곽)호흡과 횡격막(복식)호흡 두 가지 유형의 호흡이 있다. 늑골호흡에는 외늑간근육과 흉쇄유돌근과 같은 타 부속 근육이 관여되고, 이때 가슴이 상부 외측으로 움직이는 것을 관찰할 수 있다. 반대로 횡격막호흡에는 횡격막의 수축과 이완이 관여되고, 복부의 움직임을 관찰할 수 있다.

4) 혈압조절의 생리적 기전

혈압은 동맥, 정맥, 심방과 심실을 순환하는 혈액에 의해 생기는 압력이다. 혈압은 수축기압(systolic pressure)과 이완기압(diastolic pressure)으로 구성되는데, 수축기압은 심장의 수축기 때 좌심실에서 일시적으로 많은 혈액이 대동맥으로 나와 동맥벽에 생긴 압력이며, 이완기압은 수축기에 대동맥에 일시 저장되었던 혈액이 심실의 이완기 때 말초혈관으로 흘러갈 때 나타내는 압력이다.

혈압측정 단위는 수은주의 밀리미터(mmHg)이며, 혈압측정은 혈압이 수은주를 밀어 올릴 수 있는 높이를 기준으로 한 전통적인 단위이다. 오늘날에는 수은 혈압계 대신 전자식 또는 아네로이드 혈압계를 사용하지만, 단위는 여전히 mmHg로 표기된다. 혈압을 기록할 때에는 수축기압을 이완기압보다 먼저 기록하는데, 평균 수축기압은 120mmHg이고 평균 이완기압은 80mmHg이며, 이것을 120/80mmHg으로 기록한다. 또한 수축기압과 이완기압의 차이를 맥압(pulse pressure)이라 하고 심박동 1주기에 걸친 혈압의 평균치를 평균압이라 하는데, 평균압은 이완기압에 맥압/3(맥압의 1/3)을 더하여 계산된다. 따라서 혈압 120/80mmHg이면 맥압은 40mmHg이고 평균압은 약 93mmHg가 된다.

평균압 = 이완기압 + 맥압/3

혈압은 말초저항, 심박출량, 혈액량, 혈액의 점도, 동맥의 탄력성 등 여러 가지 혈액 역학적 요인의 상호작용으로 조절된다.

혈압(BP) = 말초저항(PR) × 심박출량(CO)

(1) 말초저항

혈액이 혈관을 통해 흐를 때 혈액이 부딪히게 되는 마찰이 저항인데, 이 저항의 대부분이 말초혈관에서 일어나므로 말초저항(PR, peripheral resistance)으로 알려져 있다. 저항을 유발하는 데 관여하는 요소는 혈관의 직경, 혈액의 점도, 혈관의 길이이다.

(2) 심박출량

일정한 공간에 존재하는 물질의 양이 증가하면 그 공간 속의 압력은 증가하게 된다. 심장의 펌프작용이 약해지면 평소보다 적은 양의 혈액이 동맥으로 박출되어 심박출량이 감소해 혈압이 감소하고, 반대로 심박출량이 증가하면 증가된 혈액으로 인해 동맥벽에 가하는 압력이 커지므로 혈압은 상승하게 된다.

(3) 혈액량

출혈이나 탈수 등으로 인해 순환하는 혈액량이 줄어들면 혈압이 감소하고, 반대로 수액 주입 과잉 등으로 인해 순환하는 혈액량이 증가하면 동맥 내에 더 많은 압력을 가해서 혈압이 상승하게 된다.

(4) 혈액의 점도

점도는 진하고 끈끈한 정도를 말하는데 혈액내 적혈구의 비율인 헤마토크릿(Hematocrit)으로 결정된다. 혈액의 점도가 높아지면 혈액의 흐름이 어려워져서 말초저항을 유발하게 되므로 혈압이 상승하게 된다.

(5) 혈관벽의 탄력성

동맥의 벽은 탄력성이 있어서 팽창이 쉽게 된다. 이러한 동맥의 탄력성은 혈압이 심하게 변동하는 것을 방지한다. 그러나 나이가 들어서 동맥의 탄력성이 상실되거나, 동맥경화증과 같은 동맥질환이 있을 때에는 팽창하지 않는 혈관으로 혈액이 흐름에 따라 혈관의 저항이 증가되어 혈압의 상승을 야기하게 된다.

2 활력징후에 영향을 미치는 요인

체온, 맥박, 호흡, 혈압에 영향을 미치는 요인은 [표 3-1]과 같다.

[표 3-1] 활력징후에 영향을 미치는 요인

체온에 영향을 미치는 요인	
연령	신생아의 체온은 35.5~37.5℃의 범위를 갖는다. 영아는 생리적 기전이 미성숙하여 체온조절이 잘 되지 않는다. 노인은 체온이 일반적으로 낮고, 온도의 급격한 변화에 대한 대처능력이 떨어진다.
운동	격렬한 운동은 체온을 일시적으로 39~41℃까지 증가시킬 수 있다.
호르몬	여성이 남성보다 체온 변동이 심하다. 배란기와 폐경기의 호르몬 변화는 체온의 변동을 야기한다.
하루 중 변화	체온은 정상적으로 하루 동안에도 변화한다. 새벽 1시에서 4시 사이에 가장 낮고, 오후 4시에서 6시경에 가장 높다.
스트레스	신체적, 정서적 스트레스는 교감신경을 자극하여 신진대사를 항진시켜 체온을 높인다.
환경	노출의 정도, 습도, 대류의 존재 등에 의해 체온이 영향을 받는다.
맥박에 영향을 미치는 요인	
연령	맥박수는 영아기에서 성인기까지 연령이 증가함에 따라 감소한다.
운동	단기간의 운동은 맥박수를 증가시키는 데 반해, 장기간의 계속적인 운동은 심근을 강화시켜서 안정시에 보통보다 적은 맥박수를 갖게 한다. 또한, 운동 후에 안정시 맥박으로 빨리 회복된다.
열	열이 있으면 대사율이 증가하기 때문에 맥박수가 증가한다.
통증	급성 통증과 불안은 교감신경을 자극하여 맥박수를 증가시키는데 반해, 내장성 심부 통증과 만성 통증은 부교감신경을 자극하여 맥박수를 감소시킨다.
약	약물이 맥박에 영향을 미치는데, 예를 들어 강심제인 digitalis는 맥박수를 감소시키고 atropine과 epinephrine은 맥박수를 증가시킨다.
출혈	혈액소실은 보상기전으로 교감신경을 자극하여 맥박수를 증가시킨다.
자세변화	눕는 것은 초기에 맥박수를 감소시키는 데 반해, 서거나 앉는 것은 맥박수를 증가시킨다.
대사	갑상선 기능 항진증은 맥박수를 상승시키는 데 반해, 갑상선 기능 저하증은 맥박수를 감소시킨다.
성	사춘기 이후에는 일반적으로 남자가 여자보다 맥박수가 느리다.
스트레스	스트레스는 교감신경을 자극해 전반적인 심장활동을 증가시킨다. 즉, 심박수와 심장수축력을 모두 증가시킨다. 불안과 공포 같은 정서적 반응도 급성 통증만큼 맥박수를 증가시킨다.

[표 3-1] 활력징후에 영향을 미치는 요인(계속)

호흡에 영향을 미치는 요인	
연령	영아기에서 성인기까지 폐용량은 증가하고 호흡수는 점차 감소한다. 노인의 폐용량과 호흡의 깊이는 감소하고 호흡수는 증가한다.
운동	운동은 호흡의 수와 깊이를 증가시킨다.
성	남성이 여성보다 폐용량이 크다.
고열	고열은 호흡수를 증가시킨다.
스트레스	불안과 스트레스는 교감신경을 자극해 호흡수와 깊이를 증가시켜 과도환기를 초래한다.
약	마약성 진통제는 흡기능력을 저하시켜 호흡수를 감소시키고, 코카인 등은 환기량을 증가시켜서 호흡수와 깊이를 증가시킨다.
자세	구부리거나 엎드린 자세에서는 충분한 환기가 이루어지지 않아 호흡수와 깊이가 감소한다.
흡연	장기간의 흡연은 기도에 변화를 초래하여 호흡수를 증가시킨다.
뇌손상	뇌간 장애는 호흡조절 중추에 손상을 주어 호흡을 억제한다.
고지대	지대가 높을수록 산소농도가 저하되어 호흡수와 깊이가 증가된다.

혈압에 영향을 미치는 요인	
연령	정상혈압은 일생을 통해 변하는데, 연령이 증가함에 따라 점점 더 높아진다.
스트레스	불안, 두려움, 동통, 정서적 스트레스는 교감신경을 자극해 심박수를 증가시켜 심박출량이 증가하고, 말초혈관이 수축되어 혈관의 저항이 증가해 혈압이 상승한다.
호르몬	사춘기 이후에는 호르몬 변화로 남자가 혈압이 더 높아질 수 있으나, 폐경기에 도달하면 여자가 남자보다 혈압이 더 높아지는 경향이 있다. 임신시에는 혈압이 약간 상승한다.
하루 중 변화	아침에 혈압이 낮고 낮 동안에 올라가다가 늦은 오후나 저녁에 가장 높으며, 밤에는 다시 낮아진다. 하루 중 변화가 중요하다.
약물	약물의 약리작용이 혈압을 상승시키기도 하고 하강시키기도 한다.
종족	흑인이 백인보다 혈압이 높다.
흡연	흡연은 혈관수축을 초래하여 혈압을 상승시킨다.
출혈	혈액량이 줄어들어서 혈압이 하강한다.
신장질환	나트륨과 수분의 정체로 인해 혈액량이 증가되고, 레닌이 방출되어 혈압이 상승한다.
운동	운동은 심박출량의 증가를 초래하여 혈압을 상승시킨다.
체위 변화	누워 있다가 앉거나 서는 자세로 변하면 혈액량이 줄어들어서 혈압이 낮아지지만, 그 변화는 미약하다.
전신마취	마취는 뇌간의 혈관운동중추를 억제해 혈관이 이완되면서 혈압이 떨어지게 한다.
성	어렸을 때는 남녀 간 혈압의 차이가 없다가 사춘기 후에는 호르몬 변화로 남자가 더 높아진다. 폐경기 여성은 같은 연령의 남자보다 더 높다.

II. 간호과정

1 간호사정

활력징후를 사정할 때 포함해야 할 사항으로는 정상적인 하루 중의 변동, 활력징후 측정의 정확성을 방해하는 요소, 활력징후에 영향을 주는 요인, 활력징후의 변화를 예상할 수 있는 조건 등이다. 예를 들어 총 혈액검사(CBC)에서 백혈구 수치의 증가는 감염을 의미하며, 이는 고열을 야기할 수 있다. 그리고 동맥혈 가스분석(ABGA) 결과는 우리 몸의 산소요구 및 환기 상태와 관련되며 그 변화는 활력징후의 변화를 야기하게 된다. 또한, 이전의 활력징후가 반드시 확인되어야 한다.

1) 체온

(1) 체온측정 기구

체온측정 기구에는 전자체온계, 체온감지 테이프, 적외선 체온계 등이 있다.

① 전자체온계

이는 체온이 최고로 올라가면 소리를 내어 알려주므로 불필요한 시간을 낭비하지 않도록 하며, 탐침 커버가 있어서 교차감염을 줄일 수 있는 장점을 갖고 있는데 반해, 값이 비싸다는 단점이 있다.

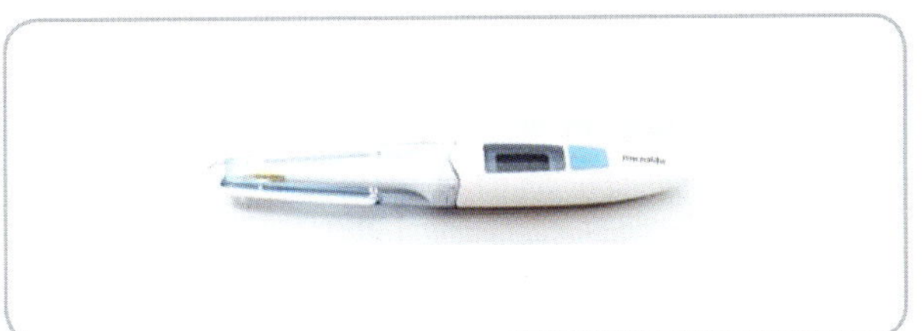

[그림 3-1] 전자체온계

② 체온감지 테이프

복부나 이마에 붙여서 사용하며, 체온이 변함에 따라 테이프의 색깔이 변화해서 현재의 체온을 알려준다. 체표면의 온도를 파악하기 위해 사용하며 테이프는 액정(liquid crystal)을 함유하고 있어 온도에 따라 색깔의 변화를 보인다. 일반적으로 이마나 복부에 부착하는 테이프형 체온계는 색깔 변화를 통해 체온을 수치화한다. 피부는 건조해야 하며 이 방법은 영아나 집에서 체온을 지속적으로 측정해야 하는 경우 유용하게 사용될 수 있다.

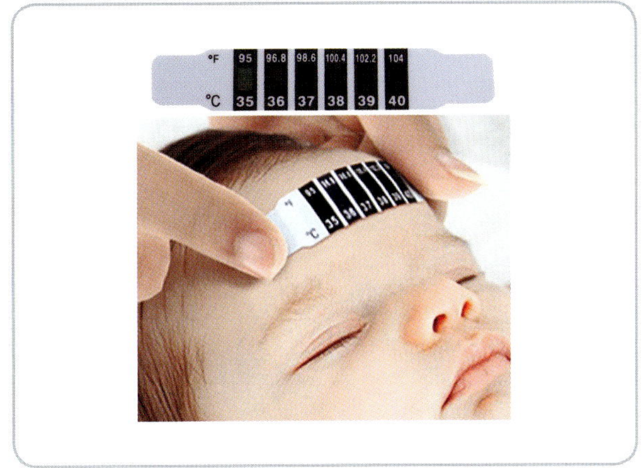

[그림 3-2] 체온감지 테이프

③ 적외선 체온계

고막형과 이마형이 있다. 고막형은 감지침(sensor probe)을 외이에 넣고 적외선 열을 측정한다. 외부 환경의 영향을 받지 않는 밀폐된 체강에서 체온을 측정하는 것이므로 정확하고 매우 신속하게 측정할 수 있다. 또한, 모든 연령에서 사용 가능하며, 커버가 있어서 교차감염의 위험이 거의 없고 10년 이상 사용할 수 있으므로 경제적이다. 이마형 체온계는 소아에게 주로 사용하며 이마를 살짝 훑는 식으로 측정하여 최대한으로 불편감을 줄일 수 있다. 또한 고막형과는 달리 필터를 교체할 필요가 없으나 대기 중의 기온변화 등에 쉽게 영향을 받는 단점이 있다.

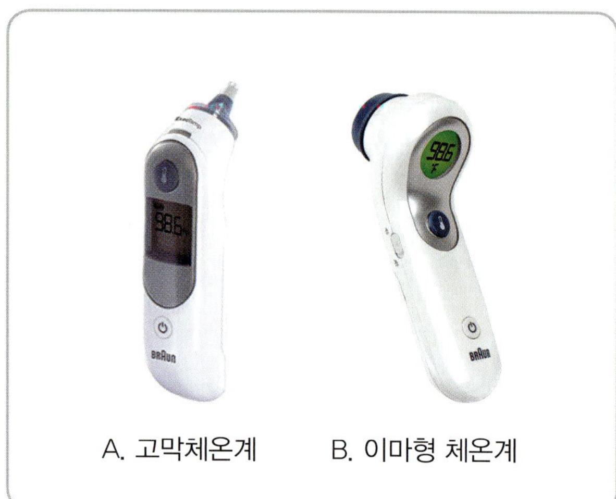

[그림 3-3] 적외선 체온계

④ 1회용 체온계

체온에 따라 색이 변하는 특수 화학물질을 활용하여 체온을 측정하는 간단하고 위생적인 체온계로 주로 플라스틱 또는 얇은 필름 형태로 제작되며, 이마, 입 안, 또는 겨드랑이에 부착하거나 대기시켜 사용한다. 측정 온도에 해당하는 숫자에 색이 나타나고 나머지는 흐리게 유지된다.

(2) 체온측정 부위

부위에 따른 정상 체온과 측정시간은 [표 3-2]와 같다.

① 구강

가장 쉽고 편안한 부위이지만 체온계를 잘 물고 있지 못하거나 깨물 가능성이 있는 사람, 영아나 소아 및 협조가 되지 않는 환자, 호흡곤란이나 기침이 심한 환자, 산소흡입 환자, 구강 및 비강 수술 또는 구강 내 급성 감염이 있는 환자, 무의식 또는 안면마비 환자, 오심 또는 구토가 있는 환자, 발작 가능성이 있는 환자는 체온계로 인해 손상을 입을 수 있으므로 구강으로 체온을 측정하지 않는다.

② 직장

정확한 측정 부위이지만 직장수술 환자, 직장 종양이나 치질과 같은 직장 내 문제가 있는 사람, 변비나 설사하는 환자, 경련 환자, 심장 질환자, 견인 장치와 같이 직장으로 측정하기에 적절한 체위를 취할 수 없는 사람 등은 직장으로 체온을 측정하지 않는다.

③ 액와

안전한 방법이지만 피부와의 밀착성이 떨어지고 액와 부위의 땀으로 인해 정확성이 떨어진다. 또한 액와에 환부가 있는 경우 액와로 체온을 측정하지 않는다.

④ 고막

정확하고 안전한 방법이지만 외이도의 상태에 따라, 예를 들어 귀지가 많으면 정확한 측정이 방해될 수 있으며, 귀의 염증, 뇌척수액 유출 등과 같은 귀의 문제를 지닌 환자에게는 고막으로 체온을 측정하지 않는다.

[표 3-2] 부위에 따른 정상 체온

구분	구강	직장	액와	고막
섭씨(℃) 화씨(℉)	37.0° 98.6°	37.5° 99.5°	36.4° 97.6°	37.0° 98.6°

C = (F − 32℃) × 5/9
F = (9/5 × C) + 32℃

2) 맥박

(1) 맥박의 특성

① 맥박수

빈맥(tachycardia)은 맥박이 100회 이상으로 빠른 맥박을 말하고, 서맥(bradycardia)은 맥박이 60회 이하로 느린 맥박을 말한다. 연령별 맥박의 정상범위와 평균 맥박수는 [표 3-3]과 같다. 맥박결손(pulse deficit)은 중앙쇄골선과 제5늑간이 만나는 심첨부위를 청진하여 듣는 심첨맥박과 요골맥박을 두 명의 간호사가 1분간 동시에 측정했을 때 심첨맥박과 요골맥박의 차이가 나는 것을 의미하는데, 이 차이는 심장수축력이 좋지 않아서 말초동맥까지 맥파를 충분히 전달하지 못하고 있음을 예측할 수 있다.

[표 3-3] 연령별 평균 맥박수(횟수/분)

연 령	정상범위	평 균
신생아~1개월	120~160	140
1~12개월	80~140	120
1~2세	80~130	110
2~6세	75~120	100
6~12세	75~110	95
청소년~성인	60~100	80

② 맥박의 리듬

맥박의 리듬이란 맥박이 박동하고 멈추는 양상을 말하는데, 정상적으로는 양상이 규칙적이다. 박동하고 멈추는 간격이 일정하지 않고 불규칙적인 것을 부정맥(부정률 不整律, dysrhythmia, arrhythmia)이라고 한다. 이러한 부정맥에는 정상적인 박동과 불규칙적인 박동이 교대로 일어나는 간헐맥박(intermittent pulse), 2번의 정상박동 후 멈추는 간격이 있는 이중맥박(bigeminal pulse), 정상적인 맥박이 있기 이전에 박동이 약하게 발생되는 조기박동(premature pulse) 등이 있다. 부정맥이 발견되면, 간호사는 심첨부위에서 청진기를 이용하여 1분간 심첨맥박(apical pulse)을 측정해야 하며, 의사는 부정맥진단을 위해 Holter monitor나 telemetry와 같은 심전도 검사를 처방할 수도 있다.

비효율적 심장수축은 말초로 맥박을 전달하지 못해서 맥박결손(pulse deficit)을 초래하게 된다. 맥박결손을 사정하기 위해서는 심첨-요골맥박(apical-radial pulse)을 측정하는데 한 간호사가 1분간 심첨맥박을 측정하는 동안 동시에 다른 간호사가 요골맥박을 측정하도록 한다. 요골맥박과 심첨맥박의 수를 비교한 결과 차이가 있다면 맥박결손이 있는 것이다. 맥박결손은 흔히 부정맥과 관련이 있다.

③ 맥박의 강도

맥박의 강도는 심장이 수축할 때마다 동맥벽으로 분출되는 혈액의 양과 맥박측정 부위에 이르는 심혈관계의 상태를 반영한다. 맥박의 강도는 아주 민감한 감별을 요하는데 맥박이 없는 상태(0), 아주 가는 맥박(1+), 약한 맥박(2+), 정상 맥박(3+), 힘차게 뛰는 반동(bounding) 맥박(4+)으로 구분한다.

④ 탄력성

동맥벽의 탄력성은 혈관의 확장성 및 구조적 특성을 나타낸다. 정상적인 동맥은 촉진 시 곧고 매끄러우며 둥글고 탄력 있게 느껴진다. 병리적인 상태에서는 동맥벽의 성상이 변화될 수 있다. 동맥의 탄력성이나 신전성은 맥박의 수, 리듬, 강도에는 직접적인 영향을 미치지 않지만, 말초순환계의 전반적인 상태를 반영하는 지표로 활용될 수 있다.

⑤ 동일성

말초순환 상태를 정확히 평가하기 위해 양측 맥박을 비교하여 사정해야 한다. 혈전과 같은 국소적인 혈류장애는 맥박의 비대칭을 유발할 수 있으므로, 간호사는 양측 요골동맥의 맥박을 촉진하여 맥박의 강도, 리듬,

[표 3-4] 맥박측정 부위

부 위	사정 기준
측두맥박 (temporal pulse)	어린 아이의 맥박 측정이 용이한 부위
총경맥박 (carotid pulse)	쇼크에 빠졌을 때 쉽게 측정할 수 있고, 다른 부위에서는 맥박이 촉지되지 않는 심장 정지시에 측정되는 부위
심첨맥박 (apical pulse)	심음을 청진할 수 있고 영아나 유아의 맥박을 측정하는 부위
상완맥박 (brachial pulse)	아래쪽 팔의 순환 상태를 확인할 수 있고, 상지에서 혈압을 측정하기 위해 사용되는 부위
요골맥박 (radial pulse)	말초맥박의 특성을 사정하기 위해 흔히 사용되고, 손의 순환 상태를 사정하기 위해 사용되는 부위
척골맥박 (ulnar pulse)	손의 순환 상태를 사정하기 위해 Allen test를 하는 데 사용되는 부위
대퇴맥박 (femoral pulse)	쇼크에 빠졌을 때와 다른 부위에서는 맥박이 촉지되지 않는 심장 정지시에 맥박의 특성을 확인할 수 있고, 다리의 순환 상태를 확인할 수 있는 부위
슬와맥박 (popliteal pulse)	다리 아래쪽의 순환 상태를 확인할 수 있고, 하지에서 혈압을 측정하기 위해 사용되는 부위
후경골맥박 (posterior tibial pulse)	발의 순환 상태를 사정하기 위한 부위
족배맥박 (dorsalis pedis pulse)	발의 순환 상태를 사정하기 위한 부위

대칭성 등을 비교 평가해야 한다.

3) 호흡

호흡은 산소를 취해서 조직에서 이용하고 이산화탄소를 배출하는 것으로, 흡기와 호기로 이루어진 과정이다. 정상호흡은 폐와 흉곽의 움직임으로 이루어지는데, 정상적인 경우에 어깨, 턱의 부속근, 늑골의 수축은 없다. 호흡의 사정은 관찰을 통한 시진과 흉곽의 움직임을 촉진하는 것으로 사정할 수 있으며, 의식적으로 변화시킬 수 있기 때문에 대상자가 사정하는 것을 의식하지 못하게 해야 한다.

(1) 호흡의 특성

① 호흡수

1회의 흡식과 호식이 합쳐져서 1회의 호흡수가 된다. 성인의 정상 호흡수는 1분에 12~20회로 연령, 운동, 체온상승, 약물, 체위, 뇌손상 등에 영향을 받는다. 호흡 횟수와 깊이가 정상적인 경우를 정상호흡(eupnea)이라 하고, 성인의 정상 호흡수는 분당 12~20회이며, 분당 호흡수가 12회 미만인 것을 서호흡(bradypnea),

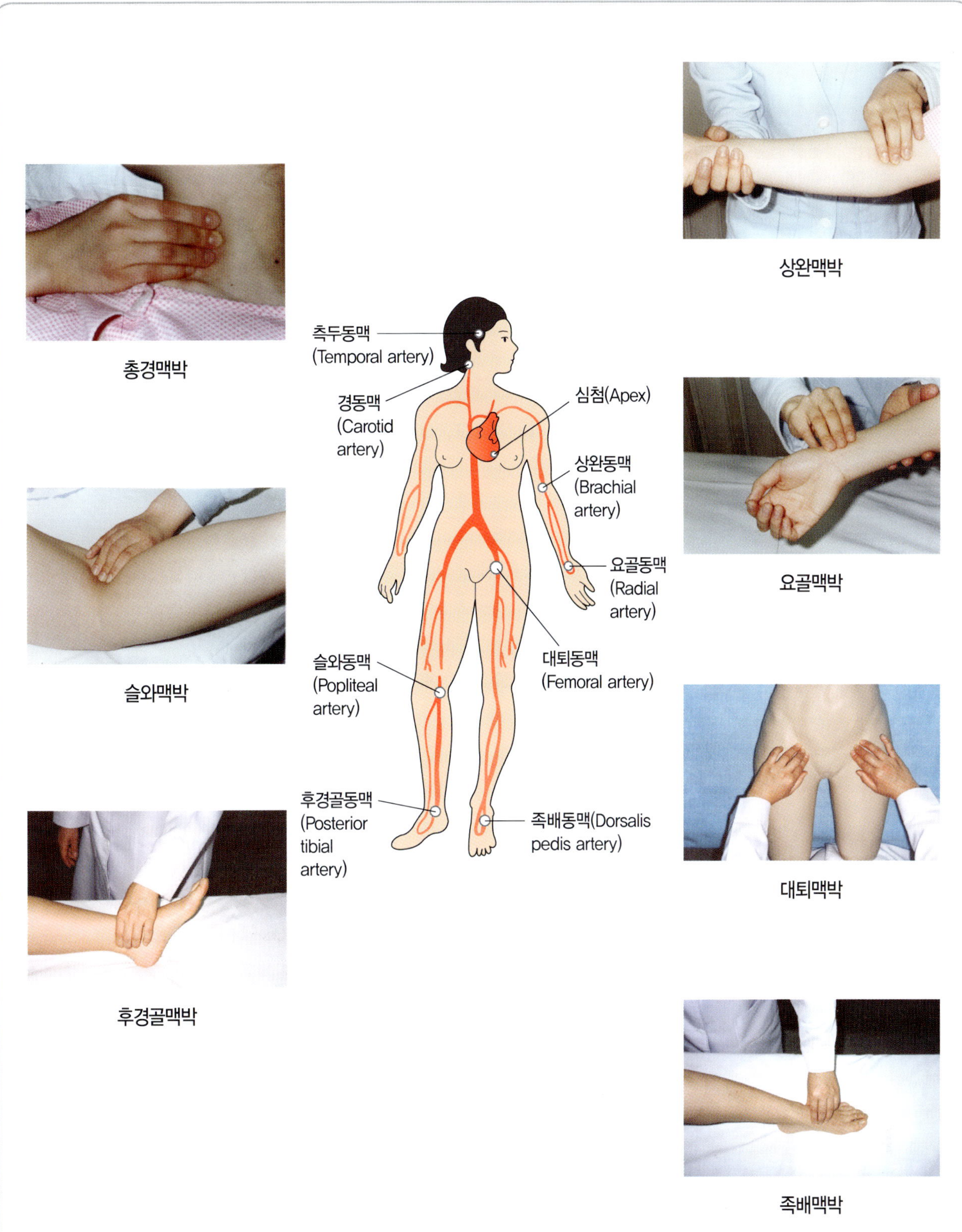
총경맥박
측두동맥
(Temporal artery)
경동맥
(Carotid
artery)
심첨(Apex)
상완동맥
(Brachial
artery)
요골동맥
(Radial
artery)
슬와맥박
슬와동맥
(Popliteal
artery)
대퇴동맥
(Femoral artery)
후경골동맥
(Posterior
tibial
artery)
족배동맥(Dorsalis
pedis artery)
후경골맥박
상완맥박
요골맥박
대퇴맥박
족배맥박

[그림 3-4] 맥박측정 부위

반대로 분당 20회 이상인 것을 빈호흡(tachypnea)이라고 한다. 무호흡(apnea)은 호흡이 없는 것이다.

② 호흡 깊이

호흡운동의 정도와 흉벽의 움직임을 관찰함으로써 호흡의 깊이를 사정한다. 간호사는 호흡의 깊이가 '깊다', '정상이다', '얕다'와 같이 주관적으로 표현한다. 깊은 호흡은 폐가 완전히 팽창하는 것으로 호기를 완전하게 한다. 얕은 호흡은 소량의 공기가 폐로 유입되며 흉부의 움직임은 관찰하기 어렵다.

③ 호흡 리듬

정상적인 호흡 리듬은 규칙적이고 중단되지 않는다. 호흡을 사정하는 동안 각 호흡 주기의 간격을 확인한다. 불규칙한 호흡 리듬을 관찰한다면, 예를 들어 얕은 호흡 혹은 깊은 호흡과 무호흡이 주기적으로 나타나면, 더 상세한 신체사정을 해야 한다. 영아의 호흡은 불규칙할 수 있다. 어린 아동은 몇 초간 느리게 호흡하다가 갑자기 빠르게 호흡하기도 한다.

(2) 호흡의 양상

호흡의 양상은 [표 3-5]와 같다.

4) 혈압

개인에 따라 정상혈압의 범위가 다양하고, [표 3-1]

[표 3-5] 호흡의 양상

호흡의 종류		정 의
정상호흡(eupnea)		호흡수와 깊이, 그리고 리듬이 규칙적이다.
호흡곤란(dyspnea)		호흡할 때 힘이 들고 어려운 상태를 의미한다.
서호흡(bradypnea)		호흡률이 규칙적이지만 비정상적으로 느리다.
빈호흡(tachypnea)		호흡률이 규칙적이지만 비정상적으로 빠르다.
과호흡(hyperpnea)		호흡의 깊이가 증가되어 일호흡 용적이 증가된 호흡이며 보통 운동시에 일어난다.
무호흡(apnea)		호흡이 몇 초간 일어나지 않는 것으로, 지속되면 호흡정지가 된다.
과다환기 (hyperventilation)		호흡수와 깊이가 증가되어 이산화탄소 부족(hypocarbia)을 초래할 수 있다.
과소환기 (hypoventilation)		호흡수가 비정상적으로 낮고 환기의 깊이가 억압되어 이산화탄소 과잉(hypercarbia)을 초래할 수 있다.
Cheyne-Stokes 호흡		호흡수와 깊이가 불규칙적이고 무호흡과 과다환기가 교대로 일어난다. 호흡주기가 느려지고 얕아지는 호흡을 하다가 점차 비정상적으로 수와 깊이가 증가한다. 다시 느리고 얕은 호흡을 하다가 무호흡이 있은 후에 호흡이 다시 시작되는 양상이 반복된다.
Kussmaul 호흡		호흡이 비정상적으로 깊지만 규칙적이다.
Biot's 호흡		2~3회 비정상적으로 얕은 호흡이 있은 후에 불규칙적인 무호흡이 나타난다.

에서 제시한 다양한 요인에 의해 영향을 받는다. 정상 혈압은 수축기 혈압 120mmHg 미만, 이완기 혈압 80mmHg 미만이다. 고혈압은 흔히 발생되는 건강상의 문제로서 이완기 혈압이 90mmHg 이상이고 수축기 혈압이 140mmHg 이상인 것을 의미한다. 저혈압은 수축기 혈압이 90mmHg 이하로 떨어지는 경우를 말하는데, 동맥이 이완되었을 때, 말초혈관 저항이 줄어들었을 때, 순환혈액량이 감소했을 때, 그리고 심박출량이 부적절할 때 발생한다.

(1) 혈압측정 기구

혈압을 측정하기 위해서는 커프와 압력계로 이루어진 혈압계(sphygmomanometer)와 청진기(stethoscope)가 필요하다. 혈압계의 종류에는 아네로이드 혈압계와 전자 혈압계가 있다.

① 커프(Cuff)

커프는 고무로 된 공기주머니(bladder)가 편평하고 밀폐된 천으로 싸여진 것으로, 정확한 혈압 측정을 위해서는 적절한 크기의 커프를 사용해야 한다. 커프는 팔이나 대퇴 위의 대략 2/3를 덮는 커프를 사용해야 정확한 혈압을 측정할 수 있으며, 커프의 너비는 상박이나 대퇴 둘레의 40% 또는 상박이나 대퇴중심부의 직경보다 20% 정도 넓어야 한다. 커프의 공기주머니에는 2

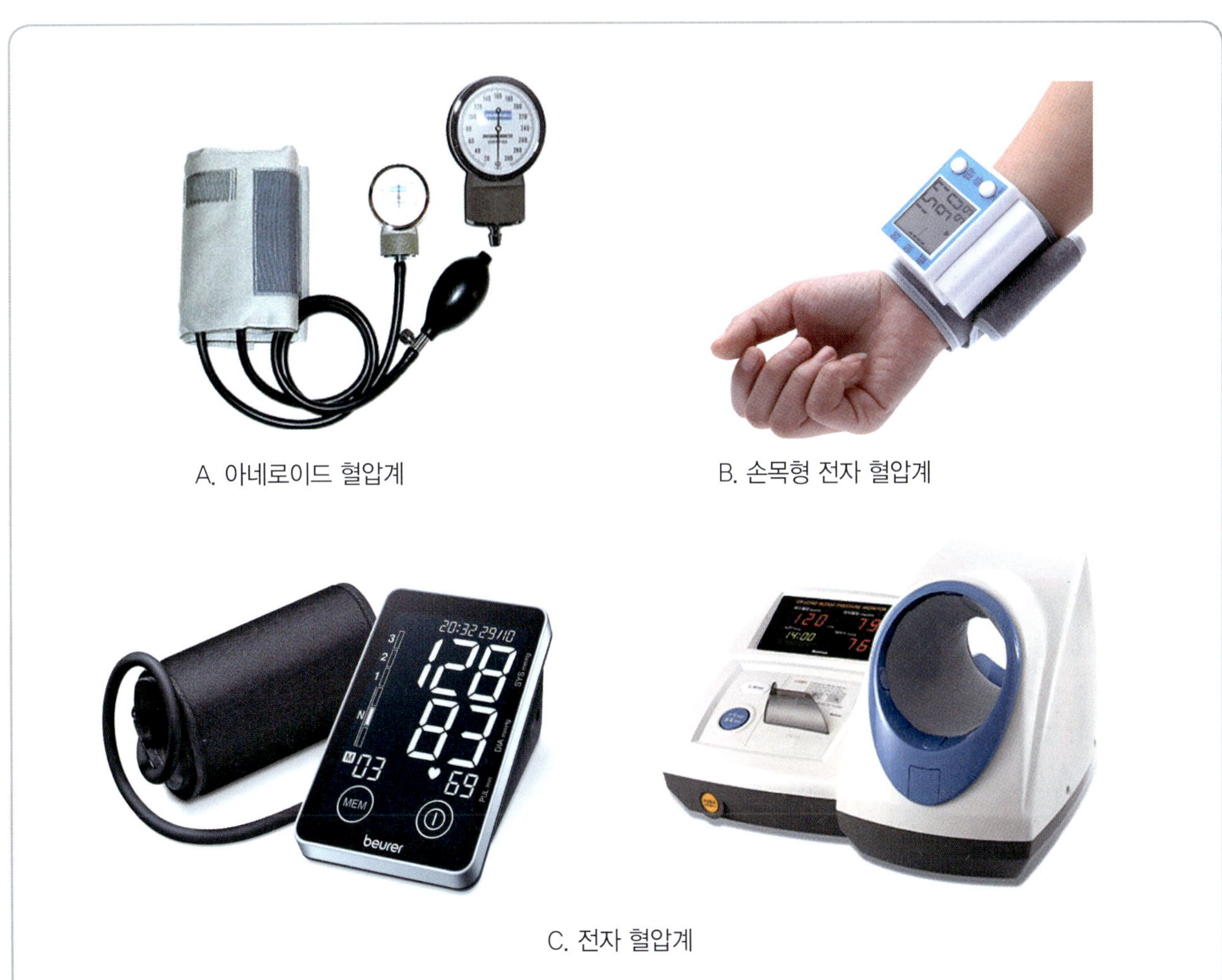

A. 아네로이드 혈압계

B. 손목형 전자 혈압계

C. 전자 혈압계

[그림 3-5] 혈압계의 종류

개의 줄이 연결되어 있는데, 하나는 압력계에 연결되고 다른 하나는 공기주머니를 부풀리는 데 사용되는 고무 펌프에 연결되어 있다.

② 혈압계(Sphygmomanometer)

아네로이드 혈압계는 둥근 유리판 속에 측정 눈금을 가리키는 바늘이 들어 있어서 그 바늘이 가리키는 눈금이 혈압을 나타낸다. 전자 혈압계는 커프를 감고 시작 버튼을 누르면 동맥이 차단될 때까지 팽창된 후 자동적으로 하강하고, 모니터에 수축기 혈압 · 이완기 혈압 · 맥박까지 나타나도록 되어 있어서 특별한 기술이 없는 비전문가도 쉽게 혈압을 측정할 수 있다.

③ 청진기(Stethoscope)

혈압을 측정하기 위해 커프의 공기주머니에 압력을 가해 혈액의 흐름을 차단하였다가 압력을 완화시켜 혈액이 동맥으로 흐르게 될 때 그 흐르는 소리를 청진기를 이용하여 직접 듣게 된다. 청진기는 귀꽂이(ear-pieces), 양귀관(binaural), 고무관, chest piece로 되어 있고, chest piece에는 넓고 평평한 판막형(diaphragm)과 오목하게 구부러진 종형(bell)이 있다. 판막형은 호흡음과 같은 고음을 듣는 데 유용하고 종형은 심장음 · 혈관음과 같은 저음을 듣는 데 유용하다. 귀꽂이는 외부환경의 소리를 차단할 수 있도록 귀의 이관에 잘 맞아야 한다.

(2) 혈압측정의 원리

혈압측정에는 직접측정과 간접측정이 있는데, 직접측정은 혈관 내에 도관을 삽입하여 직접적으로 측정하는 것이고 간접측정은 Korotkoff Sound를 이용하여 측정하는 것이다. 보통 혈압을 측정한다는 것은 주로 Korotkoff Sound를 듣는 것이다. Korotkoff Sound는 Phase I(혈압 측정 시 처음 들리는 약하나 깨끗하면서 분명한 소리), Phase II(잡음이나 '휙휙'하는 소리가 들림), Phase III(강하게 뛰던 소리가 부드러워짐), Phase IV(부드럽게 뛰던 소리가 갑자기 약해짐), Phase V(소리가 완전히 사라짐)의 5단계로 구분한다.

Korotkoff Sound를 통한 혈압측정의 원리는, 먼저 상완동맥을 압박하여 혈류를 차단한 후 조금씩 압력을 저하시킬 때, 최고 동맥압과 같아져서 동맥이 열리는 순간 혈류의 잡음이 들리기 시작하는 수축기혈압이 들리게 되고, 마지막으로 혈류가 난폭형 흐름에서 유선형 흐름으로 바뀌면서 소리가 급격히 작아지는 제1이완기 혈압 또는 소리가 완전히 사라지는 제2이완기 혈압을 들을 수 있게 된다.

5) 산소포화도

동맥혈 산소포화도를 간접적으로 측정하는 것으로 맥박산소측정기(pulse oximeter)를 사용한다. 동맥혈의 산소와 결합한 헤모글로빈의 백분율이 산소포화도(SpO_2)이다. 산소포화도 정상치는 95-100%로 맥박산소측정기를 통해 임상적인 증상과 징후가 나타나기 전에 저산소혈증을 모니터링할 수 있다. 산소포화도가 허용된 범위보다 떨어지면 경보음이 울리도록 설정할 수 있고 성인의 경우 귓불, 손가락, 발가락, 코끝에 적용하여 측정할 수 있다.

산소포화도에 영향을 미치는 요인으로는 외부 빛, 일산화탄소, 대상자의 움직임, 황달, 혈관내 조영제(메틸

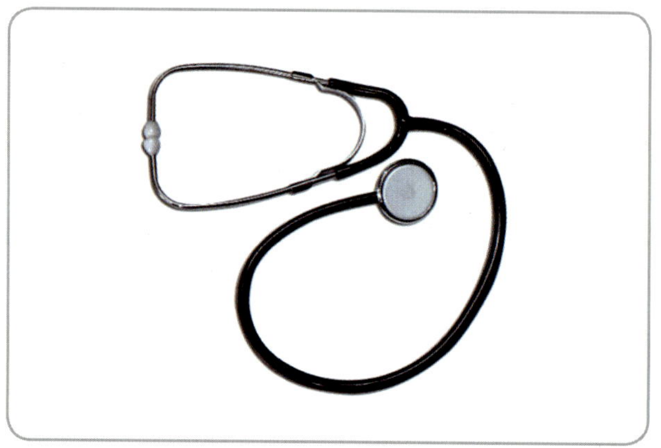

[그림 3-6] 청진기

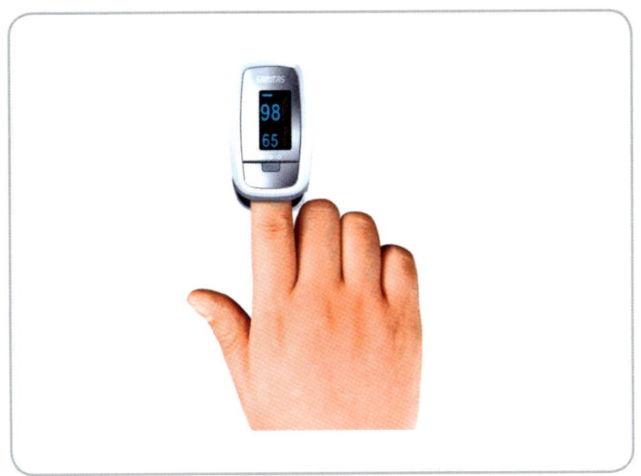

[그림 3-7] 맥박산소측정기

렌 블루), 손톱의 메니큐어, 인조손톱, 손톱의 금속 장식, 동맥경화와 같은 말초혈관 질환, 저체온, 약물에 의한 혈관수축(예 : 에피네프린), 심박출량 감소, 저혈압, 말초부종 등이 있다.

2 간호진단 및 간호계획

활력징후의 변화는 하나의 문제로서 독립된 간호진단을 가지기 보다는 인간의 요구가 충족되지 않는 여러 가지 간호문제가 발생했을 때 나타나는 중요한 증상이다. 이에 체온유지요구나 산소화요구 등 다른 장의 간호진단 및 간호계획에 활력징후 관련 내용이 포함되어 있으므로 이를 참고한다. 그러나 활력징후에 변화가 있을 때 설정되는 기대되는 결과는 대상자의 활력징후가 정상범위 내에 있음을 확인할 수 있는 측정 가능한 용어로 구체적으로 작성한다. 예를 들어, 고체온(Hyperthermia)과 관련된 체온의 문제라면 '대상자의 구강체온이 대략 37℃ 정도를 유지한다'로 세워질 수 있다. 또한, 가스교환 장애(Impaired Gas Exchange)와 관련된 호흡의 문제라면 '대상자의 동맥혈 가스 분석(ABGA) 수치가 정상범위 내에 있다' 또는 '환자의 1분당 호흡수가 12~20회를 유지한다' 등과 같이 기대되는 결과를 설정하여 간호평가를 통해 목표 달성을 확인할 수 있도록 구체적으로 작성되어야 한다.

3 간호수행

활력징후 측정을 위한 간호수행에 앞서 간호사는 앞에서 제시한 과학적 근거와 다음의 활력징후 측정을 위한 지침에 대한 명확한 이해가 있어야 한다.

① 간호사는 활력징후의 정상범위를 알아야 하고 활력징후 측정에 대한 책임을 진다(표 3-6 참조).

[표 3-6] 활력징후의 정상범위

활력징후	정상범위
체온	성인 : 36.1~37.3℃ 아동구강 : 36.4~37.4℃ 직장 : 36.3~37.7℃ 액와 : 35.8~36.9℃
맥박	신생아 : 120~160 영유아 : 80~130 학령기 : 75~110 성인 : 60~100
호흡	소아 : 20~30 성인 : 12~20
혈압	성인 : 수축기압 120~90mmHg 이완기압 80~60mmHg

② 정확한 결과를 보장할 수 있도록 측정 장비가 기능적이고 적절해야 한다.

③ 대상자의 상태와 특성에 근거하여 장비가 선택되어야 한다.

④ 평상시 대상자의 활력징후의 범위를 알아야 한다.

⑤ 대상자의 의학력, 치료, 처방된 약물을 알아야 한다.

⑥ 활력징후에 영향을 미칠 수 있는 환경요소를 조절

하고 최소화해야 한다.

⑦ 활력징후를 측정할 때 조직적이고 체계적인 접근을 사용한다.

⑧ 대상자의 상태에 따라 활력징후 사정의 빈도를 의사와 상의하여 결정한다.

⑨ 활력징후 측정의 결과를 분석한다.

⑩ 활력징후의 중요한 변화를 확인하고 다른 의료인과 의사소통하여 대처한다.

체온, 맥박, 호흡, 혈압의 정확한 측정을 위해 간호사가 주지해야 할 사항은 다음과 같다.

① 측정 전에 반드시 손을 씻는다.

② 활력징후에 영향을 미칠 수 있는 여러 가지 요소들을 확인한다.

③ 대상자를 확인한다.

④ 평상시 대상자의 활력징후에 대한 정보를 사정한다.

⑤ 대상자에게 절차를 설명하고 협조를 구한다.

⑥ 사용할 기구들이 정확하게 작동하고 있는지 확인한다.

1) 체온

목 적

1. 체온을 정확하게 측정할 수 있다.
2. 체온 측정결과를 정확하게 기록할 수 있다.

준비물

전자(디지털)체온계/고막체온계(1회용 탐침 덮개), 초침이 있는 시계, 소독솜, 쟁반(tray), 손소독제, 기록지, 휴지 또는 거즈, 소독액, 수용성 윤활제(직장체온을 측정할 경우), 종이타월

절 차

절차 및 이론적 근거

[액와체온]

1. 물과 비누로 손위생을 실시한다.
2. 필요한 물품을 준비하고, 작동여부를 확인한다.
3. 준비한 물품을 가지고 대상자에게 가서 간호사 자신을 소개한다.
4. 손소독제로 손위생을 실시한다.
5. 대상자의 이름을 개방형으로 질문하여 대상자를 확인하고, 입원팔찌와 환자리스트(또는 처방지)를 대조하여 대상자(이름, 등록번호)를 확인한다.
6. 대상자에게 체온을 측정하는 목적과 절차를 설명한다.
7. 전자체온계를 꺼내어 끝부분을 소독솜으로 닦는다.

8. 체온계 끝의 체온감지 부분을 겨드랑이 중앙에 삽입하여 체온계가 빠지지 않도록 지지한다.
9. 대상자에게 체온이 측정(체온계 화면에 나타난 글자가 더 이상 깜빡이지 않거나 "삐~" 소리 등 해당 전자체온계의 작동방법 적용)될 때까지 체온계가 삽입된 쪽 팔로 반대편 어깨 부분을 잡고 있어야 함을 설명한다.
10. 대상자의 팔을 편한 자세로 놓는다.
11. 체온이 측정되면 체온계를 빼고, 소독솜으로 닦은 후 체온계의 전원을 끄고 용기에 넣는다.
12. 측정된 체온을 메모한다.
13. 물과 비누로 손위생을 실시한다.
14. 기록지에 체온을 기록한다.

[구강체온]

1~6. 액와체온과 같다.
7. 대상자의 혀 밑 계대의 좌측 또는 우측에 체온계를 꽂는다.
8. 체온계를 입술로 잘 물고 있도록 주의를 준다(체온계를 깨물지 않도록 주의를 준다).
9. 체온이 측정되면 체온계를 뺀다.
10~12. 액와체온 12~14번과 같다.

[직장체온]

1~6. 액와체온과 같다.
7. 대상자가 팔은 구부리고 항문이 노출되도록 침대의 린넨은 접고 Sim's Position(측위나 복위도 가능하다)을 취하도록 도와준다.
8. 항문 주위만 노출시키고 프라이버시를 보호해 준다.
9. 체온계 끝에 성인은 2.5~4cm 정도, 어린이는 1.5~2.5cm, 영아 1cm 정도 수용성 윤활제를 바른다.
10. 대상자에게 심호흡을 하게 하여 이완을 시킨 후에 항문으로 체온계를 부드럽게 삽입한다(저항이 있으면 체온계를 뺀다).
11. 체온계를 잡고 기다린 후 체온이 측정되면 체온계를 뺀다.
12. 체온계 끝을 휴지로 닦고 눈높이에서 눈금을 읽는다.
13. 항문 주변을 닦고 편안하게 해준다.
14. 액와체온 12~14번과 같다(직장 체온계는 구강 체온계와 분리해서 보관한다).

[고막체온]

1~6. 액와체온과 같다.
7. 용기에서 탐침 덮개를 꺼낸 후 탐침 덮개를 고막체온계에 덮는다.
8. 대상자의 머리를 한쪽으로 돌린다. 성인의 귓바퀴는 후상방으로, 소아는 후하방으로 당긴 다음 탐침을 부드럽게 외이도에 삽입한다.
9. 디지털액정 부분에 체온이 표시되거나 삐 소리가 나면 탐침을 빼낸 다음 측정치를 읽는다.

10. 탐침 덮개를 제거한다.
11. 측정한 체온을 메모한다.
12. 물과 비누로 손위생을 실시한다.
13. 기록지에 체온을 기록한다.

---

2) 맥박

목 적

1. 맥박을 정확하게 측정할 수 있다.
2. 맥박 측정결과를 정확하게 기록할 수 있다.

준비물

초침이 있는 시계, 청진기(심첨맥박을 측정할 경우), 소독솜, 기록지

절 차

절차 및 이론적 근거

[요골맥박]

1. 물과 비누로 손위생을 실시한다.
2. 필요한 물품을 준비한다.
3. 준비한 물품을 가지고 대상자에게 가서 간호사 자신을 소개한다.
4. 손소독제로 손위생을 실시한다.
5. 대상자의 이름을 개방형으로 질문하여 대상자를 확인하고, 입원팔찌와 환자리스트(또는 처방지)를 대조하여 대상자(이름, 등록번호)를 확인한다.
6. 대상자에게 맥박측정의 목적과 방법을 설명한다.
7. 맥박측정 부위를 결정하는데, 대부분의 경우 요골맥박을 측정한다.
8. 대상자가 편안한 자세를 취하도록 한다. 누워 있을 때에는 팔을 바로 펴며, 앉은 자세에서는 팔꿈치를 90°로 굽혀서 손바닥이 아래를 향하도록 한다.
9. 둘째, 셋째, 넷째 손가락을 사용하여 요골동맥을 찾은 후 가볍게 누른다.
   엄지손가락은 간호사 자신의 맥박을 대상자의 것으로 잘못 해석할 수 있으므로 사용하지 않는다.
10. 맥박이 뛰는 것이 느껴지면 초침이 있는 시계를 사용하여 횟수를 세는데, 맥박이 규칙적이면 30초간 측정하여 2배를 하지만 불규칙적이면 1분간 측정한다. 처음 입원 시에는 1분간 맥박수를 측정한다.
11. 맥박수 뿐만 아니라 맥박의 강도와 규칙성, 동맥벽의 탄력성을 사정하여 지침에 따라 기록한다.

[심첨맥박]

1~6. 요골맥박과 같다.
7. 청진기의 귀꽂이(earpiece)와 판막을 소독솜으로 닦는다.
   교차감염을 예방하기 위함이다.
8. 판막을 몇 초간 손으로 잡아 따뜻하게 한다.
9. 대상자가 똑바로 눕거나 앉도록 하고 왼쪽 가슴을 노출시킨다.
10. 왼쪽 중앙쇄골선과 다섯 번째 늑간이 만나는 심첨부위를 확인한다.
11. 심첨부위에 청진기의 판막형을 대고 1분간 맥박을 측정한다.
12. 심첨맥박의 수, 리듬, 강도를 사정하여 기록한다.
13. 심첨맥박은 기록된 맥박 위에 'A'라고 표시한다.

[심첨-요골맥박]

1. 요골동맥맥박과 심첨맥박과의 차이를 측정하기 위함이다.
2. 두 명의 간호사가 동시에 실시한다.
3. 한 명의 간호사가 요골맥박을 측정하고 다른 간호사가 심첨맥박을 동시에 1분간 측정한다.
4. 1분간 측정 시 시작과 끝이 일치해야 한다.
5. 측정한 두 수치를 비교한다.
   정상적으로 두 수치는 동일하다.
   심첨맥박과 요골맥박의 차이를 맥박결손 또는 결손맥(맥박결손, pulse deficit)이라고 하며, 이는 심장에서 말초까지 혈액공급이 원활하게 되지 않고 있음을 암시한다.

---

3) 호흡

목 적

1. 호흡을 정확하게 측정할 수 있다.
2. 호흡 측정결과를 정확하게 기록할 수 있다.

준비물

초침이 있는 시계, 기록지

절 차

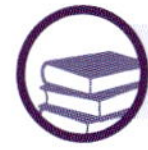

절차 및 이론적 근거

1. 요골맥박을 측정한 후 동맥에 손을 그대로 댄 채로 대상자가 눈치채지 않게 호흡을 측정한다.

대상자가 호흡을 의식적으로 조절하는 것을 막기 위함이다.

2. 숨을 한 번 들이마시고 내쉬는 호흡주기를 관찰한다.

   여성은 흉식호흡을 하고 남자와 아동은 복식호흡을 주로 한다.

3. 1회의 흡기와 호기가 합쳐서 1회의 호흡주기가 된다.
4. 호흡의 리듬이 규칙적이면 30초 측정하여 2배를 하고, 불규칙적이거나 영아인 경우는 1분간 측정한다. 처음 입원 시에는 1분간 호흡수를 측정한다(비정상적인 호흡양상이 있는지 주의깊게 측정한다).
5. 호흡의 수, 리듬, 깊이와 특성을 함께 사정하여 지침에 따라 기록한다.

---

4) 혈압

목 적

1. 혈압을 정확하게 측정할 수 있다.
2. 혈압 측정결과를 정확하게 기록할 수 있다.

준비물

청진기, 아네로이드 혈압계, 소독솜, 쟁반(tray), 기록지, 손소독제

절 차

절차 및 이론적 근거

[상완혈압]

1. 물과 비누로 손위생을 실시한다.
2. 필요한 물품을 준비한다.
3. 혈압계가 제대로 작동하는지 확인한다.
4. 준비한 물품을 가지고 대상자에게 가서 간호사 자신을 소개한다.
5. 손소독제로 손위생을 실시한다.
6. 대상자의 이름을 개방형으로 질문하여 대상자를 확인하고, 입원팔찌와 환자리스트(또는 처방지)를 대조하여 대상자(이름, 등록번호)를 확인한다.
7. 대상자에게 혈압측정의 목적과 방법을 설명한다.
8. 혈압을 측정하기 전에 안정된 상태였는지 확인한다.
9. 대상자가 편안한 자세를 취하게 한 후, 대상자의 팔을 심장과 같은 높이로 놓고 팔을 노출시킨다.
10. 커프에서 완전히 공기를 빼어 혈압계의 측정바늘이 0에 있는지 확인한다.
11. 팔오금 상완동맥 2~3cm 위에 커프의 bulb에 연결된 줄이 상완동맥과 평행이 되게 놓이도록 하고 손가락 하나

들어갈 정도의 여유를 주고 감는다.

12. 손가락으로 상완동맥을 찾아 그 위에 청진기를 대고, 움직이지 않게 손으로 고정한다.
    ※ 참고) 처음(initial) 혈압측정인 경우 다음의 사항을 11번 후에 먼저 시행한다.
    1) 한 손으로 혈압계의 조절 밸브를 잠그고 압력 밸브를 눌러 커프에 공기를 넣고, 다른 손의 손가락을 상완동맥 또는 요골동맥 위에 올려놓는다.
    2) 상완동맥 또는 요골동맥을 촉지하여 맥박이 소실되는 지점에서 혈압계의 눈금을 30mmHg 정도 더 올린다.
    3) 조절 밸브를 천천히 열어 눈금을 1초에 2mmHg의 속도로 내리면서 상완동맥이나 요골동맥에서의 맥박이 다시 촉지되는 지점의 눈금을 읽어서 기억한다.
    4) 커프의 공기를 완전히 뺀 후 최소한 15초 동안 기다린다.
    청진상의 차이(auscultatory gap)로 수축기혈압을 과소 또는 이완기혈압을 과대평가하게 되므로 청진 전에 촉진법으로 수축기혈압을 미리 파악하기 위함이다.
13. 혈압계의 조절 밸브를 잠그고 압력 bulb를 눌러 160~200mmHg까지 올라가게 공기를 넣는다.
    ※ 처음(initial) 측정인 경우, 다음의 사항을 시행한다.
    혈압계의 조절 밸브를 잠그고 압력 bulb를 눌러 혈압계의 눈금이 상완동맥이나 요골동맥에서의 맥박이 다시 촉지되었던 지점의 혈압계의 눈금을 기억하여 눈금보다 30mmHg 더 올라가게 혈압계의 눈금을 올린다.
14. 조절밸브를 천천히 열어 1초에 2mmHg씩 눈금을 내리면서 처음 소리가 들리는 지점의 눈금을 읽어서 기억한다.
    이것이 Korotkoff Sound의 Phase Ⅰ로 수축기압을 나타낸다.
15. 조절밸브를 천천히 열어 소리가 약해지는 지점의 눈금을 읽어서 기억한다.
    Korotkoff Sound의 Phase Ⅳ로 아동의 경우는 이 지점을 이완기압으로 사용할 것을 미국 심장협회에서 권하고 있다.
16. 계속해서 커프의 공기를 천천히 빼면서 소리가 사라지는 지점의 눈금을 읽어서 기억한다.
    Korotkoff Sound의 Phase Ⅴ로 이 지점을 성인의 이완기압으로 사용할 것을 미국 심장협회에서 권하고 있고 실제로 많은 기관에서 이완기압으로 사용하고 있다.
17. 조절 밸브를 완전히 열어 커프에서 공기를 완전히 뺀 후 커프를 풀어, 혈압계를 정리한다.
18. 대상자의 환의를 정리한다.
19. 측정한 혈압을 메모한다.
20. 청진기의 귀꽂이(ear piece)와 판막(diaphragm)을 소독솜으로 닦는다.
21. 물과 비누로 손위생을 실시한다.
22. 대상자의 혈압을 지침에 따라 기록지에 기록한다.
    기록 예〉 수축기압은 기록지의 해당 눈금에 ∨로, 이완기압은 ∧로 표시하거나 수축기압/이완기압, 예를 들어 120/80으로 기록한다.
    상완혈압측정금기 : 유방절제술환자, 팔이나 어깨 수술환자, 투석환자의 동정맥루가 있는 팔

[대퇴혈압]

하지에서의 혈압측정은 자세(반듯하게 엎드려 눕거나 똑바로 누운 자세), 측정되는 동맥(상완동맥 대신 슬와동맥), 그리고 커프의 크기(대퇴를 충분히 감을 수 있는 크기의 커프)가 다르고, 그 밖의 절차는 상지에서의 혈압측정과

동일하다. 대퇴혈압은 상완혈압을 측정할 수 없거나 사지의 혈압측정이 필요한 경우(심장질환자)에 사용된다. 대퇴혈압의 이완기압은 팔의 혈압과 비슷하지만 수축기압은 10~40mmHg 정도 더 높을 수 있다.

[대퇴혈압 측정절차]

1. 대상자에게 대퇴혈압 측정의 목적과 방법을 설명하고 복위나 측위를 취하게 한다.
2. 대퇴부를 노출시키고 대퇴부 중간에 혈압계의 커프를 감는다.
3. 슬와동맥(popliteal artery) 무릎 뒤쪽 대퇴 아래쪽을 손으로 만져 맥박이 촉지되는 곳에 청진기를 댄다.
4. 혈압계의 압력밸브를 잠그고 고무펌프를 눌러서 혈압계의 눈금이 160~200mmHg까지 올라가게 한다.
5. 나머지 혈압측정방법은 상완혈압 측정법과 동일하다.

위와 같은 절차로 정확하게 혈압을 측정하지 않았을 때 잘못된 측정 결과를 가져올 수 있다. [표 3-7]에 제시된 오류를 범하지 않기 위해서 간호사는 측정원칙을 지키면서 정확한 절차에 따라 혈압을 측정해야 한다.

[표 3-7] 혈압측정시 발생오류

정상보다 높게 측정되는 경우	정상보다 낮게 측정되는 경우
• 사지보다 커프 폭이 너무 좁은 경우 • 커프를 고르게 감지 않은 경우 • 커프의 공기를 너무 천천히 뺀 경우 (정맥울혈로 이완기압 높게 측정) • 혈압을 재는 동안 공기를 다시 주입하였을 때 • 음식섭취나 운동 직후 • 정서적 불안	• 사지에 비해 커프 폭이 너무 넓은 경우 • 커프의 공기를 너무 빨리 푼 경우 • 팔이 심장 위치보다 높을 때

5) 산소포화도 측정

목 적

1. 산소포화도를 정확하게 측정할 수 있다.
2. 산소포화도 측정결과를 정확하게 기록할 수 있다.

준비물

Pulse oximeter, 기록지, 손소독제

절 차

절차 및 이론적 근거

1. 물과 비누로 손위생을 실시한다.
2. 필요한 물품을 준비한다.
3. 준비한 물품을 가지고 대상자에게 가서 간호사 자신을 소개한다.
4. 손소독제로 손위생을 실시한다.
5. 대상자의 이름을 개방형으로 질문하여 대상자를 확인하고, 입원팔찌와 환자리스트(또는 처방지)를 대조하여 대상자(이름, 등록번호)를 확인한다.
6. 산소포화도 측정의 목적과 절차에 대해 설명한다.
7. 산소포화도 측정기계를 켜고 센서에 불이 들어오는지 확인한다.
8. 손톱상태를 확인한다(매니큐어가 있는 경우 지운다).
9. 센서를 손가락에 적용하여 발광부가 손톱에 닿도록 고정한다.
10. 주의사항을 대상자에게 설명한다.
    1) 혈액 순환(perfusion)이 잘되도록 팔을 많이 움직이지 말 것
    2) 강한 외부 빛이 센서에 비치지 않도록 할 것
    3) 손가락이 아프거나 습기 차면 보고할 것
11. 산소포화도를 확인한 후 경고음을 설정하고, 대상자에게 경고음이 울리면 간호사에게 알리도록 설명한다.
12. 측정 기계의 줄이 당기지 않도록 정리한다.
13. 물과 비누로 손위생을 실시한다.
13. 수행 결과를 대상자의 기록지에 기록한다.
    1) 산소포화도 2) 심박동수(HR)

---

6) 활력징후의 측정 기록

측정한 활력징후를 기록하는 방법은 기관에 따라 약간의 차이가 있을 수 있다. 일반적으로 활력징후에 별다른 문제가 없다면 하루에 3회 낮번, 저녁번, 밤번 간호사가 각 근무시마다 측정하여 기록한다. 그러나 활력징후에 변화를 가져올 수 있는 어떠한 사소한 문제라도 예상되는 경우에는 자주 활력징후를 측정하여 대상자의 건강문제를 예방하고 확인할 수 있어야 한다.

[활력징후 측정 시 주의사항]

1. 신생아는 직장 점막의 천공 및 손상의 가능성이 있으므로 직장체온 측정을 피한다.
2. 경동맥동을 자극하면 서맥과 실신을 초래할 수 있으므로 경동맥은 목의 중하부를 촉지한다.
3. 경동맥은 양측을 동시에 촉지할 경우 뇌혈액 공급 차단의 우려가 있으므로 주의한다.
4. 직립성 저혈압을 측정할 때는 체위변경 시 부축하고 현기증이나 균형유지에 어려움이 있는지 확인한다.

4 간호평가

활력징후의 사정은 인간의 요구가 충족되지 않고 있는 간호문제에 근거한 모든 간호진단에서 기본적으로 사정되어야 하는 필수적인 사항이다. 많은 간호진단의 계획에서 활력징후가 정상범위 내에 있는 것을 목표로 설정한다. 간호사는 각 대상자의 연령과 상황에 따른 활력징후의 정상범주를 분명히 알아야 하고 활력징후가 정상적으로 유지되고 있는지 평가하여야 한다.

III. 사례적용

가정방문간호사가 방문한 어느 가정에서 네 살 된 아이의 피부에 홍조가 있고 만졌을 때 따뜻하며 건조한 것을 발견하였다. 얼굴과 몸체에 수두를 의심케 하는 피부병변이 있었다. 활력징후를 측정했을 때 심첨맥박 126회, 혈압 90/52mmHg, 호흡 28회, 고막체온 39.3℃였다. 위에 제시한 사례의 활력징후의 측정결과를 판단하여 적절한 조치를 취해보시오.

1) 위 예시에서 허용범위를 벗어난 활력징후는 무엇인가?
2) 활력징후에 변화를 초래한 원인은 무엇이라고 생각할 수 있는가?
3) 간호문제를 제시하고 이에 대한 적절한 간호중재 방안은 무엇인가?

관련용어

apical pulse 심첨맥박
apnea 무호흡
basal metabolism 기초대사
bradycardia 서맥
bradypnea 서호흡
Cheyne-Stokes respirations 체인-스토크 호흡
chilling 오한
conduction 전도
convection 대류
diastolic 이완기
dysrhythmia 부정맥
eupnea 정상호흡
evaporation 증발
external respiration 외호흡
hyperpnea 과호흡
hypertension 고혈압
hyperventilation 과다환기
hypotension 저혈압
hypoventilation 과소환기
internal respiration 내호흡
Korotkoff Sounds 코로트코프 음
pulse deficit 맥박결손
pulse pressure 맥압
radiation 복사
shivering 떨림
sphygmomanometer 혈압계
stethoscope 청진기
systolic 수축기
tachycardia 빈맥
tachypnea 빈호흡

제4장

안전요구

4

FUNDAMENTALS OF NURSING

제1절 | 안 전

학습목표

1. 안전에 영향을 미치는 요인을 설명한다.
2. 안전사고 예방을 위한 전략을 설명한다.
3. 낙상위험요인 및 고위험군을 사정한다.
4. 낙상예방간호를 수행한다.
5. 억제대 사용과 관련된 간호를 수행한다.

I. 과학적 근거

안전은 인간의 기본 욕구 중 하나로, Maslow의 기본 욕구 위계에서 생리적 욕구 다음에 위치할 정도로 그 중요성이 크다. 따라서 대상자의 안전에 대한 욕구는 건강관리기관뿐 아니라 지역사회에서도 중요한 간호과정의 일부로 적용되어야 한다. 간호사는 대상자가 속한 환경에서 잠재적 위험요인을 사정하고, 안전한 환경을 유지하기 위한 간호계획을 수립 · 실행하여야 한다. 대상자의 환경에는 생활과 생존, 안전에 영향을 미치는 신체적 · 심리적 요인이 포함되며, 간호사와 대상자가 상호작용하는 모든 장소(예: 가정, 지역사회, 병원, 의원, 요양원 등)가 이에 해당한다.

안전한 환경이란 대상자의 기본 욕구가 충족되고, 물리적 위험이 감소하며, 병원균 전파 가능성이 낮고, 위생 상태가 유지되며, 공해나 오염이 통제된 상태를 의미한다. 건강관리기관에서 이러한 환경을 유지함으로써 간호사는 질병과 사고 발생위험을 줄이고, 대상자의 치료 및 입원 기간을 단축하며, 기능 상태를 유지 · 향상시키고, 전반적인 안위와 편안함을 증진시킬 수 있다.

1 안전한 환경

안전한 환경을 위해서는 우선 기본적으로 생리적 욕구 충족, 물리적 위험물 관리, 환경오염 및 소음공해에 대한 해결이 이루어져야 한다. 이러한 요소들을 관리하여 대상자에게 안전한 환경을 제공할 때 인간의 안전욕구가 충족될 수 있다.

1) 생리적 욕구

(1) 산소

산소의 양이 감소된 경우 대상자에게 위험을 주므로 환경의 유해요인을 확인해야 한다. 가정 내에서는 적절하지 못한 난방이나 환기가 일산화탄소를 증가시켜 산소를 부족하게 만들 수 있다. 고농도의 일산화탄소에 노출되면 1~3분 후 사망할 수 있으므로 난방시스템 및 난방기구들을 자주 점검해야 하며 통풍을 위한 조치가 필요하다. 통풍을 위한 창문의 크기는 방바닥의 1/5 정도가 적당하며 환기 시에는 대상자가 맞바람을 맞지 않도록 하는 것이 필요하다.

(2) 습도

상대습도(relative humidity)는 동일 온도에서 공기가 포함할 수 있는 최대의 습기량과 실제 공기 중에 있는 습기 양을 비교한 정도를 말한다. 개인차가 있지만 대부분의 사람들은 습도가 60~70%일 때 편안하다고 느낀다. 상대습도가 높으면 땀의 증발이 감소하여 덥고 습한 날씨에서 더욱 덥고 끈적하게 느껴진다. 그러나 상황에 따라 높은 습도가 필요한 경우도 있다. 예를 들어, 상기도 감염이 있는 대상자에게 높은 습도를 제공하면 기도 분비물을 묽게 하여 객담 배출을 촉진하고 호흡을 용이하게 할 수 있다.

(3) 온도

일반적으로 온도가 18~24℃ 범위일 때 대상자는 편안하게 느낀다. 장기간 추운 환경에 노출되면 동상이나 저체온증이 발생되며, 과도한 더위에 노출되는 것은 일사병이나 열사병을 일으킨다. 만성질환이 있는 대상자, 노인, 영아들은 과도한 더위에 노출되면 손상 위험이 더 높기 때문에 높은 온도의 환경을 피하는 것이 좋다.

(4) 음식물

가정에서 음식물을 보관하거나 저장, 세척할 때 주의가 필요하다. 비위생적이거나 부적절하게 저장된 음식물은 식중독을 일으킨다. Salmonella, Shigella, Listeria 등과 같은 세균에 오염된 음식을 섭취하거나

Staphylococcus, Clostridium 등이 있는 음식을 섭취하면 세균성 감염이 발생된다. 음식에 의한 감염이나 식중독에 대한 사정은 대상자의 건강력, 위장계 검진, 중추신경계 기능사정, 열, 분변과 토물의 배양과 분석으로 확인할 수 있으며, 의심스러운 음식이나 물은 보다 더 집중적으로 분석해야 한다. 음식물에 의한 감염이나 식중독을 예방하기 위해서는 음식을 만지기 전에 철저하게 손 씻기를 하고 적절한 온도와 방법으로 요리하며, 부패하기 쉬운 음식을 적절한 방법으로 보관한다.

2) 위험 요소

대상자가 속해 있는 물리적 환경에는 여러 위험 요소가 존재한다. 적절한 조명을 유지하고, 욕실을 포함하여 실내에 장애물을 치우고, 정기적으로 가스와 소화기 등을 점검하는 것으로 대상자의 안전을 유지할 수 있다.

(1) 조명

적절한 조명은 대상자가 활동하는 곳을 밝혀주어 낙상위험을 감소시킨다. 복도, 계단, 현관, 골목 등의 실외조명은 범죄자의 침입을 막고 범죄에서 대상자를 보호할 수 있으며, 거실, 욕실, 방에 있는 실내조명은 대상자가 일상생활 활동을 안전하게 수행하도록 돕는다. 밤에 거실, 욕실, 노인이나 어린아이의 방에 야간등을 켜두면 낙상위험이 줄어든다.

(2) 장애물

실내에서 일어나는 낙상사고는 바닥에 남아 있는 물기(특히 화장실), 침상 옆 탁자 등 장애물에 걸리거나 책장 등에 부딪혀서 넘어지면서 발생된다. 장애물을 치우고, 화장실에는 미끄럼 방지용 테이프, 손잡이 등을 설치하여 예방할 수 있다.

(3) 화기

화재는 사망과 손상의 주요 원인으로 흡연 후 부적절한 처리, 가스레인지 같은 조리기구 사용 시 문제, 욕실에서 열탕 화상 등에 의해 발생하며, 병원에서는 전기기구의 불량 또는 마취가스 연소에 의해 발생한다. 연기 감지기와 일산화탄소 감지기를 설치하고, 소화기를 적절히 배치해 두며, 욕실의 물 온도를 낮게 설정하는 것으로 화기에 의한 사고를 예방할 수 있다.

(4) 납

가정용 페인트나 배관 재료에 포함되어 있는 납 성분을 섭취 또는 흡입하여 납중독이 발생할 수 있다. 과도한 납중독은 아동 성장에 영향을 미치며, 뇌, 신장, 청력손상, 구토, 두통, 학습 및 행동 장애를 초래한다.

3) 환경오염과 소음공해

환경오염은 물, 토양, 공기 속으로 유해한 화학물질이나 노폐물이 유입되어 발생된다. 대기오염은 유해한 화학물질(자동차 배출 가스, 담배 연기 등)에 의해 대기가 오염된 것으로 장시간 지속되면 폐질환의 위험성이 높아진다. 토지오염은 방사선 폐기물과 노폐물들의 부적절한 처리로 토지가 오염된 것을 말하며, 수질오염은 호수, 강, 하천이 산업용 폐기물로 오염된 상태를 말한다.

소음공해는 환경에서 발생하는 소음의 수준이 거주자에게 불편감을 초래할 때 발생하며, 개인마다 소음에 견딜 수 있는 정도가 다르다. 직업성 난청, 돌이킬 수 없는 손상을 야기하는 청각상실의 원인이 소음공해이다. 소음은 데시벨 단위로 측정하며, 높은 소음 수준에서 일하는 대상자들은 영구적인 청력상실을 예방하기 위해 보호용 귀마개를 착용해야 한다. 병원에서는 기계장치음, 사람들 말소리, 인터폰, 무선호출기 등에 의해 소음 수준이 증가되어 대상자들이 고통을 느낄 수 있다. 간호시설 중에서 중환자실의 경우 소음이 많은 지역이다. 기계 작동 소리, 신음소리, 의료인이 내는 소음은 심각한 수준으로 대상자의 수면을 심각하게 방해할 수 있다. 비록 소음이 높지 않을 때라도 청각 민감성에 영향을 주기에 충분하므로 주의해야 한다.

2 안전에 영향을 미치는 요인

안전에 영향을 미치는 요인으로는 대상자의 연령, 생활양식, 움직임 정도, 감각·지각의 변화, 인지 정도, 의사소통 능력, 안전에 대한 지식, 정신·사회적 상태 등을 들 수 있다.

1) 연령

(1) 영아는 전적으로 보호자에게 의존하며, 질식, 위험물질 흡입, 추락, 충돌, 영아돌연사증후군(SIDS) 등의 사고 위험이 높다.

(2) 학령전기 아동은 자기중심적이고 중심화경향이 있으며, 사고가 비가역적이고 사물에 생명이나 의도가 있다고 여기는 특성 때문에 교통사고와 놀이 안전사고 위험이 높다.

(3) 학령기 아동은 등하교, 학원 이동, 친구와의 놀이, 운동 등 집 밖에서 활동하는 시간이 많아 안전사고의 위험에 노출되기 쉽다. 또한 낯선 사람이 과자, 선물, 장난감을 주더라도 받지 않도록 지도해야 한다.

(4) 청소년기는 독립성과 자아정체감이 발달하는 시기로, 또래 집단의 영향과 신체·정신사회적 변화로 인해 약물 사용, 음주, 폭력 등 다양한 안전 문제가 발생할 수 있다. 청소년 외상의 상당수는 알코올과 관련되며, 이는 교통사고·타살·자살의 위험 요인이 된다. 운전 습득 시에는 교통규칙 준수와 안전벨트 착용 교육이 필수적이며, 성적 성숙과 관련해 성적 안전에 대한 올바른 지식과 교육이 필요하다.

(5) 성인기는 생활 습관과 스트레스가 안전사고에 영향을 미친다. 과도한 음주는 대형 교통사고 위험을 높이고, 흡연은 심혈관계·호흡기 질환을 유발해 사고 가능성을 증가시키며, 높은 스트레스는 다양한 신체 질환과 함께 사고의 원인이 될 수 있다.

(6) 노인은 근육·관절 기능 저하, 감각과 반사 능력 감소, 시각 변화 등으로 인해 낙상과 사고 위험이 높다. 특히 침대, 욕실, 부엌, 빙판, 계단 등에서 미끄러지거나 걸려 넘어질 위험이 크므로 일상 환경에서의 안전관리가 필요하다.

2) 생활양식

생활양식 역시 안전에 위험 요인이 될 수 있다. 외상의 위험은 일반적으로 위험한 작업자, 화학물질 등의 위험물 취급, 운전을 하거나 기계를 작동하는 사람에게서 높다.

안전하지 못한 환경에 노출될 경우(기계를 취급하거나 화학물질 공장에서 근무하는 경우, 우범지역에 거주하는 경우 등)나 습관화된 위험 행동(운전 시 안전벨트 미착용, 오토바이 탈 때 헬멧 미착용, 보트 탈 때 구명조끼 미착용 등)은 사고 요인으로 작용한다.

3) 기동성

마비, 근육허약, 균형이나 조정장애 등으로 인한 움직임의 장애는 사고의 위험을 높인다. 마비나 척수 손상 환자는 위험을 인지해도 피하지 못하고 석고붕대 적용 환자나 편마비 환자는 균형을 잃거나 낙상 가능성이 높다. 보행 장애자도 낙상의 위험이 높다.

4) 감각·지각의 변화

시각, 청각, 후각, 미각, 촉각의 어떠한 손상이라도

환경에 대한 민감성을 감소시킬 수 있고, 이로 인해 사고의 위험이 증가한다. 지각의 변화는 낙상의 위험을 초래하고 청각 · 후각의 감소는 사고에 대한 인지력을 떨어뜨리며, 촉각 손상 환자는 온도를 감지할 수 없어 화상의 위험이 있다.

5) 인지수준

일부 대상자는 약물을 아동의 손이 닿지 않는 곳에 보관하거나 음식의 유효기간을 확인하는 데 어려움을 겪을 수 있다. 또한 수면 부족, 의식 저하(무의식 · 반의식 · 혼돈 상태), 수면제 복용 등으로 인지 기능이 손상된 경우 사고 발생 위험이 높아진다.

6) 의사소통 능력

실어증 환자, 언어장애 환자, 문맹자 등의 경우 사고의 위험이 높아진다.

7) 안전에 대한 지식

병원이나 새로운 환경을 접할 때 안전에 관한 특별한 정보가 필요하다. 산소탱크, 정맥내 카테터, 더운물 주머니 같은 물품 사용법에 대한 지식부족 및 약물이나 독극물을 아동의 손이 닿지 않는 곳에 보관하고, 식품의 유통기간을 확인하는 것과 같은 안전예방지침에 대한 지식부족도 사고 위험을 증가시킨다.

8) 정신사회적 상태

스트레스 상황은 집중력을 저하시켜 사고가 일어나기 쉽게 한다. 우울과 혼돈, 사회적 고립 등은 집중력 저하, 판단 착오, 지각 감소 등의 원인이 될 수 있다.

II. 간호과정

1 사 정

환경적인 안전의 위험은 낙상, 화재, 중독, 질식과 자동차 사고, 장비사고를 초래한다. 간호과정은 위험과 불안전한 상황에 처한 대상자를 확인하고 중재를 제공하는 것이다. 안전과 관련된 문제는 대상자가 가정, 직장, 공공장소에서 활동하는 행동방식으로 드러난다. 안전에 대한 사정은 대상자의 안전에 대한 인지도, 안전위험에 대한 관심사와 병력을 포함한 조사로 시작한다. 안전의 위험성에 변화가 있는 낙상, 찰과상, 타박상, 화상 등의 병력이 있을 수 있다. 감정적인 스트레스, 피로, 다양한 활동으로 인한 위험에 대한 무신경, 인지력 저하, 그리고 과거의 상해 양상에 대한 자료 또한 중요하다.

1) 대상자 측면

(1) 간호력

안전한 환경을 제공하기 위하여 간호사는 낙상이나 사고 발생 및 재발에 대한 경각심을 가져야 한다. 다른 사람보다 사고가 흔히 발생하는 사람이 있으며, 사고를 경험한 사람이 다른 사고도 경험하기 쉽다. 대상자의 과거 낙상 경험, 사용하는 보조기구(예 : 목발, 지팡이 등)의 상태, 약물 투여(예 : 이뇨제) 여부 등을 낙상위험 사정 도구를 활용하여 확인한다.

(2) 신체검진

대상자의 근력과 조정 및 균형, 움직임 상태, 의사소통하는 능력, 지각 또는 지남력 수준과 감각인지, 사고능력과 정서 상태 등을 사정하여야 한다. 또한 가정내 폭력이나 상해, 부주의에 대한 증거가 있다면 확인해야 한다.

(3) 대상자의 기대

대상자가 생각하는 안전과 간호사가 생각하는 안전이 다를 수 있기 때문에 간호사는 대상자의 인지 정도를 사정하여 지식이나 경험이 부족하여 발생할 수 있는 사고를 예방한다.

2) 환경적 측면

환경 사정은 안전에 영향을 미치는 위험 요인을 확인하는 데 필수적이다. 가정, 지역사회, 보건의료기관의 환경은 냉·난방 체계, 조명, 장애물이나 낙상 요인, 소화기와 같은 안전 장치, 전기 사용 여부 등 다양한 물리적 위험성을 내포할 수 있다. 또한 음식물과 관련된 위험을 파악하기 위해 대상자의 최근 섭취 음식, 위생 상태, 위장관계 및 중추신경계 기능, 발열 여부와 검사 결과를 확인해야 한다. 더불어 생활양식이나 직업적 노출은 발암 요인이 될 수 있으므로 흡연, 석면, 고지방식이, 살충제, 염화비닐, 사카린 등과 같은 환경적 위험도 평가해야 한다.

간호사는 의료 환경 내 잠재적 위험 요인을 파악해야 하며, 병실 내 가구 배치, 침대 위치, 보조등 사용 가능 여부, 보조 장비 활용 등을 확인해야 한다. 아울러 간호사의 과로와 피로는 집중력 저하로 사고를 유발할 수 있으므로, 스트레스 상황에서도 신체적 균형을 유지하도록 주의해야 한다.

2 진단

안전과 관련된 간호진단은 [표 4-1]과 같다.

[표 4-1] 안전과 관련된 간호진단

간호진단	관련요인
Risk for adult falls 성인 낙상의 위험	• 낙상 과거력, 고령, 시력 및 청력장애, 불면, 빈혈, 억제대 사용, 어수선한 환경, 익숙하지 않은 환경, 투약, 알코올 오남용, 주의집중 부재
Risk for physical Injury 신체적 손상의 위험	• 독성화학물질 노출, 신체적 장애, 고령, 부적절한 안전 장비
Risk for burn injury 화상 손상의 위험	• 돌봄 제공자의 안전 주의에 대한 부적절한 지식, 뜨거운 물통에 대한 부적절한 사용, 산소 근처의 흡연, 열 패드의 부적합한 사용
Risk for accidental suffocation 우발적 질식의 위험	• 가스누출, 큰 덩어리의 음식 섭취, 플라스틱 백으로 놀기, 인지장애
Risk for accidental poisoning 우발적 중독의 위험	• 약물에 대한 불충분한 지식, 정서장애, 중독에 대한 불충분한 주의지침
Impaired bed mobility 침상기동성 장애 Impaired wheelchair mobility 휠체어 기동성 장애 Impaired transferring ability 이동 능력 장애 Impaired walking ability 보행 능력 장애	• 신경·근육장애로 인한 강도와 내구성 감소, 부종, 외부치료기구, 피로, 치료적 움직임 제한, 약물 복용, 낙상경험, 전신적 쇠약, 연령, 감각지각능력 장애

3 계 획

대상자의 안전을 도모하고 손상을 예방하는 기대되는 결과의 예이다.

① 환경 내에서 안전하지 않은 상태를 열거한다.
② 환경 내에서 잠재적인 안전 위험성을 설명한다.
③ 낙상을 예방하기 위한 안전대책을 열거한다.
④ 가족이나 보호자와 함께 안전에 대한 우선순위를 말한다.
⑤ 입원기간 동안 손상 없이 지낸다.

안전을 증진하기 위한 간호중재 계획은 사정자료와 간호진단, 대상자의 기대되는 결과에 기초한다.

4 수 행

1) 가정에서의 안전관리

(1) **사고예방을 위한 교육** : 낙상, 화재, 약물 · 알코올 남용 등 안전교육을 실시한다.
(2) **중독예방** : 약품, 가정용 세척제, 독성물질 등은 어린이 손이 닿지 않는 안전한 용기에 보관하고, 가정용 화학제품은 경고문구나 응급정보가 그대로 붙은 원래의 용기 안에 두도록 교육한다.
(3) **질식예방** : 아동이 음식 섭취, 목욕, 수영 시 항상 관찰하고, 침구에 눌리거나 풍선, 작은 장난감 등으로 질식할 가능성이 있으므로 주의를 기울이고 보호자에게 교육해야 한다.
(4) **전기 상해 예방** : 전기제품 접지 확인 및 올바른 사용을 교육한다.
(5) **화재 예방** : 흡연 · 전기 · 기름으로 인한 화재를 주의하고, 화재가 발생했을 때 소화기 사용과 대피 방법을 숙지하고 있어야 한다.

2) 의료환경에서의 안전관리

(1) 입원생활과 관련된 안전관리

① **식사관리** : 위관영양을 하는 경우 식사 중 음식물의 기도 내 흡인을 주의해야 하며, 섭취량 확인, 치료와 관련된 음식물 제공, 금식 및 식사제한 등 음식물 자체 문제를 예방해야 한다.
② **개인위생** : 목욕이나 세발을 할 때는 환자의 증상 및 치료를 고려하고, 샤워실 바닥에 미끄럼 방지를 위한 시설을 설치하며, 화장실이나 샤워실에 비상벨을 설치하여 위급상황에 대처할 수 있게 한다.
③ **피부관리** : 무의식 대상자나 사지마비가 있는 대상자는 스스로 몸을 움직이지 못하므로 압력에 의한 욕창이나 신경손상이 발생할 수 있다. 욕창 위험요인을 주기적으로 평가하고, 체위변경, 보조기구 사용 등으로 욕창을 예방한다.
④ **무의식 대상자의 안전관리** : 신경계 질환 또는 중추신경계 손상으로 호흡기능의 감소, 운동 기능과 의사소통의 제한으로 위험 요소가 많으므로 세밀히 관찰하고 기도 유지, 욕창방지를 위한 기본 간호를 수행하여 안전사고를 예방한다.
⑤ **환자 이송과 안전관리** : 환자 이동의 가장 좋은 방법을 계획하고 특별한 설비(이동벨트, 휠체어, stretcher car)가 필요하면 준비하고 기능과 안전을 확인한다. 중환자 이송 시에는 반드시 의료진이 동반하고 필요한 경우 응급약품 및 기구를 준비하여 이동한다.
⑥ **열 요법 및 냉 요법과 관련된 안전관리** : 열 및 냉요법과 관련된 사고는 더운찜질, 더운물주머니, 얼음주머니, 전기기구 등의 사용으로 인하여 임상에서 흔히 발생하기 쉬운 사고이므로 각별한 주의가 필요하다. 더운물주머니는 매 2시간마다 교환하여 필요한 온도를 유지하도록 하고, 얼음주머니를 적용한 부위는 조직이 저리거나 푸른 반점이 생기는지를 잘 관찰한다. 특히 순환장애가 있는

경우 화상 및 조직손상은 치유가 힘들다는 점을 유의해야 한다.

⑦ **자살, 자해기도 예방에 따른 안전관리** : 자살기도는 과거력이 있는 환자와 자살에 대한 생각이 있는 환자의 행동, 사고 및 기분을 파악함으로써 예방할 수 있다.

⑧ **도난과 관련된 안전관리** : 의료기관 내의 도난사고를 사전에 예방하여 물적 손실을 방지하고, 대상자, 직원 및 병원 재산을 보호함으로써 안정된 업무를 수행할 수 있다. 대상자가 입원할 때 귀중품 관리에 대해 설명하고, 부서별 열쇠관리 책임자를 지정하여 열쇠관리를 철저히 하도록 한다.

(2) 약품 보관 및 투약과 관련된 안전관리

일반 약품은 유통기간, 보관방법, 혼합약물 투여시간 등을 확인하고, 주의해야 할 약품에는 식별 가능한 표지를 부착하여 정확하게 구분하여 보관한다. 마약은 다른 의약품과 구별하여 잠금장치가 있는 장소에 보관하며, 사용 후 남은 마약의 잔량은 주사기에 재거나 입구를 밀봉하여 hand to hand로 전달하고 서명하여 마약으로 인한 사고를 예방한다.

투약 시 간호사는 기본 감염수칙, 안전수칙 및 투약의 6원칙을 반드시 지키고, 대상자에게 투약 관련 알레르기가 있는지 조사하며, 항생제 투여 전에는 피부반응검사(skin test)를 반드시 시행한다. 투약오류는 발견 즉시 주치의와 수간호사에게 보고하고, 집중관찰하며 환자위해가 최소화되도록 대처하며, 투약오류 보고서를 작성한다(그림 4-1). 유리 앰플 주사제를 준비할 때는 정해진 방법으로 앰플을 절단하여 절단면에서 유리 파편이 약물에 들어가지 않도록 한다.

항암제는 독성 화합물로 신체의 일부가 항암제에 노출될 경우 자극, 조직 궤양이나 괴사를 유발할 수 있기 때문에 주의하여 취급한다. 우발적으로 노출되었다면 비누나 물 또는 식염수로 5분간 철저하게 씻고 가능한 빨리 의학적 도움을 받는다. 대상자에게 항암제 투여 시 일혈(extravasation)이 발생하거나 의심되면 즉시 주입을 중단하고 보고하며, 일혈 의심 부위에 남아 있는 약제와 혈액을 뽑아내고 해독제와 멸균 폐쇄 드레싱을 한다.

(3) 수혈과 관련된 안전관리

수혈은 순환혈액량 유지, 혈액의 산소운반 능력 증가, 혈액응고 인자 보충 및 혈액의 결핍성분 보충 등의 목적으로 시행되며, 알맞은 성분의 혈액이 안전하고 효율적으로 대상자에게 투여될 수 있도록 철저하게 다루어야 한다. 수혈 전에는 반드시 혈액형과 교차검사 결과를 확인하고, 불출 받는 혈액은 2명의 간호사가 확인한다. 수혈 전, 수혈 시작 15분 후에는 활력징후의 변화, 용혈반응 등 부작용이 있는지 확인하며 혈장을 제외한 혈액은 반드시 혈액 전용 냉장고에 보관하도록 한다. 간호사는 수혈과 관련된 안전 간호 교육에 정기적으로 참여하여 수혈과 관련된 안전사고를 예방하도록 한다.

(4) 의료기기와 관련된 안전관리

의료기기의 오작동은 대상자의 안전을 위해할 수 있는 요인으로 의료기기에 대한 예방점검과 유지관리는 환자치료와 간호에 중대한 영향을 미칠 수 있다. Infusion pump, EKG monitor, radiant warmer, phototherapy 등은 병원에서 많이 사용되는 의료기기이다. 간호사는 각각 기기의 기능이 정상적으로 작동하는지 정기적으로 확인하고, 알람이 울리면 원인을 파악하고 환자의 상태와 장비의 정상가동 여부를 확인한다.

멸균을 위한 고압 증기 멸균기, plasma 멸균기를 사용할 때는 고온에 의한 화상에 대한 주의를 기울이고, EO gas 멸균기를 사용할 때는 장갑과 마스크를 착용하여 가스 누출로 인한 부작용을 예방한다.

체외막 산소화기계(ECMO), 지속적 신대체요법(CRRT), 제세동기, 인공호흡기, 수술과 마취 시 사용하는 의료기기 등 고위험 의료기기의 목록을 별도로 마련하여야 하며, 반드시 예방점검을 수행한다.

〈투약오류 보고서〉(예시)

A. 등록번호	B. 환자명	C. 성별/나이
D. 진료과/병동	E. 진단명	
F. 발생일시 :	G. 확인일시 :	H. 보고일시
I. 발생장소	J. 관련직원	

K. 문제의 종류

〈오류유형〉 □ Near miss □ 실제발생

1. 투약 전 발견
   - □ 조제오류 □ 처방오류
2. 투약 후 발견
   - □ 다른 환자 □ 다른 약품 □ 다른 시간
   - □ 다른 경로 □ 다른 용량 □ 일혈/침윤
   - □ 투여하지 않아야 하는 상황에서 투약
   - □ 기타 ( )

〈발견된 오류의 원인〉

3. 처방오류 □ 의사의 처방오류
4. 확인오류 □ 처방을 확인하지 않음
   - □ 투약 직전 환자를 확인하지 않음
   - □ 투약 직전 투약카드를 확인하지 않음
5. 해석오류 □ 처방을 잘못 해석함
   - □ 약품 라벨을 확인하지 않음
   - □ 투약 카드를 잘못 해석함
6. 조제오류
   - □ 용량계산오류 □ 다른 약으로 조제
   - □ 투여일수오류 □ 다른 주사제 사용하여 조제
   - □ 약봉투/라벨 표기 오류 □ 산제평량조작오류
   - □ 배합변화 유무 □ 혼합 착오
   - □ 분포 오류 □ 포장의 불완전성
   - □ 약봉투 혼동 □ 약의 누락
   - □ 유효 기간 오류 □ 기타
7. 투약시간 오류 □ 약품 전달 지연
   - □ Infusion Pump 작동오류
   - □ 수액세트 오류
8. 복용 오류 □ 용법 오류
   - □ 용량 오류
   - □ 환자의 복약이행오류
9. 기타
   - □ 부적절한 약물 모니터링
   - □ 환자동의서가 필요한 약물이 동의없이 투여된 경우
   - □ 보안유지 및 안전보관이 이루어지지 않아 발생한 사고
   - □ 기타( )

L. 오류수준

- □ Category1 : 아차사고(환자에게 투여 안됨)
- □ Category2 : 환자에게 투여되었으나, 환자에 해가 없음
- □ Category3 : 환자에게 투여되었으나, 환자에 해가 없으나 관찰을 요구하는 상태
- □ Category4 : 환자에게 투여되어 임시적인 해가 있어 Vital sign, 검사, 내/외과적 치료가 필요한 경우
- □ Category5 : 환자에게 투여되어 일시적인 해가 있어 입원을 하였거나 입원기간이 연장된 경우
- □ Category6 : 환자에게 투여되어 영구적 손상 있는 경우 (적신호 사건)
- □ Category7 : 환자에게 투여되어 사망에 가까운 위험한 상황 초래된 경우(적신호 사건)
- □ Category8 : 환자에게 투여되어 환자가 사망한 경우 (적신호 사건)

M. 문제내용을 객관적으로 기록하여 주십시오.

N. 문제발생에 따른 중재활동 및 문제원인과 개선방안

O. 문제의 결과

- □ 1. 손실없음
- □ 2. 업무지연/추가
- □ 3. 환자의 신체적 손실
- □ 4. 환자의 경제적 손실
- □ 5. 병원의 경제적 손실

P. 환자의 신체적 손상

- □ 1. 특별한 이상 없음
- □ 2. 치료 후 후유증없이 회복됨
- □ 3. 영구적인 신체 장애
- □ 4. 즉각적인 생명의 위협을 받음
- □ 5. 사망

날짜 : ___년___월___일 이름 : ______ 소속부서 : ________ 확인 : ___년___월___일/이름 : ______(인)

출처 : 고려대학교 안암병원

[그림 4-1] 투약오류 보고서

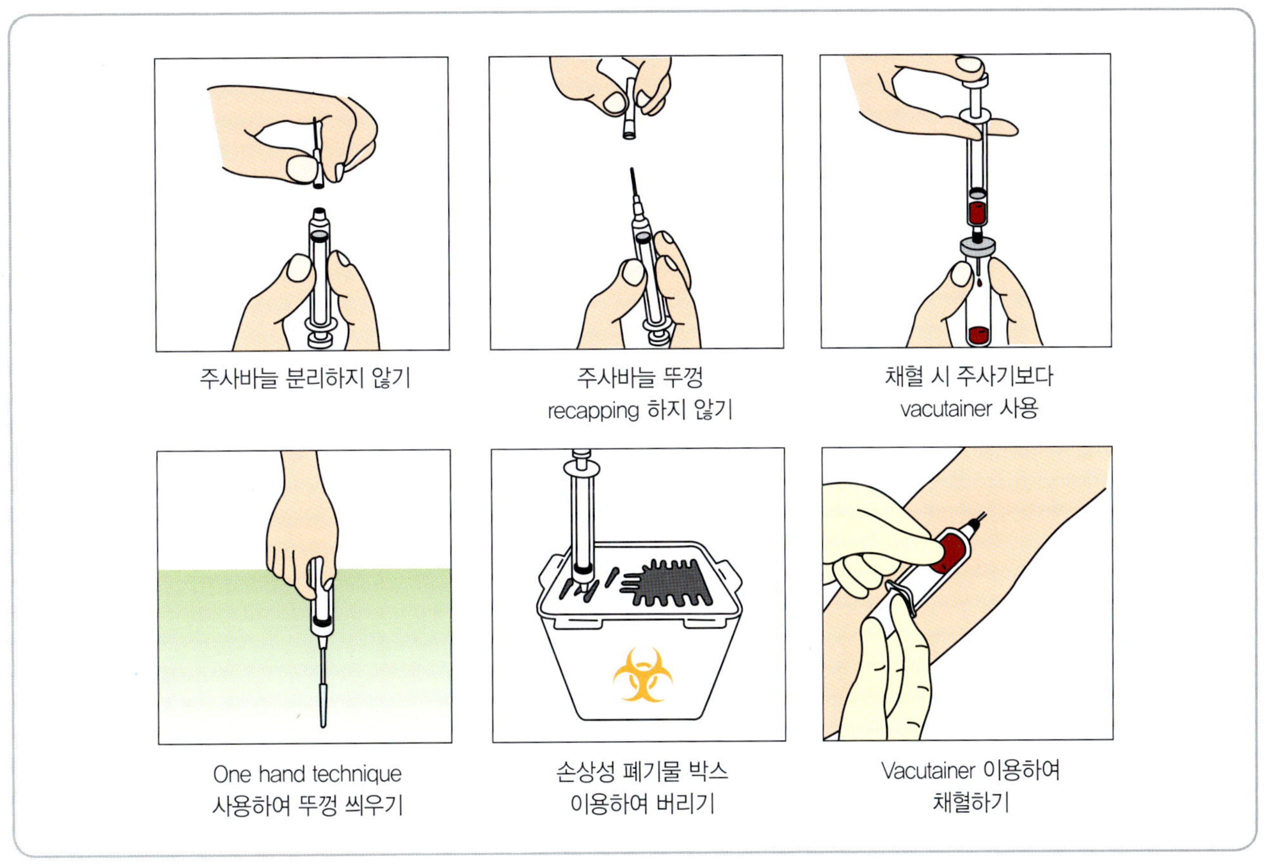

[그림 4-2] 주사바늘 찔림 사고 예방법

(5) 감염관리

감염관리는 대상자, 직원, 보호자, 학생 및 방문객 등 의료 환경에 노출된 사람들의 감염에 대한 위험을 파악하여 위험을 감소시키는 것이다. 모든 환자에게는 손위생, 장갑과 마스크, 보안경, 고글, 가운 등의 개인 보호구 착용, 린넨 관리 등 표준주의(standard precaution)를 지키고, 비경구 투약 시에는 무균술을 적용하고 멸균된 1회용품은 재사용하지 않도록 한다. 주사바늘이나 날카로운 기구를 사용할 때는 찔리거나 베이지 않도록 주의하며, 감염성 질환 또는 면역이 저하된 대상자의 경우 격리병실을 사용하도록 한다.

의료기관에 근무하는 직원들은 일반인보다 감염에 노출될 위험이 높기 때문에 감염성 질환 예방 및 관리가 중요하며, 건강평가, 건강교육, 안전교육, 예방접종 프로그램, 질병 대책, 직원 건강관리 기록 유지와 관리 등이 요구된다.

업무 중 발생한 혈액매개 질환 노출사고를 예방하기 위해 직원은 안전지침을 준수하여야 하고(그림 4-2), 주사바늘, 수술용 칼과 같은 예리한 도구에 의한 혈액매개 질환 노출 시 부서장이나 감염관리실로 즉시 보고하여 적절한 예방조치를 취할 수 있도록 해야 한다(그림 4-3).

의료폐기물은 보건, 의료기관 등에서 배출되는 폐기물 중 인체에 감염 등 위해를 줄 우려가 있어 특별한 관리가 필요하다고 인정되는 폐기물로 2차 감염예방을 위해 전용용기를 사용하여 종류에 따라 위생적이고, 안전하게 분리수거한다(그림 4-4).

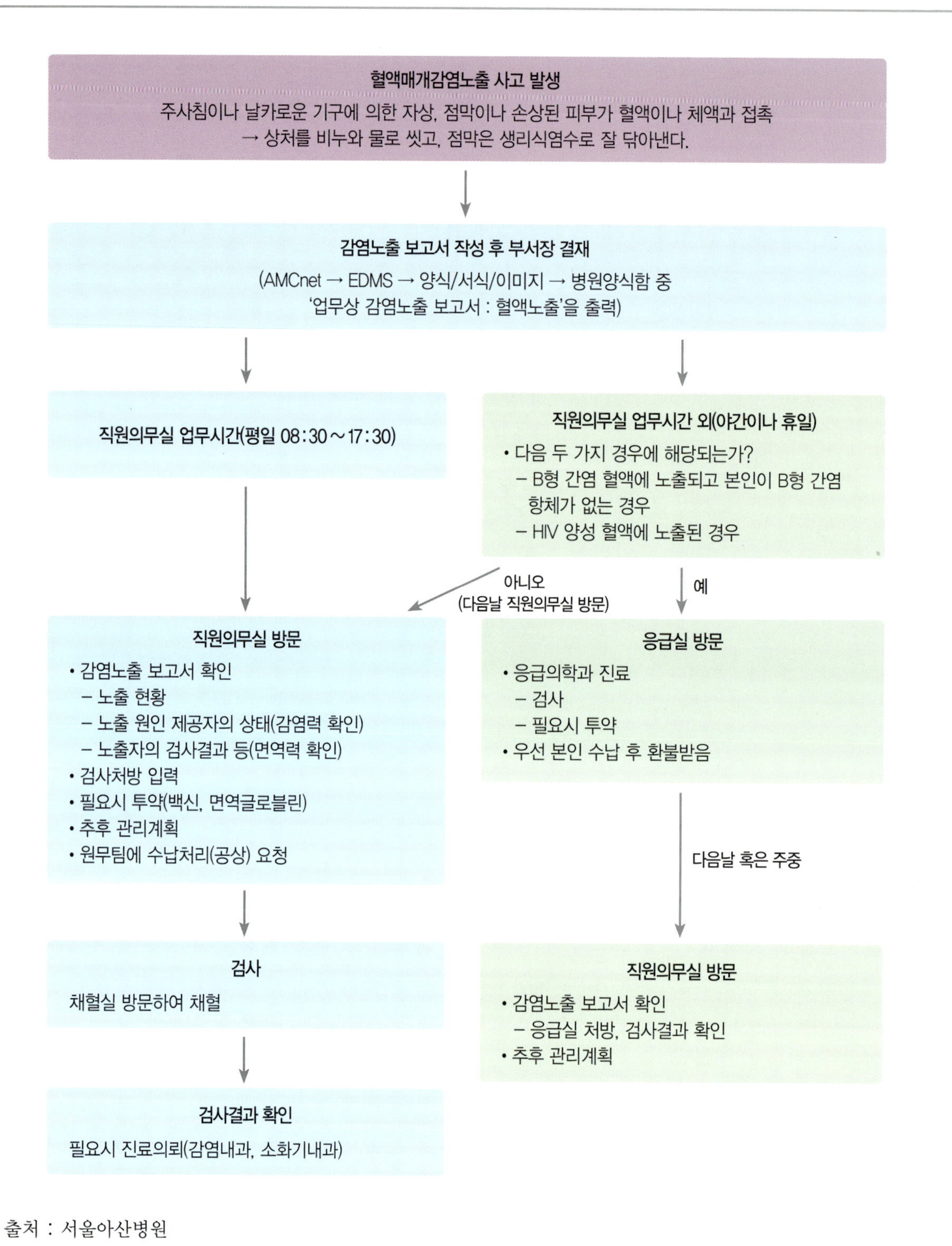

[그림 4-3] 혈액매개 질환 노출 시 보고 및 처리 절차의 예

종류	도형 색상	도형
격리의료폐기물	붉은색	
위해의료폐기물	노란색	
일반의료폐기물	검은색 or 노란색	
재활용 태반	녹색	

이 폐기물은 감염의 위험성이 있으므로 주의하여 취급하시길 바랍니다.			
배출자	○○○병원	종류 및 성상	일반의료폐기물 위해의료폐기물
사용개시 연월일		수거년월일	
수거자	(주)	중량	

[그림 4-4] 의료폐기물 전용용기 도형 색상 및 표시사항

(6) 전기 안전관리

전기에 의한 사고는 전선, 누전, 과전류, 배선, 정전기 등에 의해 발생한다. Macroshock을 받으면 전류가 나갈 때까지 대상자를 만지지 말고 전류로부터 안전한 곳으로 옮겨야 한다. 이때 깊고 얕은 화상, 근육경축, 심장과 호흡정지를 일으킬 수 있다. 전기사고를 줄이기 위한 지침은 다음과 같다.

① 코드사용 전에 전선이 벗겨지거나 파손된 여부를 확인한다.
② 하나의 콘센트에 많은 전기코드를 꽂지 않는다.
③ 콘센트에서 플러그를 뺄 때 플러그를 꼭 잡고 뺀다.
④ 세면대, 욕조, 샤워장과 같은 물이 있는 곳에서는 전기기구를 사용하지 않는다.
⑤ 전기코드나 기구가 아동 손에 닿지 않도록 보호커버와 같은 안전장치를 한다.
⑥ 전기기구 사용 전에 설명서를 반드시 읽는다.
⑦ 전기기구를 세척할 경우 전기를 연결하지 않은 상태에서 세척한다.
⑧ 전기기구 사용 시 손에 짜릿한 감전 느낌이 발생한다면 이는 전류 누설이나 접지 불량, 절연 손상 등 전기적 이상을 의미하므로 즉시 사용을 중지하고 사전에 안전 점검을 받아야 한다.
⑨ 전선이 늘어지거나 엉켜 있지 않도록 정리한다.

(7) 화재 안전관리

산소, 휘발유, 가스, 화학 약물 등 인화성이 강한 물질이 있는 장소에서는 금연을 하고, '금연구역' 표시판을 붙여 주위를 환기시킨다. 유도등, 대피경로 안내표지판, 대피로 및 비상탈출구, 비상 전원 감지 스위치 등의 작동을 확인하고, 대피로에 린넨 보관, 쓰레기통, 의료기기, strecher car 등 불필요한 장애물이 없도록 안전한 대피로를 확보한다. 모의훈련을 통해 화재 발생 시 신속하게 대처할 수 있도록 하며, 소화전과 소화기 사용법과 다음의 화재 중재 가이드라인을 숙지하도록 한다.

① 화재신고를 위한 전화번호는 항상 전화기 위에 부착되어 있어 쉽게 볼 수 있어야 한다.
② 기관의 화재훈련과 대피방법을 안다.
③ 모든 화재경보기, 비상구, 소화기, 산소 차단 장치의 위치를 안다.
④ 화재가 발생한 경우 우선순위를 기억하기 쉽게 RACE로 암기한다.
- R(rescue). 즉각적인 위험으로부터 대상자를 구하고 옮긴다.
- A(activate). 경보기를 울린다. 사소한 화재라도 불을 끄기 전에 경보음을 울린다.
- C(confine). 창문과 문을 닫아 화재를 제한하고 산소와 전기제품을 끈다.

• E(cxtinguish). 소화기를 가지고 불을 끈다.

다음의 화재 발생 시 대처 방법을 따른다.

① 응급서비스센터의 전화번호를 전화기 옆에 비치한다.
② 비상구의 위치를 알아두고 위치를 정확하게 표시해 둔다.
③ 소화기의 위치와 대피과정 및 소방대책을 알아둔다.
④ 복도에 불필요한 기구나 도구를 놓지 않는다.
⑤ 화재발생시 먼저 대상자를 보호하고 빨리 화재를 진압하도록 한다.
⑥ 화재로부터 대상자를 옮길 때는 여러 가지 방법을 동원하여 옮긴다.
  ㉠ swing carry : 두 사람이 무거운 대상자를 이동할 때 사용하는 방법으로 대상자는 양팔을 양쪽의 간호사의 팔위로 올리고 간호사의 한 팔은 대상자의 등 뒤로 서로 손을 잡고 다른 팔은 대상자의 대퇴 밑을 지지하고 대상자를 이동시킨다(그림 4-5).

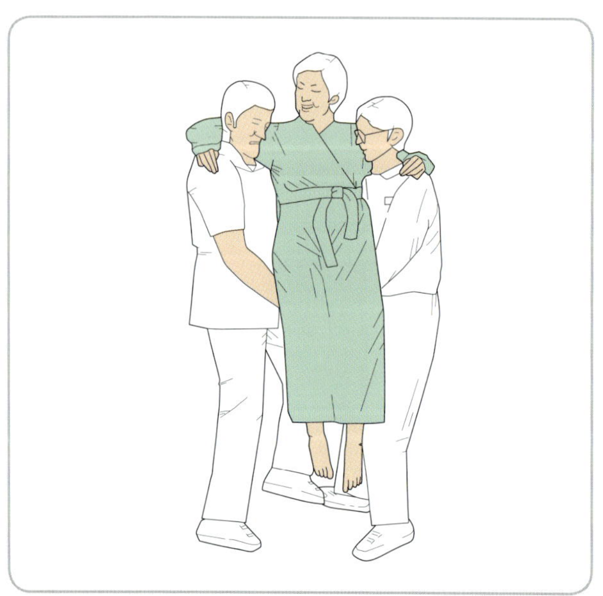

[그림 4-5] Swing Carry

  ㉡ piggy back carry : 의식이 있고 대상자가 이동에 도움을 줄 수 있는 경우, 대상자를 등에 업고 이동하는 방법이다.
  ㉢ cradle carry : 체중이 가벼운 아이나 어른을 위한 것으로 대상자를 안아서 이동하는 방법이다.

(8) 방사선 노출예방

대상자의 진단과 치료에 사용하는 방사선은 기관의 지침에 따라 사용해야 한다. 간호사는 방사선에의 노출을 줄이기 위해 가능한 한 멀리 떨어져 있도록 하고 납으로 된 앞치마와 같은 보호장구를 착용해야 한다. 관련기관은 방사선 누출을 철저히 감독하고 만약 사고발생시 이웃 주민에게 노출이 일어나지 않도록 예방하고 즉시 치료를 받도록 해야 한다.

(9) 의료진 간의 의사소통

안전사고를 예방하기 위해 의료진 간 정확하게 의사소통한다. 의료진 간 정확한 의사소통은 안전한 진료를 위해 매우 중요하며, 구두 처방, 필요시 처방, 혼동하기 쉬운 부정확한 처방 등은 별도의 절차와 규정을 두어 안전하게 관리한다.

(10) 병원 안전관리 체계

의료기관에는 환자안전사고를 예방하고 관리하기 위해 안전관리위원회를 운영하여 대상자에게 일어날 수 있는 안전사고에 대한 예방 지침 및 처리 지침을 제공한다. 안전관리위원회에서는 병원 내에서 발생하는 낙상, 미끄럼으로 인한 부상, 잘못된 환자, 위치, 수술, 자살, 투약사고, 억제대 사용 등 모든 안전사고를 예방하기 위하여 적절한 보고체계를 수립하고, 원인 분석 및 개선 활동을 통해 효율적이며 체계적인 환자안전 활동이 이루어지도록 유도하여야 한다(그림 4-6, 7).

〈환자안전 사건보고서〉 (예시)

직장진료 관리실	팀 장	부실장	실 장	제1진료 부원장	병원장

일반사항

보고자 직종 □ 의사 □ 간호사 □ 보건직 □ 행정직 □ 기타 최종보고일시
소속부서 사번 이름
발생일시 발생장소 작성일시

환자정보

구분 □ 입원 □ 외래 □ 응급실 □ 기타
ID 이름 성별/나이
진료과 주치의

사고종류

□ 적신호 사건
- ○ 기저질환과 무관한 예상하지 못한 사망 또는 신체 일부의 심각한 손실
- ○ 잘못된 환자, 잘못된 시술부위 또는 잘못된 시술
- ○ 수술 및 시술 후 환자 체내 이물질 잔류
- ○ 자살 또는 자살시도
- ○ 혈액형 불일치 수혈
- ○ 영유아 유괴 및 잘못된 보호자에게 신생아 양도
- ○ 기타 법적 분쟁이 발생하였거나 소지가 있는 사건

□ 위해사건
- ○ 수혈 부작용
- ○ Adverse Drug Reaction(ADR)
- ○ 투약오류
- ○ 낙상
- ○ 수술 전, 후 진단이 불일치 하는 경우
- ○ 마취제, 진정제 투여로 인한 추가적 치료가 발생한 경우
- ○ 기타 환자안전 관련 사건

□ 근접오류
※ 적신호/위해 사건 발생 전에 발견된 경우이므로 해당 사건에 표기 요망

사고발생경위

발생 후 환자상태 및 중재사항

문제원인

개선방안

환자측 요구사항

사건발생 후 환자상태 모니터링(작성 : 적정진료관리실)

출처 : 아주대병원

[그림 4-6] 환자안전 사건보고서

〈사고보고서〉 (예시)

결재	담 당	장	팀 장	부원장	병원장

1. 사고현황

	부서명 (소속명)			신 분	
사고자	성 명		진찰권 번 호	사번(주민등록)	
	입사일자			연락처	
사고일시	20 년 월 일 ( ) :			사고장소	
사고내용 및 조치사항	(육하원칙에 의해 구체적으로 기술)				

2. 진료 소견(환자 상태, 처치내용, 향후 치료예상 기간)

담당의사 : (인)

위와 같이 보고합니다.

20 . . .

보고자 : (인)

부서장 : (인)

3. 관리부서 의견

결정사항	직무상재해( ), 산업재해보상보험( ), 기관부담( ), 기타( )			
통보부서 확인	원무팀		감염관리사	

註) 1~2항을 작성하여 교직원인 경우 인사복지팀, 비교직원인 경우에는 총무팀, 협력업체인 경우에는 관리부서로 제출합니다.
출처 : 아주대병원

[그림 4-7] 사고보고서

3) 낙상예방

가정이나 병원에서 미끄러운 바닥, 흐린 조명, 어지럽게 놓인 물건, 미끄러운 슬리퍼 등은 낙상을 일으키는 원인이 되며, 모든 연령에서 발생하지만 영아나 노인에게 특히 더 빈번하게 발생한다. 낙상의 빈도는 연령이 높아지고, 허약한 수준이 올라감에 따라 증가한다. 낙상을 초래하는 가장 흔한 원인은 뇌졸중, 파킨슨병, 실명, 관절염, 약물과 관련된 저혈압이다. 낙상을 입은 사람 중 대다수는 중등도 손상부터 골반골절이나 두부손상과 같은 심각한 손상을 입게 되고 이것은 대상자의 기동성과 독립심을 감소시키며 사망의 위험성을

[표 4-2] Morse 낙상위험사정도구

구 분	척 도		날짜 및 대상자점수			
1. 과거 낙상 경험	있음	25				
	없음	0				
2. 이차 진단(부진단)	있음	15				
	없음	0				
3. 보행보조	가구를 잡고 보행함	30				
	목발/지팡이/보행기 사용함	15				
	보조기 사용하지 않음/침상안정/휠체어/간호사가 도와줌	0				
4. 정맥수액요법/heparin lock	있음	20				
	없음	0				
5. 걸음걸이/이동	장애가 있음	20				
	허약함	10				
	정상/침상안정/부동	0				
6. 의식/정신상태	자신의 기능수준을 과대평가하거나 잊어버림	15				
	자신의 기능수준에 대해 잘 알고 있음	0				
총 점						

*총점 : 0~24점 : 낙상 위험성이 거의 없음 (No risk)
25~50점 : 낙상 위험성이 낮음 (Low risk)
51~125점 : 낙상 위험성이 높음 (High risk)
(단, 기준점은 의료기관, 시설의 종류에 따라 다르게 적용할 수 있음)

출처 : Morse, J. M. (1997). Preventing Patient Falls.

증가시킨다. 노인이 병원에 입원했을 때 낙상이 초래되는 원인은 혼돈, 다양한 의학적 문제, 전신쇠약, 기립 시 불안정, 익숙하지 않은 환경 등이다. 다음은 낙상을 예방하는 대책이다.

① 주변 환경에 대한 철저한 교육을 한다.
② 침대바퀴를 잠그고 침대를 낮추어 주며 지남력이 없거나 불안정한 환자, 혼돈 또는 무의식인 환자에게는 침상난간(side rail)을 올려주거나 억제대를 사용한다.
③ 위험한 물리적 환경에 대한 조사를 한다.
④ 대상자의 손이 닿는 범위에 호출 벨과 개인 물품을 놓는다.
⑤ 대상자의 신발 상태를 수시로 점검한다.

[표 4-2]는 낙상위험사정도구의 예이며, [그림 4-8~10]은 전산기록의 예이다.

병원에서의 낙상예방 간호활동은 다음과 같다.

① 낙상 고위험군으로 분류된 환자에 대해서는 침상에 낙상위험 표지판을 부착하고 환자와 보호자에게 낙상예방 교육을 시행한다.
② 환자가 침상에 누워 있을 때 낙상방지를 위해 침상난간을 양쪽 모두 올린다.
특히 노인(60세 이상)이나 어린이(15세 미만) 환자, 의식이 명료하지 못하거나 매우 불안정한 환자 및 수술환자에 한하여서는 반드시 침상난간을 올려주며 필요시에는 억제대를 사용한다.
③ 낙상의 위험이 있는 환자가 수면 중 깨어서 화장실에 갈 때는 반드시 간호사 또는 보호자의 보조를 받아 침상에서 내려오도록 한다.
④ Ambulation시는 서서히 단계적으로 움직인다.
⑤ 병원 바닥에 미끄러운 용액이나 물을 흘리지 않도록 자주 순회하여 점검한다.
⑥ 바닥을 청소하거나 왁스칠을 하는 경우에는 통행이 적은 시간을 이용하여 반드시 표식을 해가며

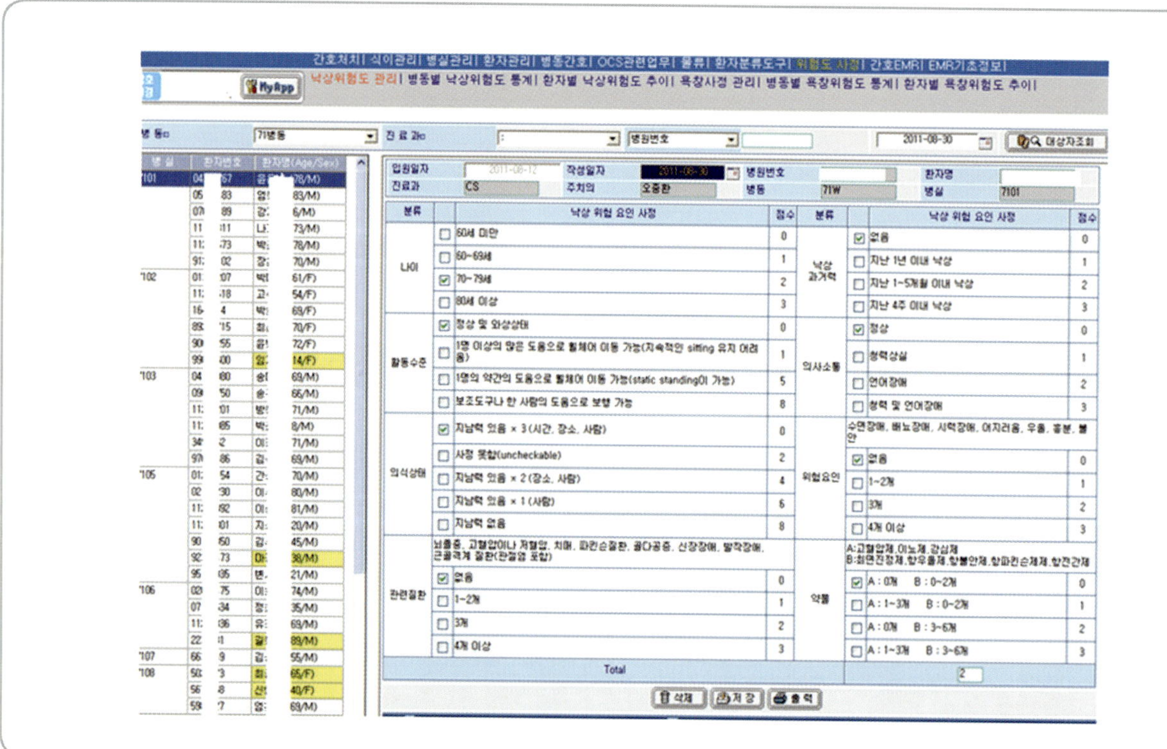

분류		낙상 위험 요인 사정	점수
나이	□	60세 미만	0
	□	60~69세	1
	☑	70~79세	2
	□	80세 이상	3
활동수준	☑	정상 및 와상상태	0
	□	1명 이상의 많은 도움으로 휠체어 이동 가능(지속적인 sitting 유지 어려움)	1
	□	1명의 약간의 도움으로 휠체어 이동 가능(static standing이 가능)	5
	□	보조도구나 한 사람의 도움으로 보행 가능	8
의식상태	☑	지남력 있음 × 3(시간, 장소, 사람)	0
	□	사정 못함(uncheckable)	2
	□	지남력 있음 × 2(장소, 사람)	4
	□	지남력 있음 × 1(사람)	6
	□	지남력 없음	8
관련질환		뇌졸중, 고혈압이나 저혈압, 치매, 파킨슨질환, 골다공증, 신장장애, 발작장애, 근골격계 질환(관절염 포함)	
	☑	없음	0
	□	1~2개	1
	□	3개	2
	□	4개 이상	3

분류		낙상 위험 요인 사정	점수
낙상 과거력	☑	없음	0
	□	지난 1년 이내 낙상	1
	□	지난 1~5개월 이내 낙상	2
	□	지난 4주 이내 낙상	3
의사소통	☑	정상	0
	□	청력상실	1
	□	언어장애	2
	□	청력 및 언어장애	3
위험요인		수면장애, 배뇨장애, 시력장애, 어지러움, 우울, 흥분, 불안	
	☑	없음	0
	□	1~2개	1
	□	3개	2
	□	4개 이상	3
약물		A:고혈압제, 이뇨제, 강심제 B:최면진정제, 항우울제, 항불안제, 항파킨슨제제, 항전간제	
	☑	A : 0개 B : 0~2개	0
	□	A : 1~3개 B : 0~2개	1
	□	A : 0개 B : 3~6개	2
	□	A : 1~3개 B : 3~6개	3
Total			2

삭제 저장 출력

[그림 4-8] 낙상위험도 관리 예

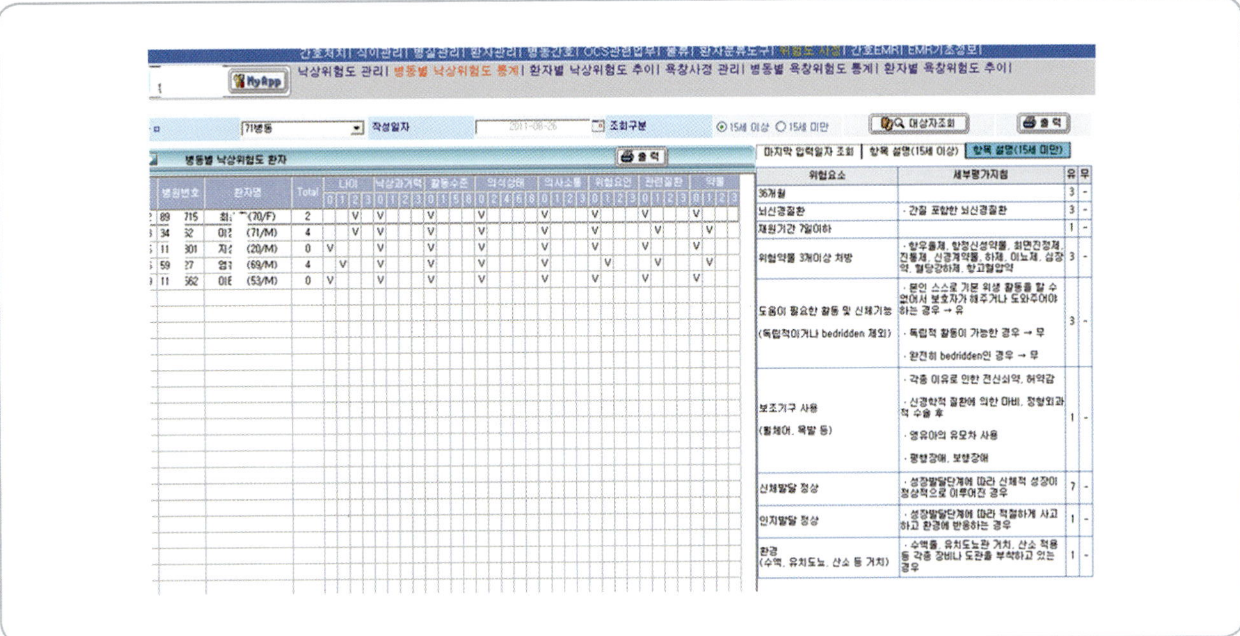

[그림 4-9] 병동별 낙상위험도 통계

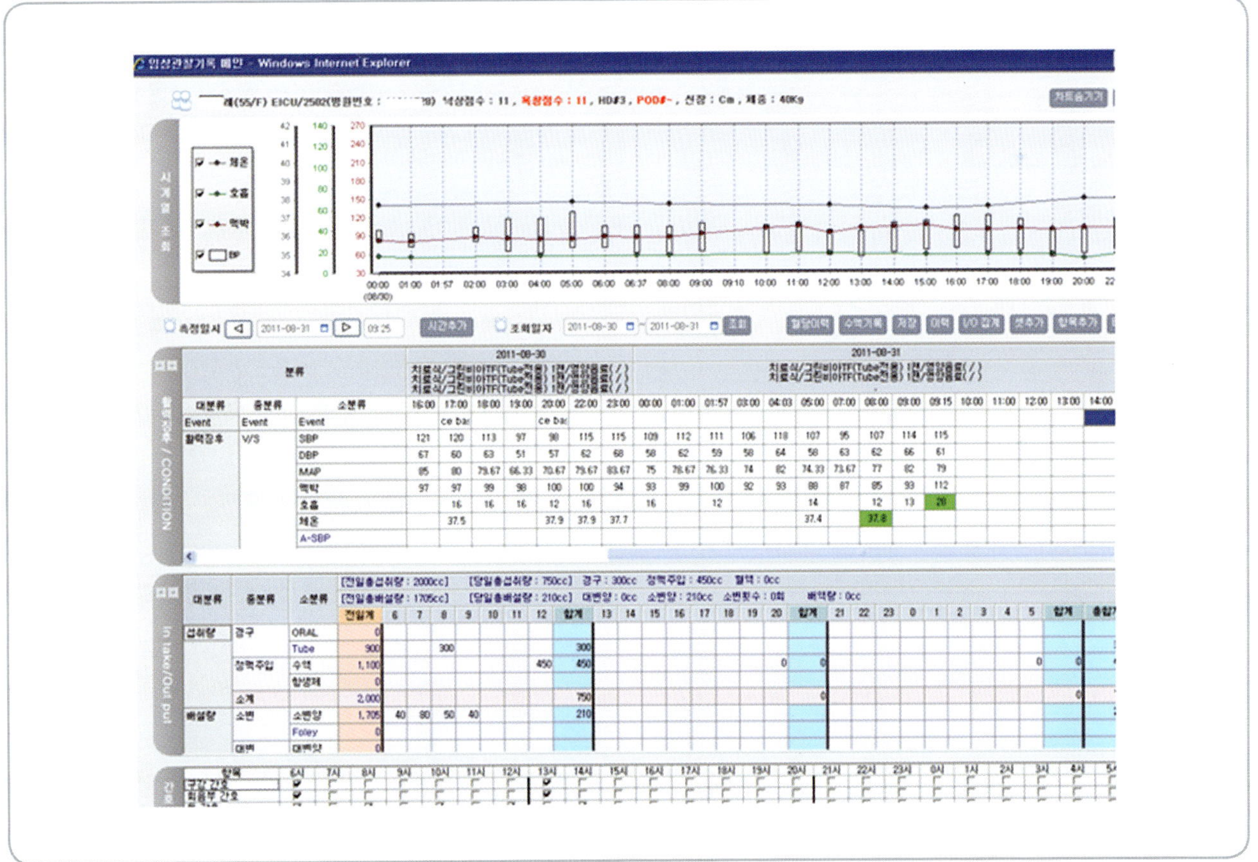

[그림 4-10] OCS-MR 연동 관리 : OCS 상에서 확인된 낙상점수가 EMR의 임상관찰기록과 연동되게 되어 있음

〈낙상 발생 보고서〉 (예시)

A. 진료과/병동 : 소화기내과/ 외래 병동
B. 등록번호 : 11111111
C. 성별 / 나이 : 남, 여(∨) / 53 세
D. 진 단 명 : Colon polyp
E. 발 생 일 시 : 2000년 5 월 15 일 시 분(시간모름)
F. 확인일시 : 2000년 5 월 15일 10시 00분

G. 관련 직원 1. 간호사 2. 간병인 3. 보호자 4. 기타 검사실 직원

H. 환자관련 사항

1. 체중/신장 : 60 kg / 157 cm
2. 의식상태 2.1 명료(alert)(∨) 2.2 졸음(drowsy) 2.3 혼돈(stupor) 2.4 반혼수(semi-coma) 2.5 혼수(coma)
3. 활동 및 기능 3.1 독립적(∨) 3.2 부분적인 도움 필요 3.3 항상 도움 필요 3.4 의존적 3.5 bed bound
4. 휠체어나 보행보조기구 사용 여부 4.1 사용함(종류 :) 4.2 사용 안함(∨)
5. 환자 위험 요인(해당되는 것은 모두 선택해 주시오)
   5.1 흥분 5.2 어지러움 5.3 전신쇠약 5.4 마비 5.5 시력장애
   5.6 체위성 저혈압 5.7 평형장애 5.8 보행장애 5.9 수면장애 5.10 낙상과거력(1년 이내) 5.11 해당사항 없음(∨)
6. 투약(낙상 발생시점에서 24시간 이내 투여된 항우울제, 항불안제, 항정신치료제, 최면진정제, 이뇨제, 항고혈압제 등의 약품명을 모두 기록하여 주십시오.)
   – 약품명 :

I. 낙상 유형

1. 침대에서 2. 의료장비에서 3. 의자에서
4. 보행 시(∨) 5. 기타 ______

J. 낙상 장소

1. 병실 2. 화장실(∨) 3. 샤워실 4. 복도
5. 응급실 6. 중환자실 7. 검사실 8. 기타 ______

K. 침대낙상 시

1. 보조난간은 올려져 있었는가?	예	아니오
2. 침대바퀴는 고정되어 있었는가?	예	아니오
3. 침상 위의 물건에 걸려 넘어졌는가?	예	아니오
4. 억제대는 사용하고 있었는가?	예	아니오

L. 미끄러지거나 넘어진 경우

1. 바닥에 수액이나 물이 있었는가?	예	아니오(∨)
2. 주변의 물건에 걸려 넘어졌는가?	예	아니오(∨)
3. 신발은 발에 맞는 것을 신고 있었는가?	예(∨)	아니오

M. 낙상발생 상황을 간략하게 기록하여 주십시오.

Colon study 후 소화기 검사실 앞 여자 화장실 안에 쓰러져 있는 것을 소화기 검사실 간호사가 발견함

N. 간호중재

1. 낙상위험을 예측한 기록이 있는가?	예	아니오(∨)
2. 환자 및 보호자에게 낙상예방 교육을 하였는가?	예	아니오(∨)
3. 낙상 시 보호자나 의료진이 옆에 있었는가?	예	아니오(∨)

4. 낙상 시 간호활동을 서술하여 주시오.
   방사선과 간호사와 전공의가 촬영실 뒤의 침대로 옮겨 활력 징후 측정하고 30분 동안 상태 관찰함

O. 의사에게 보고

1. 의사에게 보고하였는가? 예(∨) 아니오
2. 보고시간 : 10시 00분
3. 의사와 환자상태 확인시간 : 10시 05분
4. 의사의 검진 소견 및 처치
   특이 소견 없어 상태 관찰하도록 함
5. 검사 : 시행하지 않음

P. 낙상 결과

1. 손실 없음(∨) 2. 환자의 신체적 손상
3. 환자의 경제적 손실 4. 병원의 경제적 손실

Q. 환자의 신체적 손상 및 치료

1. 신체 손상
   a. no injury(∨) b. abrasion/bruising c. hematoma
   d. laceration e. fracture f. head injury g. 기타 ______
2. 치료 내용
   a. observation(∨) b. simple dressing c. suture
   d. cast e. operation f. 기타 ______

출처 : 한국QI간호사회(2002). QI활동지침서

[그림 4-11] 낙상 발생 보고서

반씩 나누어 닦도록 한다.

⑦ 환자는 바닥이 미끄럽지 않은 신발이나 슬리퍼를 신는다.

⑧ 통 목욕이나 샤워 시 낙상방지를 위해 바닥에 미끄럽지 않은 매트를 깐다.

⑨ 휠체어나 침대에 옮길 때에는 반드시 잠금장치를 하여 미끄러지지 않도록 한다.

⑩ Stretcher car로 환자 이동시 침상난간을 반드시 올린다.

⑪ 휠체어 이용 시 그 사용법을 미리 설명해주고 도와준다.

⑫ 오랜 침상 안정 후 처음 보행을 시작할 때는 보행기를 이용하고 간호사의 도움을 받는다.

⑬ 간호사가 아기를 안고 갈 때 예상치 못한 사고로 넘어져 아기를 놓치는 경우가 있으므로 되도록 crib이나 transport incubator를 사용하여 이동하도록 한다.

⑭ 낙상이 발생한 경우, 담당의와 수간호사에게 보고한 후 규정에 따른 낙상보고서 서식을 작성하여 안전관리 담당 부서에 제출한다(그림 4-11).

4) 억제대(restraints)

(1) 억제대의 사용 목적과 종류

억제대는 움직임을 제한하는데 사용하는 도구이다. 손목, 발목, 허리를 묶는 도구들은 물리적인 억제에 속한다. 억제대를 사용하는 목적은 다음과 같다.

① 대상자의 낙상을 예방하기 위함이다.

② 자해로 인한 손상이나 타인을 해치는 것을 예방하기 위함이다.

③ 튜브나 카테터 등 치료적 중요 부착물을 뽑지 못하게 고정하기 위함이다.

④ 피부를 긁어서 손상되는 것을 예방하기 위함이다.

⑤ 활동을 제한하거나 억제하여 안전을 유지하기 위함이다.

억제대의 종류에는 자켓억제대, 벨트억제대, 사지억제대, 8자억제대(clove hitch), 장갑억제대(mitt restraints), 팔꿈치억제대, 전신억제대(mummy restraint), 경추억제대(cervical collar restraints), 홑이불억제대(the top covers) 등이 있다.

① **자켓억제대**는 의자 또는 바퀴의자에 앉아 있거나 침대에 누워 있는 동안 억제하기 위한 것으로 대상자의 등 쪽에서 잠겨지는 형태의 억제대이다(그림 4-12).

② **벨트억제대**는 운반차에 누운 대상자의 안전을 보호하기 위한 것으로 대상자의 가슴이나 복부가 지나치게 조여지지 않도록 주의해야 한다(그림 4-13).

③ **사지억제대**는 손목이나 발목과 같이 사지의 한군데 또는 전부를 움직이지 못하게 하는 것으로 피부 손상을 주지 않는 제품으로 만들어야 한다. 붕

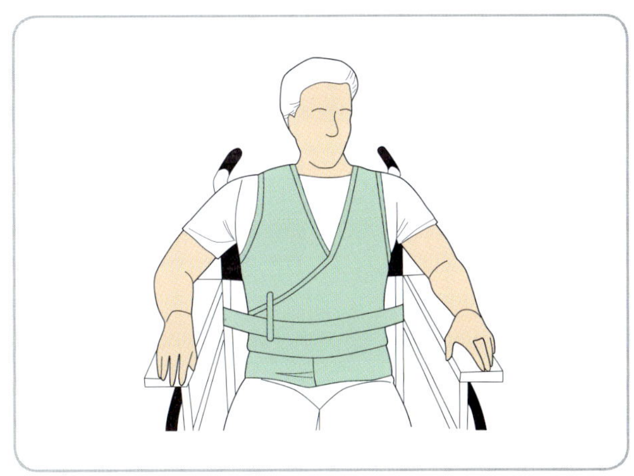

[그림 4-12] 자켓억제대

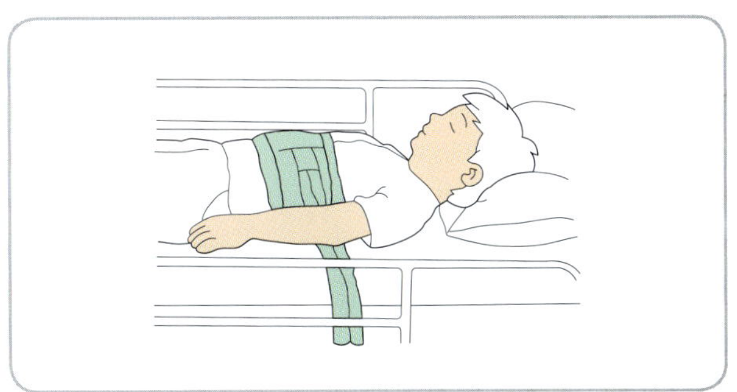

[그림 4-13] 벨트억제대

대와 패드를 이용하여 8자(clove hitch) 억제대를 만들 수 있다(그림 4-14, 15).

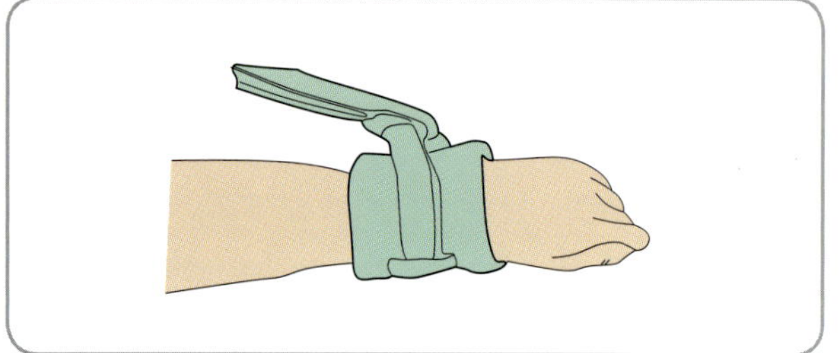

[그림 4-14] 사지억제대

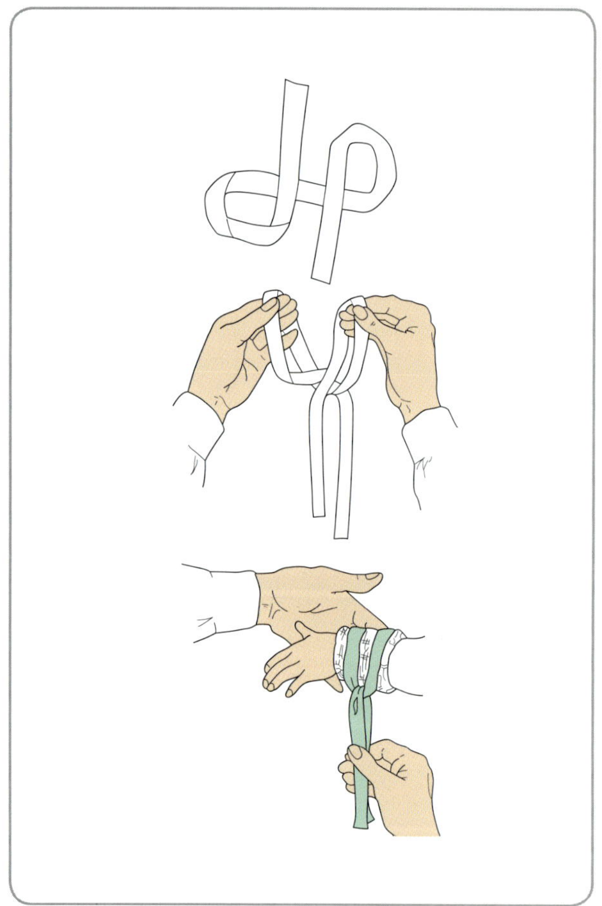

[그림 4-15] Clove-Hitch억제대

④ **장갑억제대**는 대상자의 신체에 삽입되어 있는 기구나 드레싱을 보호하고 가려움이 심한 피부질환이 있는 대상자가 긁는 것을 예방하기 위해 손을 억제하기 위한 것으로 벙어리장갑 모양으로 되어 있다(그림 4-16).

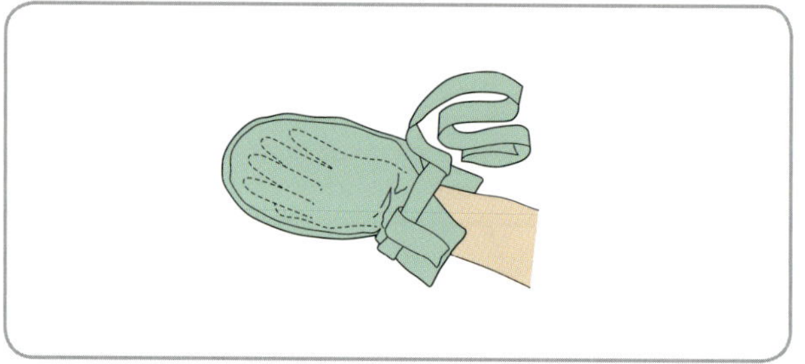

[그림 4-16] 장갑억제대

⑤ **팔꿈치억제대**는 설압자와 같은 것을 끼울 수 있는 천으로 만들어져 있으며, 영아의 팔꿈치굴곡을 막기 위해 사용하는 억제대이다(그림 4-17).

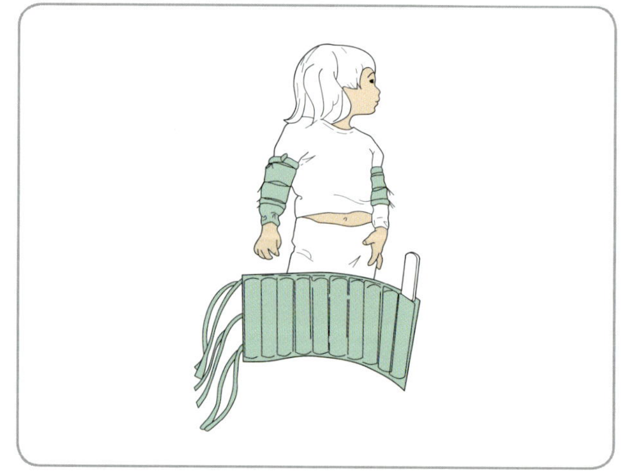

[그림 4-17] 팔꿈치억제대

⑥ **전신억제대**는 영아의 머리나 목의 검사 및 치료 시에 몸통과 사지의 움직임을 조절할 수 있도록 만들어진 억제대로 단기간 사용할 수 있다(그림 4-18).

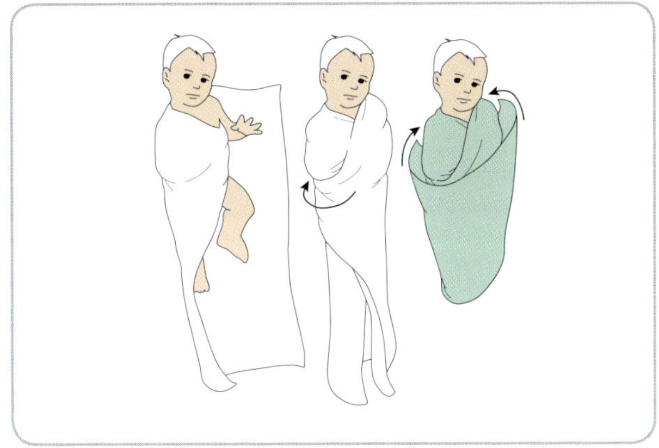

[그림 4-18] 전신억제대

⑦ **경추억제대**(cervical collar, cervical collar restraints)는 경추의 움직임을 막기 위해 목에 억제대를 사용하여 고정한다. 부드럽거나 단단한 종류가 있으므로 필요한 대로 선택한다.

⑧ **홑이불억제대**(the top covers)는 큰 홑이불을 길이로 접어서 환자의 가슴 위로 가로로 걸쳐 놓고, 늘어진 부분을 침상 틀에 매거나 침요 밑으로 집어넣는다. 또 하나의 접은 홑이불을 환자의 대퇴 위에 걸쳐 놓고 옆으로 늘어진 부분을 침상 틀에 잡아맨다. 유의할 점은 내부 장기를 보호하기 위해 복부에 대한 억제대 사용은 피하여야 한다.

(2) 억제대 사용 지침

억제대 사용과 관련된 문제점으로는 질식, 순환장애, 피부손상, 궤양과 구축, 영양 및 수분 부족, 실금, 감각기능 저하, 정서적 불안, 근육량 감소와 골밀도 저하 등이 있다. 그러므로 반드시 억제대 사용 전에 대상자의 상태를 확인하고, 의사의 처방이 있어야 한다. 억제대 사용 시 간호 지침은 다음과 같다.

① 억제대 사용은 다른 치료적 대안이 효과가 없을 때만 사용하고, 최소한으로 필요한 시간만 사용한다.

② 억제대를 사용할 때는 환자에 대해 주의 깊게 사정한 후 사용한다.

③ 대상자와 보호자에게 억제대는 일시적이며 보호적 목적으로 적용함을 설명하고 동의를 받는다(그림 4-19).

④ 억제목적의 한도 내에서 대상자의 움직임은 비교적 자유롭게 한다.

⑤ 사지억제 시 혈액순환장애가 일어나지 않도록 한다.

⑥ 팔목이나 발목의 뼈 돌출부위에 적절하게 패드를 대어주고 매듭은 단단하고 안전하게 묶는다.

⑦ 30분마다 억제대를 사정하여 순환장애나 느슨해진 부분을 확인하다.

⑧ 적어도 2시간마다 억제대를 풀어 근관절운동과 피부간호를 실시한다.

⑨ 매 8시간마다 억제대를 계속 적용해야 하는지 여부를 재사정해야 한다.

⑩ 피부의 청색증, 냉감, 저린 감각, 통증, 마비감 등의 상태를 확인한다.

⑪ 억제대 사용으로 인한 심리적 좌절감, 불안감 극복을 위해 정서적으로 지지한다.

⑫ 억제대를 사용한 구체적 이유와 억제대 사용 시작 및 마치는 시간을 기록한다.

⑬ 환자가 억제대를 적용하는 동안 주기적으로 억제대 사용이 적절한지를 사정하여 불필요한 경우 빨리 제거한다.

⑭ 환자가 흉부 억제를 적용하는 경우 호흡에 지장이 없는지 관찰한다.

⑮ 환자가 억제대를 적용하는 동안 식사 및 수분 공급, 배설 요구를 자주 확인하여 불편감을 줄이도록 한다.

⑯ 환자가 억제대를 적용하는 동안 간호사는 억제대 적용 시간, 수분 섭취, 식이 섭취, 배설 여부, ROM 정도 및 돌출 부위의 상태를 기록으로 남겨야 한다(그림 4-20).

⑰ 억제대를 자주 사용하거나 장기간 사용하는 환자, 격리 환자를 간호하는 경우 팀 회의를 통해 간호계획을 변경하고 대안을 마련해야 한다.

⑱ 격렬한 행동을 보이는 환자와 상호작용할 때 간호

억제대 사용 동의서

병 실		과명		환자명		성별		나이	
등록번호		억제대 적용 일시							

1. 억제대 사용을 결정하게 된 당시 환자의 행동
   - □ 혼미한 의식상태
   - □ 각종 생명유지 장치의 유지
     (□ 중심 정맥관 □ 소변 호스 □ 비위관삽관 □ 기관삽관 □ 인공호흡기 □ 기타 삽관)
   - □ 과도한 움직임으로 인한 사고 예방
   - □ 절대 안정
   - □ 환자를 안심시키는 약물 투여가 어려운 경우

2. 억제대 사용을 결정하기 전 시도했던 사전 행동
   - □ 약물에 대한 검토
   - □ 환자에게 치료과정에 대한 설명
   - □ 통증조절
   - □ 자세변경
   - □ 기타 (   )

   * 억제대와 안정제 등의 사용에도 불구하고 환자가 심하게 움직일 경우 각종 삽관물이 제거될 수 있습니다.

3. 억제대 사용 이유를 설명한 대상은?
   □ 환자　　□ 보호자　　□ 설명 못함(이유를 간호기록지에 기록)
   □ 기타 (   )

4. 동의서를 받은 대상은?
   □ 환자　　□ 보호자　　□ 받지 못함(이유를 간호기록지에 기록)
   □ 기타 (   )

본인은 억제대 사용에 대해 설명을 듣고 억제대 사용의 필요성을 이해하였으며
억제대 사용에 동의합니다.

년　　월　　일

의사 또는 간호사 ______________　　보호자 ______________

* 본 기록지는 억제대를 사용하기 시작할 때 간호사가 작성한다.

[그림 4-19] 억제대 사용 동의서

〈억제대 기록지〉 (예시)

등록번호 성별/나이 / 성 명 주민등록	
진료과	병 실
	병동 호

◇억제대 적용부위 : Arm (Lt, Rt), Leg (Lt, Rt), 기타 ______

◇억제대 적용이유 : 발관위험, 불안정상태, 자해위험,
기타 ______

◇처방일시 : 20 년 월 일 시기 : (AM, PM)

◇작성일자 : 20 년 월 일

Ⅰ. 환자/가족 교육 내용		
1. 교육대상 :		
2. 교육내용	시간	Sign
가. 억제대 적용 사유(억제대 사용하지 않기 위해 시도한 다른 방법)		
나. 억제대 적용 및 제거 기준		
다. 억제대 제거하기 위해 시도한 다른 방법		

Ⅱ. 관찰 내용

내용 \ 시간	07	08	09	10	11	12	13	14	15	16	17	18	19	20	21	22	23	24	01	02	03	04	05	06
1. 자세																								
2. 순환																								
3. 피부통합성																								
4. 사생활 보호																								
5. 적절성																								
6. 수분요구																								
7. 배설요구																								
8. 영양요구																								
9. 운동범위																								
10. Restraint 감소/제거에 대한 평가																								
11. Restraint 적용(+) 제거(−)																								
간호사 Sign																								

Ⅲ. 관찰 항목 정의

항목	정의
1. 자세	억제대 적용 부위에 적절한 신체균열(Alignment)
2. 순환	관련 부위를 관찰하고 억제대가 순환을 방해하는지 관찰한다. 가. 손톱을 눌렀다 떼었을 때 손톱 색이 3초 이내로 돌아오는지 여부 나. 억제대 위 또는 아래에 맥박 여부
3. 피부통합성	억제대 또는 주변 뼈의 돌출된 부분을 관찰한다. 이때 압력을 받거나 발적된 부분이 없어야 한다.
4. 사생활 보호	가운, 시트, 커텐으로 가려 환자 프라이버시를 보호한다.
5. 적절성	안정감 있으나 지나치게 조이지 않도록 사용해야 한다. 끈은 Side rail 이나 기타 움직이는 부분이 아닌 침대에 묶어야 하며, 빠르게 제거 가능해야 한다.
6. 수분요구	Fluid를 의사 처방대로 공급한다. 의학적인 제한이 없다면 필요시 Oral fluid를 제공한다. 만약 NPO라면, 입안 점막의 통합성을 유지하기 위해 Oral care를 시행한다.
7. 배설요구	Foley catheter(의사 처방시) 사용, Bed Pan 사용, 화장실 갈 때 보조한다.
8. 영양요구	의사의 처방에 따른다. 구강섭취가 가능하다면 식사와 간식 제공하고, 식사시 도움을 준다.
9. 운동범위	관련 사지의 능동적 또는 수평적인 운동을 시행한다. 억제대를 적용한 사지의 ROM을 2시간마다 시행한다.
10. 억제대 제거 또는 감소에 대한 평가	억제대 사용 필요성을 적어도 2시간마다 평가한다. 가능한 빠른 시간에 제거되어야 한다.

Ⅳ. Sheet 작성 원칙

1. 위의 모니터링 기준 충족시(∨) 표시한다.
2. 만족시키지 못했을 시 별표(*)를 기입 후 간호기록지에 부가적인 설명(문제 해결 과정, 결과 포함)을 기록 후 Sign한다.
3. 모니터링 결과에 대해 적어도 매 2시간마다 기록해야 한다.

출처 : 고려대학교 안암병원

[그림 4-20] 억제대 기록지 예

사가 자신의 감정을 적절히 조절할 수 있도록 교육과 지도가 필요하다.

⑲ 억제대 해제를 결정한 경우, 환자 상태 변화를 충분히 확인한 후 안전하게 해제해야 한다.

(3) 억제대 사용법

목 적

1. 대상자의 활동을 억제하기 위함이다.
2. 대상자나 타인의 손상을 입히지 않도록 하기 위함이다.
3. 치료 시 안전하게 하기 위함이다.

준비물

목적에 맞는 억제대, 패드(필요시, 뼈 돌출부위에 대기 위함)

절 차

절차 및 이론적 근거

1. 억제대의 필요성 여부를 결정한다.
   억제대는 최후에 마지막 해결책으로 사용되어야 하기 때문이다.
2. 억제대 사용에 대한 기관의 방침을 알아야 하며 의사의 처방을 확인한다.
3. 대상자와 가족에게 억제대를 사용하는 이유와 방법을 설명하고 억제대의 사용이 일시적인 것임을 알려준다.
   대상자와 가족의 분노와 흥분을 감소시키고 안심시킬 수 있다.
4. 손을 씻는다.
5. 억제대를 적절히 사용한다.
   1) 허용된 범위에서 움직임이 최대한 가능하도록 한다.
      대상자의 호흡과 순환을 방해하지 않도록 최소한의 제한을 한다.
   2) 뼈 돌출부위에 패드를 댄다.
      피부가 손상되는 것을 막는다.
   3) 사지에 사용하는 억제대는 억제대와 대상자의 손목이나 발목 사이에 손가락 두 개가 들어갈 수 있도록 한다.
      순환장애를 예방한다.
   4) 정상적인 해부학적 체위로 억제대를 사용한 사지가 유지되도록 한다.
      근육수축과 근골격계 손상의 가능성을 줄일 수 있다.
   5) 필요시 적절한 억제대를 종류에 따라 사용한다.
   6) 억제대는 난간이 아닌 침대 틀에 묶는다. 부위가 대상자의 손에 쉽게 닿아서는 안 된다.
      억제대가 침대 난간에 묶여 있으면 침대 난간을 내릴 때 억제대가 당겨지거나 대상자가 다칠 수 있다.
      매듭은 잡아당길 때 억제대가 조여져서는 안 되며 응급 시 쉽게 풀 수 있어야 한다.

대상자를 떠나기 전에 호출기가 대상자의 손이 닿는 곳에 있는지 확인한다. 언제 다시 올 것인지 대상자에게 말하고 억제대를 하고 있는 대상자의 기본적인 요구에 대해서는 의료인이 모두 충족시켜준다는 것을 상기시켜 필요시 호출하도록 한다.

6. 기관의 방침과 대상자의 요구에 따라 매 2시간마다 적어도 10분간은 억제대를 풀어 놓는다. 혈액순환과 손상된 피부의 통합성 징후를 관찰한다.
   1) 억제대의 제거는 혈액순환을 증진시키며 대상자를 사정하고 억제대의 필요성을 재평가할 수 있다.
   2) 잘못 적용한 억제대는 피부열상, 찰과상, 타박상의 원인이 된다. 혈액순환 감소는 사지에 창백함, 차가움, 감각저하, 저림, 둔함이나 통증을 유발한다.
   3) 억제대가 매여진 사지에 혈액순환을 증가시킨다.
7. 억제대를 다시 사용하기 전에 ROM을 시행한다.
   억제대의 사용은 자극을 감소시켜 감각상실의 징후가 올 수 있다.
8. 주기적으로 대상자를 안심시키고 감각상실의 징후 여부를 사정한다.
9. 손을 씻는다.
10. 억제대를 사용한 이유, 종류, 적용시간, 적용부위의 상태 및 매 근무시마다 사정한 횟수를 기록한다.
    자세한 기록은 사정자료와 억제대의 사용여부를 결정하는 뒷받침이 된다.

---

5 평 가

안전에 대한 위협을 감소시키기 위한 간호중재는 각 중재의 목표에 따른 기대되는 결과에 비추어 대상자의 반응을 비교함으로써 평가한다. 기대한 결과가 충족되지 않으면 중재를 변경해야 한다. 평가의 예는 다음과 같다.

기대되는 결과 : '대상자는 1주 이내에 자신의 안전상의 위험요인이 무엇인지 제시한다.'로 세웠을 때, 만약 대상자가 1주 이내에 가정의 위험 문제를 열거하고 대상자 스스로 잠재적 위험 문제를 파악하는 것이 관찰된다면 이 기대되는 결과는 달성된 것으로 볼 수 있고 간호진단은 해결된 것으로 본다.

III. 사례적용

시각장애인으로 입원한 박 씨는 기동을 할 수는 있으나 주변에 대해 익숙하지 못하다. 대상자의 안전을 위해 간호사는 어떤 간호중재를 취해야 할 것인가?

관련용어

clove hitch 팔자억제대
mummy restraints 전신억제대
restraints 억제대
SIDS(Sudden Infant Death Syndrome) 영아돌연사증후군
standard precaution 표준주의
suffocation 질식

제2절 | 감염관리

학습목표

1. 감염의 회로와 단계를 설명한다.
2. 감염에 대한 신체방어기전을 설명한다.
3. 감염에 영향을 주는 요인을 설명한다.
4. 표준 주의지침을 설명한다.
5. 전파경로별 주의지침을 설명한다.
6. 감염과 관련된 간호과정을 적용한다.
7. 의료관련감염을 설명한다.
8. 소독과 멸균법의 종류를 설명한다.
9. 소독과 멸균법을 적용한다.
10. 무균법의 종류를 설명한다.
11. 내과적 무균법을 수행한다.

12 외과적 무균법을 수행한다.

I. 과학적 근거

미생물은 환경 전반에 분포하며, 인체에 무해한 경우도 있으나 일부는 인체에 해를 미칠 수 있다. 병원에 있는 대상자는 다양한 진단적, 침투적 시술과 관련된 감염의 기회가 많고, 병원체에 과다하게 노출되어 미생물에 대한 저항성이 낮아져 감염과 질병을 일으키기 쉬우므로 간호사는 감염에 대한 확인, 예방, 통제 및 대상자 교육을 수행해야 한다.

1 감염회로

감염회로는 6가지 요인의 순환과정에서 발생한다. 즉, 병원체 혹은 감염원, 병원체 성장을 위한 저장소, 저장소로부터의 탈출구, 전파방법 혹은 매개체, 숙주 내로의 침입구, 감수성 있는 숙주의 6가지 요인이다. 이러한 요인의 순환과정에서 감염이 발생하며 이중 한 단계라도 차단될 경우 감염발생을 막을 수 있다(그림 4-21).

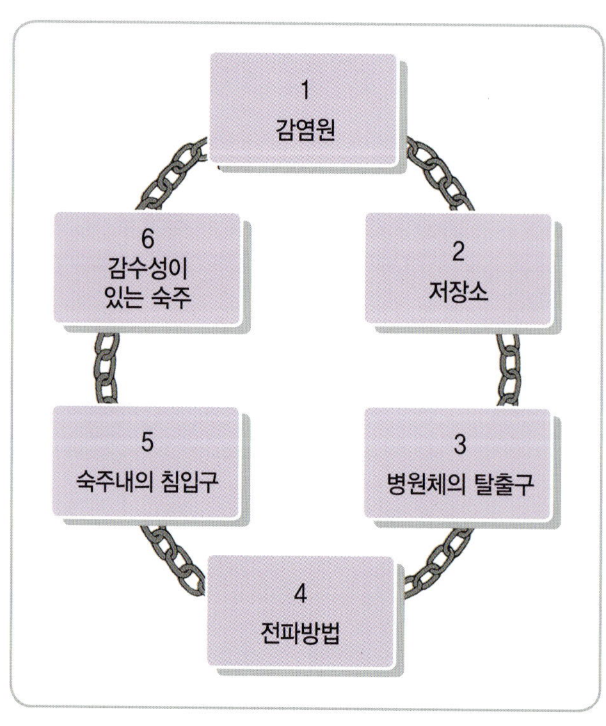

[그림 4-21] 감염회로

1) 감염원

감염을 일으킬 수 있는 병원성 미생물로 박테리아, 바이러스, 진균, 리켓차가 있다. 박테리아는 모양에 따라 구형(구균), 간상형(간균) 또는 나선형(나선균)으로 분류되며 Gram stain에 대한 반응을 기초로 Gram 양성 혹은 음성으로 분류한다. 박테리아는 산소를 필요로 하므로 호기성균이다. 바이러스는 미생물 중 가장 작아 전자현미경으로만 볼 수 있다. 진균은 식물 같은 유기체로 이들은 공기, 토양, 물에 존재하고 있다. 리켓차는 세균과 바이러스의 중간적인 성질을 나타내는 미생물로 주로 곤충에 의해 매개되며, 임상적으로 발진티푸스, 홍반열, 선충병, Q열군으로 나뉜다.

감염성 질환의 발생은 미생물의 양, 병원체의 독성, 숙주 내에서의 생존력, 그리고 숙주의 감수성에 의해 좌우된다.

2) 저장소

저장소는 증식하거나 증식 여부와 관계없이 병원체가 생존할 수 있는 곳이다. 신체에는 미생물이 성장과 증식할 수 있는 많은 저장소(피부표면, 체강 내, 체액, 분비물)가 있다. 미생물이 있다고 해서 항상 질병에 걸리는 것은 아니다. 보균자(carrier)는 질병의 징후를 보이지 않으나, 체내에 병원균을 가지고 있어서 다른 사람이나 동물에게 그 균을 전파시킬 수 있는 사람을 말한다. 동물, 식물, 곤충 및 무생물도 감염성 병원균의 저장소가 될 수 있다. 유기체가 성장, 번식하기 위해서

[표 4-3] 기본적인 병원체와 질병

유기체	1차 저장소	질 병
박테리아		
• 포도상구균(Staphylococcus)	피부, 머리카락, 콧구멍	상처감염, 폐렴, 음식중독, 봉와직염
• 연쇄상구균(Streptococcus (β-hemolytic group B)	구강인두, 피부, 외음부 성인의 성기	류마티스열, 성홍열, 농가진, 비뇨기계감염, 상처감염, 내막염, 신생아패혈증
• 대장균(Escherichia coli)	대장	장염
• 임균성구균(Neisseria gonorrhoeae)	비뇨생식기계, 직장, 입, 눈	임균, 자궁염증성 질환, 감염성 관절염, 결막염
바이러스		
• 단순포진 I 형	구강, 피부, 혈액, 분비물	단순포진(cold sores), 무균성 뇌염, 성병
• A형 간염	분변	A형 감염
• B형 간염	분변, 혈액, 체액, 분비물	B형 간염
• C형 간염	혈액	C형 간염
• 인간면역결핍바이러스(HIV)	혈액, 정액, 질분비물	후천성면역결핍증(AIDS)
진균		
• 칸디다균(Candida albicans)	입, 피부, 대장, 성기	아구창, 피부염
• 아르페르길누스균(Aspergillus)	먼지, 썩은 야채, 곡물	국균증(Aspergillosis)
원충류		
• 열대열원충 (plasmodium falciparum)	모기	말라리아
리켓차		
• 리켓차균(Rickettsia)	나무진드기	로키산맥반점열

[표 4-4] 병원성 미생물의 숙주 저장소와 탈출구

신체 저장소	주요 병원성 미생물	탈출구
호흡기계	Pariainfluenza virus *Mycobacterium tuberculosis* *Staphylococcus aureus*	코와 입 : 재채기, 기침, 호흡, 말하기
위장관계	Hepatitis A virus *Salmonella species* *Clostridium difficile*	입 : 침, 구토물, 항문: 대변, 개구부(Ostomy) 항문 : 대변, 결장루
비뇨기계	*Escherichia coli* enterococci *Pseudomonas aeruginosa*	요도구, 요로전환부
생식기계	*Neisseria gonorrhoeae* *Treponema pallidum* Herpes simplex virus type 2 Hepatitis B virus (HBV)	질 : 질분비물, 요도구: 정액, 소변
혈액	Hepatitis B virus Human immunodeficiency virus (HIV) *Staphylococcus aureus* *Staphylococcus epidermidis*	개방 상처, 주사바늘 천자부위, 점막 표면, 피부 손상부위
조직	*Staphylococcus aureus* *Escherichia coli* *Proteus* species *Streptococcus* beta-hemolytic A or B	절개나 상처의 배액부위

는 적절한 환경, 즉 음식물, 산소, 물, 적절한 온도, pH, 빛 등이 요구된다(표 4-3).

3) 탈출구

숙주에 감염을 일으키기 위해서는 미생물이 성장하고 증식한 곳에서 탈출해야 한다. 미생물은 피부, 점막, 호흡기계, 위장관계, 비뇨생식기계, 혈액을 통해 탈출한다(표 4-4).

4) 전파방법

미생물이 저장소에서 숙주로 전파되는 데는 여러 경로가 있다(표 4-5).

직접 전파는 미생물이 사람과 사람과의 접촉, 즉 감염된 사람과 감수성이 예민한 사람의 직접적인 접촉을 통해 전파된다. 비말접촉도 직접 접촉의 한 형태로 숙주와 감염원이 90cm 이내에 있을 때 일어난다. 예를 들면, 재채기를 통해 다른 사람의 결막이나 눈, 코, 입의 점막으로 비말을 전파시킨다. 간접 전파로는 매개물을 통하여 접촉하는 것으로 동물이나 운반매개체에 의한다. 운반매개체를 통한 예로 A형 간염의 매개체는 오염된 음식을 들 수 있다. 동물을 매개로 한 경우는 일본뇌염으로 동물이나 곤충이 중간 매개체가 되어 감염원을 전파시키는 것이다. 공기를 통한 전파는 5μm보다 작은 비말이나 먼지에 의한 전파로 침이나 객담 속에

[표 4-5] 미생물 전파방법

전파경로	미생물의 예(질병)
접촉	
• 직접 접촉 – 감염요소와 민감한 숙주와의 직접적 신체접촉	A형 간염, 옴
• 감염된 사람과의 성적 접촉	HIV, 매독
• 간접 접촉 – 오염된 물체(바늘, 기구, 드레싱)와 민감한 숙주와의 접촉	B형 간염 바이러스, 장구균, 녹농균(pseudomonas) 포도상구균, 연쇄상구균성 인두염, 인플루엔자
공기	
• 비말핵 – 기침, 재채기, 대화시, 먼지 • 미세입자, 먼지(감염성 인자 포함)	결핵, 홍역, 수두, 천연두, 바이러스성 유행성 감기
매개물	
• 물	콜레라균
• 음식	살모넬라, 대장균
• 혈액	B, C형 간염 바이러스, HIV, 매독균
• 매개 : 곤충 – 모기	말라리아
벼룩, 진드기, 이	발진티푸스, 발진열
동물(소, 돼지)	부르셀라증(Brucellosis)

있던 감염원이 증발되어 장기간 공기 중에 떠다니다가 비말형태로 다른 사람의 호흡기를 통해 전파된다.

5) 침입구

미생물은 탈출구와 같은 경로로 신체 내에 침입한다. 예를 들면, 피부는 감염원의 1차 방어선이지만 손상되면 즉시 침입구가 된다. 신체 방어기전이 감소되면 병원체가 신체 내로 침범할 가능성이 높아진다.

6) 감수성이 있는 숙주

감수성이란 잠재적 숙주가 병원체에 대해 갖는 저항 정도이다. 병원에 입원한 사람은 흔히 질병으로 인해 건강이 허약해진 상태에 있다. 모든 사람이 많은 수의 미생물과 접촉하지만 개개인이 미생물의 수와 강도에 저항할 수 있는 능력에 따라 감염여부가 달려 있다.

2 감염단계

감염단계는 잠복기, 전구기, 발병기, 회복기이다. 잠복기는 병원체가 체내에 들어간 시기와 첫 징후가 나타나는 시기 사이의 간격을 말한다. 잠복기간은 다양하여 수두는 2주, 감기는 1~2일, 유행성 감기는 1~3일, 유행성이하선염은 18일 정도이다.

전구기는 초기 증상과 징후가 나타나는 질병의 초기 단계를 말한다. 예를 들면, 불쾌감, 미열, 피로와 같은 비특이적 증상이 나타나며, 이 시기에 있는 대상자는 다른 사람에게 질병을 전파시킬 가능성이 높다. 발병기는 감염형태에 따라 특이한 증상과 징후를 나타낸다. 예를 들면, 감기의 경우에 편도선이 붓고, 부비동이 울혈되며 비염의 증상을 보인다.

회복기는 감염에서 회복되는 시기이다. 징후, 증상이 사라지고 건강한 상태로 돌아오는 시기이다. 회복은 감염의 심각성과 대상자의 전반적 상태에 따라 달라질 수 있다.

[표 4-6] 감염에 대한 정상 신체 방어기전

방어기전	활 동	방어를 방해하는 요인
피부 • 손상되지 않은 여러 층의 표면에 대한 제1의 방어선 • 피부바깥층이 벗겨짐 • 피지	• 미생물에 기계적 방어벽을 제공 • 피부의 바깥층에 붙어 있는 미생물 제거 • 박테리아를 죽이는 지방산 함유	• 자상, 찰과상, 침연(maceration) • 개인위생 불량 • 과도한 목욕
구강 • 손상되지 않은 점막 • 침	• 미생물에 기계적 방어벽을 제공 • 미생물을 함유하고 있는 이물질 제거 • 미생물 억제 효소 함유(lysozyme)	• 열상, 상처, 발치 • 나쁜 구강위생, 탈수
호흡기계 • 상기도의 섬모, 점액 • 거식세포	• 흡입한 미생물을 바깥으로 배출하게 함 • 미생물이 폐포에 이르는 것 파괴	• 흡연, 산소와 이산화탄소 과다 축적, 낮은 습도, 찬 공기
비뇨기계 • 소변의 흐름 • 손상되지 않은 상피세포	• 방광과 요도에 있는 미생물을 파괴 • 미생물에 방어벽을 제공	• 비뇨기계 카테터 삽입, 종양으로 인한 폐쇄, 배뇨곤란으로 정상소변 흐름 방해 • 비뇨기계 카테터 삽입, 요도에서 카테터의 지속적인 움직임
위장계 • 위액의 산도 • 소장의 빠른 연동운동	• 낮은 산도에서 미생물이 살 수 없게 화학적으로 파괴시킴 • 박테리아성 내용물이 보유되어 있는 것을 방지	• 제산제 투여 • 종양에 의한 기계적 폐쇄, 대장에 대변이 가득한 경우
질 • 정상균총은 질분비물이 산성을 유지하게 함	• 산성 분비물은 미생물의 성장을 억제	• 항생제와 경구 피임약

3 감염에 대한 신체 방어기전

신체는 감염에 대한 방어기전이 있다. 미생물에 대항하는 비특이적 방어기전은 정상 상주균의 신체 방어기전에 의한 1차 방어와 1차 방어선을 뚫고 조직 내에 침입한 미생물에 작용하는 식균작용과 염증반응을 포함하는 2차 방어가 있다. 특이적 방어기전인 면역반응은 3차 방어이다.

1) 신체 방어기전

신체에는 정상적으로 피부, 구강 및 위장관에 상주하는 미생물이 있다. 이 미생물은 신체의 일부분에서 정상균(normal flora)으로 존재하면서 인체를 방어한다. 정상 상주균은 질병을 유발하지 않고 미생물 성장 억제, 항세균성 물질 분비, 정화작용 등을 통해 건강유지에 관여한다. 일반적으로 피부에 다량 분포하고, 위장관에는 음식을 발효시키는 bacteroides가 분포한다.

질 내에는 Dodelein균이 질내 산도를 유지해주며, 자궁경부와 눈물에는 lysozyme이 많아 항균작용을 한다.

감염에 대한 정상 신체방어기전은 [표 4-6]에 제시되어 있다.

2) 식균작용과 염증반응

염증(inflammation)은 "인체 세포의 손상에 대해 인체가 나타내는 즉각적이고 공격적인 반응"으로 정의할 수 있다. 염증의 원인으로는 내적 요인과 외적 요인이 있다. 주요한 병원체적 요인으로는 감염(세균이나 바이러스 등), 온도(화상, 동상), 화학적(약품, 독소, 이물질), 기계적(외상)인 것과 체내에서 형성된 삼출물 등이 있다.

염증의 증상과 징후는 국소적 염증반응과 전신적 염증반응으로 나타난다. 국소적 염증반응으로는 열감, 발적, 종창, 동통, 기능상실(통증과 불편감으로 인한 손상부위의 운동제한)이 있고 전신적 염증반응으로는 발열, 백혈구증가증, 오한과 떨림, 식욕감퇴, 체중감소, 전신권태, 우울, 전신허약이 나타난다.

염증반응단계는 크게 세 단계를 거치는데, 혈관성 및 세포성 반응단계, 삼출물 형성단계, 재형성 단계로 나누어 볼 수 있다.

① 혈관성 및 세포성 반응단계에서는 우선 국소적인 손상 후 처음 짧은 기간 동안 혈관수축이 일어난다. 이는 소동맥의 수축으로 인한 것으로 수 분간 지속되나 곧 소동맥은 다시 확장되고, 다음 소정맥, 모세혈관이 확장한다.

혈류량이 증가함으로써 국소적인 염증의 특징인 충혈이 나타나고 발적이 초래되며 이러한 순환의 증가는 조직 열감의 원인이 된다. 모세혈관이 확장되면 투과도가 높아지는데, 이때 모세혈관의 확장은 화학적 매개물질을 방출함으로써 일어난다고 보며, 이 물질로는 히스타민, 브라디키닌을 들고 있다.

모세혈관확장으로 투과도가 높아져 혈장이나 백혈구가 쉽게 주위조직으로 이동하여 충혈, 부종과 동시에 염증성 삼출액이 조직 내로 삼출되어 종창을 야기시킨다. 세포성반응으로 백혈구(주로 호중구)는 모세혈관벽으로 이동하여 혈관벽에 부착한다(margination). 혈관벽에 정렬한 후 백혈구는 혈관벽을 뚫고 나가(누출성) 아메바성 운동에 의해 손상된 부위로 이동한다(아메바성 운동). 감염된 조직 내에서 생성된 화학 산물로 인해 백혈구가 감염된 조직으로 가게 되는데, 이를 화학주성(chemotaxis)이라고 한다(화학주성).

손상 시에는 이동과정이 가속화되어 손상된 조직으로 방어세포의 수가 크게 증가한다. 백혈구는 식세포의 식균작용을 통해, 신체 내로 들어온 세균 등의 이물질이나 체내에서 생성된 세포들의 잔해물을 처리하게 된다. 이때 호중구와 대식세포가 관여한다. 세균이 인체에 침입하면, 식세포는 화학주성에 의해 세균이 존재하는 부위로 이동하여 접촉을 시작한다. 이때 세균과 접촉한 식세포의 세포막은 안쪽으로 함몰되어 소포를 형성하며, 이를 식포(phagosome)라고 한다.

세포질내의 소화기관인 용해소체는 식포(phagosome)와 융합이 되고 활성산소나 H_2O_2가 나와 세균이 파괴되며 단백질분해효소 및 산화효소들에 의해 잔해물이 처리되면 식균작용이 끝난다(식균작용). 이와 같이 백혈구의 기능적 속성으로는 누출성, 아메바성 운동, 화학주성, 식균작용이 있다.

② 삼출물 형성단계에서는 혈관에서 빠져나온 체액, 죽은 식균세포와 조직세포, 분비물에 의해 염증성 삼출액을 만든다. 피브리노겐(Fibrinogen), 트롬보플라스틴(Thromboplastin)과 혈소판이 함께 그물망 방어벽을 형성하여 염증의 퍼짐을 방지한다. 이 시기에 감염이 극복되고 삼출액은 림프로를 통해 제거된다. 삼출물의 종류와 양은 염증의 강도와 지속성에 따라 다양하다. 삼출액은 모

세혈관의 투과도 증가에 의해 초래되는 압력 변화의 결과로 단백질을 포함한 액체성분이 조직이나 세강 내에 축적되는 것으로 장액성(serous exudate), 화농성(pusous exudate), 출혈성(hemorrhageous exudate)이 있다.

③ 재형성 단계는 손상 입은 세포를 실질조직이나 결합조직으로부터 형성된 새로운 건강한 세포로 대체하는 것을 말한다. 고도로 복잡한 과정인 회복은 손상된 조직의 형태, 조직의 손상범위, 인체의 상태에 따라 결과가 달라질 수 있다. 손상된 조직은 재생(regeneration)과정이나 상흔조직의 형성에 의해 회복된다.

3) 면역

면역은 척추동물의 체내에 미생물이나 다른 이물질이 침입했을 때 면역반응을 통해 신체의 위험을 방어하는 항상성 기전이다. 면역에는 자연면역(natural immunity)과 획득면역(acquired immunity)이 있으며, 획득면역에는 능동면역(active immunity)과 수동면역(passive immunity)이 있다.

자연면역이란 유전적으로 전해지는 특정 감염원에 대한 저항력을 말한다. 인체가 어떠한 면역에도 접촉이 없었음에도 불구하고 체내에 자연적으로 형성된 면역반응을 말한다.

획득면역은 유전적 저항력을 가지고 태어나는 것이 아니라 유기체가 자신의 면역계의 힘으로 능동적으로 면역반응을 유발하여 저항력을 갖게 되거나(능동면역), 수동적으로 다른 사람이나 동물의 몸속에서 만들어진 항체를 받아서 형성된 면역(수동면역)을 의미한다.

능동면역은 천연두와 홍역에 걸렸던 사람은 영구적인 면역을 갖게 되는 것이 그 예이다. 능동면역 획득방법은 현탁액을 접종하는 것으로 사균을 주입하는 경우(예 : 소아마비 salk), 약화된 생균을 주입하는 경우(소아마비 sabin), 특수하게 처리된 독소를 주입하는 경우가 있다.

반면에, 수동면역은 다른 사람이나 동물의 몸속에 이미 형성된 항체를 체내에 주입하는 것으로 모체로부터 항체를 받는 경우나 파상풍 항독소와 같은 것이 그 예이다.

면역은 내 · 외부의 위험으로부터 인체를 보호해 주는 방어기전이며, 종류에는 체액성면역과 세포성면역이 있다. 면역반응에 관여하는 백혈구는 임파구이며 B임파구(B세포)와 T임파구(T세포)의 두 종류가 있다.

4 표준주의지침

주의(precautions)는 감염자나 보균자 또는 감염이 의심되는 환자로부터 다른 환자나 직원이 감염되거나 미생물이 전파되는 것을 예방하여 환자, 보호자, 직원, 방문객 및 환경을 보호하는 것이며, 넓은 의미로 감염의 전파를 차단하는 모든 방법이다.

주의방법으로 표준주의와 전파경로별 주의가 있으며, 표준주의는 병원에 입원한 모든 환자를 대상으로 혈액, 체액, 분비물, 배설물(혈액이 섞이지 않은 땀은 제외), 손상된 피부와 점막을 다룰 때 적용한다. 전파경로별 주의는 표준주의와 함께 미생물의 전파경로에 따라 전파 차단을 중심으로 적용하는 것이다. 이는 감염력이 강하거나 역학적으로 중요한 병원체에 감염되었거나, 또는 병원체가 몸에 존재하여 전파 위험이 있는 것으로 확인되거나 의심되는 환자에게 적용한다. 전파경로에 따라 공기주의, 비말주의, 접촉주의로 나누지만 각 주의는 여러 가지 경로를 통해 전파되는 질환에는 하나 이상 복합적으로 적용될 수 있으며, 어떤 질환이라도 표준주의와 함께 적용한다.

표준주의(standard precautions)는 모든 환자에게 적용하며, 병원 내에서 미생물의 전파를 줄이기 위해 고안된 것이다. 이는 보건의료인과 환자 간의 접촉 상황과 노출 정도에 따라 적절히 선택하여 적용한다. 표

[표 4-7] 표준주의 적용 지침 요약

내 용	지 침
손위생	혈액, 체액, 분비물 또는 이에 오염된 물품에 접촉한 후, 장갑을 벗은 후, 환자와 접촉 전과 후 시행
장갑	혈액, 체액, 분비물 또는 이에 오염된 물품에 접촉이 예상되는 경우, 손상된 피부 또는 점막에 접촉이 예상되는 경우 착용
가운	환자의 혈액, 체액, 분비물에 접촉이 예상되는 경우 착용
마스크, 보안경, 안면보호대	기도흡인, 기관삽관과 같이 혈액, 체액, 분비물이 튈 위험이 있는 행위 시 착용
오염된 의료물품	의료물품을 다룰 때 린넨에 묻은 미생물이 환경과 기타 다른 곳에 전파되지 않도록 하며 눈에 보이는 오염이 있을 경우 장갑을 착용하고 접촉 후 손위생 시행
환경관리	병실과 같은 환자 치료공간을 중심으로 자주 접촉하는 환경표면을 정기적으로 청소, 소독
린넨 관리	린넨을 다룰 때 린넨에 묻은 미생물이 환경과 기타 다른 곳에 전파되지 않도록 함
주사바늘 등 날카로운 기구	바늘에 뚜껑을 닫거나(recapping), 구부리거나, 부러뜨리거나, 사용한 바늘을 손으로 조작하지 않음 뚜껑을 닫아야 할 경우 한 손만을 이용해 캡을 씌우는 방법 이용 사용한 날카로운 기구는 주사바늘 안전 수거용기에 버림
심폐소생술	환자 호흡기분비물과 직접 접촉 방지하기 위해 마우스피스(mouthpiece), 백밸브마스크 또는 기타 호흡기 장비 등을 사용
기침 에티켓	기침 혹은 재채기를 할 때 휴지로 입과 코를 가리고, 사용한 휴지를 휴지통에 버린 후 호흡기 분비물이 손에 묻은 경우 손을 씻음 마스크를 착용하고, 다른 사람과 거리(가능한 1m 이상)를 둠
병실 배정	감염성 질환의 위험이 있거나 환경을 오염시킬 우려가 있는 경우, 개인위생을 적절히 유지하지 못하거나 감염 위험성이 높은 경우 1인실에 우선 배정

준주의 적용 지침의 요약은 다음과 같다(표 4-7).

5 전파경로별 주의지침

표준주의에 더하여 역학적으로 중요하거나 높은 전염력을 가진 병원균에 감염된 대상자나 보균자에게 적용한다. 격리주의 종류별 적용 방법은 다음과 같다(그림 4-22).

1) 공기주의(airborn precautions)

5μm 이하의 비말핵이 먼 거리를 이동하여 전파되는 질병(예 : 결핵, 수두, 홍역, 파종성 대상포진, 천연두)에 감염된 환자에게 적용한다.

2) 비말주의(droplet precautions)

호흡기 비말(5μm을 초과하는 큰 비말)이 콧물을 흘리거나 기침이나 대화할 때 전파할 우려가 있는 환자들

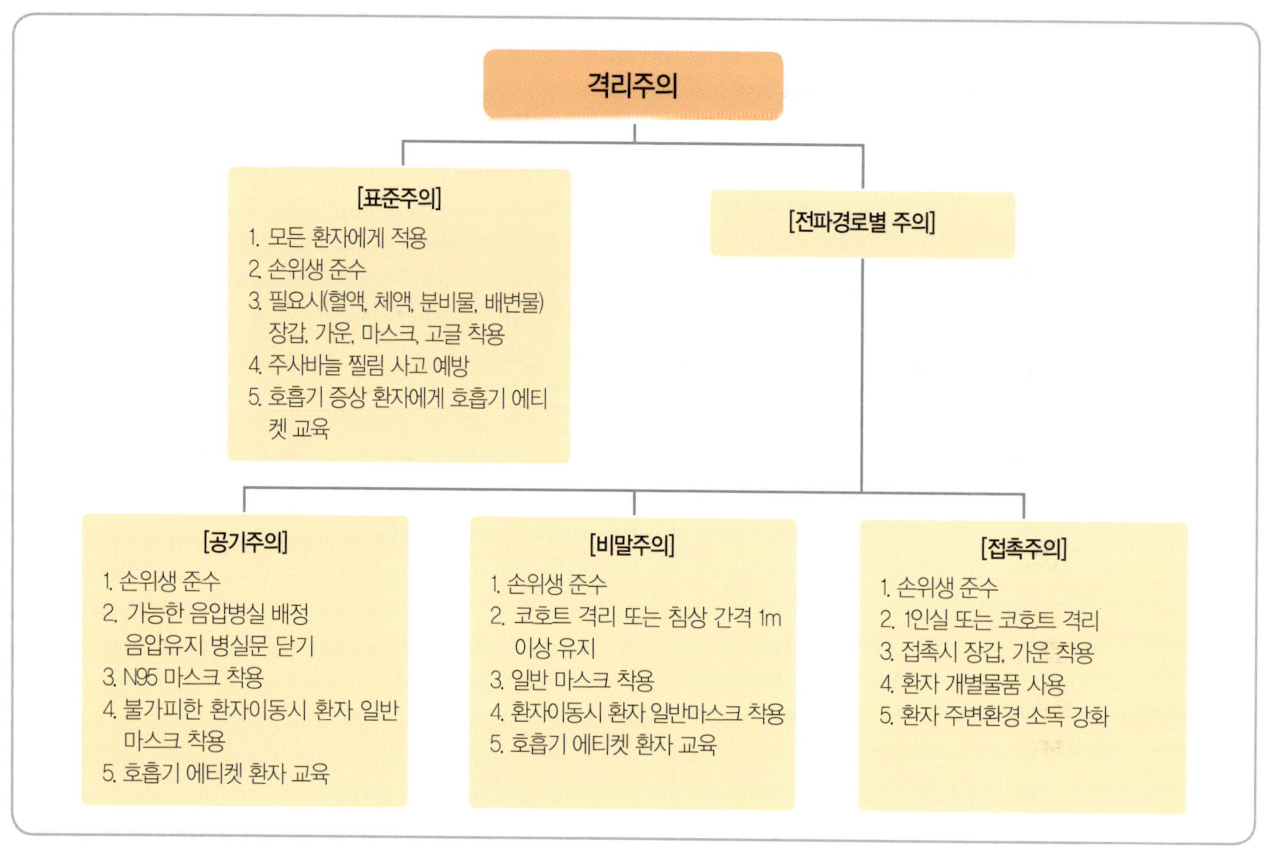

[그림 4-22] 격리주의 종류별 적용 방법

을 대상으로 한다. 질환으로는 디프테리아, 백일해, 이하선염, 풍진, 메르스(Middle East Respiratory Syndrome Infection) 등이 있다.

3) 접촉주의(contact precautions)

접촉으로 전파될 우려가 높은 감염원에 적용된다. 질환으로는 위장관계, 호흡기계, 피부계, 상처의 감염이나 다제내성균의 집락, 기저귀를 사용하거나 실금 대상자의 장감염(clostridium difficile 감염) 등이 있다.

6 의료관련감염

이전에는 병원감염(Nosocomial infection)으로 불렸던, 의료관련감염(Healthcare-associated infection, HAI)은 입원 당시에는 증상이 없고 잠복상태도 아니었던 감염증이 입원 후 혹은 퇴원 후에 발생하는 경우로, 병원에 입원하거나 방문하는 환자나 보호자, 병원에서 근무하는 모든 직원을 의료관련감염으로부터 보호하는 목적을 갖는다. 의료관련감염(HAI)의 가장 효율적인 관리는 체계적인 감염감시(surveillance)와 표준화된 감염관리(control) 프로그램을 기반으로 하며, 효과적인 감염예방 · 관리 프로그램은 의료관련감염을 최대 약 70%까지 줄일 수 있는 것으로 보고된다. 최근에는 면역저하 환자 증가, 침습적 처치의 빈도 증가, 그리고 항균제 내성의 확산이 복합적으로 작용해 감염위험을 높이고 있다.

이러한 추세 속에 병원 전체의 물품과 기구 소독과 관리를 담당하는 중앙공급실은 소독 및 멸균과정을 항상 모니터링하고, 소독 물품의 관리뿐 아니라 이를 위한 직원관리, 환경관리를 실시해야 한다.

의료관련감염은 대상자 진료의 질 저하와 막대한 경제적 손실을 초래한다. 병원 구성원 전체의 집단적인 협조와 노력이 필요하며 감염관리 활동의 체계화가 필요하다. 우선 효과적인 감염발생감시(surveillance) 체계의 확립, 감염관리를 위한 정책 및 규칙의 수립, 병원 직원을 위한 지속적인 교육사업이 유지되어야 한다. 감염관리 전담요원, 즉 감염내과 의사나 감염관리 간호사가 배치되어 감염관리활동을 체계적으로 실시해야 한다. 예방 가능한 의료관련감염에 대한 집중적인 예방활동으로 도뇨카테터의 관리(요로감염의 예방), 정맥 혹은 중심정맥관의 관리(패혈증의 예방), 호흡기 치료기기의 사용과 관리(호흡기감염의 예방), 수술 후 창상관리, 손씻기 등이 있다.

병원에서 노출되기 쉬운 감염성 질환의 특성에 대해 살펴봄으로써 대상자와 직원간 또는 직원과 직원간의 감염성 질환이 전파되는 것을 방지하여 직원과 대상자 모두 의료관련감염으로부터 보호해야 한다.

CMV(Cytomegalovirus)는 병원에서 주로 면역억제 환자(종양 환자, AIDS 환자, 신장이식이나 골수이식 환자), 신생아에게서 볼 수 있으며 감수성이 있는 직원의 코, 입에서 증식되고 침, 호흡기 분비물, 눈물, 소변, 대변, 모유, 정액, 질분비물에서 발견된다.

급성설사(acute diarrhea)로 입원하는 대상자를 흔히 볼 수 있는데, 직원이나 대상자에게 급성설사를 유발하는 원인균은 박테리아, 바이러스, 원충류 등 다양하다. 박테리아는 주로 Salmonella, Shigella, Campylobacter가 설사를 동반한 복통, 열, 혈변증상을 일으킨다. 바이러스는 Rotavirus, 원충류로는 Giardia lambia 등이 급성설사를 유발한다. 병원내에 유행이 있을 경우 대부분 오염된 음식보다는 무증상 감염자로 인한 경우가 많으며 만약 복통, 발열, 혈변 등을 수반하는 급성설사를 하는 사람이 발생하면 대변을 통해서 균이 배출될 수 있으므로 반드시 검사로 확인하는 것이 중요하다.

최근에는 항균제 사용과 관련된 내성균의 증가가 국내외에서 모두 의료관련감염관리의 심각한 문제로 등장하였다. Methicillin에 내성이 생긴 포도구균(MRSA : Methicillin Resistant Staphylococcus Aureus), Vancomycin에 내성이 생긴 enterococci(VRE), 3세대 세팔로스포린에 내성이 생긴 E. coli, K. puenmoniae 등이 이미 대부분의 종합병원에서 분리되고 있다. 최근에는 Vancomycin에 내성이 생긴 포도상구균이 국내에서 분리되었으며 imipenem에도 내성이 생긴 Acinetobacter baumannii (IRAB) 등이 점차 심각한 문제로 대두되고 있다.

이외에 Herpes simplex virus, Hepatitis A, B, C virus, HIV와 AIDS, Meningococcal disease, Measles, Mumps, Rubella, Tuberculosis, Viral repiratory infections 등이 있다.

II. 간호과정

1 사 정

간호사는 감염관리를 위해 대상자의 간호력, 감수성, 방어력, 감염증상, 감염에 대한 지식정도를 사정해야 한다.

1) 간호력

간호력은 감염의 위험정도와 감염으로 인한 불편감을 주로 사정한다. 현 질병의 단계, 감염재발여부, 복용하고 있는 항생제 등을 확인한다.

2) 감수성에 대한 사정

감수성에 영향을 미치는 요인으로는 나이, 유전, 영

양상태, 스트레스, 질병, 의학적 치료, 진단과정 등이 있을 수 있으므로 이에 대해 사정해야 한다.

나이는 감염에 영향을 미치는 중요한 요인이다. 신생아와 노인은 감염에 대한 방어력이 상대적으로 낮다. 특히 신생아의 경우 미성숙한 면역체계로 인해 감염이 주요 사망원인이 된다. 출생 직후에는 모체로부터 받은 면역글로불린에 의해 약 2~3개월 동안 수동면역이 유지되지만, 생후 1세가 되어도 면역글로불린 형성 능력은 성인의 약 40% 수준에 불과하므로 각별한 주의가 필요하다. 또한 볼거리, 풍진과 같은 감염성 질환에 민감하므로 이 시기에 올바른 예방접종이 철저히 이루어져야 한다. 노인의 경우 노화에 따라 감염에 대한 면역이 감소한다. 특히 세포성면역이 저하되며 피부, 요로, 폐의 구조와 기능이 변화되어 병원체에 노출되기 쉽다.

특정 유전질환이 있는 경우 감염에 대한 감수성이 높아진다. 예를 들어, 무감마글로불린혈증(agammaglobulinemia)은 혈청 내 항체가 거의 없어 항체형성을 통한 방어 기능이 결여된 상태를 특징으로 한다.

영양불량, 쇠약성 질환 때문에 단백질, 탄수화물, 지방이 감소하게 되면 감염에 대한 신체 방어기전을 감소시키고 상처치유를 방해한다. 외상성 손상, 심한 화상, 발열 환자, 수술 후 환자는 특히 단백질에 대한 요구가 크므로 위험하다.

스트레스의 증가는 혈액 내 코티솔을 증가시켜 자가면역반응을 줄이고 에너지 저장을 고갈시켜 피로를 가져오며 감염에 대한 저항력을 감소시킨다.

질병으로는 백혈병, AIDS, 림프종, 재생불량성 빈혈과 같은 면역계 질환은 감염에 대한 방어를 약화시킨다. 당뇨병, 다발성 경화증과 같은 만성질환들도 전신적 쇠약과 영양불량이므로 감염에 대해 민감하다.

의학적 치료로는 약물과 치료법이 감염에 대한 면역계를 손상시킨다. 즉, Corticosteroid는 항염증성 약물로 단백질 분해를 초래하고, 박테리아와 병원균에 대한 염증반응을 손상시킨다. 항암제는 암세포를 공격하지만 골수기능감소와 정상세포에 대한 독성이라는 부작용을 일으킨다. 방사선치료에서도 다량의 방사선량은 골수기능을 감소시키고 정상적인 세포를 파괴한다.

3) 임상증상

국소적 감염의 증상으로는 국소적 부종, 국소적 홍조, 누르거나 움직일 때 압통과 통증, 감염부위의 열, 감염부위의 신체기능 상실, 개방상처인 경우 다양한 삼출액 등이 있을 수 있다.

전신적 감염의 증상으로는 발열, 맥박수와 호흡수의 증가, 식욕감퇴, 오심과 구토, 감염부위 주변 임파절의 팽창과 압통, 피로, 전신쇠약 등이 있을 수 있다.

감염증상을 확인하기 위한 임상검사로는 백혈구수, 감별 백혈구수(differential cell count), 적혈구 침강속도(Erythrocyte Sedimentation Rate Test : ESR), 철분(Fe)의 양을 측정하는 검사가 있다. 이외 소변, 혈액, 객담, 분비물을 배양하여 병원성 미생물의 유무와 민감성 검사를 실시한다(표 4-8). 배양검사(Culture)는 미생물의 성장을 증진시킬 수 있는 특별한 배지 위에 표본을 놓고 성장하는 미생물의 형태를 알아내기 위한 검사이다. 민감성 검사(sensitivity test)는 미생물에 내성이 있는 항생제와 민감성이 있는 항생제를 조사하는 것이다.

특히 감염대상자의 검사물을 수집하는 방법은 다음과 같다.

(1) 상처 검사물

면봉이나 주사기로 가능한 한 많은 배액을 수집한다. 검사튜브나 배양튜브는 종이타월로 감싸 쥐고 상처 중심부를 면봉으로 닦아서 튜브 바깥쪽에 닿지 않게 주의하면서 면봉을 튜브에 넣는다. 튜브의 마개를 단단히 막고 검사실로 보내는 용기에 넣은 후 손을 씻는다.

(2) 혈액 검사물

배양병 당 혈액 10cc를 수집하기 위해 주사기와 배양

[표 4-8] 감염을 감별하는 임상검사

검사종류	정상치(성인)	적응증
백혈구(WBC)	5,000~10,000/㎣	급성 감염시 증가, 어떤 바이러스 감염이나 면역성이 감소될 때 감소
적혈구 침강속도(ESR)	남자 15㎜/hr, 여자 20㎜/hr	염증시 상승
철분	60~90gm/dl	만성 염증시 감소
소변, 혈액의 배양	정상적으로 무균상태	10만 이상의 미생물 집락시
상처, 객담, 인후의 배양	정상균주 존재 가능	감염성 미생물의 성장시 존재
감별 백혈구수		
호중구(neutrophils)	55~70%	급성 화농성 감염시 증가, 노인의 세균성 감염시 감소
임파구(lymphocytes)	20~40%	만성 세균성 바이러스성 감염시 증가
단핵구(monocytes)	2~8%	원충류, 리켓차, 결핵감염시 증가
호산구(eosinophils)	1~4%	기생충 감염시 증가
호염기구(basophils)	0.5~1%	감염시 변화 없음

배지병을 사용한다. 검체물이 피부의 정상균총에 오염될 가능성을 줄이기 위해 다른 두 부위에서 정맥천자를 수행해야 한다. 혈액 배양병은 침대 옆 테이블에 두고 알코올로 병 입구를 닦아낸 뒤 적당량의 혈액을 집어넣는다. 장갑을 벗고 검체물을 깨끗한 운반상자에 넣어 이송한다.

(3) 대변 검사물

뚜껑이 있는 깨끗한 통을 사용하고 적당량을 수집하기 위해 설압자를 이용할 수 있다. 통의 바깥면에 닿지 않게 검체물을 넣고 뚜껑을 닫는다. 손을 씻고 이동시키기 위해 깨끗한 운반상자에 넣어 이송한다.

(4) 소변 검사물

소변 1~5cc를 수집하기 위해 멸균컵과 주사기가 필요하다. 대상자가 정체도뇨를 하고 있을 때 검체물을 수집하기 위해 주사기를 사용한다. 주사기로 소변을 멸균용기 속에 넣는다. 그다음 손을 씻고 용기의 입구를 단단히 한 뒤에 깨끗한 운반상자에 넣어 이송한다.

표본을 수집하고 난 후 간호사는 각 표본에 대상자의 이름, 표본의 형태, 격리의 형태를 써 붙인 후 새지 않는 운반상자에 표본수집용기를 싸서 검사실로 보낸다.

2 진 단

객관적 자료는 체온상승, 상처배액, 혈관 카테터 삽입부위의 염증 등이고 주관적 자료는 오한, 전신쇠약, 상처부위의 압통 등에 대한 호소이다. 사정에서 나타난 관련 요인을 바탕으로 진단이 내려진다. 예를 들면, 백혈구가 증가하고, 중심정맥 카테터가 삽입되어 있으며 카테터 삽입주위에 염증이 있는 대상자에게 "중심정맥 카테터 삽입과 관련된 감염의 위험성"으로 진단내릴 수 있다. 관련 요인이 혈관내 카테터 삽입일 경우, 혈관계를 통해 전파되는 미생물을 최소화하기 위한 간호를 수행하고 정규적으로 카테터를 교환해야 한다. 감염에 민감한 대상자에게 다음과 같은 간호진단을 내릴 수 있다(표 4-9).

[표 4-9] 간호진단

간호진단	관련 요인
Risk for infection 감염의 위험	• 면역반응 변화, 영양불량, 조직파괴, 상처 관리 어려움
Risk for surgical wound infection 수술부위 감염의 위험	• 수술 전 · 중 · 후 고혈당증, 수술 전 · 중 · 후 저산소증, 영양불량, 흡연
Impaired immune response 면역 반응의 장애	• 복잡한 치료요법 관리 어려움, 백신 접근성 부족, 영양불량

3 계 획

대상자의 간호계획은 각 간호진단의 관련 요인에 기초를 두고 있다. 간호수행은 기본적으로 무균술을 사용하는 것이고 대상자, 가족, 다른 건강관리요원과의 협력에 의해 이루어진다. 또한 대상자가 가정에서 지속적인 간호를 받아야 한다면 드레싱 물품이나 용액과 같은 물품에 대한 계획도 세워야 한다. 대상자에게 '감염의 위험' 간호진단이 내려졌을 때 예상되는 기대되는 결과는 아래와 같다.

① 감염의 증상과 징후가 나타나지 않는다.
② 감염 예방법을 설명한다.
③ 효과적인 손 씻기를 시행한다.
④ 필요한 영양을 섭취하고 있다.

기대되는 결과가 세워지면 간호사는 우선순위를 설정한다. 예를 들면, 개방성 상처배액을 가진 대상자인데 일반 식사를 먹을 수 없을 때 간호의 우선순위는 먼저 상처를 치유하는 것이므로 상처배액을 잘 관리하여 감염이 발생하지 않도록 하는 것을 우선으로 하고, 그 다음 상처치유를 돕기 위한 영양계획을 포함하여야 한다. 대상자의 상태가 변화할 때마다 수행의 우선순위도 변화해야 한다.

4 수 행

감염을 예방하는 방법으로는 영양, 휴식, 생리적 방어기전의 유지, 감염에 대한 숙주의 방어력을 강화시키는 것이 있다. 또한 전파될 수 있는 미생물의 수와 종류를 줄이고 감염의 저장소 제거, 탈출구와 침입구를 통제하여 미생물 전파를 막아야 한다. 특히 물품의 소독과 멸균, 손씻기는 중요하다.

만약 감염이 일어나면 예방적인 간호를 하여 다른 대상자와 의료진이 감염되지 않도록 해야 한다.

전신감염 시 발열 예방, 수분섭취 권장, 적절한 영양섭취, 휴식이 필요하다.

국소감염 시 감염 미생물을 제거하기 위한 방법이 필요하다. 습포-건조 드레싱은 상처부위에서 감염된 배액을 제거하기 위해 사용된다. 열요법의 적용은 감염된 부위에 혈류를 증진시키고 감염에 대항해 싸우는 데 필요한 혈액 인자를 전달해 준다. 배액관은 체강으로부터 감염된 체액을 배출하기 위해 삽입되고, 상처관리와 배액을 잘 다루기 위해 내 · 외과적 무균법을 사용한다. 간호사는 감염대상자의 신체 방어기전을 지지해야 한다.

1) 내과적 무균법

간호사는 감염의 전파를 예방하고 통제하기 위해 일정한 원칙과 방법을 준수해야 한다. 기본적인 내과적 무균법은 감염회로를 차단하는 것이다.

(1) 세정(cleansing)

세정은 혈액과 같은 유기물이나 흙과 같은 무기물 등 이물질을 제거하는 과정이다. 일반적으로 물과 세제를 사용하여 문지르는 방법으로 수행되며, 소독이나 멸균 과정에 앞서 시행된다. 혈액이나 체액에 의해 오염된 물체를 깨끗이 하고자 할 때 장갑이나 안경, 마스크와 같은 보호기구를 착용하고서 다음 단계를 실시해야 한다.

① 찬물로 오염물을 헹궈서 유기물질을 제거한다. 뜨거운 물은 유기물질의 단백질을 응고시켜 제거하기 어렵게 한다.
② 헹군 후에 세제와 따뜻한 물로 씻는다. 세제는 물의 표면장력을 감소시키고 먼지나 남아있는 물질을 유화시키므로 유화된 먼지를 제거하기 위해 물품을 철저하게 헹궈야 한다.
③ 파여진 곳이나 솔기에 있는 물질을 제거하기 위해 부드러운 솔을 사용한다.
④ 충분한 물로 물품을 헹궈야 한다. 수술기구와 같은 물품은 마지막 헹굴 때 증류수를 사용한다.
⑤ 물품을 건조시키고 소독과 멸균을 할 수 있도록 준비한다.
⑥ 세척기구는 병원규정에 따라 처리한다.

(2) 소독과 멸균

소독(disinfection)은 물품에 존재하는 세균성 아포를 제외한 대부분의 병원성 미생물을 제거하는 방법이며, 멸균(sterilization)은 아포(spore)를 포함한 모든 형태의 미생물을 완전히 파괴 · 제거하는 방법이다. 소독과 멸균에는 물리적 방법과 화학적 방법이 사용되는데 이 과정은 세포 단백질을 변성 · 파괴하여 미생물의 생명활동을 억제한다. 소독과 멸균의 수준은 오염된 물품의 용도와 형태에 따라 결정되며, 환자가 사용한 물품은 세 가지 범주로 분류하여 처리한다.

[표 4-10] 멸균과 소독의 적용원칙과 의료기구의 분류에 따른 멸균과 소독방법

분류	의료기구(예)	멸균 및 소독방법
고위험 기구(Critical items) • 무균 조직, 혈관계에 삽입되는 기구로 세균의 아포를 포함한 어떠한 미생물도 존재하지 않아야 함 • 멸균제품을 구매하거나 의료기관 내에서 매 사용 시마다 멸균 처리 후 사용해야 함	수술기구, 도뇨관, 내시경 부속품 중 생검 겸자나 절단기, 체강 내로 삽입되는 초음파 탐침(probe)과 내시경류(관절경, 복강경 등), 이동겸자, 치과기구 등	멸균 화학 멸균
준위험 기구(Semicritical items) • 점막이나 손상된 피부에 접촉하는 것으로 모든 미생물이 존재하지 않아야 하지만 일부 세균의 아포는 허용됨 • 매 사용 시마다 높은 수준 소독 또는 멸균을 시행함	내시경류(위내시경, 기관지내시경, 대장내시경 등), 호흡치료기구 및 마취기구, 후두경날, 심폐소생백 마스크, 유축기구 부속품, 직장/질 초음파 탐침	화학 멸균 높은 수준 소독
비위험 기구(Non-critical items) • 손상이 없는 피부와 접촉하고 점막에 사용하지 않는 기구로 대부분의 영양성 세균을 사멸할 수 있는 낮은 수준의 소독을 적용함 • 의료종사자의 손을 오염시키거나 의료기구와의 접촉으로 이차적 감염을 유발할 수 있으므로 각 환자 사용 시마다 또는 주기적 소독 필요함	대소변기, 혈압측정기, 청진기, 심전도 기계 등 손상 없는 피부와 접촉하는 초음파 탐침(복부, 방광 초음파 등)	낮은 수준 소독

출처: Rutala WA., Weber DJ.. Guideline for Disinfection and Sterilization in Healthcare Facilities. 2008.
질병관리본부 (2014). 의료기관에서의 소독과 멸균 지침

① 멸균

무균조직이나 혈관계로 들어가는 물품이 미생물이나 아포에 오염되면 감염의 위험이 높다. 수술기구, 심상 카테터, 비뇨기 카테터, 바늘, 이식물질(implant) 등이 있다.

② 소독

점막이나 손상된 피부와 접촉하는 물품은 위험이 높다. 이러한 물품은 박테리아성 아포를 제외하고 미생물이 없어야 한다. 호흡기계 치료기구, 수은체온계, 위장 내시경, 기관내관 등이 소독대상이 되며 소독대상은 고위험 기구, 순위험 기구, 비위험 기구로 분류된다.

③ 세정

점막을 제외한 손상된 피부와 접촉하는 물품은 청결해야 한다. 변기, 혈압계 커프, 목발, 린넨, 식기 등이다.

이때 간호사는 의료정책이나 세정, 소독, 멸균에 따라 대상자 간호 물품을 다루는 것에 익숙해야 한다. 소

[표 4-11] 멸균과 소독 과정의 예

방법/특성	사용 예
끓이는 소독(boiling water) • 가정에서 이용할 수 있는 가장 값싸고 편리한 방법 • 박테리아성 아포와 일부 바이러스는 끓여도 죽지 않는다.	우유병(적어도 15분간)
건열 소독(dry heat) • 멸균과정은 물품의 가장 바깥면이 열을 흡수하고 그다음 안쪽으로 통과하게 됨 • 세포 단백질의 응고는 미생물의 파괴를 가져온다. • 부식이 적고 투과력이 좋아 금속제품에 사용(160℃에서 2시간 이상, 180℃에서 45분간)	유리그릇, 분말, 기름, 쉽게 부식되는 기구 물속에 넣을 수 없는 물품소독(병원에서 보편적으로 이용되지 않음)
자외선 및 방사선 소독 • 방사선(α, β, γ선)은 효과적인 멸균과 소독을 위해 물품 깊숙이 침투한다. 특히 Cobalt 60(60Co)의 γ선으로 의료용 기재를 멸균한다. • X-ray 조사 멸균법, 중성자(Neutron) 멸균법, 음극선(Cathod ray) 조사 멸균법 등이 있다.	약물, 음식, 열에 약한 물품에 사용
여과멸균 • 공기 중이나 수용액 중에 있는 미생물을 여과기를 통과하게 하여 제거하는 방법	혈청, 당류 및 시약, 수술실, 청정실
화학적 소독제 • 적절히 사용했을 때 효과적으로 소독됨 • 소독되는 물품, 용도, 화학물의 온도, 농도, 노출시간 등에 따라 다름[염소, 베타딘, 알코올, Glutaraldehyde (wydex) 2% solution 등이 일반적으로 사용]	기계, 기구, 가정용품 소독시 Glutaraldehyde : 내시경기구 소독에 많이 사용
산화에틸렌가스 소독(ethylene oxide gas, EO 가스) • 세포의 대사 과정을 변화시켜 아포와 미생물을 파괴시킴 • 열과 습기에 약한 기구에 효과적 • 인간에게 독성이 강하고 멸균 후 적절한 환기가 필요 • 29~65℃, 2~5시간, 45~85%의 습도에서 고압증기멸균기와 같은 통에서 가스가 나옴	고무, 종이, 플라스틱 제품
고압증기멸균 소독(autoclaving) • 높은 압력하에서 높은 온도로 미생물과 아포를 파괴한다(고압증기멸균법). • 열과 습기를 견딜 수 있는 의료기구 • 125℃ 30분, 132℃ 4분 안에 멸균할 수 있다.	수술용 기구, 외과용 드레싱, 비경구적 용액, 린넨

[표 4-12] 병원성 미생물을 제거하는 효과적인 소독제

종 류	효 과
Hexachlorophene	Phenol류로 3% Hexachlorophene. 청정제와 비누를 포함한 용액을 surgical scrub에 이용하는데 Gram(+)균에는 효과가 있으나 Gram(−)균에는 효과가 없다. 정균작용이 강하나 아포에는 효과가 없다. 손을 씻을 경우 30~50%의 세균이 감소되며 반복 사용하면 피부에 축적되어 2~4일 후에는 남아 있는 세균이 1~5% 이하로 감소된다.
Iodine	Gram(+), Gram(−)균, 결핵균, 진균, virus균에 효과가 좋으며 사용 후 1분 이내에 세균에 대한 살균작용이 가능하며 15분이 지나면 아포까지도 멸균시킬 수 있다. 자극성이 크므로 개방 상처에는 사용하지 않으며 피부에 착색을 일으키므로 피부에 사용한 후에는 알코올로 닦아낸다. 제제는 Iodine tincture, Lugol's solution, Iodine topical solution 등이 있다.
Iodophors	Iodine과 세정제의 화합물질로 iodine의 소독효과를 증가시킨다. Gram(+)와 Gram(−)균에 대한 효과가 크나 아포에 대한 살균효과는 없다. 손씻기에 효과적이고 세정제가 포함되어 있어 장막성 강(serous cavity)의 세척에는 이용하지 않는다. 대표적인 제제는 povidone–iodine(Betadine)이 있다.
Chlorohexidine	Gram(+)와 Gram(−)균, 진균에 대해 효과적이며 온도를 상승시키면 아포에 대한 살균작용도 있다. 4% chlorohexidine gluconate와 4% isopropanol 용액의 혼합물을 surgical hand scrub에 이용하고 수술부위의 피부소독에는 0.5% chlorhexidine과 70% isopropanol의 혼합물을 사용한다.
Alcohol류	ethyl alcohol은 75%에서 살균력이 강하여 Gram(+)와 Gram(−)균에 효과적이나 아포에는 효과가 없다. 휘발성이 강하여 주사시의 피부소독과 기구소독에 이용되나 자극성이 강하여 개방 상처에는 사용하지 않는다.
Hygine(tego, P3G, monolauryldiamino–ethyl glycine HCl)	양성계면활성제(amphoteric surfetant)로 독성이 약해 피부, 점막 등의 소독에 사용된다. 0.1%는 눈소독, 0.3%는 구강, 0.5~1% 용액은 상처 소독에 사용된다. hygine 0.5% 용액, alcohol 20%와 증류수를 혼합한 hygine alcohol은 75% alcohol 대용으로 손소독에 주로 사용되며 hyginetincture는 1% hygine과 75% alcohol을 혼합하여 zephiran 대용으로 사용한다.
Zephiran chloride	1:750의 비율로 희석하여 정맥천자를 위한 피부소독, 방광경과 기관지경 등의 autoclave가 불가능한 물품의 소독에 이용된다. Gram(+)균에 살균력이 강하나 pseudomonas capacia와 enterobacter에는 효과가 떨어져 병원감염을 일으킬 수 있는 용액이라고 알려져 있다.

독과 멸균방법 선택시 고려할 요소는 미생물의 종류와 특성, 미생물의 수, 멸균기구의 종류와 사용목적, 방법의 실용성 등이다.

④ 유효기간

소독과 멸균의 유효기간은 열이나 고압증기멸균의 경우 2주, EO gas 소독은 6개월로 보고 있으나 기관에 따라 차이가 있을 수 있다. 고압증기멸균품, 가스멸균품은 indicator를 통해 유효기간 날짜를 확인할 수 있다.

[표 4-10]은 멸균과 소독의 적용원칙과 의료기구의 분류에 따른 멸균과 소독방법이며, [표 4-11]은 멸균과 소독의 방법과 그 사용 예이다. 또한 병원성 미생물의 제거를 위해 가장 효과적으로 사용할 수 있는 소독제는 [표 4-12]와 같다.

(3) 손씻기(hand washing)

미생물의 전파를 통제하고 예방하기 위한 가장 중요하고 기본적인 방법은 손씻기이다. 손씻기는 손에 비누를 골고루 문지른 후 흐르는 물에 헹구는 것을 말한다.

피부에 상주하고 있는 병원성 미생물의 제거를 위해 방부제와 비누를 혼합하여 사용한다.

손씻기는 활동의 순서와 형태, 강도, 시간, 결과에 따라 다르다. 예를 들면, 간호사가 어떤 물품과 단순히 접촉했다면 손씻기가 필요하지 않을 수도 있다. 반면에 상처배액이 묻었을 때는 철저히 씻어야 한다. 간호사는 다음의 상황에서 손씻기를 해야 한다(WHO guideline, 병원간호사회).

- 환자와 접촉하기 전
- 청결/무균 시술 전
- 체액 노출 후
- 환자 접촉 후
- 환자 주변 환경 접촉 후
- 동일 환자라도 오염된 신체부위에서 청결한 신체부위로 이동하여 접촉하는 경우
- 장갑을 제거한 후

질병통제예방센터(CDC : http : //www.cdc.gov)와 병원간호사회 근거기반간호실무지침에 의하면, 피부로부터 미생물을 제거하기 위해 비누액을 손에 마찰하는 시간은 적어도 15초 이상 씻어야 적절하다고 말하고 있다. 또한 항균성 비누는 원하는 효과를 얻기 위해 적어도 10초간 피부와 접촉해야 한다. 손씻기는 방부성 비누의 효과를 더 크게 할 수 있다. 감염위원회는 감염의 위험이 큰 지역에서 일하고 난 후에는 1~2분 동안 손을 씻으라고 권하고 있다. 항균성 비누는 간호사가 특수 간호영역에서 일하거나 침습적인 시술시 강한 저항성을 가진 박테리아를 갖고 있을 때 사용해야 한다. 간호사는 대상자와 방문객에게 올바르게 손 씻는 방법과 시기에 대해 교육해야 한다.

손위생은 물과 비누 또는 물 없이 적용하는 알코올을 이용할 수 있다. 단, 다음의 상황에서는 물과 비누를 이용한다.

- 손이 눈에 보이게 더러워졌을 때
- 혈액이나 다른 체액에 의한 오염이 있을 때
- 아포(예: C. difficile이나 Bacillus anthracis)를 생성하는 미생물과의 접촉이 있을 때 물과 비누를 이용한 손위생이 필요한 상황이 아니라면 물 없이 적용하는 알코올을 이용하여 손위생을 한다. 물과 비누 또는 물 없이 적용하는 알코올을 이용한 손위생은 접촉성 피부염의 위험성을 증가시킬 수 있으므로 중복 시행하지 않는다.

손씻기(Handwashing) (그림 4-23)

목 적

세균의 확산을 예방하기 위한 가장 효과적인 방법으로 손의 먼지나 일시균(transient bacteria)을 제거하여 상주균(resident bacteria)이 되는 것을 방지한다.

준비물

비누 또는 세정제, 흐르는 따뜻한 물, 종이타월, 휴지통

절 차

절차 및 이론적 근거

1. 세면대 앞에 선다. 손을 씻는 동안 유니폼이 세면대에 닿지 않도록 주의한다.

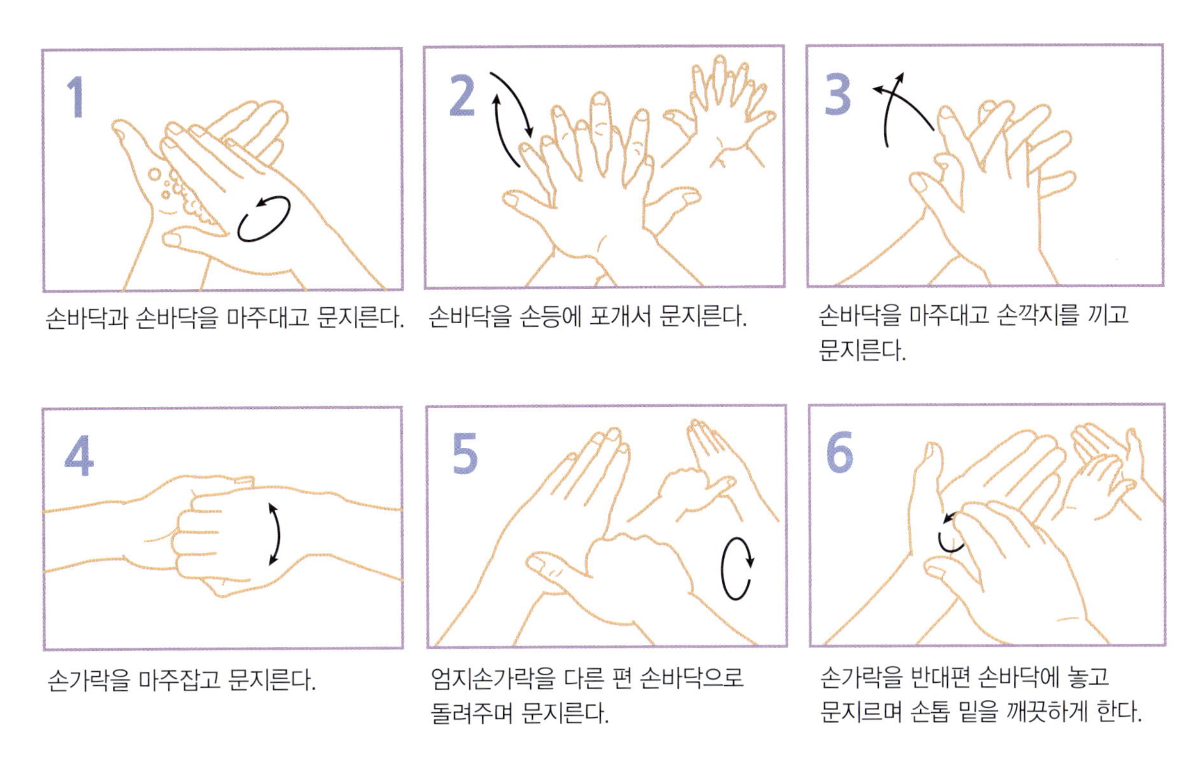

[그림 4-23] 손씻기

세면대는 오염된 것으로 간주한다. 유니폼은 유기체를 이리저리로 이동시킬 수 있다.

2. 손톱은 짧게 깎는다.
   짧은 손톱은 환자에게 상처를 주지 않고 미생물 서식을 감소시킨다.
3. 손에 상처가 있는지 점검하고 손과 팔에서 모든 장신구를 제거한다. 단순한 결혼반지는 허용되기도 한다.
   장신구 제거는 세척을 용이하게 한다. 미생물은 보석 장식 속에 축적될 수 있다.
4. 물을 틀고 물줄기를 너무 세지 않게 조절하여 물이 튀지 않도록 한다. 물이 미지근해질 때까지 온도를 조절한다. 뜨거운 물을 사용하면 피부염 발생위험이 증가하므로 미지근한 물을 사용한다.
   오염된 세면대로부터 튄 물은 유니폼을 오염시킨다. 뜨거운 물보다 따뜻한 물이 모공을 덜 열리게 하고 피부로부터 피지를 덜 제거시켜 피부를 거칠게 하는 정도가 미약하다. 유기체는 갈라진 피부의 거칠고 손상된 부위에서 서식할 수 있다.
5. 손과 손목 부위를 적신다. 이때 손은 팔꿈치보다 아래로 향하게 하여 물이 손가락 쪽으로 흐르게 한다.
   물은 청결부위에서 오염된 부위 쪽으로 흐르게 한다. 손은 전박보다 더 오염되어 있다.
6. 액체비누가 담긴 자동용기로부터 약 3~5㎖의 비누액을 따라 씻거나, 고체 비누의 경우 충분히 거품이 일도록 하여 손을 씻는다. 고체 비누는 물에 헹구어 비누곽에 올려놓는다.
   비누를 헹구면 미생물이 포함되어 있을 수도 있는 비누거품이 제거된다.
7. 강하게 비비면서 원을 그리듯이 손바닥, 손등, 각 손가락, 손가락 사이, 손가락 관절, 손목, 전박을 씻는다. 적어

도 오염된 부위보다 1인치(2.5cm) 위까지 씻으며 만약 손이 눈에 띄게 더러워지지 않았으면 손목 위 2.5cm까지 씻는다.

강하게 비비면서 원을 그리듯이 마찰시키면 손목과 전박뿐만 아니라 손가락 사이 손가락 관절의 피부주름, 손바닥과 손등에 서식할 수 있는 유기체와 먼지를 제거하는 데 도움이 된다. 손을 씻은 후 덜 오염된 부위인 손목과 전박을 씻는 것은 유기체가 손에서 손목과 전박 쪽으로 전파되는 것을 방지한다.

8. 비누를 손의 모든 표면에 묻힌 후 마찰하는 시간은 15초 이상이 적절하고, 손씻기에 소요되는 전체 시간은 총 40~60초가 권고된다. 혈액과 체액 또는 배액물과 접촉된 경우는 1~4분 동안 문지른다.

   손씻는 시간은 오염 정도에 의해서 결정된다.

9. 특히 손톱 밑과 손가락 사이를 주의 깊게 씻는다.

   유기체는 손톱 밑에 서식하고 있다가 거기서 자라 다른 곳으로 전파될 수 있다.

10. 흐르는 물에서 철저히 헹군다.

    흐르는 물은 유기체와 먼지를 씻어 내린다.

11. 종이타월로 손가락에서 전박을 향하여 닦고 버린다. 수도꼭지를 잠그기 위해 새로운 종이타월을 사용하며, 종이타월은 청결한 손에 닿지 않도록 즉시 버리도록 한다.

    손을 먼저 말리는데, 손이 손목보다 깨끗하다고 간주하기 때문이다. 종이타월로 수도꼭지를 잠그면 깨끗한 손이 더러운 표면에 접촉되는 것을 방지할 수 있다.

12. 원한다면 손에 로션을 바른다.

    로션은 피부를 부드럽게 하고 트는 것을 방지한다.

---

(4) 격리(isolation)

① 격리방법

병원에서 대상자간에 또는 대상자와 의료진, 가족 사이에 의료관련감염이나 감염성 질병이 전파될 위험성이 높다. CDC는 1983년에 범주별 격리와 질병별 격리 체제로 격리지침서를 발간하여 두 체계 중 한 가지 체계를 선택하여 적용하도록 하였다. 그러나 질병에 대한 새로운 정보가 많아져서 1988년에는 신체물질격리(Body Substance Isolation : BSI) 체계가 개발되어 모든 대상자에게 포괄적 예방을 강조했다. 또한 다른 격리체계인 일반주의지침(Universal Precautions : UP)은 개인이 혈액전파성 병원 미생물에 노출되는 것을 제한하기 위해 권장했다. 그러나 그 적용에 있어 혼돈을 초래하고 손씻기나 장갑사용의 중요성을 간과하고 있어 CDC는 새로운 격리지침서(Garner, 1996)를 개발했다. UP와 BSI의 주요 특징을 결합하고 기존의 범주별 격리를 전파방식에 기초한 표준주의지침(Standard Precautions)으로 새로운 격리지침을 만들었다.

첫 번째 접근법은 가장 중요한 것으로 건강관리 시설의 모든 대상자를 진단이나 감염여부에 상관없이 돌보도록 한 주의지침이다.

- 혈액, 모든 체액, 분비물, 배설물(땀 제외), 손상된 피부, 점막에 표준주의지침을 적용한다.
- 다음의 경우에 손씻기를 한다 : 대상자 접촉 전후, 혈액 · 체액 · 분비물 · 배설물에 접촉한 후와 이에 오염된 기구나 물품에 접촉한 후, 장갑을 벗은 직후이다.
- 혈액, 체액, 분비물, 배설물, 손상된 피부, 점막, 오염된 물품을 만질 때 장갑을 착용한다. 대상자 간호 전 · 후에는 장갑을 벗고 손을 씻어야 한다.

- 혈액이나 체액이 튀거나 뿌려질 가능성이 있는 간호를 할 때는 마스크, 보안경, 얼굴가리개를 착용한다.
- 혈액이나 체액에 의해 의복이 오염될 가능성이 있으면 가운을 착용한다. 가운을 벗은 후에는 손을 씻는다.
- 대상자 간호기구는 적절하게 씻고 취급되어야 하며, 1회용품은 버린다.
- 오염된 린넨은 비투과성 주머니에 넣고, 피부나 점막에 접촉하지 않도록 취급한다.
- 모든 주사바늘이나 날카로운 물품은 손상성 폐기물 전용용기에 버린다.
- 대상자의 위생상태에 특별한 문제가 없는 한 독방은 필요하지 않다. 감염통제전문가와 상의한다.

두 번째 접근법은 격리에 대한 기존의 질병별 접근

[표 4-13] 전파경로별 주의지침

범주	질 병	격리술
공기감염 주의지침	5㎛보다 작은 비말핵에 의한 감염 : 폐결핵, 홍역, 수두, 파종성 대상포진, 천연두	① 대상자를 음압이 유지되는 독방에 있게 하고, 시간당 6~12회 공기 교환을 하고 공기를 외부로 또는 방공기 여과장치를 통해 배출시킨다. ② 독방이 가능하지 않을 경우에는 같은 균에 감염된 대상자끼리 함께 있게 한다. ③ 1차 결핵환자이거나 의심되는 대상자의 방에 들어갈 때는 마스크를 착용한다. ④ 홍역이나 수두에 대한 면역이 없는 사람은 해당 환자의 병실에 출입하지 않아야 하며, 부득이 출입 시에는 N95 또는 KF94 마스크를 착용해야 한다. ⑤ 대상자의 방 밖으로의 출입은 제한하고 만일 출입이 필요하다면 대상자가 N95 또는 KF94 마스크를 착용하도록 한다.
비말감염 주의지침	5㎛보다 큰 비말에 의한 감염 : 인후디프테리아, 풍진, 연쇄상구균에 의한 인두염 · 폐렴 · 아동들의 성홍열, 백일해, 볼거리, 마이코플라즈마 폐렴, 수막구균성 폐렴이나 패혈증	① 독방이 필수적이진 않지만 같은 균에 감염된 대상자끼리 함께 있게 한다. ② 대상자로부터 90cm 이내의 거리에서 일하게 될 경우에는 마스크를 착용한다. ③ 꼭 필요한 경우에만 대상자를 방 밖으로 이동시키고, 가능하다면 대상자가 수술용 마스크를 착용토록 한다.
접촉감염 주의지침	대상자나 환경의 직접 접촉에 의한 감염 : 집락 또는 합성제내성균(MRSA, VRE)에 의한 감염, 호흡기 신시튬 바이러스, 이질 등의 장내병원체, 주요 상처감염, 단순포진, 옴, 미만성 수두포진	① 대상자를 독방에 있게 한다. ② 독방이 가능하시 않을 경우에는 같은 균에 감염된 대상자끼리 함께 있게 한다. ③ 표준 격리에서 기술한 것 같이 장갑을 착용한다. • 감염된 물질과 접촉 후에는 장갑을 바꾼다. • 대상자의 방을 떠나기 전에 장갑을 벗는다. • 장갑을 벗은 후에는 즉시 항균제제를 사용하여 손을 씻는다. • 손을 씻은 후에는 가능한 오염된 표면이나 물건을 만지지 않는다 ④ 대상자 방 출입시 감염된 표면이나 물건과 접촉할 때 또는 대상자가 실금, 설사, 회장조루술(ileostomy), 결장조루술(colostomy)을 한 상태이거나, 드레싱을 하지 않은 상처의 분비물과 접촉할 가능성이 있을 때는 가운을 착용한다. ⑤ 대상자의 방 밖으로의 출입은 제한하고 부득이하게 출입해야 하는 경우 가운과 장갑을 착용하도록 한다. ⑥ 가능하다면, 약한 수준의 소독이 필요한 물품(non-critical patient care equipment)은 예를 들면, 청진기, 혈압계, 체온계, 대소변기는 대상자 개별로 사용한다. 같은 균에 의한 감염일 경우는 이러한 대상자들만을 위한 물품을 별도로 사용한다.

[표 4-14] 다제내성균 감염관리

균종	MRSA(Methicillin-resistant Staphylococcus aureus)	Vancomycin-resistant Enterococcus (VRE)
특징 및 전파경로	• 병원감염의 가장 빈번한 원인균으로 사용할 수 있는 항생제가 제한된다. • 코 점막에서 가장 잘 분리되며 이 외에도 호흡기 점막이나 피부(접혀 있거나 축축한 피부), 상처 부위 등에서 분리된다. • MRSA에 정착된 사람(보균자) 자신에게 MRSA에 의한 감염증이 잘 유발되며 이들과 접촉한 사람들이 제3자에게 균을 옮기기도 한다.	• Vancomycin에 내성을 보이는 장구균으로 치료약제 선택에 어려움을 유발하고 있다.
감염관리	• 환경관리 : 화상치료실, 중환자실 mattress, 장갑 • 손 씻기 • 감염위험이 있는 체액이나 물품 접촉 시 장갑을 착용하며, 한 환자에서 다른 환자로 이동 시 장갑을 교환한다. • 가운 : 환자의 체액이 튈 우려가 있는 경우에는 보호가운을 착용한다. • 마스크 : 호흡기 분비물에서 MRSA가 분리되는 경우에는 병실 출입 시에 마스크를 착용한다. • 격리 : 일반적인 방법 즉 손 씻기, 장갑 착용 등을 엄격하게 실시하기만 하여도 효과가 있다. 그러나 집단적으로 감염이 발생하는 경우 모든 환자를 일정지역으로 옮겨 의료인을 따로 배치하고 다른 사람의 출입을 통제한다.	• VRE가 분리된 환자는 1인실에 격리하거나 또는 같은 균주로 분리된 환자끼리 둔다. • 환자의 방에 들어갈 때는 장갑을 착용하고, 환자나 주위 환경에 접촉할 것이 예상되거나 환자가 설사 또는 실금이 있는 경우, 인공항문이 있는 경우, 또는 드레싱하지 않은 상처가 있는 경우에는 보호 가운을 착용하여야 한다. • 환자의 방을 나오기 전에 보호 가운과 장갑을 벗고 즉시 비누로 손을 씻어야 한다. • 청진기, 혈압계, 체온계 등은 환자마다 따로 사용하거나 VRE가 분리된 환자에게만 공동 사용한다. • VRE가 새로 분리되는 경우에 같은 방을 사용하고 있던 환자들을 대상으로 대변 배양검사를 하여 VRE의 존재 여부를 확인한다. • Vancomycin의 남용은 VRE의 확산 뿐 아니라 이러한 내성기전이 다른 균으로 전달될 가능성이 있다. 또한 Vancomycin에 내성을 보이는 S.aureus(VRSA)가 나타날 가능성이 매우 높다.

출처 : 병원간호사회(2010년)

및 범주별 접근을 새로운 전파범주로 요약한 것이다. 공기감염, 비말감염, 접촉감염. 이 주의지침은 전염력이 높거나 역학적으로 중요한 병원미생물을 갖고 있는 특수한 대상자를 위해 고안된 것이다(표 4-13).

또한 최근 증가하고 있는 다제내성균 감염에는 특별한 주의와 감염관리가 필요하다(표 4-14).

② 보호격리(protective isolation) 또는 보호환경 (protective environment)

병원환경으로부터 저항력이 약한 환자를 보호하기 위해 주위 환경을 무균적으로 유지하기 위한 방법으로 특히 감염에 민감한 사람(심한 화상, 이식수술 후 회복 환자, 백혈병 환자 등)에게 사용된다. 역격리 환자를 돌보는 모든 의료진과 환자, 보호자, 방문객은 손 위생을 시행하고, 병실 문은 닫혀있어야 하며 병실 안에는 꼭 필요한 물건만 둔다. 마스크는 대상자와 접촉하게 되는 사람들에게 요구된다.

또한 조혈모세포 이식을 시행할 환자는 보호환경이 갖추어진 무균실 입실이 권장된다. 다음은 무균실의 조건이다.

무균실

환경유지

- 무균실 환기는 최소한 시간당 12회 이상의 공기교환이 이루어져야 하며 일정한 양압이 유지되어야 한다.
- 지름 0.3㎛ 이상의 먼지를 99.97% 제거하는 High Efficiency Particulate Air(HEPA) filter를 통해 공기를 공급한다.
- 문은 저절로 닫히도록 하고 외부 공기가 들어올 수 없도록 창문이나 문틈이 잘 봉합되어야 한다.

감염원을 줄이기 위한 대책

- 공기감염 : 기계적 공기정화와 진공청소기와 소독수를 이용한 청소를 실시한다.
- 인체접촉 : 면회객통제, 보호자의 개인위생 및 보호장비 착용, 의료진들의 손씻기 및 각종 의료행위 시 접촉을 최소화한다.
- 오염물체 접촉 : 외부기계 반입을 가능한 제한하고, 부득이한 경우 오염차단을 위한 대책을 실시한다. 예를 들면 EKG, Chest PA, 각종 시술 등을 할 때이다.
- 음식물 : 멸균식이로 병원식이만을 허용하며 일체 사식 반입을 금지한다.
- 곤충류 : 꽃이나 화분은 물론 기타 외부물품의 반입을 금지한다.

병실에 들어가는 모든 사람은 외과용 마스크를 착용하고 필요시 장갑, 가운 등의 보호 장구를 착용한다. 병실 안에는 손 위생 물품, 병실 밖에는 격리 표지판을 두고, 손 위생 물품, 외과용 마스크를 준비해둔다. 환자는 가능한 병실 밖 출입을 제한하고, 이동시에는 외과용 마스크를 착용하도록 하고 외부에 머무르는 시간을 최소화한다.

③ 격리에 대한 심리적 문제

격리는 대상자의 정상적인 사회관계를 방해해 정신적으로 해로울 수 있을 뿐만 아니라 감염의 결과로 신체상의 변화, 청결치 못함, 사회로부터의 거부로 외로움과 죄책감을 느낄 수 있다. 뿐만 아니라 무균술을 따라야 한다는 것이 이러한 감정을 더욱 증가시킬 수 있고 감각적 접촉이 제한될 수도 있다. 따라서 간호사는 대상자의 정신적, 신체적 격리에 대한 감정을 최소화하도록 도와야 한다. 격리술을 적용하기 전에 대상자와 가족에게 대상자의 상태, 예방적 조치의 목적, 특별한 예방법을 적용하는 방법을 이해시켜 격리 예방조치에 동참시킨다면 합병증과 감염의 전파를 훨씬 감소시킬 수 있다. 손씻는 방법과 가운, 마스크, 장갑 착용하는 방법, 미생물 전파방법에 대해 교육하고 대상자로 하여금 오염된 물품과 깨끗한 물품을 구별할 수 있게 한다.

격리기간 동안 라디오나 텔레비전, 시계, 취미거리, 읽을거리를 제공해 감각자극을 향상시키도록 해야 한다. 방 안은 깨끗하고 상쾌한 분위기여야 하며 방 커튼은 걷고 과도한 기구와 물품은 제거하는 것이 좋다. 간호사는 대상자의 관심과 흥미에 귀를 기울여야 한다.

체위변경이나 등마사지와 같은 안위 방법을 수행해 신체적 자극을 증가시키고 가능하면 대상자와 함께 걷거나 옆에 앉도록 하는 것이 좋다.

가족에게 대상자가 우울하거나 외로움을 느낄 수 있음을 설명하고, 방문객이 대상자를 좌절시키는 행동을 삼가며 의미 있는 자극을 제공하도록 교육한다.

④ 환경

모든 대상자는 잠재적 감염원으로 간주되며, 개인병실은 환경오염 위험, 위생 상태, 범주별 격리를 통한 감염 통제 목적 등으로 사용된다. 병실 문에는 격리 범주 주의사항을 게시하여 방문객과 의료인의 주의를 환기한다.

⑤ 마스크 착용법

목 적

비말이나 공기를 통해 호흡기로 이동되는 균의 전파를 방지하기 위함이다.

준비물

면마스크(또는 일회용 마스크), 싱크대, 종이타월, 세탁물 주머니

절 차

절차 및 이론적 근거

1. 물과 비누로 손위생을 실시한다.
2. 코와 입이 완전히 가려지도록 하여 마스크의 윗끈을 머리 뒤에서 먼저 매고, 아래끈을 목 뒤로 맨다(그림 4-24, 25).
3. 마스크가 젖었을 때는 새것으로 즉시 교환해야 한다.
   습기가 있으면 균이 증식할 수 있다.
4. 마스크를 풀 때에는 손을 씻은 후 아래끈을 먼저 푼 다음 윗끈을 푼다. 이때 끈을 잡고 벗는다.

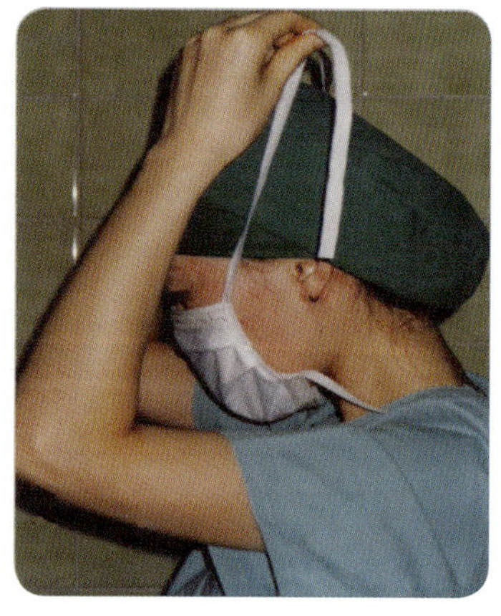

[그림 4-24]

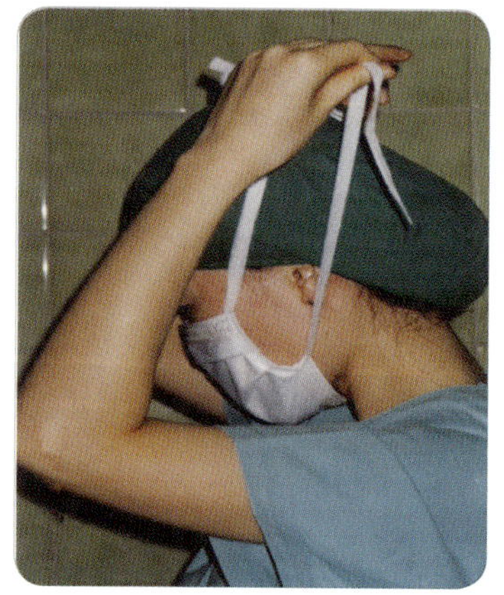

[그림 4-25]

   마스크의 겉면은 오염되었고 마스크의 끈은 오염되지 않은 것으로 간주한다. 윗끈을 먼저 풀면 오염된 면이 아래로 떨어져 겉으로 노출되게 된다.
5. 사용한 마스크는 오염되었으므로 만지지 말고 끈만 잡고 세탁물 주머니에 넣는다.
   마스크의 중앙은 오염되어 있다. 끈은 깨끗한 것으로 간주한다.

⑥ 보호 장구 착용 및 폐기물관리

목 적

1. 전염성 배설물이나 분비물이 있는 대상자와의 접촉 시 간호사의 복장이 오염되는 것을 방지하기 위함이다.
2. 취약한 대상자(중환자, 신생아)가 일반 환경에 의해 오염되는 것을 방지하기 위함이다.

준비물

멸균가운, 모자와 마스크(일회용), 멸균장갑, 종이타월, 오염세탁물 수집용기, 격리의료 폐기물 전용용기, 외과적 스크럽용 싱크대 및 물품세트, 손소독제

절 차

절차 및 이론적 근거

[멸균가운과 보호 장구 착용]

1. 물과 비누로 손위생을 실시한다.
2. 필요한 물품을 준비한다.
3. 가운의 멸균포를 몸에서 먼 바깥쪽부터 차례대로 열어 펼친다.
4. 수술용 장갑(surgical glove)의 겉포장 끝을 벌려서 속포장지가 오염되지 않도록 주의하며 가운을 펼친 멸균포 안에 넣는다.
5. 모자 착용 : 머리카락이 나오지 않도록 모자를 착용한다.
6. 마스크 착용 : 코와 입이 완전히 덮이도록 마스크를 착용한다.
   1) 마스크의 윗부분을 콧마루 위에 놓고 마스크의 하단부는 턱 밑에 고정시킨다(안경을 쓴 경우는 마스크가 안경 밑으로 들어가도록 한다).
   2) 마스크의 금속선을 콧마루에 맞추어 눌러 밀착시킨다.
7. 외과적 손위생을 실시한다(※ 외과적 손씻기 후 멸균 타올을 보조자가 건네준다).
8. 멸균가운 착용 : 가운 내부의 목둘레 아래 5-7cm 부위를 잡고 주변이 오염되지 않도록 들어 올려 가운을 길게 늘어뜨린 후 소매로 들어가는 구멍(arm hole)을 찾는다.
9. 양쪽 손으로 각각의 구멍(arm hole)을 잡은 후 양쪽 손을 동시에 소매 안으로 밀어 넣는데(그림 4-26) 한 손을 소매 속에 넣은 채 반대쪽 소매를 잡아당겨 소매 밖으로 손을 빼고(그림 4-27), 빼낸 손을 반대편 어깨 안쪽에 넣어 팔소매를 잡아당겨 나머지 손을 소매 밖으로 뺀다(그림 4-28).
10. 가운 목에 있는 끈을 목뒤에서 묶는다(그림 4-29).
11. 손으로 가운의 앞면을 만지지 않도록 주의하면서 몸을 앞으로 살짝 구부려 양쪽 허리띠가 앞으로 늘어지도록 하여 양쪽 허리띠 끝부분을 각각 잡아 허리 뒤쪽에서 묶는다(그림 4-30).

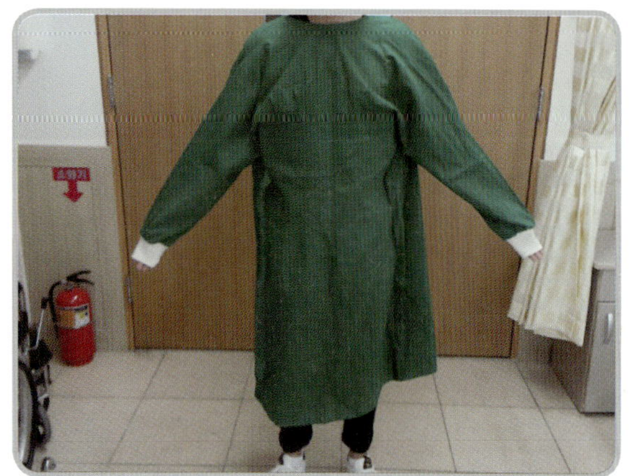

[그림 4-26]

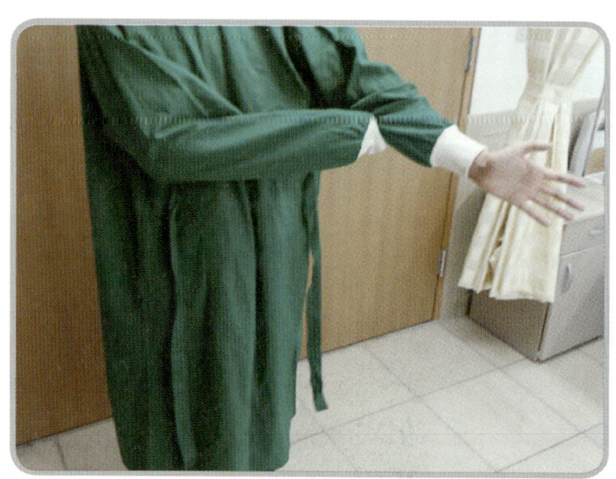

[그림 4-27]

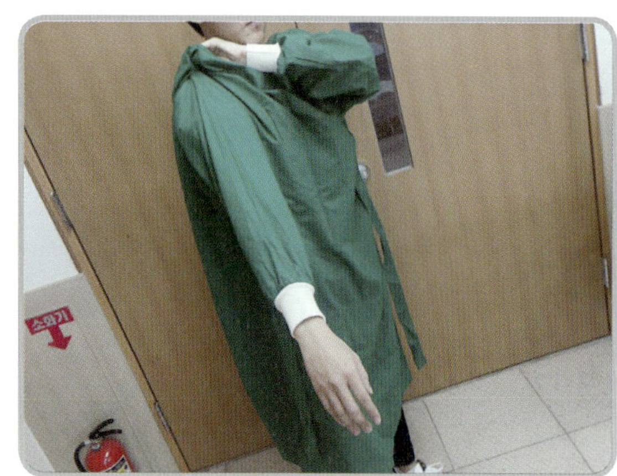

[그림 4-28]

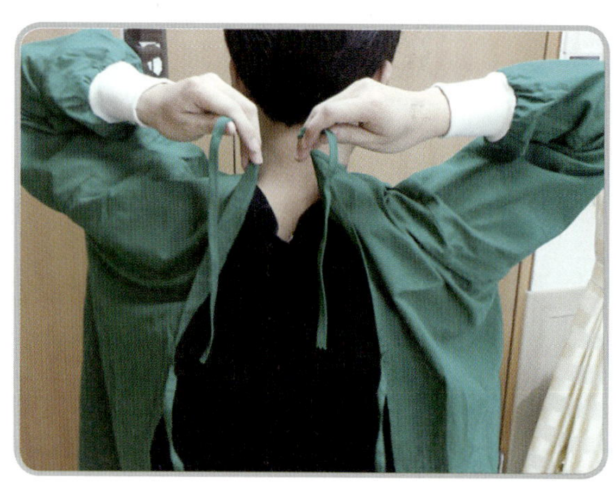

[그림 4-29]

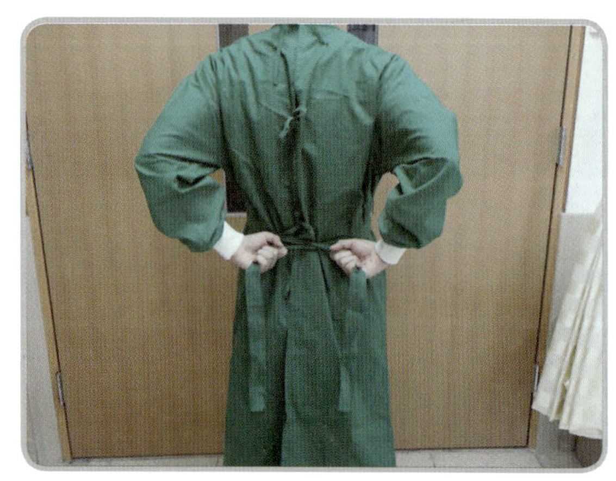

[그림 4-30]

참고) 1회용 가운인 경우 :

1) 가운의 앞면에 늘어진 끈 중에 짧은 끈은 가운 착용자가 잡고 있고, 긴 끈은 끝에 달린 종이와 함께 보조자에게 건네준다.
2) 보조자는 끈에 달린 종이의 끝 부분만 잡고, 긴 끈을 가운착용자의 등 뒤로 한 바퀴 돌린 후 다시 가운 착용자에게 건네주며 종이를 꼭 잡고 있는다.
3) 가운 착용자는 전달받은 긴 끈을 당겨서 종이가 떨어지게 한 후, 짧은 끈과 함께 허리 앞쪽에서 묶는다.

12. 코와 입이 덮이도록 마스크를 착용한다.
13. 멸균장갑을 무균적으로 착용한다(멸균장갑 착용법 그림 4-43~46 참조).

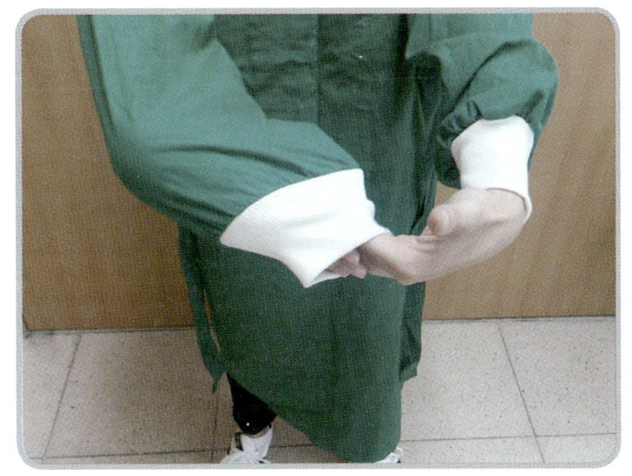

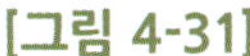

[그림 4-31]

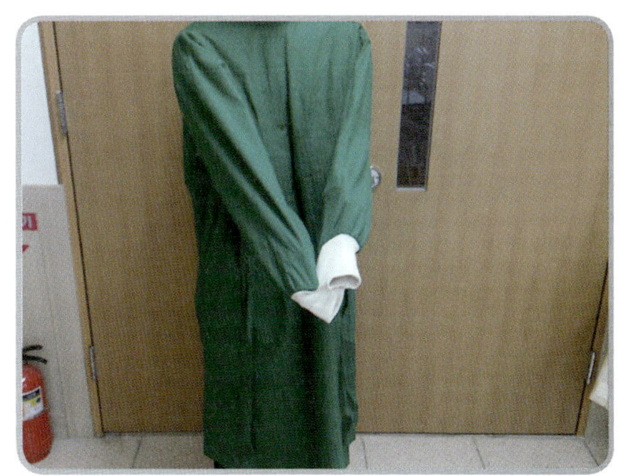

[그림 4-32]

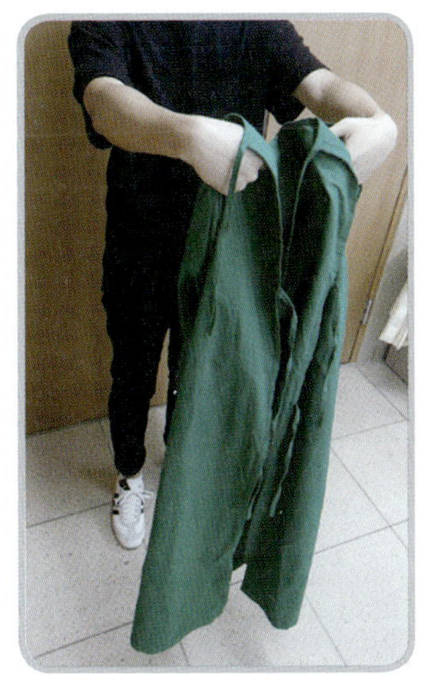

[그림 4-33]

[오염가운과 보호 장구 벗기]

1. 장갑을 벗는다.
   한 쪽 장갑의 소매 끝을 잡고 손가락 끝 위로 장갑을 뒤집으며 완전히 벗지는 않는다.
2. 다른 쪽 장갑의 소매 끝을 잡아 아래쪽으로 뒤집으며 벗는다.
3. 남은 장갑의 안쪽을 잡아당겨 뒤집어 벗으며 양쪽 장갑을 모아 격리의료 폐기물 전용용기에 넣는다.
4. 가운의 끈을 목, 허리 순으로 푼다.
   참고) 가운의 허리끈을 앞(복부)에 묶는 경우에는 끈을 풀고 장갑을 제거하며, 가운의 허리끈을 뒤(등)에 묶는 경우에는 장갑을 벗고 끈을 목 → 뒤(등)의 순으로 푼다.
5. 오른쪽 검지를 오염가운의 왼쪽 소매 밑에 넣어서 소매 끝을 손등 위로 조금 끌어 내린다(그림 4-31, 32).
6. 오염가운의 오른편 소매를 소매에 덮인 왼손으로 잡고 약간 끌어내린다.
7. 손을 소매 속에서 움직이면서 어깨의 내면을 잡고 가운을 벗은 다음, 일회용의 경우 격리의료 폐기물 전용용기에 넣고 재사용 가운의 경우는 오염세탁물 수집용기에 넣는다(그림 4-33).
8. 마스크를 벗어 격리의료 폐기물 전용용기에 넣는다.
9. 손소독제로 손위생을 실시한다.
10. 방 밖으로 나와서 물과 비누로 손위생을 실시한다.

⑦ 격리 대상자 간호

목 적

병원균이나 전염성 물질로부터 건강관리 요원 또는 대상자 및 방문객의 감염을 방지하고, 환경이 오염되는 것을 방지하기 위함이다.

준비물

격리 가운, 마스크, 장갑, 격리 표시판과 지시사항, 싱크대, 비누, 종이타월, 활력징후 측정도구, 검사물 수집기구, 세탁물 주머니

절 차

절차 및 이론적 근거

1. 격리의 유형을 위해 의사의 지시를 확인하고 감염 통제 방법을 재검토한다.
   전파 방법이나 유기체 종류는 격리 예방조치의 유형과 정도를 결정한다.
2. 간호 활동을 계획하고 대상자의 방에 들어가기 전에 필요한 물품들을 준비한다.
3. 대상자, 가족 구성원, 방문객에게 격리 방법에 대해 설명한다.
   설명은 대상자와 가족의 협조를 증진시키고 격리 절차에 대한 불안을 감소시킨다.
4. 손을 씻는다.
   미생물의 전파를 방지한다.
5. 격리 유형에 따라 추천되는 가운, 장갑, 마스크를 착용한다.
   감염회로를 차단하고, 대상자와 간호사를 보호한다.
   1) 필요하면 마스크를 착용한다. 비말핵으로부터 간호사를 보호한다.
   2) 가운의 목과 허리끈을 안전하게 맨다. 가운은 유니폼 전체를 보호해야 한다.
   3) 청결한 일회용 장갑을 사용한다. 만약 가운을 입었다면 장갑의 소매를 가운 소매 위로 잡아당긴다. 손과 손목을 미생물로부터 보호한다.
6. 필요한 기구를 준비하여 대상자의 방에 들어간다. 오염을 피하기 위해 종이타월을 편다. 차트와 실행기록지(flow sheets)는 방 바깥 격리 카트 위에 둔다.
   감염된 물질에 직접 접촉을 피한다.
7. 활력징후를 측정할 때에는 대상자의 방 안에 있는 체온계와 혈압계를 사용한다. 간호사의 청진기와 시계는 오염된 물건에 닿아서는 안 된다. 깨끗한 종이타월 위에 기구들을 놓는다. 활력징후 기록은 가장 위 깨끗한 종이타월에 기록할 수 있다.
   방 안에 기구를 놓아두면 미생물이 다른 대상자에게 전파되는 것을 방지한다. 간호사의 기구들은 다른 대상자에게 사용하기 전에 알코올 솜으로 닦는다. 간호사의 시계는 투명한 플라스틱 주머니에 넣어 오염을 방지할 수 있다.

8. 환의와 홑이불은 격리오염 세탁물 전용용기에 버리고, 종이제품은 격리 폐기물 전용용기에 버린다.
   일반쓰레기나 세탁물 처리 과정에 특별한 예방조치가 요구된다.
9. 투약처방에 따라 투약하고 사용한 주사기는 뚜껑을 씌우지 않은 채로 손상성 폐기물 전용용기에 버린다.
   뚜껑을 씌울 때 오염된 주사바늘에 찔리는 위험이 증가된다.
10. 검사물을 수집한 후에는 라벨을 붙여서 검사실로 이송하기 위해 플라스틱 봉투에 넣고, 안전하게 봉한다.
   바깥 포장은 이송하는 동안 검사물의 누출과 쏟는 것을 방지한다.
11. 린넨 자루와 쓰레기 자루를 기관 방침에 따라 처리한다. 보통은 매 교대 종료시에 처리한다.
   더러워진 홑이불은 세탁장으로 안전하게 옮긴다. 바깥 자루가 오염되었다면 이중 포장이 요구된다. 쓰레기와 폐기물은 병원 규정에 따라 처리한다.
12. 방을 떠나기 전에 장갑, 가운, 마스크를 벗어 적절한 용기에 버린다.
   1) 먼저 가운의 허리끈을 푼다. 한쪽 장갑의 바깥 면을 잡고 뒤집어 벗어 장갑낀 손으로 들고 있고, 장갑 벗은 손의 손가락을 남은 장갑의 소매 속으로 집어넣어 장갑 안쪽을 잡고 뒤집어 벗어 격리 폐기물 전용용기에 떨어뜨린다.
      가운의 허리끈은 오염된 것으로 간주된다. 장갑을 벗은 손은 청결하므로 오염 지역에 닿아서는 안 된다.
   2) 손을 씻은 후에 마스크를 벗고 가운의 목끈을 푼다. 한 손을 가운 소매 속으로 넣어 팔소매를 잡아당기고, 팔소매 안에 있는 손으로 반대편 소매를 끌어당겨 벗는다. 가운의 안쪽을 잡고 가운의 안쪽이 밖으로 나오도록 뒤집어 벗어 어깨 솔기를 마주 겹쳐 걸대에 걸거나, 말아서 격리의료 폐기물 전용용기에 버린다.
13. 다시 손을 씻는다.
14. 청진기와 시계, 활력징후 기록 용지를 가지고 방을 나온다.
   깨끗한 손으로 깨끗한 기구를 만질 수 있다.
15. 방을 나올 때는 문을 닫는다.
   격리 유형에 따른 원칙을 준수한다.
16. 차트에 대상자의 상태, 반응 등을 기록한다.

---

⑧ 검사물 수집

감염성 질환이 의심되는 대상자는 여러 검사를 시행해야 한다. 감염 미생물에 오염되었을 가능성이 있는 체액이나 물질은 배양검사와 항균제 감수성 검사를 실시한다. 모든 배양 표본은 멸균된 기구를 사용하여 채취해야 하며, 상처 배액과 같은 감염 부위에서 직접 채취하여 다른 미생물에 의해 오염되지 않도록 한다. 또한 모든 표본의 용기는 외부 오염이나 혼입을 방지할 수 있도록 입구를 밀봉해야 한다.

⑨ 물품 포장

대상자의 환경에서 오염된 물품을 제거하기 위해 특수한 포장 방법을 사용한다. 물품 포장은 의료인이 오염된 물품에 노출되는 것을 막고 주위 환경이 오염되는 것도 예방한다.

CDC에 따르면 포장이 손상되지 않고 외부가 오염되지 않은 경우에는 단일 포장으로도 적절하며, 이 안에는 청진기나 겸자(forceps)와 같이 재사용 가능한 물품을 넣는다. 그러나 포장의 외부 오염이 불가피한 경우에는 이중 포장이 필요하다. 린넨 포장이 가득 찼을 때 오염된 린넨은 다음 지침에 따라 취급한다.

- 오염된 린넨은 대상자의 병실 내 세탁물통에 넣는다.
- 포장은 쉽게 구별될 수 있도록 특별한 색상으로 표시한다.
- 뜨거운 물에서 용해되는 포장은 쉽게 파손될 수 있으므로 이중 포장을 사용하는 것이 바람직하다.

감염전파를 예방하기 위해 린넨은 표준 크기의 포장을 사용하여 과도하게 채우지 않고 안전하게 묶는 것이 적절하다. 동일한 원칙은 쓰레기 주머니에도 적용된다. 병원 정책상 이중 포장이 요구될 경우, 간호사는 병실 내에서 오염된 린넨을 1차 포장에 담아 단단히 봉한 뒤, 병실 밖에 있는 다른 간호사가 이를 2차 포장에 넣어야 한다. 바깥쪽 포장은 특별한 표식을 하고, 병실 밖의 간호사는 외부 포장의 안전성을 확인한 후 세탁실로 보낸다.

⑩ 격리실에서 사용한 물품의 이중 포장법(Double-Bagging)

목 적

격리를 시행하는 곳에서 오염된 물품을 안전하게 처리하여 주변 환경이 오염되지 않도록 하기 위함이다.

준비물

가운, 마스크, 장갑, 면 주머니(비닐 또는 종이 주머니)

절 차

절차 및 이론적 근거

1. 격리의 종류에 따라서 대상자 방 안의 간호사는 필요하면 가운과 마스크, 장갑을 착용한다.
   두 명의 간호사가 행한다. 한 사람은 대상자 방 안에 있고, 또 한 사람은 대상자 방 밖에 있는다.
2. 사용한 도구, 기구 등을 모아서, 처리할 물품들을 찬물에 씻은 뒤 주머니에 넣고 확실하게 묶는다(병원에 따라 쓰레기 주머니 재료나 처리 방법이 다를 수 있으므로 병원 규정을 따른다).
   주머니를 묶어서 미생물의 전파를 방지한다.
3. 위와 같이 처리된 주머니를 대상자 방 밖에 있는 간호사가 주머니의 입구를 밖으로 접어서 넓게 벌린 상태로 들고 있는 깨끗한 주머니 속으로 집어넣는다.
   주머니의 접은 입구는 격리실 안에서 나온 주머니로부터 병실 밖의 간호사 손이 오염되는 것을 방지한다.
4. 병실 밖의 간호사는 오염된 주머니의 입구가 안으로 들어가도록 주머니를 확실하게 묶는다.
5. 격리용 표시를 붙여 적당한 폐기 장소나 중앙공급실로 보낸다.
   오염된 물품과 일반 물품을 구분하기 위함이다.
6. 손을 씻는다.

⑪ 대상자 이동

독성 미생물에 감염된 환자는 진단 검사나 수술과 같은 필수 목적에 한해서만 병실 이동이 가능하다. 이때 적절한 보호 조치를 제공해야 한다. 예를 들어, 호흡기 감염 전파가 가능한 환자는 마스크를 착용해야 하며, 환자를 이송하는 인력도 병실 내에서 적절한 예방조치를 취해야 한다. 수술실이나 검사실의 의료인은 환자가 격리 상태에 있음을 인지해야 한다. 또한 간호사는 환자의 차트에 격리 형태를 기록하고, 이동 중 감염 확산을 예방하기 위한 방법을 설명해야 한다.

⑫ 감수성 있는 대상자의 보호

감염에 대한 대상자의 저항은 정상 신체 방어기전을 증진할 때 나타난다. 간호사는 신체의 정상 회복과정을 유지하기 위한 중재를 해야 한다. 다음은 민감한 대상자를 보호하기 위한 감염통제법이다.

㉠ 정상 방어기전

- 피부 표면의 일시적 미생물을 제거하기 위해 목욕을 한다.
- 구강위생은 미생물을 유인하는 침샘에서 단백질을 제거해 준다. 치실은 감염을 초래하는 치석을 제거해 준다.
- 적절한 수분섭취는 정상적인 소변형성을 유지해 주고 미생물이 방광과 요도로 배출되도록 한다.
- 점액이 기도를 막는 것을 감소시키기 위해 대상자에게 기침과 심호흡을 권장하고 뼈돌출 부위의 피부 손상을 감소시키기 위해 체위 변경을 자주 해줘야 한다.
- 감염성 미생물에 노출될 위험이 높은 대상자는 적절한 면역이 이루어지도록 해야 한다.

㉡ 회복과정 유지

- 단백질, 비타민, 탄수화물, 지방 등 균형 잡힌 식이의 섭취를 권장한다.
- 안정과 수면을 증진시켜 에너지를 충전한다.
- 스트레스에 대처하도록 지원한다.

2) 외과적 무균법

외과적 무균법은 내과적 무균법보다 더 엄격한 주의가 요구된다. 외과적 무균법은 주로 수술실, 분만실, 주요 진단실에서 시행되지만, 병실에서도 적용될 수 있다(예: 혈관 내 카테터 삽입 시). 이는 대상자의 피부를 의도적으로 절개하는 경우(외과적 절개)나 상처 및 화상으로 피부가 손상된 경우, 또는 무균적인 신체강 내로 외과적 기구나 카테터를 삽입할 때 반드시 필요하다.

외과적 무균법은 정확한 절차 준수가 필수적이므로 대상자의 협조가 요구된다. 따라서 간호사는 대상자의 무균법에 대한 이해 정도를 사정하고, 시술 과정에서 오염을 예방하기 위해 필요한 주의사항을 확인해야 한다.

대상자가 이전에 무균적 시술을 해본 적이 있었는지를 물어본다. 무균술을 해보지 않은 대상자에게는 다음과 같은 멸균 관련 지식을 미리 설명해야 한다.

① 멸균포로 덮고 있는 신체 부분을 갑작스럽게 움직이지 말 것
② 멸균물품, 포, 간호사의 멸균장갑, 가운을 만지지 말 것
③ 멸균영역 위에서 얘기나 재채기, 기침을 하지 말 것

어떤 무균술은 시간이 오래 걸린다. 간호사는 시술하는 동안 시술을 방해할 수 있는 예측 인자와 대상자의 요구를 사정해야 한다. 대상자가 통증을 호소하면 멸균 시술을 하기 30분 전에 진통제를 투여해야 하고 가능하면 가장 편안한 자세를 취하게 도와준다. 혹은 호흡기계 감염대상자는 멸균영역을 오염시킬 수 있으므로 사전에 마스크를 제공하여 오염되는 것을 예방한다.

(1) 외과적 무균법의 원리

외과적 무균법을 시작하기 전에 간호사는 멸균을 유지하기 위한 다음의 원칙에 따라야 한다.

① 멸균물품이 다른 멸균물품과 접촉했을 때만 멸균적이다. 이러한 원칙은 간호사가 멸균물품을 어떻게 다루고 놓아야 할지를 알려준다.

② 멸균물품은 멸균영역에만 두어야 한다. 모든 물품은 사용 전에 멸균되어야 한다. 멸균물품은 유효기간 내의 것을 깨끗하고 건조한 저장소에 두어야 한다. 대개 autoclave 소독은 2주, EO gas 소독은 6개월 정도를 유효기간으로 본다. 멸균물품을 싼 멸균포나 포장은 흠이 없고 건조해야 한다. 찢어지고 구멍나고 젖어 있거나 개방된 것은 오염된 것으로 간주한다.

③ 허리 아래에 위치하는 물품이나 시야의 범위 바깥에 있는 멸균물품은 오염된 것이다. 허리 아래쪽에 있는 물품은 항상 볼 수 없기 때문에 오염된 것으로 여겨야 하고 멸균영역에 등을 돌려서는 안 된다.

④ 멸균된 물품이나 영역이 공기에 오랜 시간 노출되면 오염된다. 멸균물품과 영역이 노출되고 난 후에는 린넨을 바꾸는 것과 같이 공기의 흐름을 일으킬 수 있는 활동을 피해야 한다. 멸균물품을 열 때 멸균영역에서 움직이는 사람의 수를 제한해야 한다. 미생물은 공기를 통해 비말로 이동한다. 멸균영역 내에서는 웃거나, 재채기, 말하는 것을 제한해야 한다. 트레이를 열어 멸균물품을 추가할 때 미생물이 공기를 통해 돌아다니다가 멸균영역이나 물품에 떨어질 수 있기 때문에 마스크를 착용해야 한다.

⑤ 멸균물품의 표면이 젖거나 오염된 물품의 표면에 닿게 되면 오염된 것이다. 습기가 멸균된 꾸러미의 보호막을 통과해 들어오면 미생물이 멸균물품에 닿아 오염된 것으로 한다. 멸균물품이 젖으면 그 물품을 버리든지 다시 멸균을 해야 한다. 멸균포 위에 용액을 부을 때는 멸균용기와 10~15cm 떨어진 곳에서 용액을 천천히 따른다. 용액이 튀게 되면 멸균포를 오염시킨다.

⑥ 물품 표면 위로 오염된 액체가 흐르게 된다면 멸균된 물품은 오염된다. 외과적 손씻기 동안 오염되는 것을 막기 위해 외과 간호사는 손을 팔꿈치보다 위로 든다. 물이 아래로 흘러 간호사의 손이나 손가락이 오염되지 않는다.

⑦ 멸균영역이나 용기의 가장자리는 오염된 것으로 여긴다. 멸균 주위의 가장자리 2.5cm는 오염된 것으로 여긴다. 용기가 개방되어 공기에 노출되고 난 후 멸균용기의 가장자리는 오염된 것이다. 멸균바늘의 뚜껑을 벗기거나 핀셋을 용기에서 꺼낸 후에는 용기의 가장자리에 닿지 않도록 해야 한다. 멸균용액을 부을 때 병입구에 있는 미생물은 씻어버리기 위해 처음 적은 양을 버리고 원하는 만큼을 용기에 붓는다.

(2) 외과적 무균법의 수행

무균술을 시행하기 전에 필요한 모든 기구들을 준비해야 한다. 무균술을 수행하기 전에 대상자에게 각 단계를 설명해서 대상자가 잘 협조할 수 있도록 한다. 시술 중 필요한 물품을 보충해 주기 위해 다른 간호사가 더 필요할 수 있다. 시술하는 동안 물품이 오염되면 즉각 버려야 한다.

① 모자, 마스크, 착용 및 벗기

일반병동의 간호사실에서 무균술을 할 때 모자 없이 수술용 마스크만을 사용할 수 있다. 여러 시간 마스크를 착용하고 난 후 입과 코는 축축하게 되어 미생물 전파를 증가시킬 수 있다. 수술실에서 간호사의 마스크가 축축하게 되면 적절한 시기에 순환간호사의 도움으로 교환을 해야 한다. 멸균장갑을 벗고 손을 씻은 뒤 마스크와 모자를 벗는다.

② 멸균물품 개방

주사기, 드레싱 거즈, 세척용기와 같은 멸균물품은 건조하고 손상이 없는 플라스틱 용기에 포장해야 한다. 어떤 기관은 재사용할 수 있는 물품을 두꺼운 이중 천으로 싸기도 한다. 멸균물품은 깨끗한 장소에 문을 닫고서 보관해야 하며 더러운 물품과 함께 보관해서는 안 된다. 멸균과정 동안 색깔이 바뀌는 멸균기간을 표시하는 멸균표시 테이프가 붙어 있어야 한다. 또한 멸균물품은 유효기간이 지난 후에는 사용하지 않아야 한다.

멸균물품을 개방하기 전에 간호사는 손을 철저하게 씻고 침상 옆 테이블에 필요한 물품을 준비하여 허리 위에서 간호할 수 있게 한다.

③ 멸균영역 준비하기

멸균술 시행 전에 멸균영역을 준비해야 한다. 가장 좋은 멸균포는 방수가 되는 것이고 멸균영역을 준비할 때 장갑을 끼는 것이 전체 포를 만질 수 있기 때문에 더 쉬운 방법이다. 장갑을 끼지 않으면 포의 가장자리 2.5cm만을 만질 수 있다. 멸균영역 준비 시 가장 중요한 원칙은 오염을 피하는 것이다.

④ 멸균영역에 멸균물품 공급하기

멸균영역에 멸균물품을 첨가시킬 경우가 있다. 예를 들면, 린넨으로 싸여진 거즈팩을 열고나서 멸균영역에 멸균용액을 추가해야 할 경우 포장지를 먼저 벗기고 난 후 멸균지역 내로 안전하게 떨어뜨린다. 멸균물품을 이동시킬 때 간호사는 주의해서 멸균영역 내에 위치하게 해야 한다. 멸균영역의 가장자리에 닿은 물품은 버려야 한다.

⑤ 멸균용액 붓기

멸균용액을 담은 용기의 내부는 멸균적이고 병의 입구와 바깥면은 오염된 것이다. 병뚜껑의 안쪽은 멸균적이므로 뚜껑을 열고 난 후에는 뚜껑은 들고 있든지 뚜껑의 내부가 위쪽을 향하게 놓아야 한다.

용액을 따를 때 용액이 흘러 라벨이 희미해지거나 젖는 것을 막기 위해 라벨 쪽을 잡고 용액을 부어야 한다. 용액을 용기 속에 붓기 전 1회용 컵에 1~2cc 정도의 용액을 부어버려서 병의 입구를 깨끗이 해야 한다. 용액을 붓는 병의 가장자리는 용액을 받는 용기와 멀리 떨어져야 하며 멸균포에 용액이 튀는 것을 막기 위해 병을 낮추어서 천천히 부어야 한다.

⑥ 외과적 손씻기

수술과 멸균술 전에 솔과 항균성 비누로 손가락에서 팔꿈치까지 문지른다. 일반적인 손씻기는 일반 병실에서 무균술을 시행하기 전에 시행하는 것이고, 외과적 손씻기는 수술실에서 수술에 참여하는 간호사와 의사가 수술에 들어가기 앞서 손과 팔의 피부에 머무르는 일과성 미생물과 상주성 미생물을 최대한 많이 제거하기 위해 기계적, 화학적 방법으로 즉, 소독액과 비누를 묻힌 솔로 5~10분 정도 손과 팔을 닦은 후 물로 헹구어 내는 것을 말한다.

AORN(The Association of periOperative Registered Nurse, 1992)은 외과적 시술을 하기 전에 5~10분간 외과적 손씻기를 해야 한다고 권한다. 최대한의 박테리아를 제거하기 위해 손톱을 짧게 깎아 깨끗이 하고 매니큐어와 보석은 제거한다. 외과적 손씻기에 멸균 손소독제를 사용하기도 한다(그림 4-34).

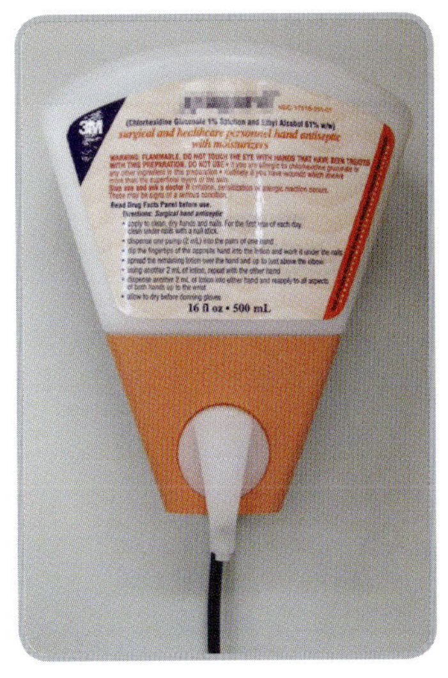

[그림 4-34]

⑦ 멸균장갑 착용

멸균장갑을 끼는 것은 박테리아의 전파를 막기 위한 추가적인 방어벽이다. 그러나 박테리아는 장갑 속에서 빠른 속도로 증식해서 구멍을 통해 멸균물품이나 상처를 오염시킬 수 있다. 방부제의 사용은 장갑 속에서 박테리아의 성장을 억제시켜 준다.

장갑착용에는 개방식과 폐쇄식의 2가지 방법이 있다.

간호사는 임상에서 주로 드레싱교환, 카테터 삽입, 기도 흡인 전에 멸균장갑 개방법을 사용한다. 수술실에서는 2가지의 방법을 모두 사용하지만 폐쇄법은 처음 장갑을 착용할 때 자주 사용하고 개방법은 수술 동안 오염된 장갑을 바꿀 때 사용한다. 먼저 적당한 크기의 장갑을 선택해야 하고 쉽게 찢어지므로 세게 당기지 않도록 해야 한다. 무균술 시행 후 간호사는 손의 오염을 최소화하기 위해 장갑을 벗어야 한다.

⑧ 멸균가운 입기

수술실과 분만실에서 멸균물품이 쉽게 오염되는 위험을 줄이기 위해 멸균가운을 착용한다. 외과적 손씻기를 한 후 보안경, 모자, 마스크를 착용하고서 가운을 입는다. 가운의 안쪽 목 부분만 잡고 몸에서 멀리 떨어져 든 다음 안쪽 어깨 솔기를 잡고 소매를 낀 다음 손이 바깥으로 나오지 않게 해 소매를 안쪽으로 넣어 장갑을 낀다(폐쇄식 방법). 이때 수술실 순환간호사가 오염을 방지하기 위해 가운 뒤쪽을 묶어준다.

A. 외과적 손씻기(Surgical hand scrub)

목 적

손, 손톱, 전박에 있는 일시균을 제거하고, 상주균을 제거하기 위해 물리적, 화학적, 기계적인 방법을 사용한다.

준비물

발이나 무릎으로 물 조절이 가능한 싱크대, 소독비누액(병원 규정에 따름), 솔, 멸균된 수건, 마스크, 모자

절 차

절차 및 이론적 근거

1. 수술실에서 사용하는 신발, 모자, 마스크를 착용한다.
2. 시계와 반지 등을 빼고 발이나 무릎으로 물을 틀어 물의 온도 및 물줄기를 조절한다(그림 4-35, 36).
   옷이 젖으면 피부에 있는 박테리아가 수술용 가운에 묻을 수 있다.
3. 손끝을 팔꿈치보다 높게 하여 물이 손에서 팔 쪽으로 흐르게 한다.
   손끝을 가장 깨끗이 씻어야 하기 때문에 미생물이 적은 곳에서 상대적으로 많은 곳으로 물이 흐르게 하기 위해서이다.
4. 손과 팔을 적신 후 소독비누액을 조절할 수 있는 패달을 사용하여 소독비누액을 떨어뜨려 거품을 내면서 팔꿈치 위 8cm까지 한 번 닦아낸다.

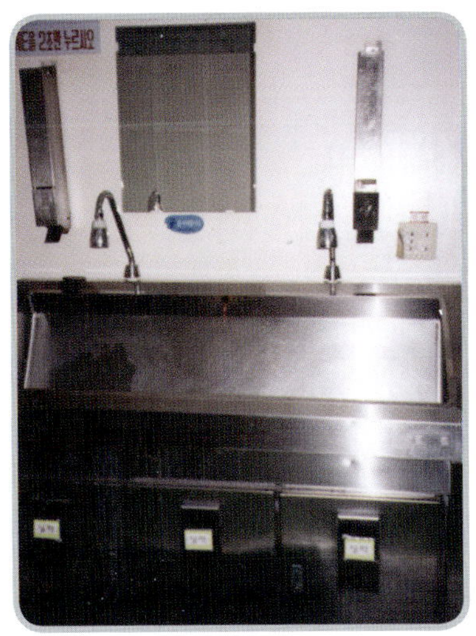

[그림 4-35]

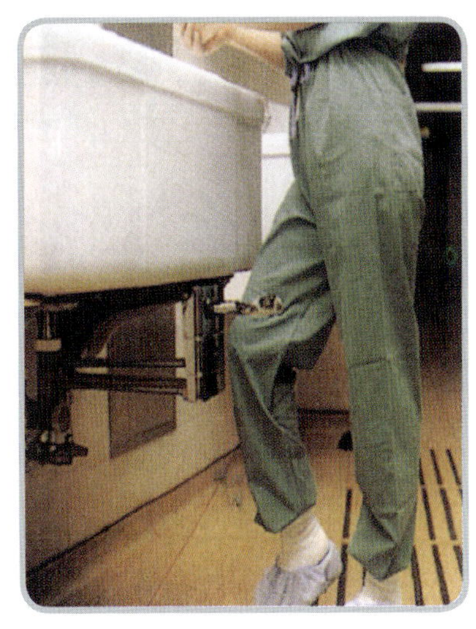

[그림 4-36]

5. 준비된 장에서 솔을 꺼내 소독 비누액을 묻히거나 일회용 소독 스폰지를 사용하여 손톱 밑을 닦고, 손가락, 손바닥, 손등, 팔목, 전박, 팔꿈치 순으로 양팔을 모두 닦는다(그림 4-37, 38).
   솔로 닦을 때는 원을 그리듯이 마찰시키면서 닦되 솔 사용으로 피부 손상을 유발하지 않도록 주의해야 하고, 일회용 소독 스폰지 하나로 양팔 모두 닦는다.

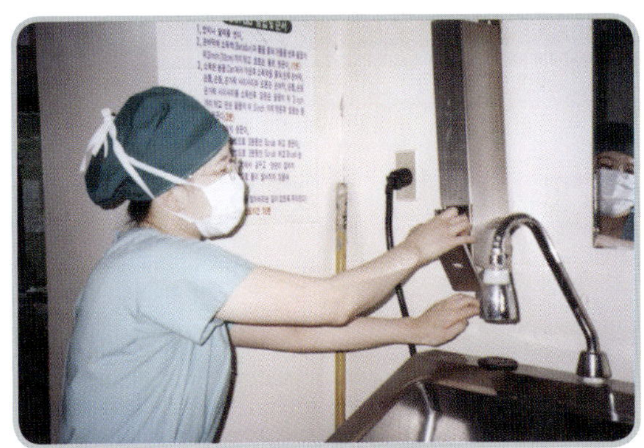

[그림 4-37]

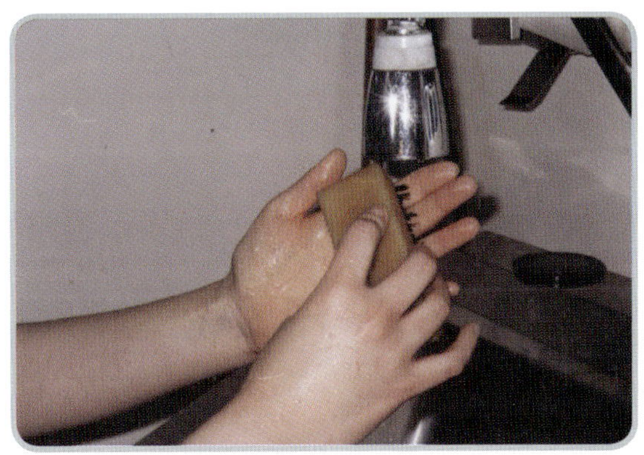

[그림 4-38]

6. 흐르는 물에 충분히 헹군다(그림 4-39).
   손끝을 먼저 헹군 후 팔꿈치를 헹구는데 이때도 손끝은 팔꿈치보다 위쪽으로 유지되어야 한다.
7. 손을 다 씻은 후 발이나 무릎으로 물을 잠근다.
8. 손끝을 계속 위로 올린 상태로 수술방으로 들어가서 멸균수건을 집어 든다(그림 4-40).
   멸균수건을 집을 때 다른 물건에 물방울이 떨어지지 않도록 주의한다.
9. 손끝부터 팔꿈치를 향해서 물기를 닦아낸다. 반대편 손을 말릴 때에는 수건의 반대쪽 면을 사용한다.

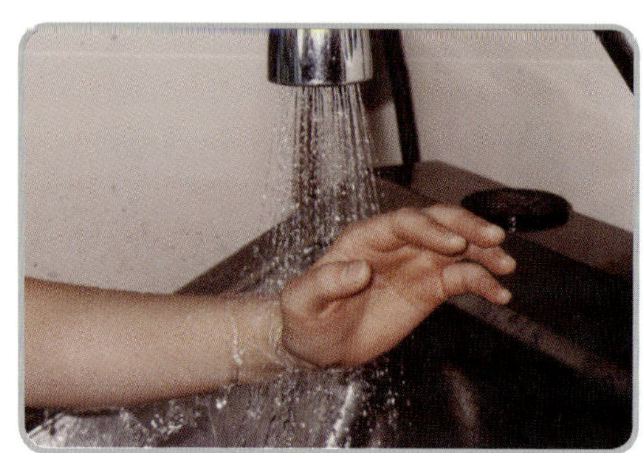

[그림 4-39]

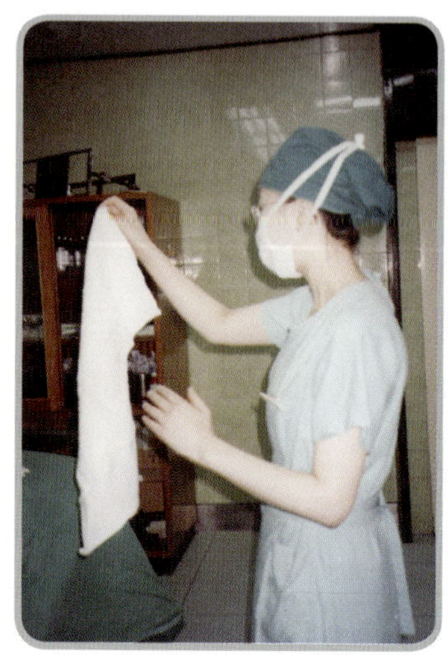

[그림 4-40]

10. 사용한 수건은 준비된 용기에 떨어뜨린다.
    * 외과적으로 손을 씻는 방법에는 두 가지 유형으로 시간을 정해 놓고 씻는 방법과 문지르는 횟수를 정해 놓고 씻는 방법이 있는데, 병원규정에 따른다.

B. 멸균장갑 착용법(Sterile gloving) : 개방식

목 적

각종 분비물이나 혈액에 있는 감염균으로부터 시술자를 보호하기 위함이며 시술자의 손에 있는 균으로부터 기구의 무균 상태를 유지하고, 대상자의 개방 상처를 보호하며, 교차감염을 줄이기 위함이다.

준비물

멸균포에 든 멸균장갑(장갑의 크기는 겉포장에 표시되어 있다 : 6, 6½, 7, 7½ 등이 있다)

절 차

절차 및 이론적 근거

[착용법]

1. 손을 충분히 씻은 후 말린다.
   손씻기는 미생물의 전파를 방지한다. 장갑은 손이 말랐을 때 착용하기가 더 쉽다.
2. 멸균장갑이 든 포를 허리보다 높은 위치의 깨끗하고 마른 표면 위에 놓는다.

습기는 멸균장갑을 오염시킬 수 있다. 허리 아래에 놓여진 모든 멸균된 물품은 오염된 것으로 간주한다.

3. 바깥 포장지의 윗부분을 뒤로 주의 깊게 벗긴다. 내부포장의 바깥 부분만을 만져서 꺼낸다(그림 4-41).

   내부 포장 안에 있는 장갑의 멸균상태를 유지해 준다.

4. 내부 포장을 조심스럽게 열고, 멸균장갑의 접힌 cuff 부분이 착용하는 사람과 가깝게 되도록 포장을 열어 펼친다(그림 4-42).

   포장의 안쪽 표면은 멸균된 것으로 간주한다.

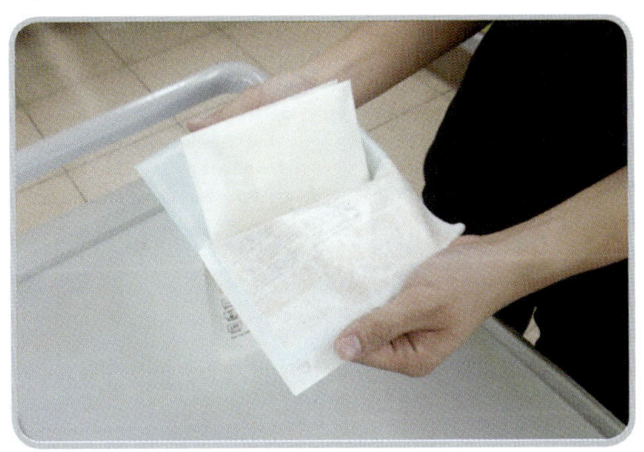

[그림 4-41]

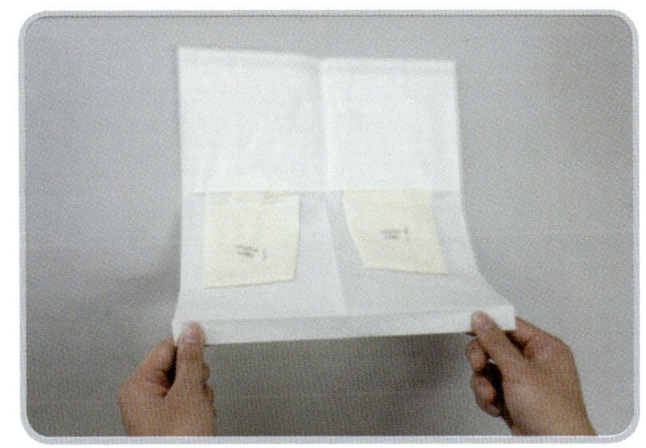

[그림 4-42]

5. 잘 사용하는 손을 오른손으로 볼 때, 왼손의 엄지와 검지를 사용하여 오른손에 낄 멸균장갑의 접힌 부분의 맨 윗끝을 잡는다(그림 4-43).

   멸균되지 않은 손은 장갑의 안쪽면 만을 만진다. 장갑의 바깥면은 여전히 멸균상태다.

6. 손가락을 아래로 향하게 하여 장갑을 들어 올리고, 이때 어떠한 비멸균 물품에도 접촉되지 않도록 주의한다.

   장갑이 비멸균 물품과 접촉하면 오염된 것이다.

7. 오른손을 조심스럽게 장갑 안에 넣어 장갑을 낀다. 접힌 cuff는 다른 손에 장갑을 다 착용할 때까지 그대로 둔다(그림 4-44).

   멸균되지 않은 손으로 접힌 cuff를 올리면 멸균장갑을 오염시키는 결과를 가져올 수 있다.

8. 엄지를 바깥쪽으로 한 채, 장갑 낀 손의 네 손가락을 남은 장갑의 접힌 cuff 부분 밑으로 미끄러지듯 집어넣어 장갑을 들어올린다(그림 4-45).

   엄지를 바깥쪽으로 향하게 하면 오염될 확률을 줄일 수 있다.

9. 왼손을 장갑 안으로 조심스럽게 넣어 장갑을 낀 후 손목의 접힌 cuff 부분을 편다. 먼저 낀 장갑의 접힌 cuff 부분도 편 다음 양손의 장갑을 잘 조절하여 완전히 착용한다(그림 4-46).

   멸균된 표면과 표면의 접촉은 오염을 방지한다.

[벗는 법]

10. 오른손을 사용하여 왼쪽 장갑의 소매 끝 근처를 잡아 뒤집어 벗어 오염된 부분이 안쪽에 있도록 하여 장갑 낀 손으로 뒤집어진 장갑을 계속 잡고 있는다(그림 4-47).

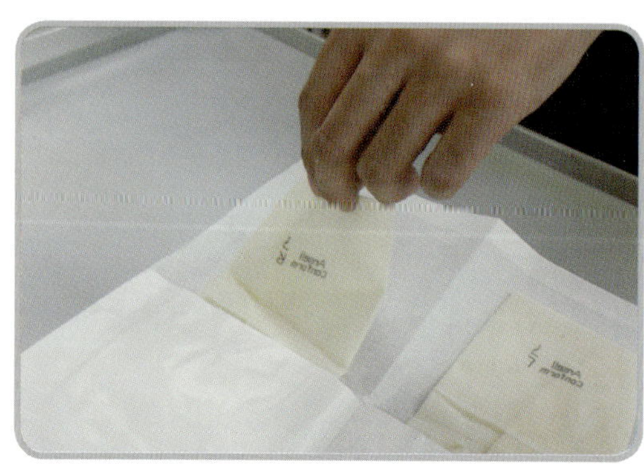

[그림 4-43]

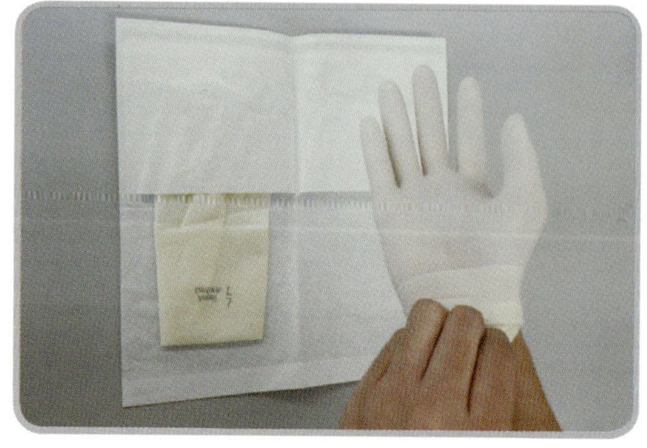

[그림 4-44]

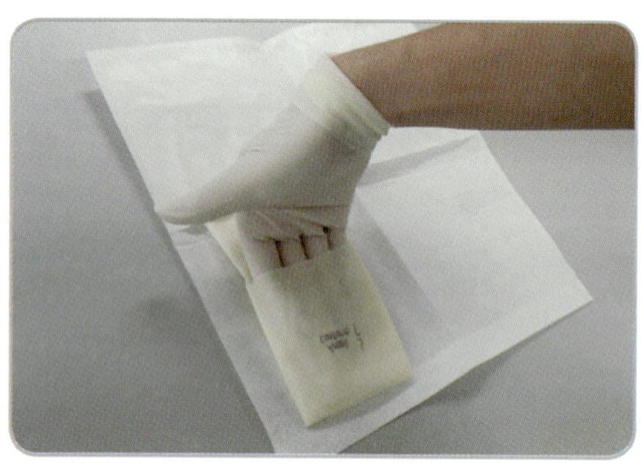

[그림 4-45]

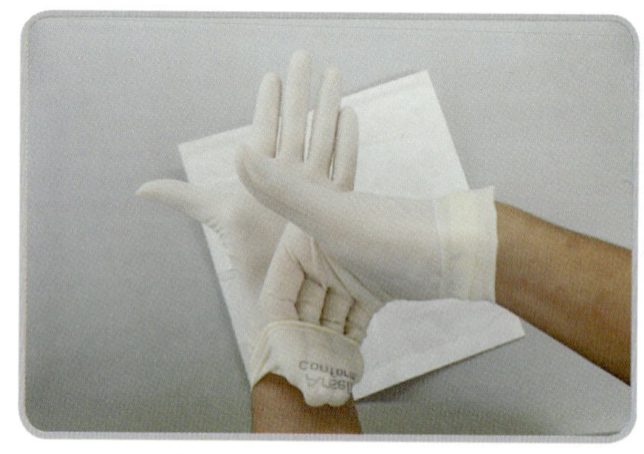

[그림 4-46]

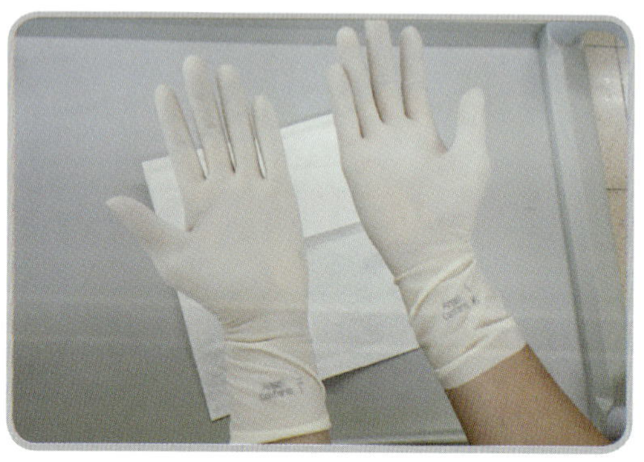

[그림 4-46-1]

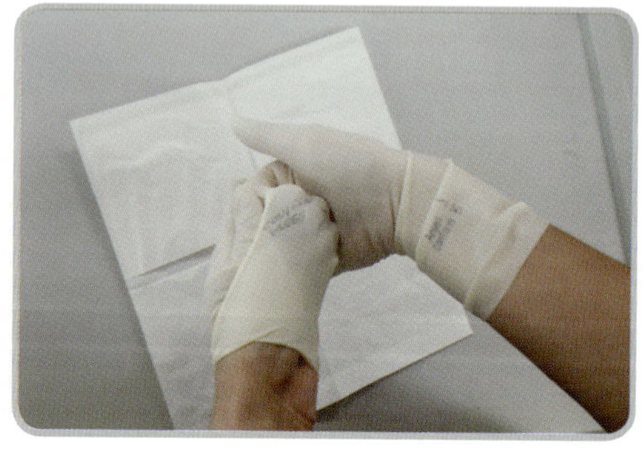

[그림 4-47]

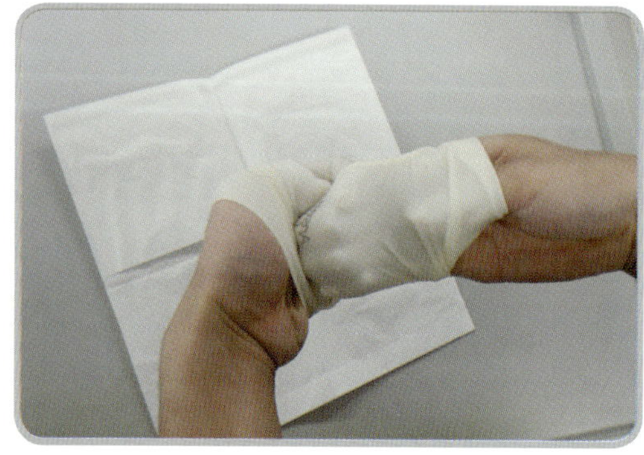

[그림 4-47-1]

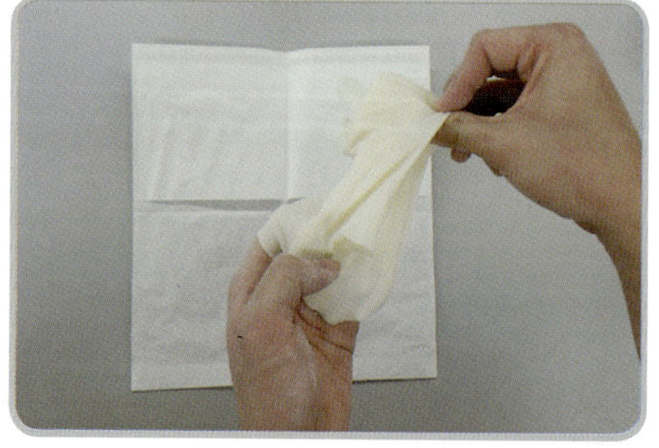

[그림 4-48]

오염된 부분이 손이나 손목에 닿지 않게 한다.

11. 장갑 벗은 쪽 손가락을 벗지 않은 장갑 속으로 집어넣는다. 장갑의 안쪽 면을 잡고 뒤집어지게 장갑을 벗는다(그림 4-48).

    오염된 장갑의 바깥 부분이 손이나 손목에 닿지 않게 된다.

12. 오염물 처리통에 장갑을 버리고 손을 씻는다.

    손씻기는 미생물의 전파를 줄인다.

C. 멸균가운 및 멸균장갑 착용법 : 폐쇄식

목 적

수술장에서 모자와 마스크, 멸균가운을 입은 상태에서 멸균장갑을 오염시키지 않도록 착용하여 완전한 무균상태를 유지하기 위함이다.

준비물

멸균가운, 멸균장갑, 모자, 마스크

절 차

절차 및 이론적 근거

1. 모자와 마스크를 쓴 후 외과적 손씻기를 한다.
2. 외과적 손씻기가 끝난 후 소독포 위에 물이 떨어지지 않도록 주의하면서 수건을 집어든다.
3. 수건 끝을 잡고 편 다음 양면에 한 손씩 손목부터 팔꿈치 쪽으로 비틀어 닦는다(그림 4-49).
4. 반대편 팔은 수건의 반대 면으로 같은 방법으로 닦는다.
5. 멸균가운의 포를 순환간호사가 펼쳐놓는다(그림 4-50).
6. 멸균가운의 목 안쪽을 잡고 포에서 들어올린다.

   가운의 바깥면을 오염시키지 않게 가운은 안쪽이 겉으로 나오게 접혀져 있다.

7. 멸균가운의 목 부분이 위로 가도록 잡고 가운의 안쪽만 잡아 접혀진 부분을 편 후, 두 팔을 소매 속으로 집어넣되 손은 가운의 소매 밖으로 나오지 않게 한다(그림 4-51).
8. 이때 목끈과 허리끈은 순환간호사가 묶어준다(그림 4-52).

   목 부위와 목끈, 허리끈 이하는 오염된 것으로 간주한다.

9. 멸균장갑의 포를 순환간호사가 펼쳐놓는다(그림 4-53).
10. 잘 사용하는 손을 오른손으로 볼 때 양손 모두 가운의 소매 안에 둔 채로 손이 밖으로 나오지 않도록 주의하며 멸균장갑의 속포장지를 펼치고 왼손으로 오른쪽 장갑의 손목 부분을 집어 올린다(양쪽 장갑을 모두 착용할 때까지 손은 소매 밖으로 나오지 않아야 함).

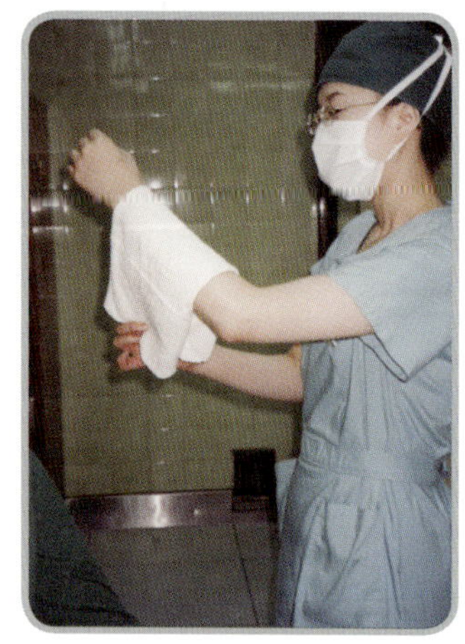

[그림 4-49]

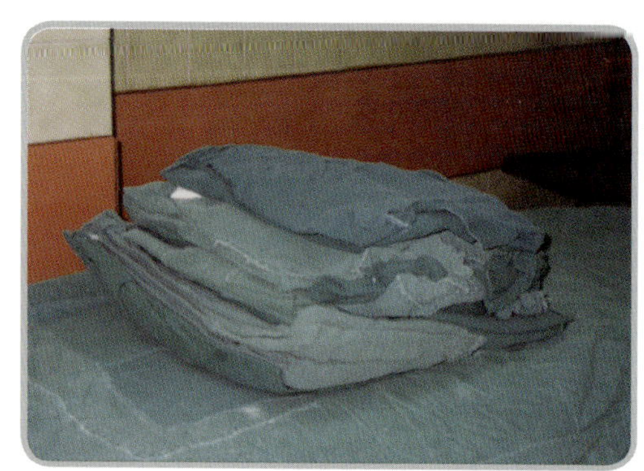

[그림 4-50]

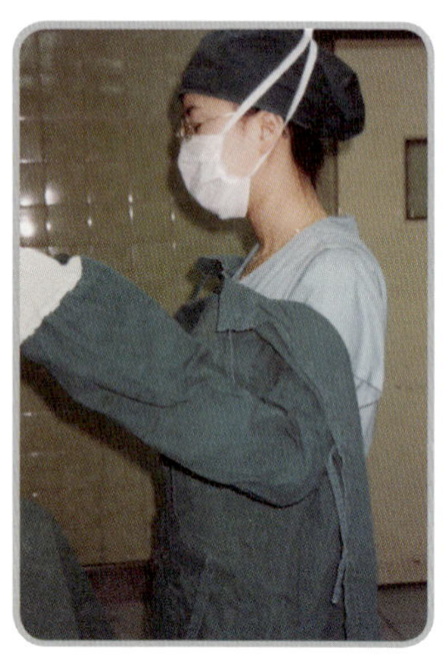

[그림 4-51]

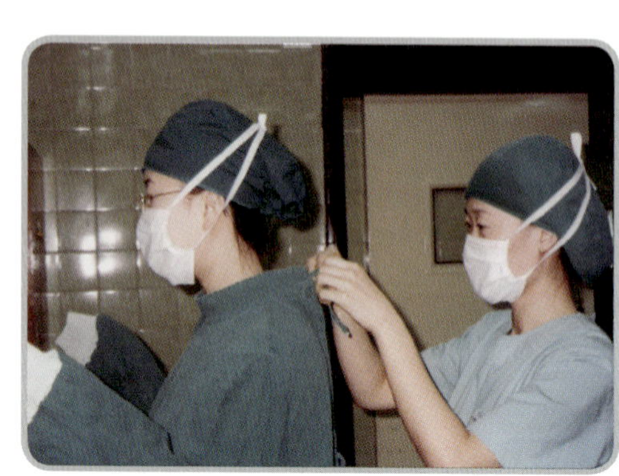

[그림 4-52]

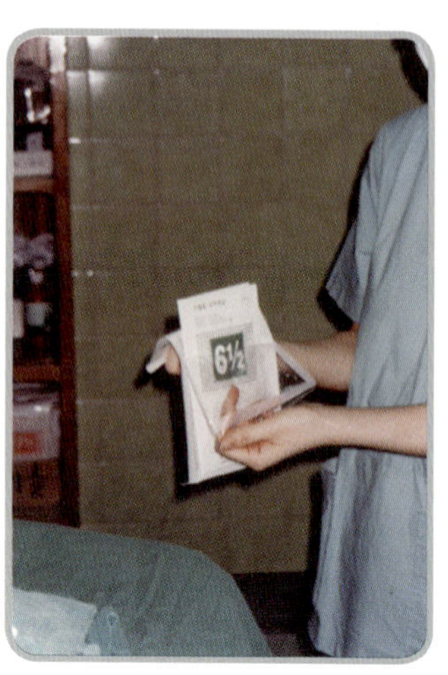

[그림 4-53]

11. 왼손으로 집어올린 오른쪽 장갑의 손목부분이 오른쪽 가운 소매의 끝부분에 오도록 하고 장갑의 엄지 손가락부분은 몸의 바깥쪽(소매 안의 손바닥 엄지손가락쪽)을 향하게 하여 오른쪽 가운 소매 위에 올려놓는다(장갑의 손가락 부분이 팔 쪽으로 향하게 됨)(그림 4-54).
12. 오른손으로 장갑 소매부분을 잡고, 왼쪽 손으로 장갑 끝을 잡아 가운의 오른쪽 소매 끝부분을 완전히 뒤집어씌운 다음, 왼손으로 소매부분을 잡아당기며 장갑을 착용한다(그림 4-55).
13. 오른손으로 왼쪽 장갑을 잡아 같은 방법으로 왼손 가운 소매 위에 올려놓고, 왼손으로 장갑 소매부분을 잡고 오른손으로 장갑 끝을 잡아 가운의 왼쪽 소매 끝부분을 완전히 뒤집어씌운 다음, 오른손으로 소매부분을 잡아당기며 장갑을 착용한다(그림 4-56, 57).

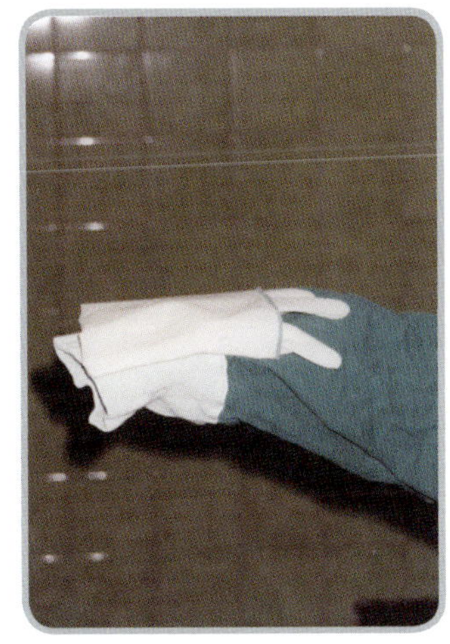

[그림 4-54]

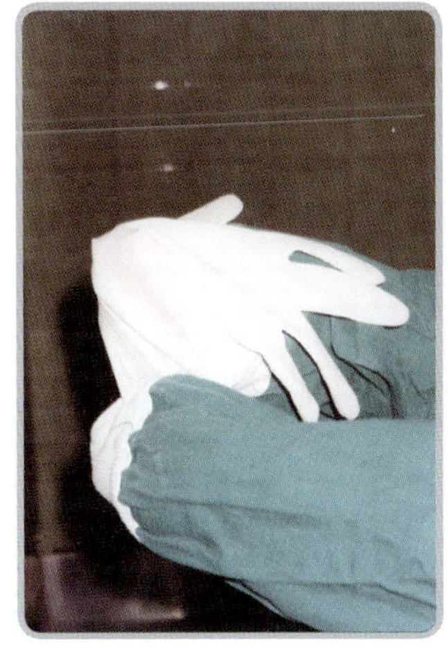

[그림 4-55]

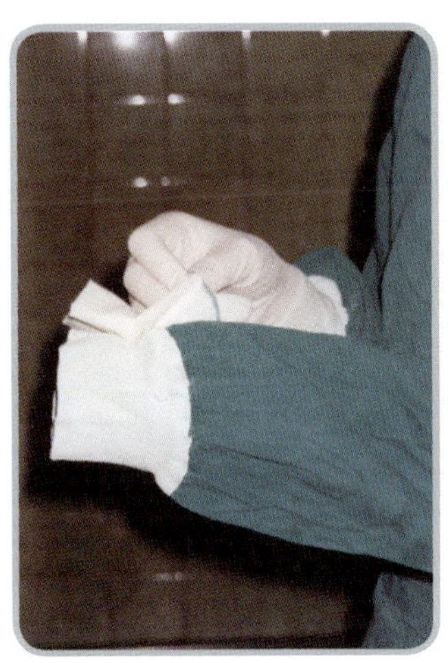

[그림 4-56]

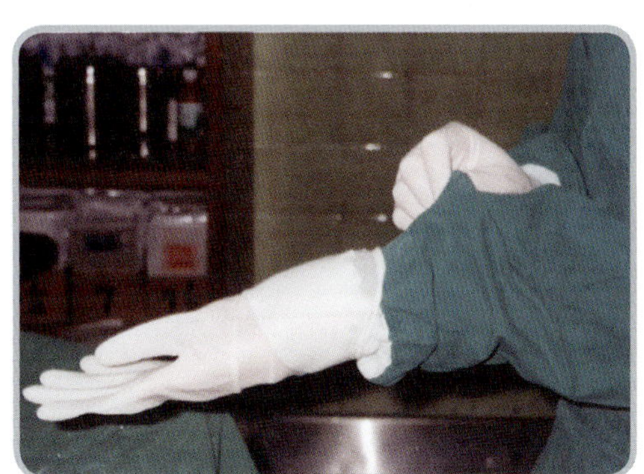

[그림 4-57]

D. 무균영역 준비 및 멸균물품 첨가하기

목 적

오염시키지 않고 무균영역을 준비하기 위함이다.

준비물

포장된 멸균물품 꾸러미, 멸균방포가 들어 있는 꾸러미, EO gas 소독된 멸균물품(혹은 상품화된 멸균물품), 뚜껑이 있는 소독용액병, 멸균된 용기

절 차

절차 및 이론적 근거

[멸균물품 펴기]

1. 대상자에게 수행 절차에 대해 설명한다.
   설명은 대상자의 협조를 가능하게 하고 불안을 감소시킨다.
2. 필요한 물품을 모두 준비하며 준비하는 동안 멸균지역을 떠나지 않도록 한다.
   철저한 준비는 업무를 체계적으로 수행하게 한다. 멸균포를 펼친 후에 그곳을 떠나면 오염된 것으로 간주한다.
3. 손을 씻는다.
   손씻기는 미생물의 확산을 방지한다.
4. 멸균포장 꾸러미가 축축한지 열려져 있는지 살피고, 멸균표시기(auto-clave indicator)와 유효날짜를 확인한다(그림 4-58).
   습기는 멸균 꾸러미를 오염시킨다. 유효날짜는 멸균 꾸러미의 멸균상태를 나타낸다.

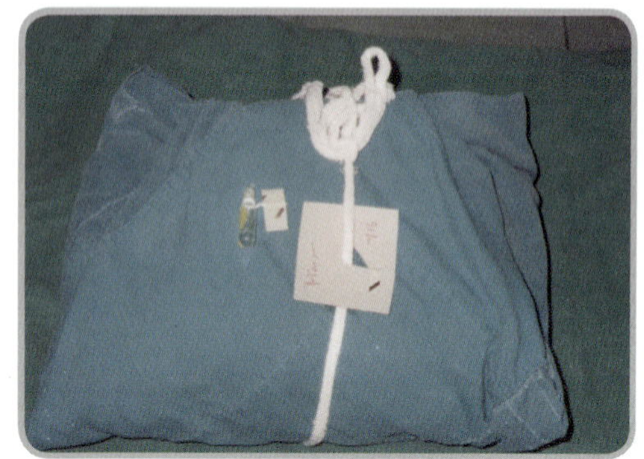

[그림 4-58]

5. 허리 높이 또는 그 이상의 위치에서 멸균물품을 펼치기 위한 공간을 확보한다.
   멸균포장을 펴는 위치는 간호사의 시야 안에 있어야 한다.
6. 멸균물품 꾸러미 또는 멸균처리된 방포꾸러미를 개봉한다.
   1) 멸균물품 꾸러미를 개봉할 장소의 중앙부분에 포의 맨 윗자락이 간호사 반대쪽으로 가도록 놓는다. 맨 위쪽 포의 바깥 표면만을 만져 간호사의 반대쪽으로 펼친다. 멸균포의 양측면을 접힌 순서대로 오른쪽은 오른손으로, 왼쪽은 왼손을 사용하여 편다. 간호사 앞쪽에 접혀 있는 멸균포 자락을 잡아 앞쪽으로 펼친다(그림 4-59A, B, C, D).
      이러한 순서로 포장을 열면 멸균물품에 직접적으로 닿아 오염되는 것을 막는다. 포장의 바깥면만을 만지면 내용물의 멸균상태를 유지할 수 있다.

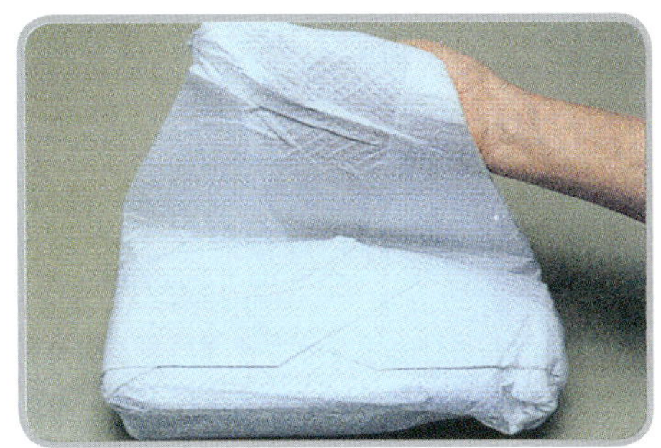

[그림 4-59A]

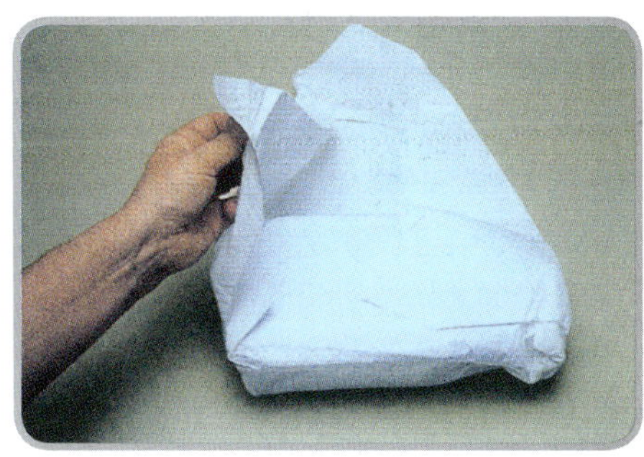

[그림 4-59B]

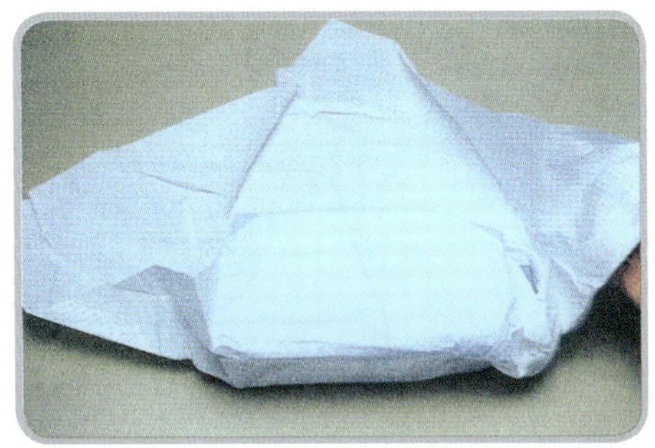

[그림 4-59C]

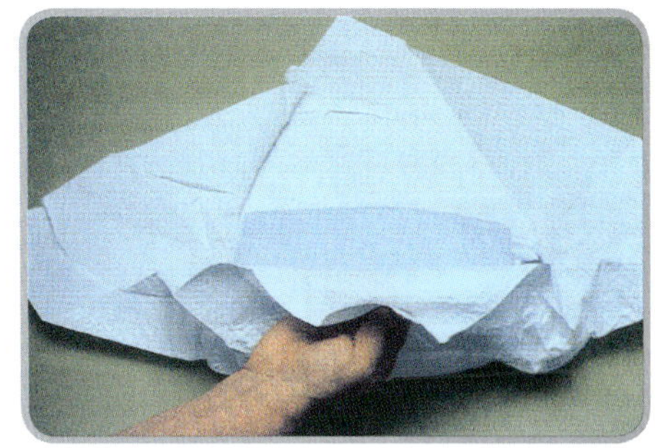

[그림 4-59D]

2) 멸균포를 멸균영역에 펴기 위해서는 1)과 같은 방법으로 겉포장을 연 후 포의 모서리를 잡고 조심스럽게 포를 펴서 간호사에 닿지 않게 주의하면서 사용할 부위에 놓는다(그림 4-60A, B).

포의 가장자리 2.5cm는 오염된 것으로 간주한다. 어느 물품이라도 이곳에 닿으면 역시 오염된 것으로 간주한다.

7. 필요에 따라 추가되는 멸균물품을 멸균영역에 놓는다.

팔이 멸균영역 위로 넘나들지 않도록 한다.

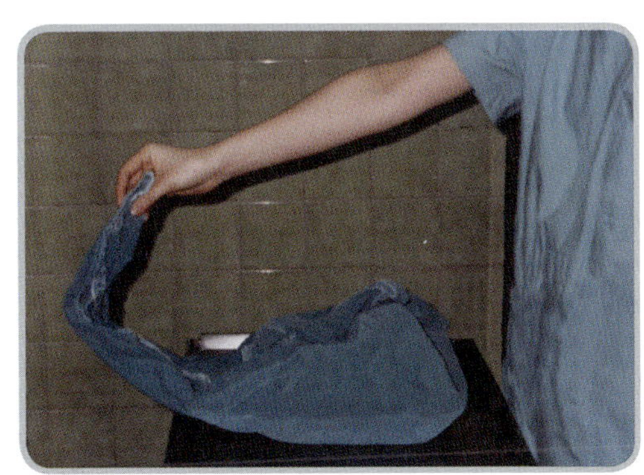

[그림 4-60A]

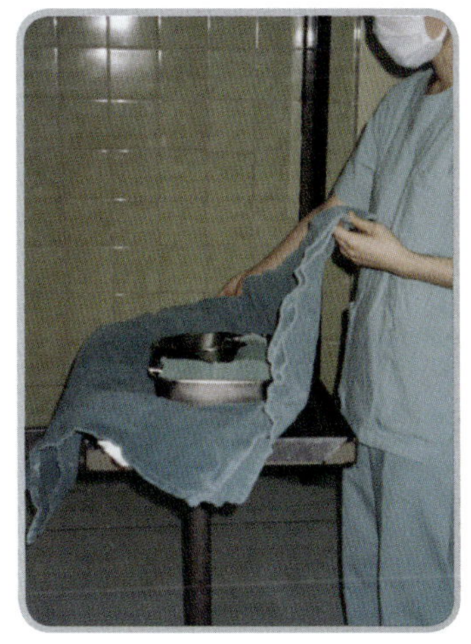

[그림 4-60B]

[무균영역에 멸균물품 첨가하기]

8. 멸균물품의 유효날짜와 봉인 상태를 확인한다.
9. 멸균물품의 맨 윗자락이 간호사로부터 먼 쪽으로 열리게 한 손으로 잡는다. 다른 손으로는 윗자락과 양쪽 자락을 편다. 물품을 안전하게 붙잡고 포장의 모서리를 잡고 손목 쪽으로 잡아당겨 손과 손목을 감싼다(그림 4-61).
   멸균표면과 물품은 무균지역에 떨어뜨리기 전에 노출된다.
10. 상품화된 멸균포장 물품일 경우, 뜯는 표시가 있는 부분이 있을 때에는 한 손에 물품을 잡고 다른 한 손으로 구석의 겉포장을 잡아당겨 벗긴다. 만약 모서리가 부분적으로 봉해져 있으면 양손으로 조심스럽게 벌려 떨어뜨린다(그림 4-62).
11. 멸균물품은 무균영역으로부터 14cm 위에서 떨어뜨리거나, 옆으로 접근하여 무균영역 속으로 첨가하도록 한다. 가장자리 2.5cm 경계에는 닿지 않도록 주의한다.
    14cm 높이에서는 포장이 무균영역을 오염시키지 않는다. 2.5cm 경계에 닿은 물품은 오염된 것으로 간주하며, 테이블 밑으로 늘어진 부분도 오염된 것으로 간주한다.
12. 포장을 적절히 버리거나 처리한다.

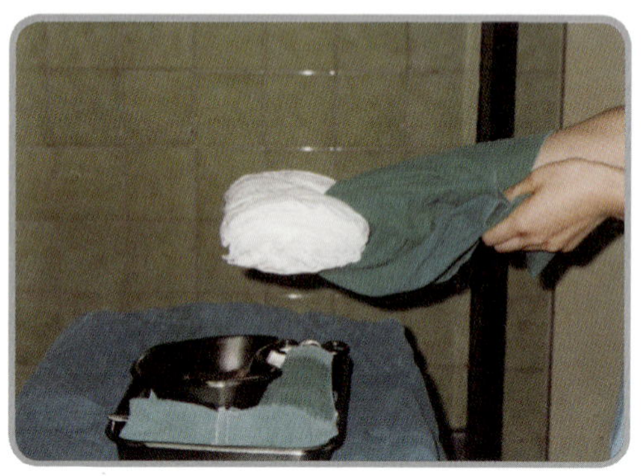

[그림 4-61]

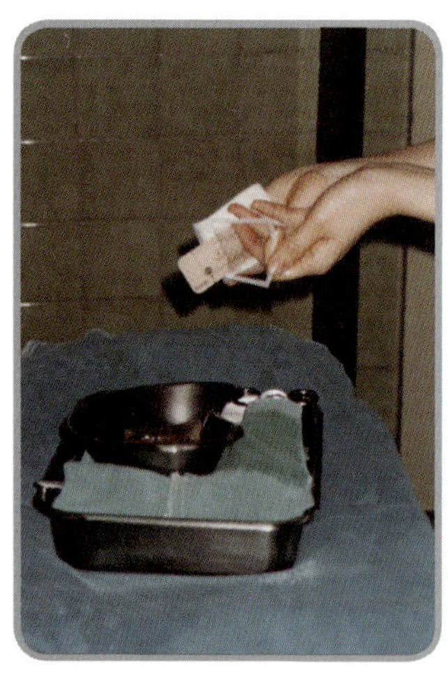

[그림 4-62]

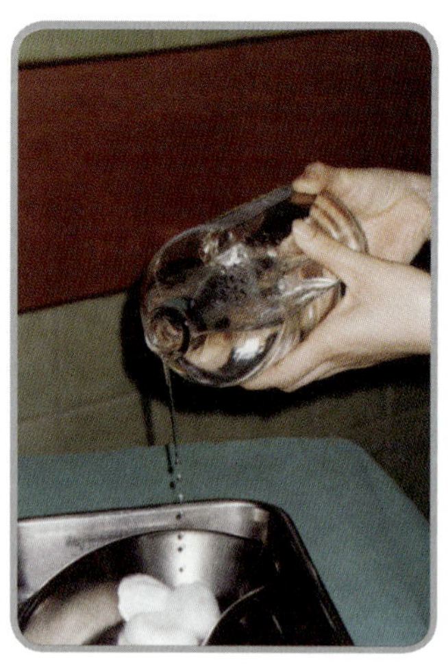

[그림 4-63]

[뚜껑 있는 소독용액을 멸균용기에 따르기]

13. 소독용액병의 유효날짜를 확인한다.
    병은 일단 개봉하면 날짜와 시간을 명시해야 한다.
14. 필요할 때만 열고 가능한 한 빨리 닫는다.
    소독용액은 개봉 후 1주일을 넘지 않도록 한다.
15. 병뚜껑을 연 후 뚜껑의 안쪽이 아래로 향하게 들거나 뚜껑의 안쪽을 위로 하여 탁자 위에 놓는다. 뚜껑 안쪽의 멸균성은 유지된다.
16. 이전에 병이 개봉된 적이 있으면 소량의 용액(1~2cc)을 따라 버려 병의 입구를 깨끗이 한다.
    병의 입구는 오염된 것으로 간주하므로 이렇게 하면 병의 입구가 깨끗이 된다.
17. 용액병은 라벨이 붙은 쪽을 잡아 무균영역 밖에서 10~15cm 높이에서 따르도록 한다. 용액이 튀지 않도록 주의한다(그림 4-63).
    라벨이 젖지 않고 무균영역을 침범하지 않도록 주의한다. 이 높이에서는 최소로 용액이 튀게 된다. 수분은 무균영역을 오염시킨다.

E. 이동섭자(forcep) 사용하기

목 적

오염시키지 않으면서 이동섭자를 사용하기 위함이다.

준비물

이동섭자, 섭자통(forcep jar), 멸균된 물품이 들어있는 용기

절 차

절차 및 이론적 근거

1. 섭자통에 섭자는 한 개만 꽂아둔다(그림 4-64).
2. 섭자를 섭자통에 닿지 않게 주의하면서 꺼낸다.
   섭자통의 입구 가장자리는 오염된 것으로 간주한다.
3. 멸균된 통의 뚜껑을 열 때는 뚜껑의 안쪽이 아래를 향하도록 들거나, 뚜껑을 완전히 뒤집어서 옆에 놓는다.
   뚜껑의 안쪽이 오염되는 것을 방지한다.
4. 섭자의 끝이 아래쪽을 향하도록 해서 물품을 잡는다. 시야에서 보이는 부분과 허리 위쪽 높이에서 사용한다(그림 4-65).
   섭자의 끝을 위로 올리게 되면 섭자를 오염시킬 수 있다. 시야에서 벗어나게 되면 오염된 것으로 간주한다.

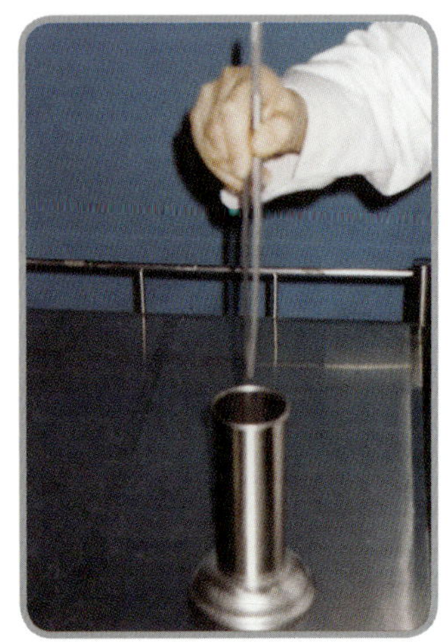

[그림 4-64]

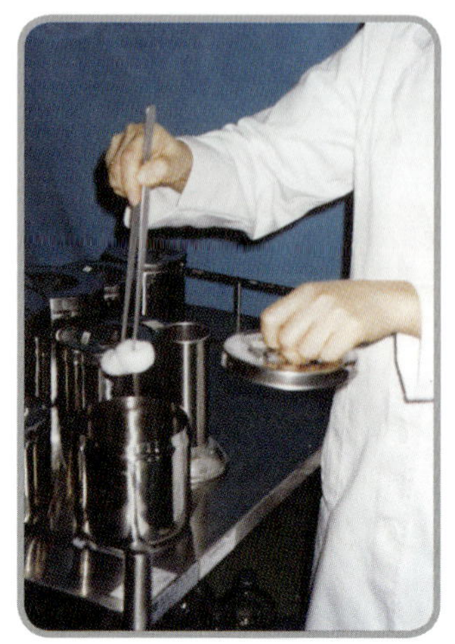

[그림 4-65]

5. 멸균된 물품을 소독된 부위에 놓을 때는 섭자가 바닥에 닿지 않도록 살짝 떨어뜨린다(그림 4-66).
6. 무균영역 밖에 섭자 손잡이를 위치하게 두어 물품을 건네주고 섭자를 다시 섭자통에 꽂는다.
7. 이동섭자와 섭자통은 매 24시간마다 멸균소독 후 사용한다.

※ 최근에는 섭자통 뚜껑에 이동섭자가 같이 달려있는 섭자통을 사용하기도 한다(그림 4-67).
[그림 4-68]은 섭자의 예이다.

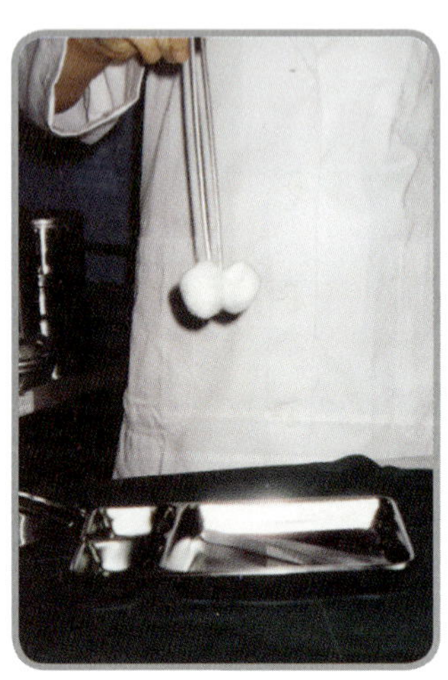

[그림 4-66]

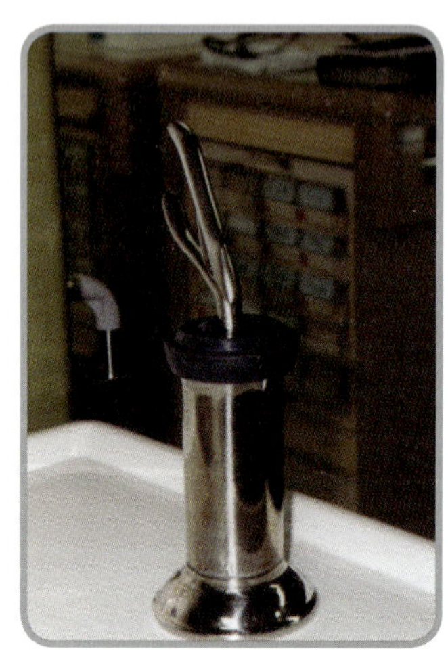

[그림 4-67]

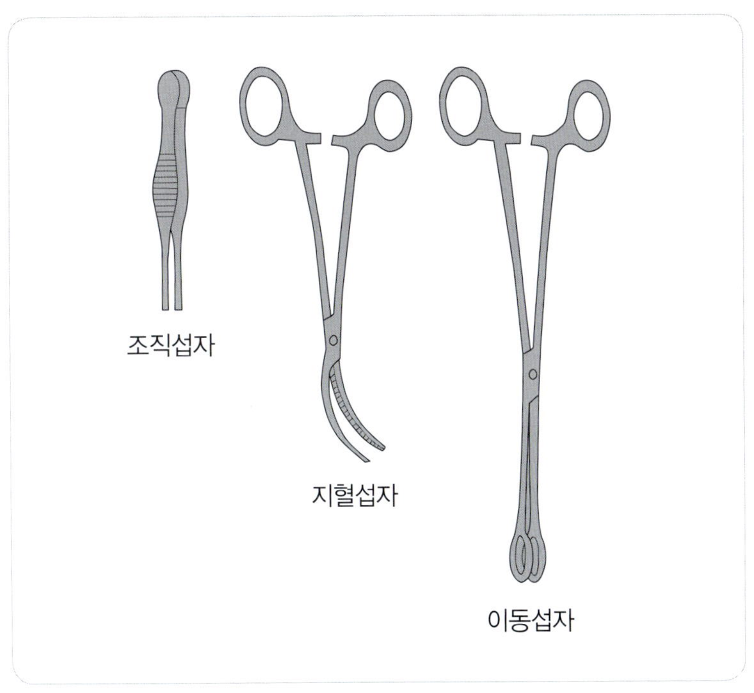

[그림 4-68]

5 평 가

기대되는 결과를 '감염의 징후가 나타나지 않는다'로 세웠을 때, 간호사는 대상자의 체온, 상처의 열감, 부종, 압통, 분비물 등을 관찰하고, 소변이나 가래와 같은 체액의 양상을 조사하여 병원성 감염의 위험이 발견되지 않음을 확인할 때 이 기대되는 결과는 달성된 것으로 볼 수 있다.

III. 사례적용

박씨는 37세로 만성 골수성 백혈병으로 진단을 받았다. 백혈구수가 10만/mm^3의 미성숙 호중구가 혈액검사상 나타났다. 증상은 피곤하고 구강 내에 작은 궤양을 나타냈으며 경부와 액와림프절이 커져 있고 지난달에 몸무게가 10kg 정도 감소하였다. 현재 면역능력이 떨어진 상태이다. 박씨의 사례에서 간호사가 내릴 수 있는 간호진단은 무엇인가? 또한 어떠한 간호계획을 세워 간호중재를 할 것인가?

관련용어

antiseptic 방부 : 유해한 미생물의 성장, 번식, 전파를 억제하는 것

aseptic 무균적 : 감염되지 않은 상태를 말하며, 특히 병원성 미생물이 없는 상태나 미생물이 박멸된 상태

bacteriocidal 살균(제) : 세균을 죽이는 것

bacteriostasis 정균작용 : 세균의 성장, 번식을 억제하는 것

carriers 보균자

cleansing 세정 : 토양, 유기물 등 모든 종류의 이물질을 제거하는 것으로 일반적으로 물과 기계적인 마찰, 세제를 같이 사용

contamination 오염 : 불결 또는 멸균이 유지되지 않는 상태

disinfection 소독 : 병원성 미생물을 죽이는 것을 뜻하며, 실제로 물품의 표면에 있는 세균의 아포를 제외한 모든 미생물을 죽이는 방법

infection 감염 : 질병을 일으킬 수 있는 미생물이 숙주(인체)에 침입하여 증식하는 상태

inflammation 염증

isolation 격리

medical asepsis 내과적 무균술

nosocomial infection 병원내 감염

pathogen 병원체

sterilization 멸균 : 아포를 포함한 모든 미생물의 멸살 상태나 과정

surgical asepsis 외과적 무균술

제5장

영양요구

5

학습목표

1. 영양소 섭취를 설명한다.
2. 영양에 영향을 미치는 요인을 설명한다.
3. 대상자의 영양요구를 사정한다.
4. 영양요구와 관련된 간호중재를 수행한다.
5. 병원 표준식이 및 치료식이에 대해 설명한다.
6. 식사돕기를 수행한다.
7. 경장영양에 대해 설명한다.
8. 경장영양을 수행한 후 간호결과를 평가한다.
9. 완전 비경구영양에 대해 설명한다.
10. 섭취량과 배설량을 측정하고 그 결과를 평가한다.

I. 과학적 근거

1 영양소 섭취

1) 영양소

영양소는 인체의 성장, 발달, 생리적 기능 유지, 에너지 공급 및 건강증진을 위해 반드시 섭취되어야 하는 필수 물질이다. 인체에 필요한 영양소는 탄수화물, 단백질, 지방(지질), 비타민, 무기질, 물의 6대 영양소로 구분되며, 각각 고유한 기능을 통해 생명 활동을 유지한다.

탄수화물은 체내에서 포도당으로 전환되어 주된 에너지원으로 사용되며, 특히 뇌와 신경세포의 기능 유지에 필수적이다. 또한 단백질이 에너지원으로 소모되는 것을 막아 체내 단백질을 보존하는 역할을 한다. 단백질은 아미노산으로 분해되어 흡수되며, 세포와 조직의 합성, 효소와 호르몬, 면역 물질의 구성 등 신체 구조와 기능 유지에 필수적이다. 지방은 지방산과 글리세롤로 분해되어 흡수되며, 세포막과 호르몬 구성성분이 되고, 지용성 비타민의 흡수를 촉진하며, 체온 유지와 장기 보호 기능을 수행한다.

비타민은 에너지를 직접 공급하지는 않지만 대사 과정을 조절하고 면역기능을 강화하며 성장과 발달을 돕는다. 지용성 비타민(A, D, E, K)과 수용성 비타민(B군, C)은 각각 시력 유지, 골격 형성, 항산화 작용, 혈액응고, 에너지대사, 면역 증진 등 다양한 생리적 기능에 관여한다(표 5-1). 무기질은 칼슘, 철, 칼륨, 나트륨 등과 같이 체내에서 소량 필요하지만 없어서는 안 되는 영양소로, 뼈와 치아 형성, 체액과 전해질 균형 유지, 신경과 근육의 자극 전달, 효소 활성화 등 여러 대사 반응에 관여한다(표 5-2). 비타민과 무기질의 영양소 종류별 기능과 결핍증 및 과잉증을 알고, 대상자의 검사 결과를 토대로 급원의 증감 조절을 교육해야 한다.

물은 체내에서 생명 유지에 필수적인 성분으로, 체액을 구성하고, 대사 반응과 영양소 운반의 매개체 역할을 하며, 체온 조절과 노폐물 배설에도 중요하다.

이처럼 6대 영양소는 인체의 성장과 발달, 생리적 기능 유지에 필수적이므로 균형 있는 섭취가 요구된다. 간호사는 대상자의 건강을 증진하고 질병을 예방하며, 치료 과정에서 적절한 영양 중재를 수행하기 위해 이들 영양소의 균형과 기능에 대해 이해할 필요가 있다. 즉 6대 영양소에 대한 지식은 간호실무에서 대상자의 영양상태를 사정하고 간호중재를 계획 · 수행하는 데 중요한 근거가 된다."

2) 음식물의 섭취

적절한 식이는 적당한 양의 필수 영양소를 균형있게 섭취하는 것이다. 적절한 음식물 섭취를 계획하거나 평가하는 것은 간호사의 중요한 업무이다.

식이 계획 시, 식품군을 균형 있게 섭취하는 것이 중요한데 한국인 영양소 섭취기준에 따르면, 성인은 매일 최소한 4가지 이상의 식품군을 섭취해야 한다. 한국인의 '칼로리' 즉 에너지 섭취기준은 성별, 연령, 활동량에 따라 다르며, 2020년 개정된 한국인 영양소 섭취기준에서는 에너지 섭취 기준량(에너지 필요 추정량)을 남성 2,500kcal, 여성 2,000kcal로 제시하고 있다. 이는 표준 체중 유지를 위한 권장량이며, 더 자세한 기준은 연령대별, 성별로 나누어지므로 개인의 특성에 따라 확인해야 한다.

식품군은 식품 종류에 따라 다섯 가지 기초식품군으로 분류되어 있으며, 이를 이용하여 영양상 균형을 이루는 식단을 작성하는 것이 이상적이다.

[그림 5-1]은 보건복지부(2020)에서 제시한 균형 잡힌 식사를 계획하기 위한 식품자전거이다. 균형 잡힌 식사, 수분섭취의 중요성 및 적절한 운동을 통한 비만 예방을 강조하고 있다. 보건복지부(2020)에서 정한 한국인을 위한 식생활지침은 아래 [표 5-3]과 같다.

[표 5-1] 수용성 비타민과 지용성 비타민

영양소	기능	결핍증	과잉증	급원
수용성 비타민				
C (아스코르브산)	항산화제, 콜라겐 형성, 호르몬(에피네프린, 노르에피네프린) 형성에 관여, 암 예방효과	괴혈병, 상처치유 불량, 잇몸출혈, 치아손상, 타박상	신장결석, 통풍, 산성소변	과일, 감자, 무청, 배추, 시금치, 쌀
B_1 (티아민)	효소의 요소, 탄수화물의 산화작용	각기병(다발성 신경염, 조직이 붓거나 마름, 심장장애)	빠른 맥박, 두통, 허약함, 안절부절, 조증, 빈맥, 심장비대	곡류, 두류, 견과류
B_2 (리보플라빈)	영양소 대사, 성장에 필수적임	입 가장자리의 갈라짐, 소화관과 신경장애, 설염, 혀가 자홍색으로 변함	궤양, 간기능 장애, 혈당증가, 혈중 요산증가, 설사, 오심, 안면홍조	우유, 곡류, 푸른 채소, 간, 귤
나이아신 (니코틴산)	단백질 이용, 당분해 작용, 지방합성, 조직세포 재생에 필수	펠라그라병 : 허약함, 식욕부진, 권태, 치매, 설사, 피부염	혈관 확장, 때리는 것 같은 느낌, 얼굴과 간의 손상	고기, 낙농제품, 곡류, 시리얼, 참치
B_6 (피리독신 복합체)	아미노산의 합성과 분해 과정에 작용	눈 가장자리, 팔꿈치, 입의 양끝에 진물이 나는 피부염, 구토, 체중감소	레보도파의 항파킨슨 효과의 반전, 대량 투여시 말초 신경 손상, 무감각, 우울, 보행 장애	간, 살코기, 밀의 배아, 곡물류 등
엽산	성장에 중요, 신경조절물질, 임신중 면역방어 체계 관여	거대적혈구성 빈혈, 설염, 설사	설사, 불면증, 안절부절	간과 상추잎, 콩
B_{12} (코발라민)	핵산과 엽산대사의 필수 효소	비타민 B_{12}의 흡수를 보호하는 위액의 내인자 부족으로 악성빈혈, 신경학적 장애 초래	알려지지 않음	간, 살코기, 우유, 계란, 치즈
비오틴	이산화탄소 운반체, 단백질과 탄수화물 대사에 관여, 항체와 췌장 아밀라아제의 합성에 관여	의기소침, 피로, 졸림, 근육통, 식욕감퇴, 거친 피부	알려지지 않음	간, 닭고기, 계란, 우유, 채소와 과일
지용성 비타민				
A (레티놀, 레티놀산, 카로틴)	시력유지, 세포의 분화증진, 상피세포와 피부건강유지, 면역기능, 성장과 뼈의 재생증진	야맹증, 시력상실, 결막건조증, 상피세포의 파괴로 피부가 단단하고 거칠어짐	관절통증, 성장저지, 두개골 내의 압력증가, 월경정지, 출혈성향, 구토, 복통, 설사, 체중감소, 면역반응자극, 피로, 식욕부진, 두통, 황달	간, 버터, 난황, 붉은 고추, 당근, 늙은 호박, 고구마, 시금치, 무청, 미나리, 아욱, 쑥갓, 상추 등

[표 5-1] 계속

영양소	기능	결핍증	과잉증	급원
D (콜레칼시페롤, 에르고칼시페롤)	칼슘흡수 촉진, 뼈에 무기질을 축적하여 뼈를 견고하게 함, 골다공증 발생방지	칼슘과 인의 부족현상 초래, 구루병, 골연화증	신장결석, 혈관의 석회화	청어, 연어, 다랑어, 계란, 버터, 간, 크림, 생우유
E (토코페롤)	항산화제 지질의 과산화를 방지, 체내 면역체계 관여	적혈구 용혈증가, 신경성 증상, 시각, 언어상실	혈액응고 지연	강낭콩, 살코기, 버터, 옥수수
K	프로트롬빈 형성과 혈액응고에 필수적, 뼈의 단백질 합성에 관여	신생아의 출혈성 질환, 성인의 혈액응고 시간 지연	영아의 고빌리루빈혈증, 성인의 구토	시금치, 케일, 양배추, 육류와 유제품

[표 5-2] 다량 무기질과 미량 무기질

영양소	기능	결핍증	과잉증	급원
다량 무기질				
칼슘	뼈와 치아 형성, 근육 수축, 이완, 신경자극 전달, 혈액 응고	경련, 구루병, 골연화증 골다공증	골격근의 이완, 심부골격의 동통, 신장 결석, 골절	우유, 우유제품
염소	삼투압 조절, 위액 성분, 아밀라제의 활성화, 산·염기 균형 조절	알카리증	산성증	보존처리, 음식에 첨가된 소금
칼륨	세포내 삼투압 유지, 세포간의 효소 반응, 포도당의 글리코겐 전환, 신경자극 전달, 근섬유수축, 심장의 전기자극 전달	피로, 근쇠약, 장폐색 지각이상, 약하고 불규칙한 맥박, 디지탈리스에 대한 과민성 증가, 심장 블록	불안, 과민성, 위장관 과활동, 부정맥	오렌지 및 오렌지 주스, 바나나, 토마토 및 토마토 주스, 감자
나트륨	삼투압 균형유지, 혈량유지, 세포의 화학반응 참여, 산·염기 균형 조절	불안, 위장운동 증가, 성격변화, 자세에 따른 저혈압, 차고 습한 피부	갈증, 거칠고 붉고 건조한 혀, 불안정, 정신장애, 핍뇨	소금, 절인 식품, 햄, 육류, 우유, 계란, 당근, 샐러리
마그네슘	비타민 B 기능을 지지 : 칼슘, 칼륨의 정상 대사이동에 필수적	근신경의 민감성 증가, 지남력장애, 혼돈, 다리경직, 환각, 빈맥, 경련, 고혈압	기면상태, 호흡 부전증, 혼수	사과, 콩, 간, 쇠고기, 빵, 치즈, 계란, 우유, 감자, 토마토
인	뼈와 치아형성, 체내 화합물 구성(세포막, 혈청, 신경계통, DNA, RNA)에 필수적 에너지 저장 및 방출	용혈성 빈혈, 응고 지연, 뼈의 동통, 골절	알려지지 않음	모든 식품에 많이 함유되어 있음

[표 5-2] 계속

영양소	기능	결핍증	과잉증	급원
유황	단백질 대사에 필수적	알려지지 않음	알려지지 않음	밀의 배아, 치즈, 살코기, 강낭콩, 땅콩, 조개
미량 무기질				
크로뮴	탄수화물과 지질 대사에 필수적, 혈당의 항상성 유지	알려지지 않음	알려지지 않음	간, 양조용 이스트, 견과류, 치즈
코발트	비타민 B_{12}의 성분	알려지지 않음	적혈구수 증가	옥수수, 간
구리	철분 대사과정에 관여, 적혈구의 성숙에 필수적, 조직 유지와 중추신경 구조와 기능 유지	영아에서 비정상적인 혈구 형성, 뼈의 무기질 감소	빈혈	간, 호두, 밀기울, 땅콩 버터
불소	치아건강유지, 충치예방	치아건강장애	치아 법랑질의 반점형성, 퇴색	불소첨가된 물, 해산물
요오드	갑상선 호르몬의 기본적인 성분, 성장촉진, 단백질의 합성, 에너지 대사 증진	영아에서 크레틴 병(성장 지연, 불룩한 배, 거친 피부), 단순갑상선종 또는 지방 유행성 갑상선종	독성 갑상선종	생선의 간유, 해조류(다시마, 미역), 버터, 우유, 치즈, 계란, 고기
철분	혈색소 형성	창백, 식욕부진, 빈혈, 피로, 쇠약	경련, 복통, 오심, 구토, 검은 대변	간, 육류, 녹색 채소, 대추, 밀가루, 도정하지 않은 곡류
망간	여러 종류의 대사과정 촉진	알려지지 않음	알려지지 않음	곡물류, 견과류, 과일, 채소
몰리브덴	뼈형성, 성장 및 대사에 관여	알려지지 않음	구리 대사를 방해함	콩, 곡류, 엽채류, 우유, 간
셀렌	적혈구 파괴 예방, 항산화 작용	알려지지 않음	소아에서 충치	내장고기, 해산물, 살코기
아연	성장발달 및 인슐린작용 촉진	상처치유를 저해, 미각과 후각의 저하	알려지지 않음	굴, 간, 육류, 가금류, 콩, 견과류

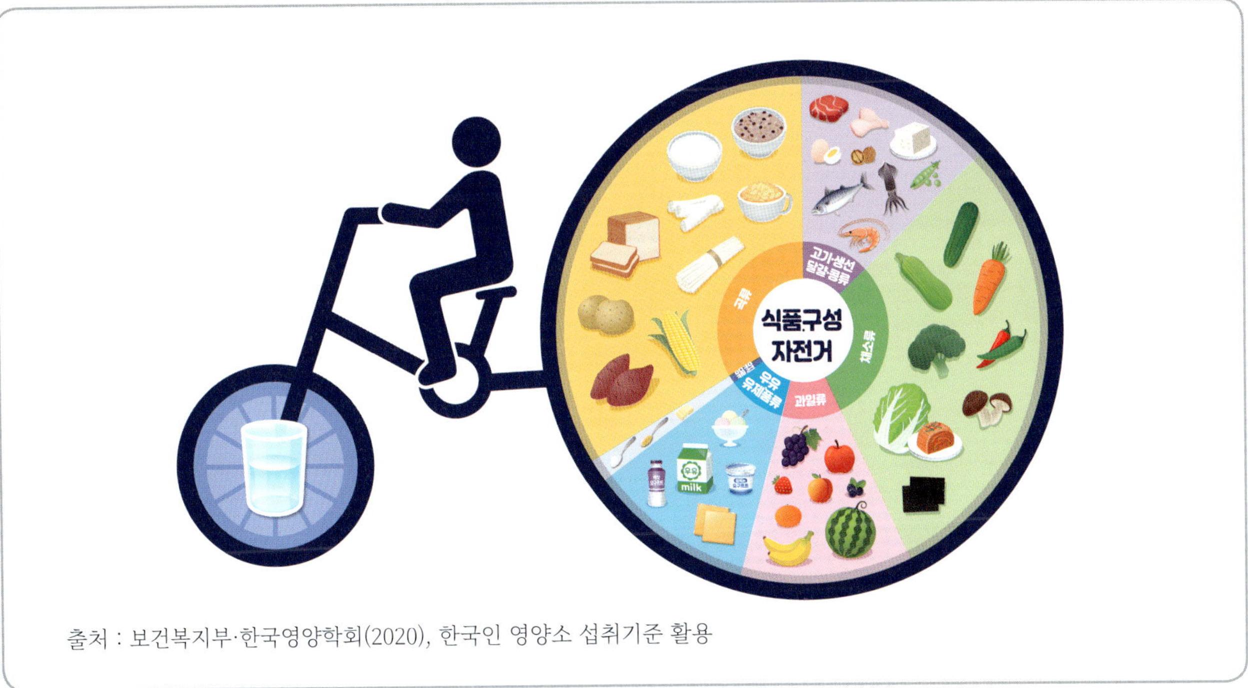

출처 : 보건복지부·한국영양학회(2020), 한국인 영양소 섭취기준 활용

[그림 5-1] 식품구성자전거

[표 5-3] 한국인을 위한 식생활지침

1. 매일 신선한 채소, 과일과 함께 곡류, 고기 · 생선 · 달걀 · 콩류, 우유 · 유제품을 균형있게 먹자
2. 덜 짜게, 덜 달게, 덜 기름지게 먹자
3. 물을 충분히 마시자
4. 과식을 피하고, 활동량을 늘려서 건강체중을 유지하자
5. 아침식사를 꼭 하자
6. 음식은 위생적으로, 필요한 만큼만 마련하자
7. 음식을 먹을 땐 각자 덜어 먹기를 실천하자
8. 술은 절제하자
9. 우리 지역 식재료와 환경을 생각하는 식생활을 즐기자

(보건복지부, 2020)

2 영양에 영향을 미치는 요인

식욕은 맛있는 음식을 기대하고 이를 섭취하고자 하는 욕구를 의미한다. 인간은 단순히 공복감을 해소하기 위해서만이 아니라, 음식에 다양한 의미를 부여하며 섭취한다. 따라서 식이를 계획할 때는 충분한 영양을 고려하는 것이 매우 중요하다. 개인의 식사 형태와 습관은 음식 섭취에 중요한 영향을 미치며, 이러한 식사 습관은 생리적 요인, 사회 · 문화적 요인, 그리고 심리적 요인에 따라 달라진다.

1) 생리적 요인

(1) 생애주기별 특징

영양은 성장, 발달, 활동 그리고 연령과 관련되며, 대사나 신체 구성 등의 비율에 따라 변화가 요구된다. 왕성한 성장과 발달이 이루어지는 영아, 청소년기, 임신, 수유 동안에는 영양이 더 필요하고, 성인기에는 고정되며, 노인기에는 더 적은 영양이 필요하게 된다. 생애주기별 영양의 특징은 [표 5-4]에 요약되어 있다.

[표 5-4] 생애주기별 영양의 특징

생애 주기	특징
영아기	• 모유는 성장에 필요한 영양소를 소화와 흡수가 쉬운 형태로 제공하며, 특히 초유에는 면역 물질이 풍부하다. 수유 횟수와 간격은 영아의 요구에 따라 결정한다. • 생후 6개월 이후부터는 모유와 함께 이유식을 병행하며, 점차 다양한 반고형식과 음식의 종류를 늘려 정상적인 식사로 진행한다. • 영아기의 영양 관리가 부족하면 성장 부진, 빈혈, 철분 결핍, 치아우식증 등 문제가 발생할 수 있으므로, 균형 있는 영양공급과 적절한 수유가 중요하다.
유아기	• 유아기는 단백질 섭취가 성장과 발달을 위해 중요하다. • 균형 잡힌 식사를 위해 식품의 다양성과 적절한 1회 분량을 제공하며, 소량이지만 영양가 있는 간식을 포함하는 것이 좋다. • 식사 시간은 즐거운 경험이 되도록 부모가 배려하고, 어린이의 편식 습관은 부모의 태도와 식습관에 영향을 받으므로 올바른 식습관 지도가 필요하다.
아동기	• 아동기는 영양섭취 기준을 충족하는 균형 잡힌 식사가 필요하며, 특히 비타민 A, C와 칼슘 섭취에 주의를 기울여야 한다. 하루 2컵 이상의 우유 섭취로 칼슘 요구량을 충족하는 것이 권장된다. • 규칙적인 학교생활을 통해 세끼 식사의 규칙성을 유지하되, 성장과 활동량을 고려한 간식 섭취도 필요하다. • 올바른 식습관을 지도하여 군것질과 불규칙한 식사로 인한 문제를 예방해야 한다. • 아동기에는 비만, 충치, 철분 결핍성 빈혈, 카페인 음료로 인한 불면증 · 심장박동 이상, 알레르기 등 영양 관련 문제에 주의가 필요하다.
청소년기	• 청소년기는 제2급 성장기로, 성장과 호르몬 변화, 체구성 변화로 영양소 요구량이 크게 증가한다. • 에너지원의 약 65%는 탄수화물에서 공급되며, 칼슘, 철분, 아연, 마그네슘 등 무기질 섭취도 다른 시기보다 두 배 이상 필요하다. • 청소년기는 식습관 형성에 중요한 시기로, 불규칙한 식사, 패스트푸드 섭취, 결식, 아침 식사 거르기, 체중감량 시 식사 거르기 등이 영양불균형의 주요 원인이 된다. • 청소년기에는 섭식장애(신경성 식욕부진, 신경성 탐식증)와 비만 등의 영양 관련 문제가 발생할 수 있으므로 주의가 필요하다.
성인 및 노인기	• 성인기는 성장이 끝난 시기로, 대부분의 영양소 필요량은 일정하게 유지되거나 약간 감소한다. 성인의 신체는 필수 영양소를 일정 수준 보유하려는 조절 기능이 있으므로, 열량과 영양소의 과부족을 피하고 균형 잡힌 식사를 유지하는 것이 중요하다. • 노년기에는 열량 과잉섭취를 피하고, 단백질, 칼슘, 수분, 섬유소를 충분히 섭취하는 것이 중요하다. 단백질은 육류뿐 아니라 달걀, 생선, 우유, 대두 등 다양한 공급원을 활용한다. 골다공증 예방을 위해 칼슘 섭취를 증가시키고, 변비 예방을 위해 섬유소 섭취를 충분히 하며, 탈수를 예방하기 위해 수분을 충분히 섭취하는 것이 권장된다.
임신 및 수유	• 임신기에는 에너지와 단백질, 칼슘, 철분 섭취가 특히 중요하다. 에너지 요구량은 개인별 체중, 체구성, 임신 단계, 활동량 등에 따라 달라진다. • 수유부는 단백질, 수분, 비타민 A · C · E, 칼슘, 아연 등의 영양소 요구량이 임신기보다 증가하는 반면 티아민, 비타민 B6, 엽산, 마그네슘, 철분은 임신 때보다 덜 필요하다. • 하루 약 1ℓ의 우유 섭취가 권장되며, 카페인, 알코올, 약물, 담배는 금한다.

(2) 건강상태

개인의 건강상태는 영양 균형에 중요한 영향을 미친다. 외상이나 질병으로 인한 영양 요구는 신체 스트레스의 정도와 강도에 따라 달라지며, 고열과 같은 심한 상태에서는 더 많은 열량과 수분이 필요하지만, 경미한 질환에서는 요구량이 낮다. 또한 당뇨병, 신장질환, 고혈압, 심장질환, 위장질환, 암 등 만성질환은 섭취, 소화, 흡수, 대사, 이용, 배설 등 영양 과정 전반에 영향을 미쳐 균형 유지가 어렵게 만든다.

(3) 알코올 및 약물

알코올 및 약물의 사용은 직·간접적으로 영양상태에 영향을 미친다. 알코올의 과잉섭취는 식욕을 저하시키고 위장관에 영향을 주어 영양분 흡수와 소화의 효율성을 감소시키며 알코올의 독작용을 해결할 수 없어 악순환이 계속된다.

약물과 영양소는 상호작용하며, 일부 약물은 장에서의 흡수를 저해하거나 특정 영양소를 고갈시켜 결핍을 유발할 수 있다. 또한 영양소는 약물의 흡수와 대사에 영향을 미쳐 치료 효과를 변화시킬 수 있으므로, 간호사는 대상자가 복용하는 약물과 영양소 간 상호작용을 평가하고 관리하여 약물 효과를 최적화하고 부작용을 최소화해야 한다. 이를 위해 간호사는 적절한 식사 지침을 제공하고, 약물과 음식 간 상호작용에 대해 대상자를 교육하는 것이 중요하다.

2) 사회, 문화적 요인과 심리적 요인

(1) 문화와 종교

간호사는 대상자가 종교적 또는 문화적인 영향으로 인해 병원 음식이나 특수식이를 거절하지는 않는지 확인하고, 필요시 식단을 조사하고 변경해야 한다.

(2) 사회 · 경제적 상태

가족의 수입이나 역할은 식이에 다양한 영향을 미친다. 가정에서 식사를 준비할 사람이 없는 대상자는 인스턴트 음식을 자주 이용하게 된다.

(3) 정신 · 심리적 요인

정신·심리적 요인은 대상자의 식이 양상에 영향을 미친다. 식습관은 교육, 가족의 영향, 음식에 대한 상징적인 가치관, 태도, 행동양상, 기타 요인에 따라 개인마다 다르다. 간호사는 식이에 대한 교육이나 상담을 계획하고 수행하는 데 있어 이러한 정신·심리적 요인을 사정해야 한다.

II. 간호과정

1 간호사정

영양상태를 사정하는 간호력과 임상적 관찰, 신체계측, 임상 검사자료 등이 포함된다.

1) 간호력

간호력에 포함할 내용으로는 첫째, 식이력으로 음식 섭취 습관 및 기호, 섭취량, 알러지 유무, 소화와 관련된 정보, 체중관련 문제 등을 확인하고, 둘째, 대상자의 영양상태에 영향을 미치는 과거병력 및 현재병력, 약물복용 여부를 확인하며, 셋째, 에너지 요구량에 근거가 되는 활동수준에 관한 정보 등을 확인한다.

2) 신체사정

간호사는 신체사정시 영양상태와 관련된 임상적 증상을 관찰할 필요가 있다(표 5-5).

[표 5-5] 영양상태와 관련된 임상관찰 사항

신체부위	건강상태	영양불량 상태	결핍 영양소
목	갑상선이 비대하지 않음	갑상선 비대	요오드
피부	부드럽고 약간 촉촉 혈색이 좋음	창백 각화증 박편 피부염 (flaking dermatitis) 피부침착 변화	엽산, 철분, 비타민 A, B_{12} 비타민 A 단백질, 에너지, 나이아신, 비타민 B_2 나이아신, 단백질, 에너지
안구	맑고 반짝임, 눈가 피부는 건강하고 단단함. 결막과 결막 점막은 촉촉하고 충혈되지 않음	야맹증 흔들림, 결막충혈	비타민 A 비타민 B_2, 비타민 A
구강	혀 : 보기 좋은 분홍색이거나 붉은색, 붓거나 상처 난 부위가 없고 표면이 오돌토돌함 잇몸 : 선명한 분홍색으로 붓거나 피가 나지 않음	설염 구순구각염 미각 감퇴 혀 갈라짐 혀 위축 잇몸 출혈	비타민 B_2, 엽산, 나이아신 비타민 B_2 아연 나이아신 비타민 B_2, 철분, 나이아신 비타민 C
손톱	윤기가 있고 연분홍색	스푼형 횡행선	철분 단백질
복부	종양 같은 것이 만져지지 않고 복수가 없음	복부팽만, 복수, 간 비대	단백질, 에너지
머리카락	윤기가 있음	숱이 적고 잘 빠짐	단백질, 에너지
팔, 다리	자세가 바르고 팔다리가 곧음, 근육이 발달되고 단단함	부종 골연화증 관절통 근육쇠약 근육연화, 근육통	단백질, 비타민 B_1 비타민 D 비타민 C 단백질, 에너지, 비타민 C 비타민 B_1
신경	주의력이 좋고, 침착함 반사가 정상이고 정서적으로 안정됨	경련, 강축, 지각 이상 반사상실, 팔다리가 떨림	칼슘, 마그네슘, 비타민 B_1
일반 외모	키, 나이에 적합한 체중, 원기 왕성, 숙면 취함	마르고 지쳐 보임 식욕부진	에너지 단백질, 에너지

3) 신체계측

신체계측이란 신체의 체조직 구성과 발육의 상태를 측정하는 것으로 영양상태를 판정할 때 보편적으로 사용하는 방법이다. 신체 구성성분을 측정하는 방법에는 체지방을 측정하는 것과 제지방조직을 측정하는 것으로 나눌 수 있다. 신체 구성성분의 측정 목적은 비만을 판정하는 것이며 신체내 지방함량과 제지방조직의 상대적

[표 5-6] 신체계측 종류별 측정방법과 판정기준

지수의 종류	산출식 및 측정방법	판정기준 및 평균범위
Quetelet's index (BMI)	체중(kg)/신장(m)^2	20 이하 : 저체중 20~25 : 이상적인 범위 25~27 : 과체중 27 이상 : 비만
삼두박근 피부두께 (TSF)	견갑골의 견봉돌기와 척골의 주두돌기를 잰 그 중간을 측정자가 한손으로 피부를 들어올린 뒤 피부두께 측정기로 잰 수치	11.66±7.14mm : 건강한 성인 남자 18.47±7.57mm : 건강한 성인 여자
상완위(MAC)	서 있는 자세에서 팔이 최대한 이완된 상태로 있게 한 후 견갑골의 견봉돌기와 척골의 주두돌기를 잰 후 그 중간을 줄자를 이용하여 상완둘레를 잰 수치	25.77±0.9cm : 건강한 성인 남자 24.67±3.3cm : 건강한 성인 여자
허리-엉덩이 둘레비	피하와 복부의 지방분포를 측정한 수치	1.0 미만 : 건강한 성인 남자 0.9 미만 : 건강한 성인 여자
허리둘레 (waist circumference)	양발을 25~30cm 정도 벌려 체중을 고루 분산시킨 후, 갈비뼈 가장 아래 위치와 골반의 가장 높은 위치(장골능)의 중간 부위를 잰 수치	90cm 미만: 건강한 성인 남자 80cm 미만: 건강한 성인 여자

비율을 판단하는 데도 사용된다. 체지방량은 과량의 열량섭취와 관련성이 높고 제지방조직의 경우 체내 저장 단백질량을 추정하여 영양결핍 여부를 판정할 수 있다. 흔히 사용하는 신체계측 종류별 측정방법과 판정기준은 [표 5-6]에 제시되어 있다.

(1) 제지방 측정

제지방조직(Fat-free mass, FFM)은 근육, 체수분, 골격 등 지방을 제외한 신체 구성 요소를 포함하며, 신체 내 단백질 저장 정도를 추정할 수 있는 중요한 지표이다. 특히 상완근육둘레와 상완근육면적은 총 근육량과 높은 상관관계를 보여, 단백질 영양상태를 평가하는 유용한 지표로 활용된다. 제지방조직과 근육량 측정에는 다양한 방법이 사용되는데 그 중 상완둘레와 피부주름 두께 측정은 간단하고 비침습적인 방법으로 사용된다.

(2) 체질량 지수

신체 지방함량을 반영하는 체질량 지수는 체중(kg)/신장(m)^{2}으로 계산되며 성인의 경우 20 이하는 저체중, 20~25는 정상 범위, 25~27은 과체중, 27 이상은 비만으로 판정한다.

(3) 피하지방

피하지방의 크기는 총체지방량을 추정한다. 피부두께 측정기(caliper)를 이용하여 주로 삼두박근(triceps) 부위의 피부두께(TSF)를 측정하며 측정방법은 좌측상완의 중간 부위, 즉 견갑골의 견봉돌기와 척골의 주두돌기 사이의 중간 부위의 피부를 측정자가 한손으로 들어올린 뒤 피부두께 측정기를 넣어 수치를 읽으면 된다. 이 방법은 측정자간의 오차가 크고 부위가 정확하지 않으면 측정자간 오차가 있는 단점이 있다(그림 5-2).

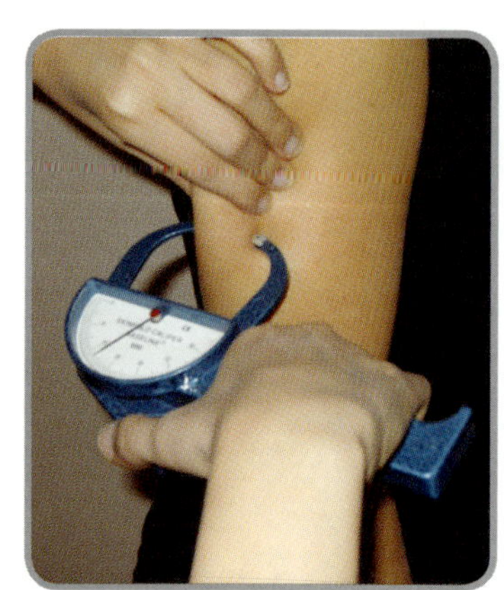

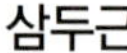

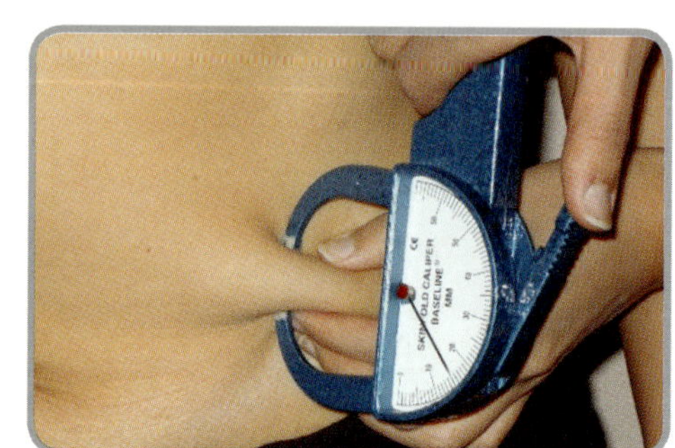

복부

[그림 5-2] 피부두께 측정

(4) 상완위(mid-upper arm circumference, MAC)

상완위의 측정은 단백질-에너지 등의 영양불량이나 기아 상태를 추정하는 데 이용되며 체중과 상관관계를 보이므로 영양상태 회복을 위하여 식이요법을 실시하는 동안 그 진행 정도를 판단하는 데 사용된다. 측정방법은 서 있는 자세에서 팔이 최대한 이완된 상태로 있게 한 후 견갑골의 견봉돌기에서 척골의 주두돌기까지의 중간을 줄자를 이용하여 상완둘레를 재는 것이다. 남자의 평균 상완둘레는 25cm 가량이며, 여자는 24cm 가량이다.

(5) 허리둘레(waist circumference)

허리둘레는 체지방 분포 및 복부비만을 평가하는 방법이다. 허리/엉덩이 둘레비를 많이 측정하였지만, 최근 허리둘레가 복부내장 지방의 적절한 지표임이 확인되어 지금은 허리둘레만으로 복부비만을 진단하고 있다. 복부비만을 진단하는 허리둘레의 분별점은 인종, 성별에 따라 다르게 적용하는 추세이며, 국내에서 복부비만의 진단기준은 세계보건기구 아시아-태평양 지역의 복부비만 기준치를 따라 남자 90cm 이상, 여자 80cm 이상일 때 복부비만으로 진단한다.

4) 진단검사

진단검사는 다른 영양상태 판정법에 비해 객관적이며 신뢰도가 높은 방법으로 장, 단기의 영양섭취 상태를 판정할 수 있다.

(1) 혈색소와 적혈구 용적률 지수

헤모글로빈(hemoglobin)은 철분 영양상태를 평가할 때 가장 많이 사용되는 지표로서 감염, 염증, 출혈, 단백질-에너지 부족, 혈장량 증가, 수분과잉 등에서는 감소하며 탈수, 다혈구증에서는 증가한다. 적혈구 용적률 지수(hematocrit)는 전체 혈액의 부피 중에서 적혈구가 차지하는 비율로서 헤모글로빈과 함께 철분 영양상태 평가에 사용된다.

(2) 혈청 알부민

체조직을 구성하는 단백질 가운데 결체조직과 연골에 존재하는 단백질은 영양상태에 큰 영향을 받지 않는다. 반면 근육과 혈액 단백질은 영양부족 시 농도가 저하된다. 단백질 섭취가 장기간 부족하면 혈장 단백질이 우선적으로 사용되어 혈청 알부민 농도가 감소하며, 이로 인해 저알부민혈증이 발생한다. 저알부민혈증은 소아 영양실조를 진단하는 데 있어 중요한 지표이다.

알부민

2.8~3.5g/dL : 약간 결핍
2.1~2.7g/dL : 중간 정도의 결핍
2.1g/dL 이하 : 심한 결핍

(3) 트랜스티레틴(Transthyretin)

트랜스티레틴(Transthyretin, TTR)은 티록신과 비타민 A의 운반단백질인 레티놀 결합 단백질을 운반하는 역할을 한다. 영양상태에 매우 민감하게 반응하는 지표이며, 정상치는 20~50 mg/dL이다.

(4) 트란스페린(transferrin)

트란스페린은 철분과 결합하여 혈장을 통해 운반되는 운반단백질이다. 또한 글로불린의 주성분으로 전체 혈장 단백질의 3%를 차지하며, 반감기가 알부민보다 짧으므로 단기간의 내장 단백의 상태 변화를 반영한다.

Transferrin

150~200mg/dL : 약간 결핍
100~150mg/dL : 중간 정도의 결핍
100mg/dL 이하 : 심한 결핍

(5) 크레아티닌(creatinine)

크레아티닌은 근육 대사산물로 근육 무게에 비례해서 유리되어 소변으로 배설된다. 24시간 소변검사는 소변의 크레아티닌 배설과 질소, 요소 등의 단백질 대사를 측정하기 위해 시행된다. 신기능이 정상이면서 단백질 영양 결핍시에는 요중 크레아티닌 배설이 감소한다.

크레아티닌 신장지수(creatinine height index)는 소변 중 크레아티닌 배설량과 신장을 이용하여 성인을 대상으로 단백질의 영양상태를 측정하는 방법이다. 신장은 장기간 단백질 영양불량에서도 비교적 일정하게 유지되는 반면에 근육 단백질은 점차 고갈되어 크레아티닌 배설량도 비례적으로 감소하여 결국에는 신장과의 비율(CHI)도 감소하게 된다.

$$\text{CHI} = \frac{\text{24시간 소변 중 크레아티닌 배설량(mg)}}{\text{각 신장별 24시간 소변 중 크레아티닌 예상 배설량}} \times 100$$

100% : 정상적인 근육량
80~100% : 근육량 소모
60~80% : 보통 정도의 체단백 소모
60% 이하 : 심한 체단백 소모

(6) 질소균형(nitrogen balance)

질소균형은 체내에서 단백질이 소모되거나 대치되는 정도를 측정할 때 유용하다. 질소균형을 측정하는 검사는 BUN(blood urea nitrogen)이며 정상치는 8-23mg/dl이다. UUN(urine urea nitrogen)은 대상자의 24시간 동안의 소변을 모아서 검사한다. 요소(urea)는 단백질과 아미노산 대사의 주요 산물이다.

2 간호진단

이상에서와 같은 자료를 근거로 대상자의 영양상태에 관한 간호진단이 내려진다. 다음은 영양요구가 충족되지 않아서 내려질 수 있는 간호진단의 예와 관련요인을 제시한 것이다(표 5-7).

3 간호계획

간호사는 영양요구와 관련된 간호진단에 따라 간호계획을 수립하여야 한다. 간호계획은 대상자와 대상자

[표 5-7] 영양요구와 관련된 간호진단의 예

간호진단	관련요인
Inadequate nutritional intake 불충분한 영양섭취	• 오심구토, 식욕부진, 소화흡수 장애, 소화불량, 금식상태, 위루영양, 식이제한, 대사장애
Impaired swallowing 연하장애	• 기계적인 폐쇄(부종, 종양 등), 신경계 질환
Ineffective overweight self-management 비효과적 과체중 자기관리	• 과잉칼로리 섭취, 습관적 야식
Risk for ineffective overweight self-management 비효과적 과체중 자기관리의 위험	• 식습관, 임신
Readiness for enhanced weight self-management 체중 자기관리 향상을 위한 준비	

의 가족을 포함하여 수립하며 간호사는 대상자에게 맞는 영양상담과 교육을 실시한다. 영양관련 간호진단에 따른 간호목표의 예는 다음과 같다.

① 체중이 정상으로 유지된다.
② 건강 유지 증진을 위한 균형 잡힌 식이를 섭취한다.
③ 영양결핍으로 인한 잠재적, 실제적 건강문제(구체적 제시)가 발생하지 않는다.

4 간호수행

간호사는 대상자의 섭취와 식욕 등을 관찰하고, 영양상태를 계속 모니터하며 식이섭취에 대해 관심을 갖고 섭취를 증가시키기 위해 노력한다. 식욕부진이 있는 대상자의 식사를 돕는 방법과 구강섭취가 어려운 경우 경장영양과 완전 비경구영양에 대해 고려한다.

1) 식사돕기

입원환자는 환경의 변화와 질병으로 인해 독립적으로 식사하기 어렵거나 식욕을 잃기 쉽다. 또한 지속적인 진단검사와 스트레스, 금식, 통증, 약물의 영향, 그리고 평소와 다른 병원 식이로 인해 식욕에 변화를 겪을 수 있다. 따라서 간호사는 환자가 가능한 한 스스로 식사할 수 있도록 돕고, 균형 잡힌 영양이 제공되도록 중재해야 한다.

식사돕기(Spoon feeding)

목 적

1. 균형잡힌 영양섭취를 제공한다.
2. 가능한 독립적으로 식사할 수 있도록 중재한다.

준비물

음식과 음료가 담긴 식판, 냅킨이나 작은 수건, 필요한 경우 빨대나 컵

절 차

절차 및 이론적 근거

1. 환자가 음식을 구강으로 섭취할 수 있는지 연하능력(연하반사 등)을 확인한다.
2. 환자를 앉은 자세나 측위를 취하도록 도와주고, 환자 옆에 앉는다.
   음식이 기도 흡인되지 않도록 하기 위함이다.
3. 환자가 식판 위의 음식을 볼 수 있게 하고 원하는 식사방법을 묻는다.
4. 환자 스스로 식사하도록 하며 필요시에만 돕는다.
   환자의 자존감을 높이기 위함이다.
5. 환자에게 음식물을 소량씩 덜어서 천천히 씹고 삼킬 수 있도록 하며, 음료는 고형음식을 3~4회 준 후나 원할 때 준다.
6. 음식물이 정체되어 있거나 완전히 넘어가지 않은 상태에서 계속 음식물을 제공하지 않도록 한다. 대상자가 피로해지지 않을 정도의 속도로 음식을 제공하며, 먹고 싶은 음식이 있으면 표현하도록 한다.
7. 음식을 흘리거나 엎지르지 않도록 특수 컵이나 빨대를 사용한다.
8. 환자가 독립적으로 식사할 수 있도록 음식 섭취, 도구 사용 등 관련 기술을 시범 보인 후 직접 수행해 보도록 지도한다.
9. 식사 후 소화가 잘 되도록 편안한 체위를 취해준다.
10. 식사 후에는 환자가 자신의 입이나 손을 깨끗이 하도록 도와준다.
11. 식사 시간, 섭취량, 행동 양상, 식욕 정도, 식사 후 불편감 여부 등을 기록한다.
12. 대상자의 식욕을 증진하기 위하여 주위 환경을 청결히 하고 필요시마다 구강간호로 상쾌해지도록 한다.

---

2) 병원 표준식이 및 치료식이

(1) 병원 표준식이

① 일반식(General Diet)

일반식은 치료식이가 필요없는 대부분의 입원 대상자에게 제공되는 식사로 한국인의 성인 영양섭취기준에 따라 대상자의 영양상태를 균형적으로 유지하기 위해 제공되는 식사이다.

② 경식(Light Diet)

경식은 연식에서 일반식으로 가는 전환기 음식으로 소화하기 쉽고 위장에 부담이 안 가는 식품으로 제공되는 식사이다. 기름지거나 양념이 많은 음식, 튀긴 음식, 돼지고기, 생야채 등은 피하고, 육류는 기름기가 적은 닭고기와 생선 등을 사용한다.

③ 연식(Soft Diet)

연식은 수술 후 회복기, 위장장애, 치과질환 등 소화기능이 저하된 대상자, 유동식에서 일반식으로 옮겨 가는 단계의 식사로 사용한다 강한 향신료와 비소화성 섬유질, 질긴 결체조직이 포함된 식재료를 제한하여, 씹기 쉽고 소화가 용이하도록 조리한 식사이다.

④ 유동식(Liquid Diet)

유동식은 위장관의 자극을 줄이며 체내에 잔사가 거의 남지 않도록 조리 · 제공되는 식사이다. 정맥영양에서 일반유동식 혹은 고형식 단계로 이행되기 전에 사용되며 때로는 급성 위장질환, 장검사, 수술 직후 경구 식사를 처음 시작하는 대상자에게 제공한다. 열량 및 필수 영양소의 공급이 제한되기 때문에 단기간(보통 3일 이내) 제공하는 것이 권장된다.

㉠ **전유동식(full liquid diet)** : 전유동식은 상온에서 액체 또는 반액체 상태로 섭취할 수 있는 식품으로 구성되며, 경구로 액상 음식을 공급하기 위한 식사이다. 이는 수술 후 맑은 유동식을 잘 견디는 경우나 제대로 씹지 못하는 환자에게 처방된다. 예로는 유제품, 크림스프 등이 있으며, 하루 6회 이상 분할하여 제공하는 것이 권장된다. 전유동식은 수술 후 회복기, 위장관 기능 저하, 구강 · 경부 성형수술 후, 중등도의 소화기 염증, 급성 질환, 식도 및 위장관 협착 환자 등에서 적용된다. 그러나 열량과 필수 영양소 공급이 부족하므로 3~5일 이상 장기간 사용하는 것은 바람직하지 않으며, 3일 이상 지속할 경우 고열량 · 고단백 보충을 병행해야 한다.

㉡ **맑은 유동식(clear liquid diet)** : 맑은 유동식은 수술 후의 식사나 진단검사 전, 급성 구토 또는 설사 후에 많이 이용되며, 가스를 발생시키지 않는 식품으로 구성한다. 이 유동식은 조직의 수분 공급과 대상자의 갈증을 막기 위하여 짧은 간격을 두고 공급한다. 체온이나 실내에서 맑은 액체 형태인 음식으로 젤라틴, 지방 제거 육즙, 맑은 과일주스 등이며 우유나 우유로 만든 음료 및 지방 음식은 제외된다. 맑은 유동식은 영양소 공급이 부족하므로, 가능한 빨리 다른 식이로 전환하는 것이 바람직하다.

(2) 치료식이

질병을 치료하기 위해 처방된 식이를 말하며 그 예는 [표 5-8]과 같다.

[표 5-8] 병원 치료식이

병원 치료식이	특 징
퓨레식(Pureed) : 채소를 삶아 채에 거른 음식	• 스크램블 에그, 퓨레고기, 퓨레야채, 퓨레과일, 으깬감자 • 수술 후 저작곤란, 연하곤란 대상자, 구강 · 인후 기능 저하 환자
기계적 연식(Mechanical soft)	• 고기 갈은 것, 잘게 부순 생선, 잘게 자른 치즈, 쌀, 바나나, 땅콩버터, 모든 스프 • 연하곤란증, 저작 어려움, 위염
저잔사식이(Soft/low residue)	• 저섬유소로 되어 있고 소화가 쉬운 음식 • 궤양성 대장염, 결장염
고섬유식이	• 신선한 과일, 찐 채소, 오트밀, 말린 과일 • 만성게실염, 과민성 대장증
저 콜레스테롤식이	• 콜레스테롤 1일 300mg 으로 제한 • 관상동맥질환자의 혈청지질 감소를 목적으로 함
당뇨식이	• 당뇨병 대상자를 위해 식품교환표를 이용, 당질은 총열량의 55~60%로 하루 300g 이상 섭취 피함

3) 경장영양(Enteral Nutrition)

(1) 경장영양 개요

경장영양은 삼키기가 곤란하거나 식도 폐쇄가 있지만 소화력이 있는 대상자에게 영양을 제공할 때 이용한다. 위장 또는 장관으로 튜브를 삽입하여 영양소를 직접 제공하는 것인데, 코를 통해 위까지 삽입하거나(nasogastric feeding), 위에 직접 수술해서 작은 내관의 튜브를 삽입하는 위루설치술(gastrostomy)을 하여 튜브 영양을 제공하는 것이다. 다른 방법은 코를 통해 튜브를 장까지 삽입하거나(nasoduodenal or nasojejunal) 소장에 수술로 튜브를 삽입하는 공장루 설치술(jejunostomy) 등이 있다.

영양액인 Formula는 보통 1kcal/cc이고, 단백질 공급량은 Formula의 공급량을 조정하거나 단백질 농도가 다른 Formula나 단백질 보충제를 첨가함으로써 늘

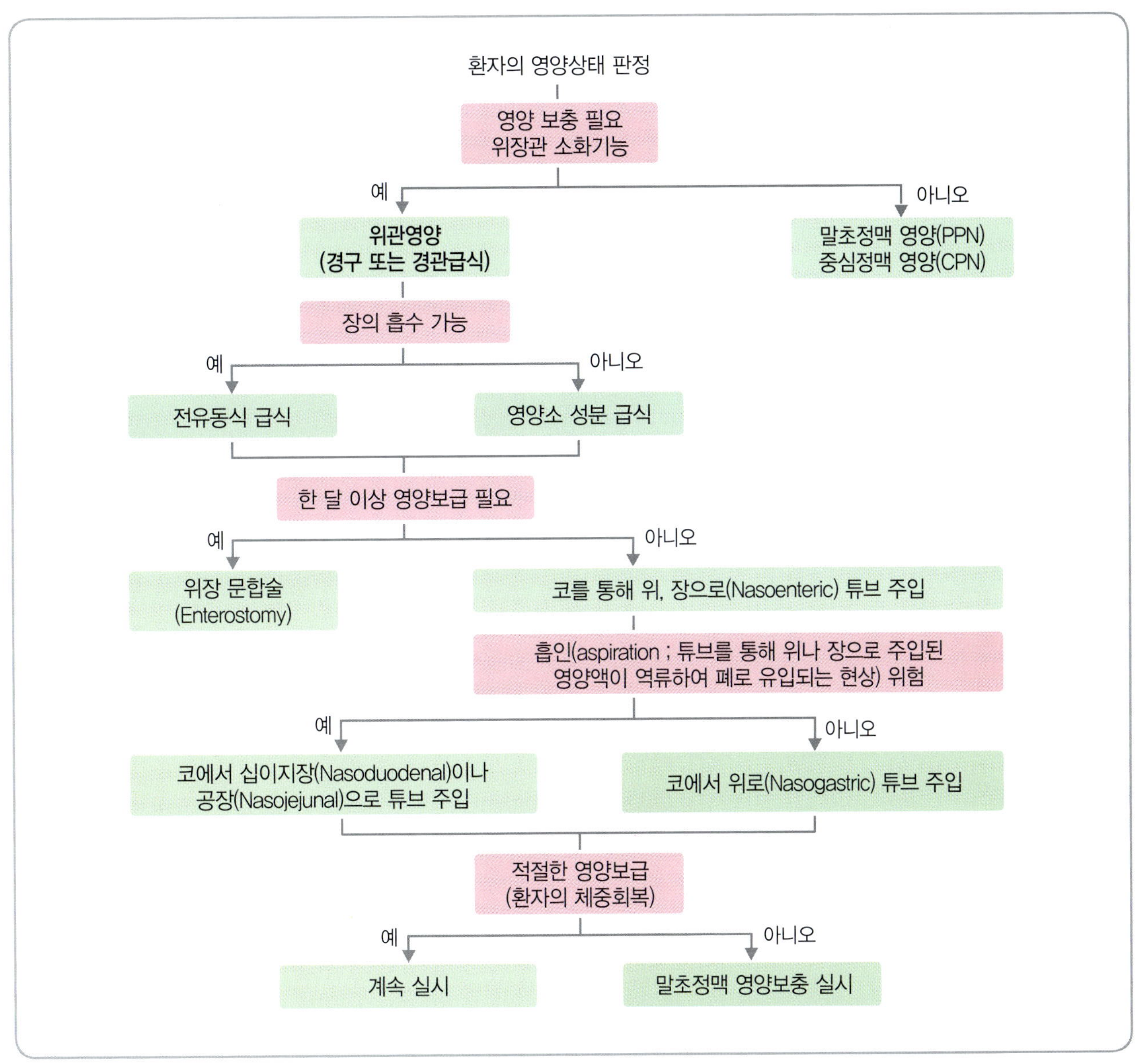

[그림 5-3] 위관급식 공급방법의 선택경로

[표 5-9] 위관영양과 관련된 문제와 중재방법

사정 범주	문제 발생 원인	중재 방법
〈위장관 기능〉 구토	• 비위관 삽입 후 곧바로 음식 주입 • 부적당한 비위관 위치 • 빠른 주입 • 과잉 용량 : (1) 공기 (2) 영양식이 • 대상자의 체위	• 비위관 삽입 후 대상자를 안정시킨다. • 비위관 위치를 교정한다. • 천천히 주입한다. • 영양식이 공급이 완전히 끝나기 전까지는 주입용기의 내용물을 소진하지 않고 나머지 식이를 계속해서 주입한다. • 식이 횟수와 양을 확인한다. • 식사 후 30분 동안 오른쪽으로 누워있게 하거나 반좌위를 취하게 해준다.
구토, 설사	• 음식감염 또는 식중독 • 불안	• 공급된 영양식이와 용기의 위생상태를 확인한다. • 절차를 설명해주고 안심시킨다. 지지적인 태도로 프라이버시를 지켜준다.
설사	• 빠른 주입 • 고농도 혹은 고농축식이 • 유당에 대한 불내성	• 천천히 식이를 주입한다. 특히 찬음식일 경우 더욱 천천히 주입한다. • 식이 주입농도를 점차적으로 증가시켜 환자가 잘 적응하도록 한다. • 의사와 상의하여 식이를 변경한다.
변비	• 식사에 우유성분이 과량 함유 • 섬유소 부족 • 불충분한 수분함량	• (1) 식이변경 (2) 완하제 (3) 수분증가 등을 의사와 상의하여 식이를 결정한다.
〈수분 및 전해질 균형〉 탈수	• 탄수화물의 빠른 주입 → 고혈당증 → 삼투성 이뇨 → 탈수 • 과량의 단백질 및 전해질 함량식이 • 불충분한 수분섭취	• 천천히 주입한다. 인슐린제제가 필요할 수도 있다. • 의사처방에 따라 식이를 변경한다.
부종	• 주입식이에 과량의 나트륨 함유	• 식이변경에 관해 의사와 상의한다.
〈영양상태〉 영양감소 (점진적 체중감소)	• 에너지 요구량에 비해 불충분한 칼로리 공급	• 만약 이전에 비위관영양식이를 제공받았던 대상자의 경우에는 주입되었던 양을 확인한다. 현재의 섭취 열량을 계산한다.
영양과다 (점진적 체중증가)	• 열량섭취 과다	
영양결핍 (생화학적 결핍 또는 결핍 증상에 비해 불충분한 단백질 및 비타민 섭취)	• 체중을 유지하는 데 요구되는 표준 주입량이 필수영양소 요구량을 충족시키는 데 부족	• 현재 주어지는 식이 횟수, 용량, 농도를 확인한다. • 필요한 영양분 함량을 확인한다.

릴 수 있다. 1,500~2,000cc 정도의 Formula 내에는 비타민과 무기질이 권장량의 100% 이상 함유되어 있으나 Formula의 공급이 충분하지 않을 땐 이들 영양소에 대한 보충이 필요하다.

성인의 하루 수분 요구량은 평균적으로 1mL/kcal, 또는 체중 1kg당 약 30~32mL 정도로 계산할 수 있다. 다만, 연령, 체중, 질환, 환경 등에 따라 조정이 필요하다. Formula는 종류에 따라 수분함량이 다르므로, 필요 수분량을 고려하여 부족한 수분은 추가로 공급한다.

경장영양은 영양소 이용을 향상시키고, 일반적으로 대상자에게 안전하며, 장의 구조와 기능을 유지할 수 있다. 또한 감염과 패혈증의 위험을 줄이고, 비용 측면에서 비경구영양(정맥내 영양)보다 선호된다. 경장영양액을 통해 단백질을 공급하거나 부분적으로 소화된 영양액을 제공할 수 있으며, 신장질환, 간질환, 폐질환, 당뇨병 등 특정 질환에 맞춘 특수 장관 영양액도 제공 가능하다. 표준 경장영양액은 탄수화물 54%, 지질 30%, 난백질 16%로 구성되며, 필수 무기질과 비타민을 포함한다.

위관영양 공급방법의 선택경로는 [그림 5-3]과 같고, 위관영양과 관련된 문제와 중재방법은 [표 5-9]와 같다.

(2) 경장영양(비위관 영양)의 수행

① 비위관 삽입

목 적

대상자의 비강을 통하여 비위관을 올바르게 삽입한다.

준비물

비위관 혹은 비위장관 튜브, 비위관 고정 테이프(또는 반창고), 카테터용 주사기, 청진기, 곡반, 안전핀, 물컵과 빨대, 타월, 화장지, 일회용 장갑, 펜라이트, 설압자

절 차

절차 및 이론적 근거

1. 대상자 비공의 개방성, 구개반사 유무 등의 대상자 상태를 확인한다.
   대상자의 협조 정도와 위관 삽입시의 반응(호흡곤란, 구토 등)을 예측할 수 있다.
2. 비위관을 삽입해야 하는 목적을 대상자에게 설명한다.
   구강으로 음식 섭취가 불가능하거나 연하곤란 환자의 영양공급, 장폐색, 위장관 수술 전후 위 내용물 흡인 또는 감압, 위 세척, 진단을 위한 검사로 위액 채취 등의 목적으로 비위관을 삽입한다.
3. 대상자를 좌위나 fowler 체위로 취하게 한다.
   구토가 있는 경우 폐로 흡인을 예방하기 위함이다.

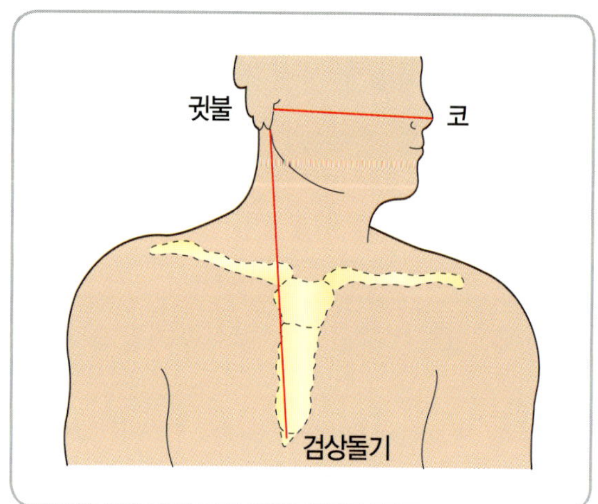

[그림 5-4] 위관 길이 측정법

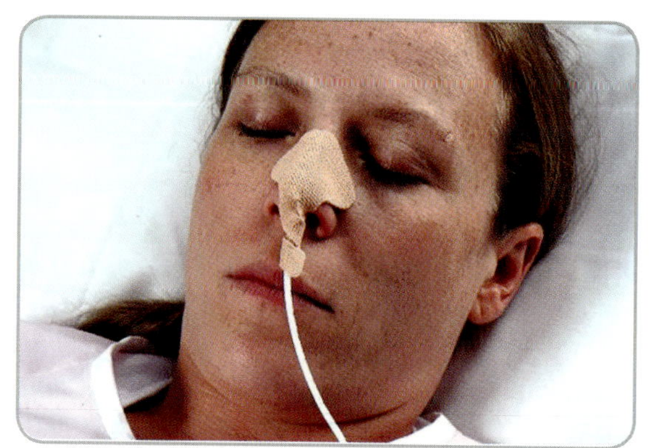

[그림 5-5] 대상자에게 위관을 적용하여 고정한 그림

4. 콧구멍의 개방성을 조사한다.
   막히지 않은 쪽 콧구멍을 통해 비위관을 삽입하기 위함이다(비공을 교대로 막으면서 공기의 흐름을 사정한 후에 시행한다).
5. 일회용 장갑을 착용한다.
6. 튜브의 결함을 조사하고 삽입할 튜브의 길이를 측정하여 표시한다(그림 5-4). 측정방법은 코 끝에서 귓불을 거쳐 흉골의 검상돌기까지의 길이를 재는 것이다.
7. 표면에 윤활효과를 가져오기 위해 튜브를 물에 담그거나 수용성 윤활제를 바른다.
8. 콧구멍을 통해 목의 뒤쪽으로 튜브를 넣는다. 비인두를 통과한 후 대상자의 머리를 가슴 쪽으로 구부린다.
   성문이 닫히고 튜브가 기관으로 들어갈 위험을 예방하기 위함이다.
   쉽게 삽입하기 위해서는 물을 한 모금씩 마시거나 대상자가 침을 삼킬 때 밀어 넣는다.
   만일, 저항이 있거나 대상자가 기침, 숨막힘 혹은 청색증이 나타나면 튜브를 밀어 넣지 말고 잠시 쉬어야 한다.
9. 튜브가 제 위치에 있는지 조사한다(반창고로 삽입 길이를 표시한다).
   확인하는 방법으로 튜브로부터 주사기를 연결하여 위 내용물을 뽑아내거나 튜브 끝부분을 물컵 속에 넣어 호기시에도 기포가 발생하지 않는가를 확인한다. 주사기로 공기를 5~10cc 주입하여 청진기로 위의 공기 지나가는 소리를 듣는 방법은 신뢰할 만한 방법이 못 된다. 왜냐하면, 폐, 인두, 식도에 위치한 튜브에서도 위에 공기를 넣을 때 비슷한 소리가 나기 때문이다. pH 테스트 종이 위에 내용물을 떨어뜨려 측정하거나, x-ray 촬영을 통해서 위치를 확인한다.
10. 장갑을 벗고 코를 자극하지 않으면서 고정용 테이프 또는 반창고로 튜브를 고정시킨다. 반창고는 끝을 Y자 모양으로 둘로 갈라 반창고의 완전한 쪽 끝은 코에 붙이고 갈라진 쪽의 한쪽을 각각 튜브 주위에 감싸듯이 붙인다(그림 5-5).
11. 튜브의 끝에 공기가 들어가지 않도록 잘 막고 튜브를 원 모양이 되도록 말아서 안전핀을 이용하여 대상자가 움직이는 데 불편하지 않게 옷에 고정시킨다.

② 비위관을 통한 위관영양

목 적

음식과 수분을 삼킬 수 없는 대상자에게 영양을 공급한다.

준비물

처방된 위관영양액, 주사기(50mL), Feeding bag, 물, 쟁반(tray), 청진기, 곡반, 손소독제, 간호기록지

절 차

절차 및 이론적 근거

1. 물과 비누로 손위생을 실시한다.
2. 처방된 위관영양액을 포함하여 필요한 물품을 준비한다.
3. 처방된 위관영양액을 체온 정도의 온도로 데운다.
4. 준비한 물품을 가지고 대상자에게 가서 간호사 자신을 소개한다.
5. 손소독제로 손위생을 실시한다.
6. 대상자의 이름을 개방형으로 질문하여 대상자를 확인하고, 입원팔찌와 환자리스트(또는 처방지)를 대조하여 대상자(이름, 등록번호)를 확인한다.
7. 대상자에게 위관영양을 하는 목적과 절차를 설명한다.
8. 금기가 아닌 경우 대상자를 30~45° 정도 앉은 자세를 취하게 한다(일어나지 못하면 오른쪽으로 눕힌다).

   오른쪽으로 눕히면 내용물이 아래쪽(위의 유문 방향)으로 흘러 흡인과 역류 위험이 감소한다.
9. 손소독제로 손위생을 실시한다.
10. 대상자의 옷에 고정되어 있는 위관을 풀고, 꺾은 후 마개를 빼고 위관에 소량의 공기가 든 주사기를 연결한다.
11. 꺾어 쥔 위관을 풀고 위관을 위벽에서 분리하기 위해 공기를 주입한 후 주사기로 위 내용물을 흡인해 내어 위관이 제자리에 잘 삽입되어 있는지 확인한다.

    위액의 경우 노란색 액체가 흡인되어 나온다.

    흡인한 위 내용물이 소화액인 경우는 다시 위로 주입한다. 위관 끝이 위벽에 밀착된 경우, 주사기로 소량의 공기를 중력에 의해 천천히 위 속으로 흘러 들어가도록 하여 위관을 위벽에서 분리한다.

12-1. 1회 혹은 간헐적 영양

① 위관을 꺾어서 쥐고 주사기를 분리하고 위관 마개를 막는다.

② 처방된 위관영양액을 담은 용기를 주입세트와 연결한 다음 공기를 끝부분까지 제거하고 걸대(pole대)에 건다.

③ 주사기 내관을 제거한 뒤 위관을 꺾어 쥔 후 위관 마개를 열고 위관에 주사기를 연결한다.

④ 실온의 물 15~30mL 정도를 주사기에 붓고 꺾어 쥔 위관을 풀어 천천히 주입하다가 주사기 끝에 물이 도달했을 때 다시 위관을 꺾어 쥐고 주사기를 제거한다.

⑤ 걸대에 걸어둔 처방된 위관영양액 용기를 위관에 연결한 후 꺾어 쥔 위관을 풀고 용액을 천천히 주입한다.
참고) 1분에 50mL 이하의 속도로 주입
중력에 의해 서서히 주입하는 것은 복부 불편감, 구토 혹은 너무 빠른 주입으로 인한 설사의 위험을 감소시킨다.

12-2. 계속 주입법

① 주입펌프(infusion pump)에 의한 지속적인 주입으로 위관영양을 관리한다(그림 5-6).
② 영양액이나 튜브를 걸대(pole대)에 건다.
③ 60cc 주사기로 튜브의 위치를 확인하고 15~30cc의 물을 넣어준다.
④ 유동식 주머니 끝에 튜브를 연결하고 조절기를 연 후 주입펌프를 작동시킨다.
⑤ 튜브식이가 중단될 경우에 튜브의 끝을 캡으로 잠근다.
공기가 주입되는 것을 막기 위함이다.
⑥ 주입이 중단될 때는 언제나 따뜻한 물로 영양백과 튜브를 씻어낸다.
튜브를 깨끗이 하여 박테리아 성장을 막기 위함이다.

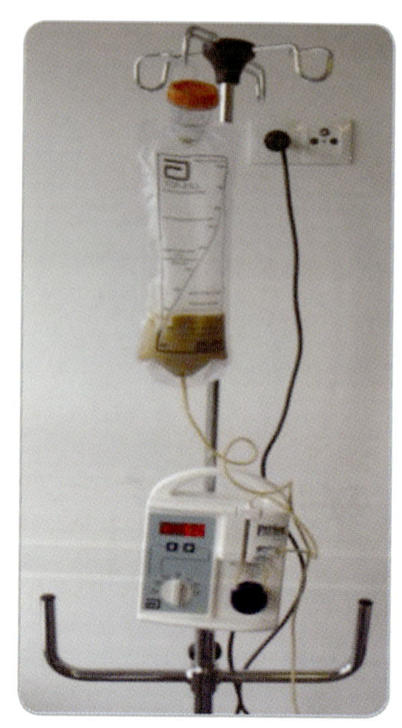

[그림 5-6] 주입용 펌프를 이용한 위관영양

13. 처방된 위관영양액을 모두 주입하여 용기 끝에 용액이 도달했을 때 위관을 꺾어 쥔 후 용기를 제거한다.
14. 내관을 뺀 주사기를 위관에 연결하고 실온의 물 30~60mL를 주사기에 부어 위관을 씻어준다.
15. 물이 위관으로 다 주입되기 직전에 위관을 꺾어 쥔 후 주사기를 빼고 위관 마개를 막은 후 위관을 다시 제자리에 고정한다.
16. 대상자에게 구토를 예방하기 위해 앉아 있어야 함을 설명하고 현재의 자세(30~45° 앉은 자세)를 30분 이상 유지하도록 한다.

17. 사용한 물품을 정리한다.
18. 물과 비누로 손위생을 실시한다.
19. 수행결과를 대상자의 간호기록지에 기록한다.
    1) 날짜 및 시간, 2) 용액의 양과 형태, 주입시간, 3) 대상자의 반응, 4) 대상자의 팽만감이나 구토증, 5) 대상자의 자세

---

4) 완전 비경구영양(TPN : Total Parenteral Nutrition)

(1) 완전 비경구영양(TPN) 개요

완전 비경구영양에는 CPN(Central Parenteral Nutrition)과 PPN(Peripheral Parenteral Nutrition)이 있다. 이는 위관영양의 섭취나 소화능력이 없는 대상자에게 비경구적인 방법으로 영양액을 주입하는 것으로 감염의 위험이 높고 비용이 많이 드는 방법이다. TPN을 통해 전체 영양 요구를 충족하려면 수액 주입량이 과도해질 수 있으므로, 과중한 부담을 줄이기 위해 고농도 용액을 사용한다. 대개 25% 포도당과 3~4%의 단백질로 구성되어 리터당 1,000kcal 정도 열량을 낸다. 포도당, 아미노산, 비타민, 전해질을 포함한 용액은 수분과 함께 대상자의 영양 요구에 맞춰 제공된다. 용액에는 지방이 포함될 수도 있고 포함되지 않을 수도 있으며, 일부 대상자는 지방을 제외하거나 주 2~3회만 공급받는다.

주입속도는 첫 30분 동안은 0.5~1.0mL/분 정도로 유지한다.

지방 주입에 대한 부작용으로 호흡곤란, 청색증, 구토, 두통 또는 가슴 통증을 호소할 수 있다. 이러한 반응이 발생하면 주입을 중단하고 의사에게 알린다.

영양액 주입을 위해서는 경정맥이나 쇄골하정맥을 통해 도관을 삽입하여 상대정맥 말단에 위치시킨다. 비경구영양 환자는 장 기능 회복과 정상적인 구강 섭취 가능성을 모니터링하기 위해 매일 영양상태 및 소화·흡수 기능을 재평가해야 한다.

TPN은 위장관계의 기능 부전이 있는 환자나 장을 완전히 휴식상태로 해야 하는 다음과 같은 환자에게 적용할 수 있다.

① 크론 질환이나 궤양성 대장염, 장폐색, 선천성 장 기능 장애
② 계속되는 구토 및 설사
③ 수술로 인한 단장증후군
④ 경구영양으로 충분한 영양을 유지할 수 없는 환자
⑤ 심한 외상으로 단백질 및 비타민 요구량이 증가한 환자
⑥ 신경성 식욕불량 등의 정신적 질환 등

이들 대상자 중 중심정맥 카테터 제거 대상자, 7일 이내 짧은 기간 영양공급이 필요한 대상자, 칼로리 섭취의 일부 보충이 필요한 대상자는 PPN을 적용하게 된다.

비경구영양 시 감염을 예방하기 위해, 중심정맥카테터 삽입과 관리, 드레싱 교체, in-line 경정맥 필터 사용, 대상자 안위 유지, 오염되지 않은 튜브 연결 등 모든 과정에서 무균술을 준수한다. 또한, 비경구영양용액은 24시간 이내에 주입한다.

비경구영양을 제공받는 대상자는 정기적인 검사가 필요하다. 대사적인 내성에 대해 사정하기 위해 비경구영양을 제공받는 동안 혈당검사 또는 당뇨검사를 한다. 감염, 고혈당증, 당뇨, 또는 전해질 불균형을 나타내는 활력징후 또는 비정상적인 검사 결과에 주의를 기울여야 한다.

(2) 완전 비경구영양(TPN) 투여 대상자의 합병증 및 간호

간호사는 TPN 요법을 받는 대상자의 감염예방과 합병증 예방을 위하여 노력한다. 용액이 고농도 포도당이어서 미생물 성장이 용이하므로 철저한 무균법을 지켜야 한다.

감염예방을 위해 TPN 주입용 튜브는 24시간마다 교환하며, 새로운 용액을 연결할 때마다 주입관도 교체하는 것이 권장된다. 여과기는 세균을 차단할 수 있는 0.2 µm 필터를 사용하며, 지방이 포함된 용액에는 1.2µm 필터를 사용할 수 있다. 정맥 천자 부위의 드레싱은 거즈일 경우 48시간마다, 투명 드레싱일 경우 최대 5~7일마다 교환한다. TPN 시작 초기에는 4~6시간마다 활력징후와 혈당을 관찰한다. 약물이나 혈액은 TPN 주입관으로 투여하지 않으며, 주입 시 세균오염 위험이 증가하기 때문에 금기이다. 주사 부위에 발적, 통증, 발열 등의 감염 증세가 나타나면 즉시 카테터를 제거하고 균배양 검사를 시행한다. 비경구영양 요법에서는 영양이 모두 정맥으로 공급되기 때문에, 중심정맥카테터와 관련된 혈류 감염의 위험이 증가한다.

TPN 투여시 흔히 나타나는 합병증으로는 기흉(Pneumothorax), 공기색전증(air embolism), 고혈당 및 저혈당, 수분과잉 등이 있다.

① 기흉

기흉은 카테터 삽입시에 주사침이 늑막을 천자하게 되면 발생할 수 있고 흉통이나 호흡곤란, 기침 등의 증상이 나타난다. 따라서 카테터 삽입이 끝나면 X-ray 촬영을 통해 흉곽에 이상이 있는지 확인한다.

② 공기색전증

카테터 삽입이나 튜브 교환시 많이 발생하는데 이는 발살바(Valsalva) 방법을 통해 예방 가능하다.

③ 고혈당 및 저혈당

㉠ **고혈당** : TPN 용액의 고농도 포도당, 부신호르몬 분비 증가, 고령, 신장질환 등으로 인해 고혈당이 발생할 수 있다. 증상으로는 탈수, 오심, 두통, 쇠약 등이 나타난다. 고혈당 여부를 확인하기 위해 4~6시간마다 혈당을 측정하고, 필요시 소변 내 포도당과 케톤을 검사하여 포도당 내성을 평가한다. 혈당이 과도하게 상승할 경우, 인슐린을 투여할 수 있다.

㉡ **저혈당** : 저혈당은 TPN 주입속도가 너무 느리거나 TPN이 갑자기 중단될 때 발생할 수 있다. 고농도 포도당 용액에 맞춰 분비되던 인슐린양 때문에, 용액이 갑자기 중단되면 혈당이 급격히 감소하기 때문이다. 따라서 TPN 용액의 양을 조절할 경우, 췌장이 적응할 수 있도록 서서히 줄이는 것이 바람직하다. 저혈당의 증상으로는 두통, 차고 축축한 피부, 어지러움, 빈맥, 사지 및 입 주위의 저림 등이 있다.

[표 5-10] TPN의 대사성 합병증 예방을 위한 간호중재

간호중재	이론적 근거
체중측정	영양상태의 평가를 위한 지표
섭취량/배설량	수분균형의 사정을 위한 지표
구강섭취 가능한 경우, 음식의 칼로리 계산	TPN 칼로리 요구량 계산을 위한 근거
요당 및 혈당검사(4~6시간마다)	인슐린 투여 여부 결정 근거
혈중 철분, 트렌스페린	영양상태 평가지표
백혈구수 사정	감염예후 확인

④ 수분과잉

수분과잉의 증상과 징후는 숨이 차고, 빈맥, 약한 맥박, 고혈압 또는 저혈압, 혼돈, 요배설량 감소, 부종 등이며 수분과잉은 폐부종과 울혈성 심부전증을 야기할 수 있다. 따라서 이러한 증상이 있으면 즉시 주입속도를 늦추고 의사에게 보고한다.

TPN 투여시 대사성 합병증을 예방하기 위한 간호중재는 [표 5-10]과 같다.

5) 섭취량과 배설량 측정

24시간 동안의 수분 섭취량과 배설량을 측정하고 기록하는 것은 수분 및 전해질, 산 · 염기 균형에 대한 정확한 기초자료를 얻기 위해 필수적이다. 섭취량과 배설량을 측정해야 하는 경우는 고열로 인해 탈수가 우려되는 경우, 수분 제한, 이뇨제 등의 약물요법을 받고 있는 경우, 정맥수액을 주입받고 있는 경우, 수술 후 대상자 등이 해당된다.

섭취량에는 구강으로 섭취한 모든 수분과, 비위관이나 공장루 튜브를 통해 주입된 수분, 비경구적인 수분 섭취 및 피하조직이나 복막 주입액 등이 포함된다.

수분 배설량에는 소변, 설사, 구토물, 위흡인, 흉곽튜브(chest tube)나 penrose 등 배액관을 통한 배출액 모두가 포함된다.

I & O 측정 방법

목 적

1. 수분 섭취량과 배설량을 정확히 측정, 기록한다.
2. 적절한 양의 수분을 섭취하도록 격려하기 위함이다.
3. 정상 체중과 전해질을 유지하기 위함이다.

준비물

I & O sheet, 식품의 수분환산표, 각 용기 측량표, 측량 용기

절 차

절차 및 이론적 근거

1. I & O를 측정하는 이유를 설명하고 협조를 구한다. 측량표와 I & O sheet를 탁상 위에 두고 가능하면 대상자가 스스로 기록하도록 권유한다.
2. 구강으로 섭취되는 음식물의 수분섭취량을 측정하고 기록용지에 기록한다. 섭취된 음식은 식품 중의 수분함량을 계산한다. 밥, 국, 반찬, 음료, 과일, 아이스크림, 푸딩 등 모든 음식물을 포함해야 한다. 비치된 측정표에 따라 정확히 기록한다. 식간이나 약과 함께 마신 물, 제산제와 같은 액체로 된 제제, 위관영양 주입량을 섭취량에 포함한다.
3. 정맥 수액주입 중일 경우, 8시간 동안 주입된 양을 비경구적 섭취량에 기록한다. 수혈액, 복막 투석액, 항생제를 희석하여 투여하는 경우 희석량을 비경구 섭취량에 포함한다.

4. 대상자가 8시간 동안 본 소변은 모아서 측량기에 부은 후 눈높이에서 정확히 눈금을 측정하며 소변은 변기에 버리고 기록 용지에 기록한다.
5. 기저귀를 사용하는 실금 환자는 기저귀의 무게를 재며 홑이불에 실금하는 경우 횟수로 측정한다. 유치도뇨관을 삽입한 대상자는 각 근무시간 끝에 소변주머니를 비워 양을 측정한다. 대상자의 상태에 따라 매 시간마다 소변량을 측정해야 할 때도 있다.
6. 대변은 횟수로 기록하나 설사하는 경우 측량기로 측정하며, 땀을 많이 흘리는 경우 추가로 600~1,000cc 정도의 수분 손실이 발생할 수 있다.
7. 구토, 비위관 흡인량, 상처 배액량, chest tube의 배액량 등을 측정하여 기록한다.
8. 8시간마다 섭취량과 배설량의 합계를 기록한 후 24시간마다 모든 섭취량과 배설량의 총량을 기록한다.
   보통 건강한 성인의 경우 1일 평균 수분 섭취량은 2,000~3,000cc이며 배뇨량은 1,000~1,500cc이다.
9. 시간당 소변 배출량이 30cc 이하이거나 하루 소변 배설량이 600cc 이하이면 보고한다.

예) 섭취량과 배설량 기록지

Unit No. Name Sex I. D. No.	INTAKE AND OUTPUT CHART
Dept. Ward	

DATE	TIME	INTAKE					OUTPUT		
		ORAL	CC	PARENTERAL	CC	AMT	U(CC)	S(TIME)	OTHERS

5 간호 평가

간호사는 대상자의 영양상태와 관련하여 수행한 간호중재의 결과를 평가한다. 간호중재의 평가에는 대상자를 적극 참여시키고 평가된 결과는 다음 간호계획을 세울 때 반드시 반영한다.

영양요구와 관련하여 흔히 내려질 수 있는 간호진단에 따라 설정한 기대되는 결과를 구체적으로 확인하여 평가한다.

III. 사례적용

68세 된 김씨는 상복부 통증의 문제로 외래를 통하여 입원하였다. 대상자는 특별히 아픈 데 없이 건강하게 지냈으나 얼마 전부터 식욕부진과 가끔 배가 더부룩한 팽만감, 불편감을 느꼈고 3개월 전에는 혈변을 보았으며 빈혈증상을 느껴 개인병원에 방문하여 수혈치료를 받았다고 한다. 이후 최근 15kg의 체중감량이 있었으며 병원에서 위내시경과 조직검사결과 위암진단을 받았다. 김씨는 경제적인 어려움은 없으며 슬하에 다섯 아들을 두고 있고 5살 아래의 부인과 같이 살고 있는데 부인은 전업주부로 집안일을 도맡아 하고 있으며 김씨의 큰 지지가 되고 있다. 피부가 건조하고 얼굴색이 창백한 상태이다.

이 상황에서 내려질 수 있는 간호진단, 목표, 계획을 기술하시오.

관련용어

aphagia 연하불능
ascites 복수
dehydration 탈수
digestion 소화
dyspepsia 소화불량
edema 부종
electrolyte 전해질
enteritis 장염
gastric gavage 위관영양
gastritis 위염
hematemesis 토혈
hyperglycemia 고혈당증
hypervolemia 체액량 과다
hypoglycemia 저혈당증
jaundice 황달
malnutrition 영양장애
metabolism 대사
nausea 오심
nitrogen balance 질소균형
obesity 비만
osmosis 삼투
overhydration 수분과다
regurgitation 역류
total parenteral nutrition 완전 비경구영양
ulcer 궤양
vomiting 구토

제6장

활동과 운동요구

6

학습목표

1. 운동의 생리적 기전을 설명한다.
2. 운동의 종류를 설명한다.
3. 운동의 효과를 설명한다.
4. 부동이 인체에 미치는 영향을 설명한다.
5. 활동과 운동요구를 사정한다.
6. 활동과 운동문제와 관련된 간호진단을 기술한다.
7. 활동과 운동문제와 관련된 간호를 계획한다.
8. 활동과 운동문제와 관련된 간호중재를 수행한다.
9. 신체역학의 원리를 설명한다.
10. 보행보조기구의 종류를 설명한다.
11. 대상자의 이동을 돕는다.
12. 대상자의 보행보조법을 수행한다.
13. 관절범위운동을 절차에 따라 수행한다.
14. 활동과 운동문제와 관련된 간호결과를 평가한다.

I. 과학적 근거

1 신체역학

간호사가 간호수행과정에서 행하는 신체 움직임은 간호사에게 상당한 체력적 부담을 준다. 간호사는 신체를 움직이기 위해서 어떤 근육군이 어떻게 사용되는지, 근골격계와 신경계의 통합된 기능이 신체 움직임을 어떻게 조정하는지 등을 기본적으로 이해하여야 한다. 간호사는 자신과 대상자가 활동과 운동을 통해 입을 수 있는 손상의 위험성을 감소시키기 위해서 적질한 신체역학을 알고 적용해야 한다. 신체역학(body mechanics)은 일상생활을 할 때 균형, 자세 및 신체선열을 유지하기 위한 근골격계와 신경계의 조정된 노력을 의미한다. 신체역학을 이해하기 위해 중요한 개념에는 신체선열(body alignment), 균형(balance), 통합된 신체운동(coordinated body movement) 등이 있다.

① 신체선열(body alignment)은 신체 각 부분의 수직적 · 수평적 관계를 의미하는데, 올바른 신체선열은 근골격계의 긴장을 감소시키고 적절한 근긴장도를 유지하여 균형을 이루도록 한다.

② 균형(balance)은 중력의 중심선이 기저면과 가깝고 중력선이 기저면을 통과하며, 기저면이 넓을 때 이루어진다. 신체의 중심선이 기저면을 통과하지 않으면 신체는 균형을 잃고 넘어지거나 넘어지지 않고 균형을 유지하기 위해 과도한 긴장을 유발하게 된다. 신체균형은 올바른 자세를 취함으로써 유지될 수 있는데, 첫째, 사람이 똑바로 섰을 때 기저면이 되는 발을 편안한 간격으로 벌릴 때 기저면이 넓어져서 균형을 유지할 수 있다. 둘째, 사람이 서 있을 때 중력의 중심(배꼽과 치골 결합부의 중간 정도)을 기저면에 가깝게 하기 위해 등을 펴고 무릎과 엉덩이를 굽힌 자세를 취하면 균형이 쉽게 유지될 수 있다.

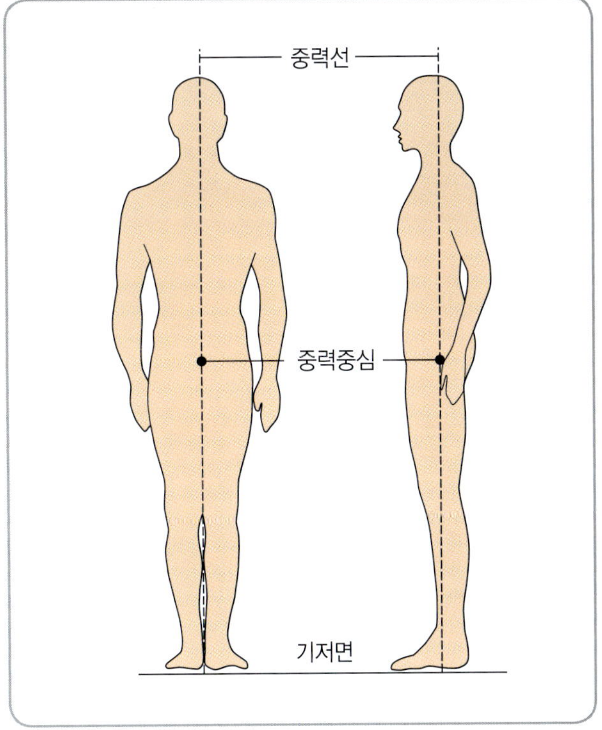

[그림 6-1] 신체선열과 균형유지

③ 통합된 신체운동(coordinated body movement)은 간호사가 대상자의 체위를 변경시키거나 대상자나 물체를 들어 올릴 때 자신과 대상자의 손상을 막기 위해 무게와 마찰의 물리적 힘을 최대한 이용하면서 움직이는 신체동작을 말한다. 마찰은 움직이는 방향의 반대방향에서 발생하는 힘인데, 대상자의 체위를 변경할 때, 대상자를 운반하거나 이동할 때 마찰을 피해야 한다. 마찰을 피하기 위해서 몇 가지 기억해야 할 기본 원리는 첫째, 옮겨야 할 대상의 표면적이 클수록 마찰은 커진다. 누워 있는 대상자를 옮기는 것보다 앉아 있는 대상자를 옮기는 것이 마찰이 적다. 둘째, 부동상태에 있거나 수동적인 대상자를 움직일 때 마찰은 더욱 커진다. 그러므로 대상자를 움직일 때 대상자에게 협조를 구해서 대상자의 힘과 가동성을 이용해야 한다. 셋째, 마찰은 미는 것보다 들어 올리면 감소된다. 부동상태의 대상자를 옮길 때는 홑이불을

[표 6-1] 신체역학의 원리와 활용 방법

신체역학의 원리와 활용 방법	
• 기저면이 넓을수록 안정성은 높아진다	• 다리를 벌리고 서 있는 것이 붙이는 것보다 편하다.
• 무게중심이 낮을수록 안정성은 높아진다.	• 앉는 것은 서 있는 것보다 무게중심이 낮으므로 편하다.
• 중력선이 기저면을 지나면 물체는 평형을 유지한다.	• 대상물에 가능한 한 가깝게 선다.
• 강한 근육군을 사용할수록 근력이 크고 근육의 피로와 손상을 막는다.	• 물체를 들어올릴 때 둔부와 다리의 근육을 사용한다.
• 중심 가까이에 있는 물체는 노력이 적게 든다.	• 침대와 침상 위 탁자를 올리거나 침대를 낮춘다.
• 동작방향을 향해 마주보고 서면 비정상적인 척추의 비틀림을 방지할 수 있다.	• 허리를 돌리기보다는 몸 전체를 돌리는 것이 척추손상을 예방할 수 있다.
• 움직이는 물체와 표면 사이의 마찰이 감소되면 힘이 적게 든다.	• 침상이 구김없이 건조하게 유지되도록 한다.
• 굴리는 것, 돌리는 것은 들어올리는 것보다 힘이 적게 든다.	• 물체를 들어올리는 것보다 당기거나 밀거나 회전시킨다.
• 지렛대를 이용하면 힘이 적게 든다.	• 간호사가 자신의 팔을 지렛대로 이용하거나 자신의 체중을 이용한다.
• 지속적인 근육 사용은 근육피로와 손상을 일으킨다.	• 휴식과 활동시간을 번갈아 가져서 피로를 방지한다.

이용하여 견인하는 방법이 효과적이다.

2 활동과 운동의 생리적 기전

인간의 신체 움직임은 근골격기능과 신경기능을 비롯하여 폐기능, 심혈관기능 등의 생리적 통합에 의해 이루어진다. 다음은 이들 기능의 생리적 기전을 요약한 것이다.

1) 호흡기능

활동과 운동으로 체내 대사기능이 상승하게 되면, 조직세포 내에서 산소의 소비량이 증가하고 대사산물인 CO_2 생성도 많아져 조직내 PO_2 저하 및 PCO_2 증가로 환기량이 증가한다. 즉 환기량 증가는 조직의 산소요구량 증가로 나타나며, 1회 호흡량과 호흡수가 동시에 증가한다.

2) 심혈관기능

활동과 운동에 따라 심장근육의 수축기능이 증가하여 일박출량(Stroke Volume)이 증가하고 이에 따라 심박출량이 증가한다. 활동과 운동은 많은 양의 산소를 필요로 하는데, 이는 동맥계에서 충분한 산소가 조직으로 공급되어야 함을 의미한다. 산소섭취량(VO_2)은 소비된 산소량을 의미하고, 최대산소섭취량(VO_2 max)은 최대 운동에서 획득된 것으로 운동 능력의 한계를 표시하는데, 심박출량과 동-정맥 산소함량의 차이의 곱으로 구할 수 있다. 최대산소섭취량은 활동과 운동의 능력 및 효과를 판별하는 중요한 지표로서 조직내 산소소모의 증가로 인해 동-정맥 산소차가 커지고 심박출량이 증가함으로써 최대산소섭취량이 커져서 신체에서 요구되는 산소를 공급하게 된다.

3) 신경기능

인간의 움직임은 중추신경계에 있는 신경의 통제기전에 의해 미세하게 조절된다. 구심성 신경계는 신체의 말초부위에서 얻은 정보를 중추신경계로 전달하고, 신경원이라 부르는 신경세포는 신체의 한 부분에서 다른 부분으로의 충동을 전달한다. 전달된 정보는 중추신경계에 의해 반응이 결정되고 원심성 신경계가 중추신경계로부터 이 반응을 체신경계를 거쳐 골격근에 전달한다. 운동을 수행하는 데 관여하는 운동신경계에는 척수 수준에서 일어나는 척수반사에 기초를 두고 있는 척수 운동신경계와 이와 구분되는 범주로 척수보다 위쪽, 즉 뇌간과 대뇌피질에 있는 운동영역인 고위 운동신경계가 있어서 인간의 움직임을 조절하고 있다.

4) 골격기능

골격은 신체를 지지하는 틀로서 뼈와 뼈 사이를 연결하는 관절로 연결되어 있다. 각 관절은 움직이는 정도에 따라 분류되는데, 자유롭게 움직일 수 있는 가동관절을 활막 관절이라 하고 이 관절운동으로 가능한 움직임과 관련된 용어는 [표 6-2]에 제시되어 있다.

인대는 관절을 묶어주고 뼈와 연골을 연결해 주는 강한 섬유성의 끈으로 탄력성이 있어서 관절의 유연성을 돕고 지지한다.

건은 근육을 뼈에 부착시켜 주는 강하고 유연하나 탄력성이 없는 섬유성 끈이다.

연골은 비혈관성 결합조직으로, 주로 관절 사이의 흉곽, 기관, 인두, 코, 귀에 있으며, 노화와 골관절염 등과 같은 질병이 없는 한 골화되지 않는다. 관절, 인대, 건, 연골은 골격에 힘과 유연성을 갖게 하며 유연성은 관절가동범위를 통해 나타난다. 이들 골격계가 인체에서 담당하는 기능은 ① 신체의 형태와 자세를 유지하고, ② 신체의 주요장기를 보호하며, ③ 근육, 건, 인대를 부착할 수 있는 표면을 제공해 줌으로써 뼈를 움직여서 동작을 일으킨다. ④ 칼슘대사를 조절하며, ⑤ 골수는 조혈기능을 담당하고 있다.

5) 근육기능

근육은 그 모양에 따라 횡문근(골격근, 심장근) 및 평활근으로 분류하고, 기능적으로 생체의 의사에 따라 근육의 운동을 유발시킬 수 있느냐 없느냐에 따라 수의근 또는 불수의근으로 구별한다. 골격근은 수의근에 속하고 심장근과 평활근은 불수의근에 속한다.

어떤 종류의 근육이든 근육은 수축하여 일을 수행한다.

골격근의 기본구조는 근세포인 근섬유(muscle fiber)로서 근섬유는 수백 내지 수천 개의 규칙적으로 배열된 실린더 모양의 근원섬유(myofibril)로 이루어져 있고, 근원섬유는 평행으로 주행하는 미세섬유(filament)로 구성되어 있다. 이 미세섬유에도 주로 myosin이라는 단백질로 구성되어 있는 굵은 미세섬유와 actin, tropomyosin, troponin 등의 여러 단백질로 구성되어 있는 가는 미세섬유의 두 종류가 있다. 이 두 종류의 미세섬유는 마치 손가락을 끼고 있는 것과 같이 서로 중첩되어 있는데, 이것이 단백질 분해효소나 Ca^{++}의 작용으로 결합과 분리를 하면서 근육의 수축과 이완이 일어나게 되고 이로 인해 근육의 움직임이 가능하게 된다. 즉, 근육은 ATP의 화학에너지를 직접 기계적 에너지와 열로 전환시킬 수 있는, 즉 에너지의 형태를 바꿀 수 있는 에너지 변환기이다. 다양한 운동에서 근육의 산소섭취는 안정시보다 약 70배 정도 증가하며, 이러한 대사 요구를 즉각적으로 대처하고 오랜 훈련에 적응해 나간다.

근육계가 인체에서 담당하는 기능은 ① 근육의 수축과 이완으로 운동을 가능하게 하고, ② 골격근의 수축은 신체를 일정한 자세로 유지시키며, ③ 골격근의 수축이 열을 생산하여 체온유지를 돕는다.

[표 6-2] 관절의 움직임과 관련된 용어

용 어	정 의
굴곡(flexion)	관절을 굽히는 것(예. 머리를 숙이는 것)
신전(extension)	관절을 펴는 것(예. 팔을 펴는 것)
과신전(hyperextension)	과도하게 신전하는 것(예. 팔을 신체 뒤쪽으로 움직이는 것)
외전(abduction)	신체의 정중선에서 멀어지도록 신체의 일부를 옆으로 움직이는 것(예. 다리를 옆으로 벌리는 것)
내전(adduction)	신체의 정중선을 향해 움직이는 것(예. 손가락을 다 붙이는 것)
순환(circumduction)	뼈의 근위부 말단은 고정된 채 사지의 원위부가 원을 그리며 움직이는 것(예. 팔을 위로, 뒤로, 아래로 돌리는 것)
회전(rotation)	중심축을 따라 도는 것(예. 얼굴을 좌우로 돌리는 것)
내회전(internal rotation)	신체의 정중선을 향해 축으로 돌리는 것(예. 발과 다리를 안쪽으로 돌리는 것)
외회전(external rotation)	신체의 정중선에서 멀어지도록 신체부위를 돌리는 것(예. 팔꿈치를 구부리되 손가락이 아래로 향한 자세에서 팔을 위로 드는 것)
내번(inversion)	발바닥이 안쪽으로 향하도록 발목관절을 움직이는 것
외번(eversion)	발바닥이 바깥쪽으로 향하도록 발목관절을 움직이는 것
회내(pronation)	배를 바닥으로 돌려 눕힐 때와 손바닥이 아래쪽을 향하도록 상완을 움직이는 것
회외(supination)	등을 바닥으로 하여 눕힐 때와 손바닥이 위쪽을 향하도록 상완을 움직이는 것
족배굴곡(dorsal flexion)	발을 발등 쪽으로 구부리는 것
족저굴곡(plantar flexion)	발을 발바닥 쪽으로 구부리는 것

3 운동의 종류와 원리

활동은 기운차게 움직이는 것을 의미하고 운동은 훈련, 건강유지, 건강증진을 목적으로 신체활동을 규칙적으로 반복하는 것이라고 정의할 수 있다.

운동은 산소 소모에 따라 유산소 운동(aerobic exercise)과 무산소 운동(anaerobic exercise)으로 나눌 수 있고, 근수축 형태를 기초로 등척성 운동(isometric exercise), 등장성 운동(isotonic exercise), 등속성 운동(isokinetic exercise)으로 나눌 수 있다.

1) 유산소 운동(aerobic exercise)

운동하는 동안 산소 소모가 증가하는 운동으로, 이 운동의 목표는 인체가 산소를 최대로 이용할 수 있는 능력을 증가시키는 것이다. 유산소 운동은 산소를 근육에 전달해 주는 기능, 즉 심장, 혈관, 혈액 등의 순환기능과 폐, 기관지 등의 호흡기능의 영향을 받게 되고, 따라서 이는 산소운반기능을 향상시키는 데 효과가 있으며 이러한 운동에는 보행, 달리기, 수영 등이 있다.

2) 무산소 운동(anaerobic exercise)

운동하는 동안 산소 소모가 적고, 운동의 목표는 근력훈련(weight training)을 통해 근육군의 크기와 힘을 향상시키는 데 효과가 있는 운동으로 역도, 단거리 달리기 등과 같은 단시간에 큰 힘을 내는 운동이다.

3) 등척성(isometric) 운동

정적인 운동(static exercise)으로서 근육의 수축은 일어나지만 부하의 이동이 없고 전체 근육의 길이가 변하지 않는 운동이며, 이러한 운동에는 물구나무서기, 벽 밀기 등이 있다.

4) 등장성(isotonic) 운동

운동 범위의 처음부터 끝까지 운동 속도는 상관없이 일정한 무게의 부하로 움직이는 운동이다. 등장성 수축은 근육의 길이가 감소하거나 증가하는 근육의 활동이 있으나 운동을 하는 동안 장력이 변하지 않는 수축을 말한다. 등장성 수축을 이용한 운동은 아령 들기, 팔굽혀펴기, 수영이나 달리기 등이 있다.

5) 등속성(isokinetic) 운동

가해지는 힘에 상관없이 미리 정해진 각 속도(angular velocity)로 움직이도록 고안된 특수한 기계(예를 들어 등속성 운동계)를 통해 이루어진다. 움직임의 각 속도가 일정한 상태로 유지되므로 강한 힘을 가하면 그만큼 근육에 걸리는 부하가 커지게 되고, 약한 힘을 가하면 부하가 줄어들게 되어 있어 기계에 작용하는 근력에 의해 부하가 결정된다.

이상과 같은 운동을 어떻게 적용하느냐에 따라 운동의 효과는 다르게 나타날 수 있으므로 체력을 향상시키고 운동으로 초래할 수 있는 위험성을 배제하고 개별화하는 운동프로그램을 처방해야 한다. 그러기 위해 우선적으로 고려해야 할 기본 원리인 과부하의 원리(인체의 기능을 향상시키기 위해서는 일상적인 기능을 수준 이상으로 발휘하는 과정을 일정기간 이상 계속하거나 반복하면 그 기능이 발달된다는 원리), 점진성의 원리(인체의 기능을 발달시키기 위해 가벼운 부하에서부터 점진적으로 부하를 높여간다는 원리), 반복성의 원리(운동은 정기적으로 반복 시행함으로써 효과를 얻을 수 있다는 원리), 개별성의 원리(개인의 체력, 건강, 특수조건을 고려하여 운동을 적용한다는 원리) 하에 운동을 처방함이 바람직하다.

4 운동의 효과

운동의 효과는 운동에 의해 즉시 나타나는 효과와 장기간의 적응 후에 오는 훈련의 효과로 구분하지만, 전반적으로 운동에 의해 나타나는 긍정적인 효과는 지대하다. 다음 [표 6-3]은 운동이 인체에 미치는 효과를 제시한 것이다.

5 부동의 영향

부동(immobility)은 대상자가 독립적으로 움직일 수 없거나 체위를 바꿀 수 없는 상태, 또는 치료적 이유로 인해 움직임이 제한되는 것을 말하며, 사람이 자유롭게 움직일 수 있는 능력을 의미하는 기동성(mobility)과 상반되는 말이다. 어떤 대상자는 질병이나 치료적 이유로 완전 부동상태에 있을 수 있고 어떤 대상자는 부분적 부동상태에 있을 수 있다. 질병상의 이유이든 치료적 이유이든 간에 부동이나 오랜 침상안정은 즉각적으로 또는 점진적으로 다양하게 인체에 영향을 미치게 되며, 부동의 기간이 길고 정도가 심할수록 더 심각한 영향을 미치게 된다. [표 6-4]는 부동이 인체에 미치는 영향과 그 근거를 제시한 것이다.

6 활동과 운동에 영향을 미치는 요인

개인의 자세와 움직임, 그리고 매일의 활동과 운동 수준은 여러 가지 요소에 의해 영향을 받는다. 이들 영향을 미치는 요인들에는 다음과 같은 것들이 있다.

1) 성장발달

성장발달과 관련된 요인은 청소년기나 성인기보다 영유아나 노인에서 더 많은 영향을 미친다. 영유아는 선천적 골격질환이 교정될 필요가 있고 사고 손상의 위험성이 크기 때문에 이로 인한 부동의 문제가 해결되지 않고 지속된다면 운동기술이나 지적, 사회적 능력에 저해를 가져올 수 있다. 노인의 부동은 다른 사람에 대한 의존성을 증가시키고 신체의 기능적 상실을 가속화시

[표 6-3] 운동의 효과

신체 내 기능	운동의 효과
심혈관 기능	• 심근 수축력 증가 • 심박출량 증가 • 정맥 귀환량 증가 • 심박동수와 혈압의 감소 • 최대산소섭취량의 증가
호흡기능	• 호흡수와 깊이의 증가 • 폐용적 및 최대 환기량의 증가 • 폐 확산능력의 증가
신진대사 기능	• 혈중 포도당과 축적된 글리코겐, 지방산의 분해와 이용의 증가 • 식욕 증가 • 장내 긴장도 증가로 소화와 배설의 향상
근골격 기능	• 근육의 규칙적인 수축과 이완 증가 • 근육의 긴장도, 크기, 힘의 증가 • 관절의 가동성 증가 • 뼈 밀도의 증가(뼈 상실의 감소) • 결체조직(뼈, 인대, 관절, 건, 연골)의 손상 방지 능력 증가 • 신경전달의 효율성 증가
면역 기능	• 면역 기능의 향상 • 항산화 능력의 향상 • 피부통합성의 유지
사회 · 심리적 기능	• 활력 증가 • 수면 증가 • 스트레스 대처 능력 증가 • 전반적인 기분 향상 • 자아개념의 향상

[표 6-4] 부동이 인체에 미치는 영향

부동의 영향		이론적 근거
심혈관기능	• 직립성 저혈압 (orthostatic hypotension) • 심장의 과부담 • 혈전형성	• 자율신경계의 기능저하로 말초혈관의 수축이 저하되고, 이는 정맥혈의 정체와 정맥 귀환량의 감소를 가져와 심박출량 감소로 저혈압이 유발된다. • 하지에 정체되어 있던 혈액을 귀환시키기 위한 심장의 노력이 필요하다. • 정맥혈이 정체되고 부적절한 신체선열로 정맥에 대한 외부 압력이 증가한다. 뼈에서 칼슘이 혈류로 흘러나오고 칼슘은 혈액응고기전을 촉진시켜서 과잉 응고능력을 갖게 한다.
호흡기능	• 환기량의 감소 • 산염기 불균형 • 침강성 폐렴	• 부동으로 폐의 확장이 저하되고 호흡근이 약화된다. • 환기량이 저하되면 폐와 순환혈액 사이의 가스교환이 저하되고 이는 O_2 부족 및 CO_2 정체를 가져와서 호흡성 산독증을 초래한다. • 폐의 확장이 저하되고 호흡근이 약화되면 호흡분비물이 증가되고 기침이 약해진다.
대사기능	• 기초대사율 감소 • 탄수화물, 지방, 단백질 대사의 변화 • 수분과 전해질 불균형 • 뼈 대사의 변화 • 위장 기능의 장애	• 가동성의 감소는 체세포의 에너지요구를 감소시키고, 이로 인해 세포내 산소의 요구가 감소되어 기초대사율이 줄어들게 된다. • 침상안정이 계속되면 췌장의 활동이 저하되어 포도당 대사에 필요한 충분한 인슐린을 생산하지 못하게 된다. 단백질 대사의 최종산물인 질소가 과량 소변으로 배출되는데, 이는 단백질 섭취에 비해 더 많은 질소가 배출되는 음성질소균형을 의미한다. 부동은 근육층의 상실로 인한 체지방 비율의 증가를 가져온다. • 앙와위로 누워 있으므로 순환 혈액량의 변화가 있게 된다. • 뼈에서 칼슘이 빠져나가므로 신장에서 과량의 칼슘을 배출하게 되고, 신장이 적절하게 반응하지 못한다면 혈중 칼슘농도가 높아지게 된다. • 대사율 저하로 소화액의 분비가 적어져서 식욕이 저하되고, 연동운동이 저하되어 변비나 분변매복이 흔히 일어난다.
근골격기능	• 근력(muscle strength) 상실 • 지구력(endurance) 저하 • 근육량(muscle mass) 상실 • 안정성(stability) 감소 • 관절경축 (joint contracture) • 골다공증 (osteoporosis)	• 근육을 사용하지 않음으로 인해 일어난다. • 근력의 상실과 조직의 산소요구를 충족시키는 심폐기능의 변화로 인해 초래된다. • 사용하지 않음으로 인해 근육의 크기가 줄어들고 위축된다. • 근력과 지구력의 감소, 근육량의 상실과 근 위축, 관절의 문제로 인해 유발된다. • 관절경축은 사용하지 않음, 위축, 근 섬유의 단축으로 관절이 굴곡되고 고정되어 정상가동범위의 운동을 할 수 없게 되는 것이다. • 칼슘대사의 장애로 인해 초래된다. 뼈에서 칼슘을 방출하여 혈액 속으로 빠져나오게 되므로 뼈의 치밀성이 감소되어 병리적 골절의 위험이 증가된다.
피부기능	• 피부손상과 욕창 발생의 위험 증가	• 피부의 압력은 조직의 순환을 감소시키거나 방해함으로써 세포대사에 영향을 미친다. 이것이 오래되면 국소 빈혈을 초래하여 피부손상을 가중시킨다.

[표 6-4] 계속

부동의 영향		이론적 근거
요배설기능	• 요정체 • 신결석 • 요로 감염	• 누워 있음으로 인해 중력에 의한 완전한 소변배출이 어렵다. • 칼슘 대사변화로 인해 고칼슘혈증이 초래되고 신장에서 과량의 칼슘이 배출되어 신결석이 형성된다. • 누워있을 때 심박출량이 줄어들어 신장으로 가는 혈류량도 감소하여 소변 배설량이 줄어들어 소변은 농축되는데, 소변이 농축될수록 결석형성이 용이해지고 요로 감염이 발생할 가능성은 커진다. 요정체나 스스로 움직이는 데 어려움으로 인해 습관적으로 소변을 참는 것도 요로 감염의 발생 가능성을 증가시킨다.
사회 · 심리적 기능	• 우울 • 자긍심 저하 • 행동변화 • 대처양상의 변화 • 사회적 관계 감소 • 수면양상 변화	• 우울을 비롯해 전반적인 기분이 저조해진다. • 스스로 자유롭게 움직일 수 없다는 자각으로 인해 모든 면에서 자신감이 상실된다. • 생활양식의 변화를 비롯한 평상시 행동패턴이 달라진다. • 스트레스에 적응하고 대처하는 능력이 줄어든다. • 사회적 상호작용의 기회가 줄어든다. • 체위변화나 치료처치, 낮잠 등의 이유로 인해 수면양상에 변화가 초래된다.

켜서 퇴행성 질환, 신경 손상, 만성질환을 초래할 수 있다. 노인을 위한 간호를 계획할 때 간호사는 가능한 한 노인이 자가간호를 수행할 수 있고 최상의 기능적 가동성을 유지할 수 있도록 고려해야 한다.

2) 신체적 건강

인간의 활동과 운동은 여러 가지 생리적 기전의 통합에 의해 이루어진다.

근골격계와 신경계의 문제들이 특히 신체선열과 움직임에 많은 영향을 미치게 된다. 근골격계 문제로는 선천적이거나 후천적인 자세이상을 가져올 수 있는 문제(예 : 척추 측만증 scoliosis, 선천성 골반형성 장애, 만곡족 club foot, 내반슬 genu varum 등), 뼈 형성과 관련된 문제(예 : 연골발육부전증, 구루병, 골다공증 등), 관절 가동성 변화와 관련된 문제(예 : 관절염, 염좌나 탈구와 같은 관절 손상 등), 골절 등이 있다.

중추신경계 문제로는 움직임을 조정하는 데 중요한 역할을 담당하는 대뇌운동피질과 뇌기저 신경절(basal ganglia)의 손상, 움직임이 균형있게 이루어지도록 조정하는 소뇌(cerebellum)나 내이의 손상, 뇌로부터 자율운동신경반사를 전달하는 경로가 되는 추체로(pyramidal tract)와 추체외로(extrapyramidal tract)의 손상 등이 해당된다. 그 외 활동과 운동에 필요한 산소를 조직 내에 공급하는 데 관여하는 호흡기능과 심혈관 기능의 장애를 가져오는 많은 급 · 만성 질환(예 : 만성 폐색성 폐질환, 협심증, 울혈성 심부전증 등)도 영향을 미치며, 에너지를 내는 데 관여하는 각종 대사질환(신경성 식욕불량, 간질환 등)도 중요한 영향을 미칠 수 있다. 또한 질병의 치료를 위해 유지되어야 하는 침상안정으로 인한 부동도 활동과 운동에 많은 영향을 준다. 따라서, 간호사는 대상자가 가진 질병이나 손상뿐만 아니라 치료상황까지 고려하여 가능한 한 최적의 가동성을 유지할 수 있도록 노력을 기울여야 한다.

3) 생활양식

생활습관이 신체선열이나 활동에 영향을 미치는데, 활동적인 성향인지 비활동적인 성향인지에 따라 활동의 정도가 다를 수 있으며, 개인의 직업, 여가활동, 문화, 가치 등도 활동과 운동 양상에 많은 영향을 미칠 수 있다. 즉, 직업이 주로 앉아서 하는 일인지, 움직임이 많은 일인지에 따라 활동의 정도가 달라질 수 있으며, 자신의 여가를 어떻게 보내느냐에 따라서도 영향을 받게 된다. 개인이 속한 문화가 운동을 장려하는 문화인지 또는 여성이나 고령자가 운동을 하는 것을 여성답지 않다거나 어른스럽지 못하다고 규정짓는 문화인지에 따라서도 활동과 운동의 정도가 달라질 수 있다. 그리고 개인이나 가족의 가치가 신체적 활동을 중요하게 여기는지 또는 정신적인 수양이나 비활동을 중요하게 여기는지에 따라서도 영향을 받을 수 있다.

4) 정신건강

신체적 건강과 정신적 건강은 상호간에 영향을 미친다. 부동이 정신건강에 부정적인 영향을 미치는 것과 마찬가지로 우울을 비롯한 다양한 정신적 불건강 상태는 전반적인 의욕을 떨어뜨리고 신체활동을 현저히 감소시킨다.

5) 기타

그 밖의 외적 요소로 날씨, 경제상태, 주변 환경, 사회적 지지 정도 등도 활동과 운동에 영향을 미치는 요인으로 작용한다.

II. 간호과정

1 간호사정

건강문제는 신체활동과 운동에 영향을 주게 되므로 이상에서 살펴본 활동과 운동 요구를 이해하는 데 바탕이 되는 과학적 근거를 숙지하고 대상자의 활동과 운동 요구에 대한 간호사정을 실시해야 한다. 간호사정에는 활동과 운동에 대한 간호력, 신체선열과 자세, 관절운동범위를 포함한 가동력 등이 포함된다.

1) 간호력

간호력에 포함할 사항으로는 첫째, 규칙적으로 하는 활동, 일상생활을 독립적으로 할 수 있는지 또는 기능적 문제가 있는지, 과거 활동과 비교했을 때 어떤 변화가 있는지 등의 일상생활 정도, 둘째, 활동 시에 느끼는 피로 정도, 어지러움 등과 관련된 활동내구성(activity tolerance), 셋째, 운동의 양상과 건강목표에 대한 인식, 넷째, 활동과 운동에 영향을 미치는 요소, 다섯째, 대상자의 움직임에 제한이 있거나 부동상태라면 그것으로 인해 야기되는 문제점 등을 확인한다.

2) 신체선열과 자세 사정

대상자의 신체선열과 자세는 선 자세, 앉은 자세, 누운 자세에서 수행될 수 있다. 사정을 통해 간호사는 성장과 발달에서 정상적으로 있을 수 있는 생리적 변화인지, 나쁜 자세, 외상, 근육 손상, 신경기능 이상과 관련된 문제인지를 사정하고, 대상자의 요구를 확인할 수 있는 기회로 활용함과 동시에 나쁜 자세를 가져오게 한 원인도 파악한다.

신체선열과 자세를 사정할 때는 대상자가 자연스럽고 편안한 상태에서 실시하며, 무의식환자나 부동환자의 경우에는 금기가 아니라면 베개를 비롯한 보조기구들이 제거된 상태에서 실시한다.

(1) 선 자세

서 있는 자세에서는 머리가 똑바르고 중앙에 있는지, 두발이 몸을 지지하기 쉽게 벌려 앞을 향하고 있는지, 팔은 편안하게 양옆에 놓여 있는지, 복부는 편안하게 안으로 들어가 있으며 무릎은 둔부와 발목 사이의 일직선상에서 약간 굴곡되어 있는지를 사정한다. 척추는 정상 만곡(경추 전만, 흉추 후만, 요추 전만)으로 곧은지, 중심선과 무게 중심이 전면에서는 이마의 중앙에서 양발의 중간지점까지, 측면에서는 두개골 중앙에서 발 뒤쪽 1/3 지점까지 수직으로 연결되는지를 사정한다.

(2) 앉은 자세

앉은 자세에서는 머리가 똑바르고 목과 척추가 직선을 이루고 있는지, 체중이 둔부와 대퇴에 고르게 분포되어 있는지, 양 대퇴는 평행을 이루어 수평면에 놓여 있는지, 무릎, 대퇴가 고관절보다 약간 위에 있는지를 사정한다. 두 발이 바닥에 놓여 있고 팔의 전완(forearm)은 팔걸이와 무릎 또는 의자 앞 탁자 위에 놓여 지지되고 있는지, 슬와동맥이나 신경의 압박을 예방할 수 있도록 의자 가장자리와 무릎 뒤 슬와 사이의 간격이 2.5~5cm 정도로 유지되어 있는지를 사정한다.

(3) 누운 자세

누운 자세에서는 척추가 곧은 선열로 비틀어 지지 않았는지, 사지가 신체선열 내에서 서로 겹치지 않는지, 머리와 목은 심한 굴곡이나 신전이 없는지를 사정한다.

3) 가동성 사정

가동성을 사정하면서 간호사는 대상자의 조정과 균형능력을 확인하며 일상생활 활동을 수행하는 능력과 운동프로그램에 참여하는 능력을 사정한다.

(1) 관절가동범위(Range of Motion)

정상 관절가동범위 운동은 관절이 정상적으로 할 수 있는 운동범위를 말하는데, 이것은 개개인에 따라 다양하며 나이가 들수록 감소한다. [그림 6-2]는 각 관절의 정상 가동범위를 제시하고 있는데, 간호사는 이것을 시진과 촉진을 통해 확인하면서 각 관절이 정상 가동범위를 나타내는지 또는 관절의 강직, 부종, 압통, 제한된 움직임, 좌우비대칭 등의 비정상을 보이는지 사정한다.

(2) 보행(gait)

스스로 움직일 수 있는 대상자를 사정할 때는 대상자가 걷는 것을 먼저 살펴보아야 한다. 걷는 동안 대상자의 움직임이 조정되고 잘 균형 잡힌 자세인지, 팔은 팔꿈치가 약간 굴곡된 채 양옆에서 자유롭게 다리와 반대로 나가는지, 머리는 똑바르고 척추는 곧으며 무릎과 발끝은 앞을 향하고 있는지 등의 보행운동의 대칭성과 원활성, 보폭의 길이, 팔의 움직임, 몸통운동, 고관절과 슬관절의 움직임, 발바닥 상태, 발목관절의 움직임 등을 사정해야 한다. 보행 시 걸음은 정지 상태인 입각기(stance phase)와 걸음으로써 이동하는 유각기(swing phase)로 이루어지는데, 한쪽 다리가 유각기에 있을 때 나머지 한쪽 다리는 입각기에 있게 된다(그림 6-3). 사람이 걷는다는 것은 근골격계와 신경계의 조화로운 통합기능에 의해 이루어지는 것이며, 파킨슨병, 구루병, 선천성 골장애, 편마비, 소뇌이상, 척수종양, 고관절 이상 등의 근골격계와 신경계의 질병은 보행 사정에서 비정상적인 소견을 나타낼 수 있다.

신체부위	관절의 유형	정상적인 움직임
목, 경추	차축관절 경추	굴곡, 신전, 측방굴곡, 회전 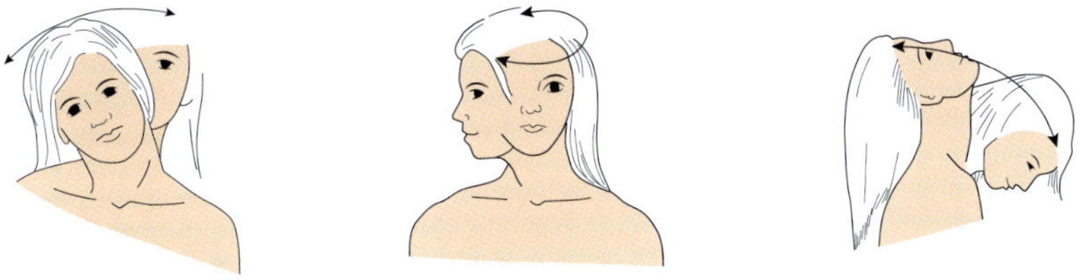 측방굴곡 (좌 40° 우 40°) 회전 (좌 70° 우 70°) 굴곡(45°), 신전(0°), 과신전(55°)
어깨	절구관절	굴곡, 신전, 과신전, 외전, 내전, 내회전, 외회전, 순환 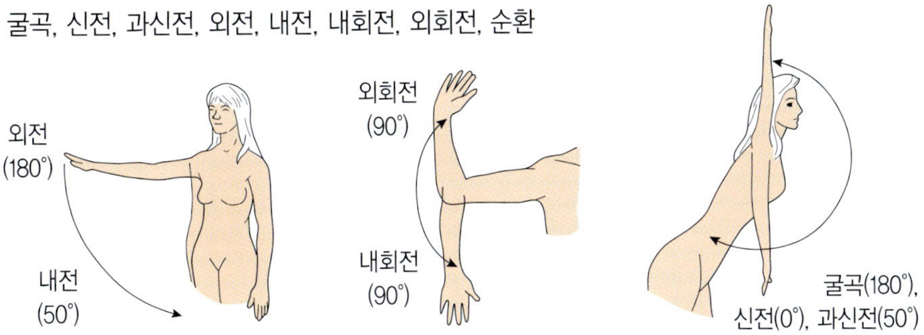 외전 (180°) 내전 (50°) 외회전 (90°) 내회전 (90°) 굴곡(180°), 신전(0°), 과신전(50°)
팔꿈치	접번관절 차축관절	굴곡, 신전, 회외, 회내 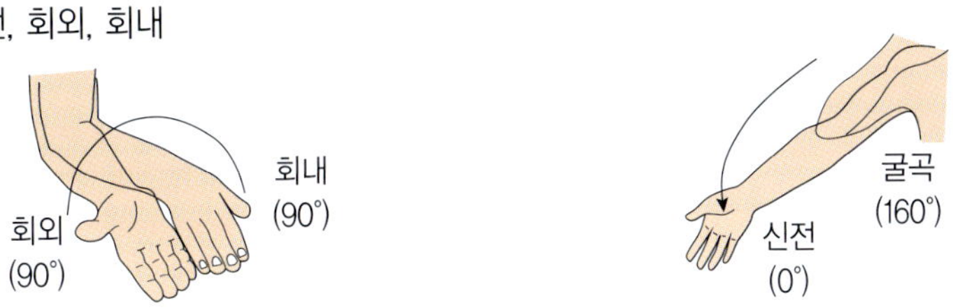 회내 (90°) 회외 (90°) 굴곡 (160°) 신전 (0°)
전완 손목	차축관절 과상관절	회외, 회내 굴곡, 신전, 과신전, 내전, 외전 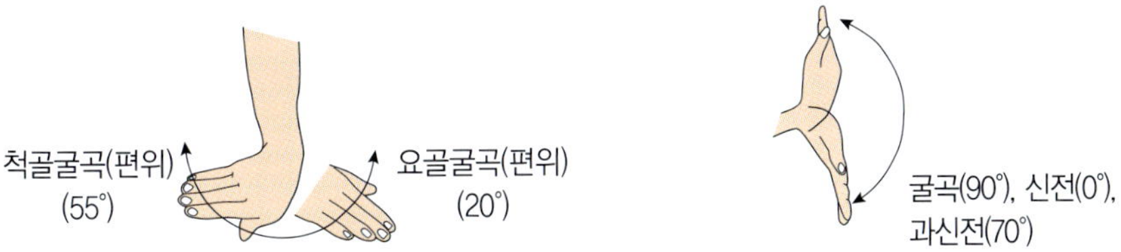 척골굴곡(편위) (55°) 요골굴곡(편위) (20°) 굴곡(90°), 신전(0°), 과신전(70°)
손가락	과상-접번관절	굴곡, 신전, 과신전, 내전, 외전 내전 외전 굴곡 신전 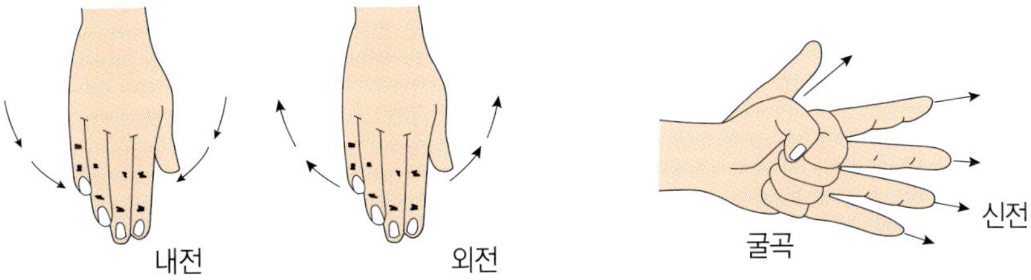
엄지	안장관절	굴곡, 신전, 내전, 외전, 연립(부착)

[그림 6-2] 관절가동범위

신체부위	관절의 유형	정상적인 움직임
고관절	절구관절	굴곡, 신전, 과신전, 내전, 외전, 내회전, 외회전, 순환 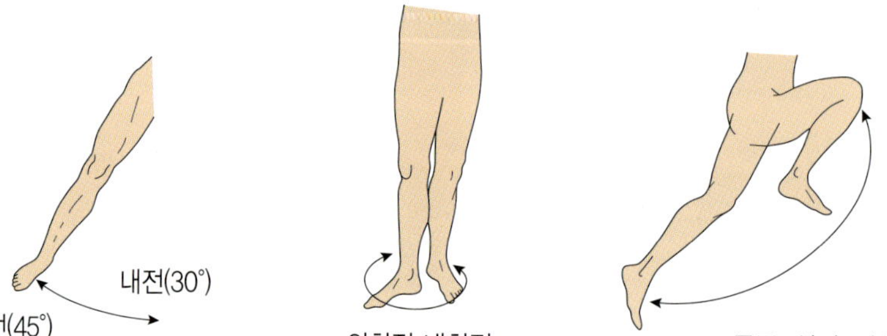 내전(30°) 외전(45°) 외회전 내회전 (45°) (40°) 굴곡, 신전, 과신전 (120°) (0°) (15°)
무릎	접번관절	굴곡, 신전 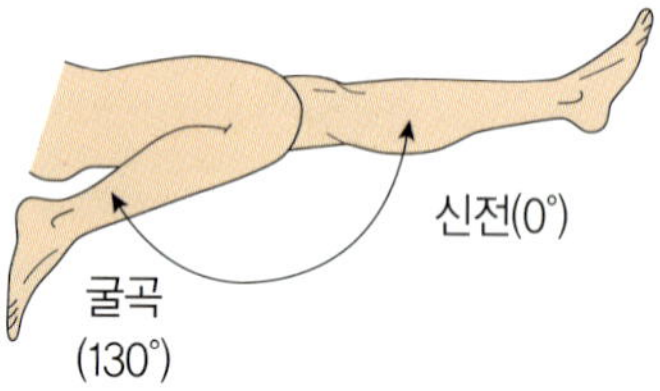 신전(0°) 굴곡 (130°)
발목	접번관절	족배굴곡, 족저굴곡 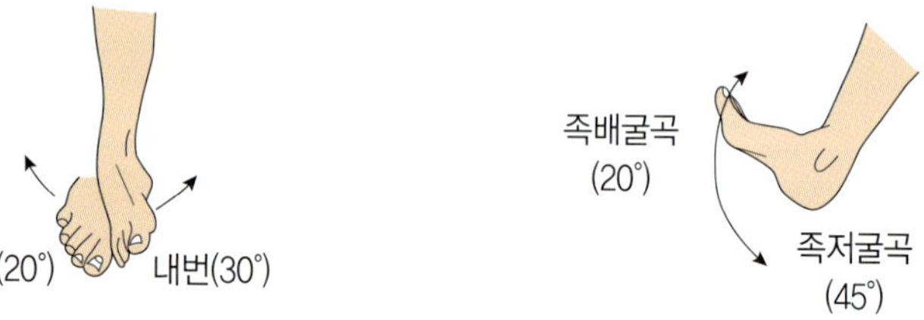 외번(20°) 내번(30°) 족배굴곡 (20°) 족저굴곡 (45°)
발 발가락	활주관절 과상관절	내번, 외번 굴곡, 신전, 외전, 내전 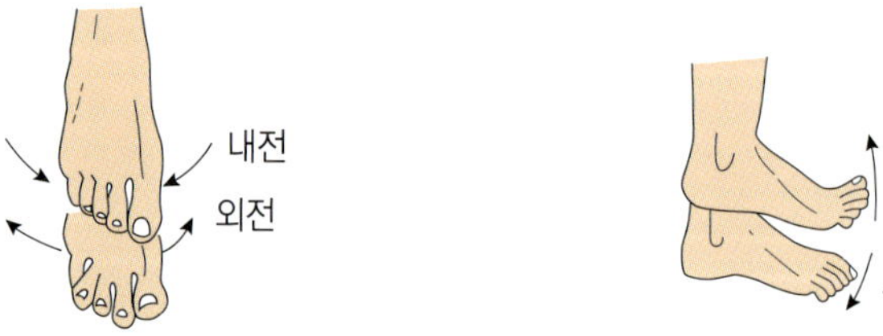 내전 외전 신전 굴곡

[그림 6-2] 관절가동범위(계속)

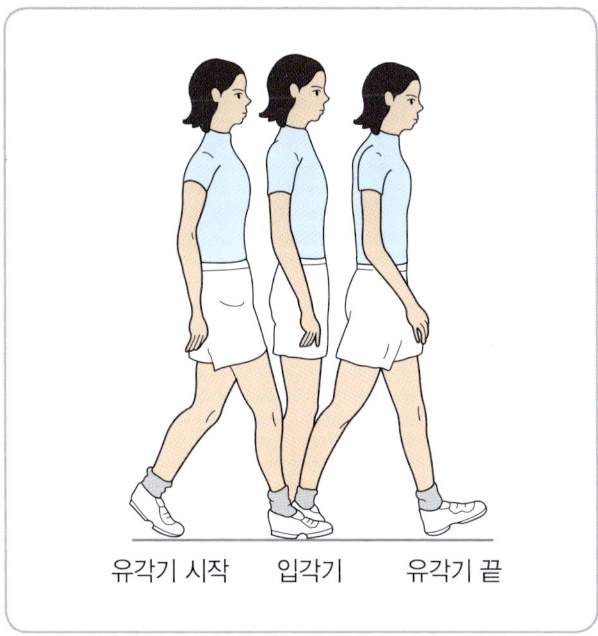

[그림 6-3] 보행시의 입각기와 유각기

(3) 활동 내구성(activity tolerance)

질병상의 이유나 치료적 목적으로 인해 부동 상태에 있는 대상자는 부동으로 인한 여러 가지 문제가 사정되어야 한다. 부동은 활동의 내구성에 장애를 초래하는 중요한 요인이 되므로 각 대상자가 지닌 능력의 한계에 대한 평가를 바탕으로 간호계획이 수립되어야 한다. 또한, 활동 내구성의 변화는 과학적 근거에서 제시한 활동과 운동에 영향을 미치는 여러 가지 요인들에 의해 영향을 받게 되므로 이에 대한 세심한 사정이 이루어져야 한다.

2 간호진단

[표 6-5]는 활동과 운동의 요구가 충족되지 않아서 초래되는 문제로 인해 내려질 수 있는 간호진단과 관련 요인의 예를 제시한 것이다.

3 간호계획

활동과 운동의 요구가 충족되지 않아서 발생하는 문제와 관련된 간호진단이 무엇인지에 따라 대상자의 간호계획에 포함되는 내용이 달라진다. 간호계획은 대상자가 가진 손상의 위험성과 이전 건강상태를 고려하고, 대상자의 신체선열과 가동성을 유지하고 향상시키기 위한 계획을 수립할 때 대상자의 가정환경을 포함하며 대상자의 가족을 계획에 포함한다. 그리고 대상자의 운동기능과 독립성을 유지하기 위해 개인의 요구에 대한 이해가 매우 중요하며, 다른 의료인과의 협조 역시 대상자의 장기간의 재활을 위해 반드시 필요하다. 다음은 활동과 운동의 요구와 관련된 간호목표의 예를 제시한 것이다.

① 관절가동범위 운동이 가능하다.
② 처방된 활동의 수행 중 정상범위의 활력징후를 나타낸다.
③ 부동으로 인한 합병증이 발생되지 않는다.
④ 활동요구의 충족을 위해 필요한 자원을 활용할 수 있다고 말로 표현한다.
⑤ 근력(Motor Grade)이 정상이다.
⑥ 관절가동범위 운동을 할 때 통증이 없다고 말한다.

4 간호수행

간호사는 간호 현장에서 스스로 움직이는데 제한을 가진 대상자를 도와야 하는 경우가 흔하다. 이때 간호사는 올바른 신체역학을 사용함으로써 대상자와 자신의 신체선열을 적절하게 유지하여 손상을 방지하도록 해야 한다. 여기서는 활동과 운동의 요구에 제한을 가진 대상자에게 행해져야 할 간호수행으로 대상자를 운반하고 이동하는 방법, 보행을 돕는 방법, 관절가동범위의 운동을 돕는 방법 등에 관해 살펴보고자 한다.

[표 6-5] 활동과 운동요구와 관련된 간호진단의 예

간호진단	관련요인
Impaired sitting ability 좌위 수행 능력 장애	• 마비, 근력 감소, 근긴장도 감소, 지구력 감소, 부적절한 완화 자세
Impaired standing ability 기립 수행 능력 장애	• 마비, 근력 감소, 근긴장도 감소, 지구력 감소, 부적절한 완화 자세
Impaired bed mobility 침상기동성 장애	• 인지장애, 지식 부족, 통증, 안정제 복용 • 불충분한 근력, 근골격 장애, 비만
Impaired physical mobility 신체기동성 장애	• 활동 지속성 장애, 불안, 관절 강직, 통증 • 근력 감소, 근긴장도 감소, 지구력 감소
Impaired wheelchair mobility 휠체어 기동성 장애	• 인지장애, 지식 부족 • 우울, 환경적 제약(계단, 울퉁불퉁한 바닥, 휠체어 종류 등)
Impaired transferring ability 이동 능력 장애	• 환경적 제약(침대 길이, 불충분한 공간, 치료 장비, 억제대) • 시력장애, 불충분한 근력, 지식 부족
Impaired walking ability 보행 능력 장애	• 인지장애, 우울, 비만, 통증 • 낙상 공포, 균형장애, 시력장애
Decreased activity tolerance 활동 지속성 감소	• 침상 안정, 부동, 전신 허약 • 산소 공급과 요구의 불균형, 좌식 생활양식
Risk for impaired physical mobility 신체 기동성 장애의 위험	• 지속성 장애의 과거력 • 순환, 호흡기계 문제
Risk for impaired skin integrity 피부 통합성 장애의 위험	• 기계적 요인(응전력, 압력, 억제 등), 신체적 부동 • 순환 장애, 감각 장애

1) 대상자 운반과 이동

목 적

1. 부동으로 인한 합병증을 예방하기 위함이다.
2. 올바른 체위를 유지하여 편안함을 제공하기 위함이다.
3. 가능한 범위 내에서 대상자 스스로의 이동을 돕기 위함이다.

준비물

홑이불, 베개, 휠체어, 이동침대(stretcher)

절 차

절차 및 이론적 근거

대상자를 운반하거나 이동하기 위해서는 다음 사항이 공통적으로 지켜져야 한다.

1. 대상자에게 목적과 방법을 설명한다.
2. 활동하기 좋은 높이로 침대높이를 조절한다.
   침대높이가 허리 아래보다 낮으면 간호사의 등이 손상을 입을 수 있다.
3. 간호사가 서 있는 쪽의 침대난간을 내린다.
4. 간호사는 가능한 한 침대 가까이에 서서 침상을 평평하게 만든다.
   대상자 중심 가까이에 간호사의 중심을 두고 침상 주름으로 인한 마찰을 줄인다.
5. 간호사의 한 발을 다른 발보다 조금 앞(또는 옆)으로 내딛고 선다.
   기저부를 넓히는 자세를 취한다.
6. 올바른 신체선열을 유지하도록 한다.
   올바른 신체선열은 간호사와 대상자의 신체 비틀림을 방지하고 신체균형을 유지하도록 돕는다.

1-1. 침상 한쪽에서 간호사 쪽으로 옮기는 법

1. 머리 밑에 한 팔을 넣고 다른 팔은 등 밑에 넣어 간호사 쪽으로 대상자의 상체를 당긴다.
2. 같은 방법으로 엉덩이와 다리를 간호사 쪽으로 당긴다.
3. 대상자의 체중이 무거우면 한 간호사는 대상자의 어깨 밑에, 다른 간호사는 대상자의 엉덩이 밑에 손과 팔을 넣어서 두 사람이 동시에 간호사 가까이로 대상자를 당긴다.

1-2. 앙와위에서 측위로 옮기기

1. 대상자를 간호사 쪽으로 눕히기 위해 간호사 먼 쪽에 있는 대상자의 무릎을 구부려 간호사 가까이 있는 쪽 다리의 발목 위에 놓는다.
2. 간호사로부터 멀리 있는 쪽 대상자의 팔을 가슴이나 복부 위에 올려놓는다.
3. 간호사로부터 가까이 있는 쪽 대상자의 팔은 팔꿈치를 구부려 머리 옆이나 가슴위에 놓는다.
   팔이 아래에 깔리는 것을 예방한다.
4. 간호사로부터 멀리 있는 쪽 대상자의 어깨와 엉덩이 위에 간호사의 손을 놓고 간호사 쪽으로 대상자를 돌린다.
5. 대상자의 어깨에서 엉덩이까지 일직선을 이루는지를 확인한다.
6. 베개 등을 이용하여 신체부위를 지지해 준다.
7. 대상자를 간호사 반대쪽으로 눕히기 위해서는 위의 방법대로 하되 간호사로부터 먼 쪽과 가까운 쪽을 반대로 적용한다.

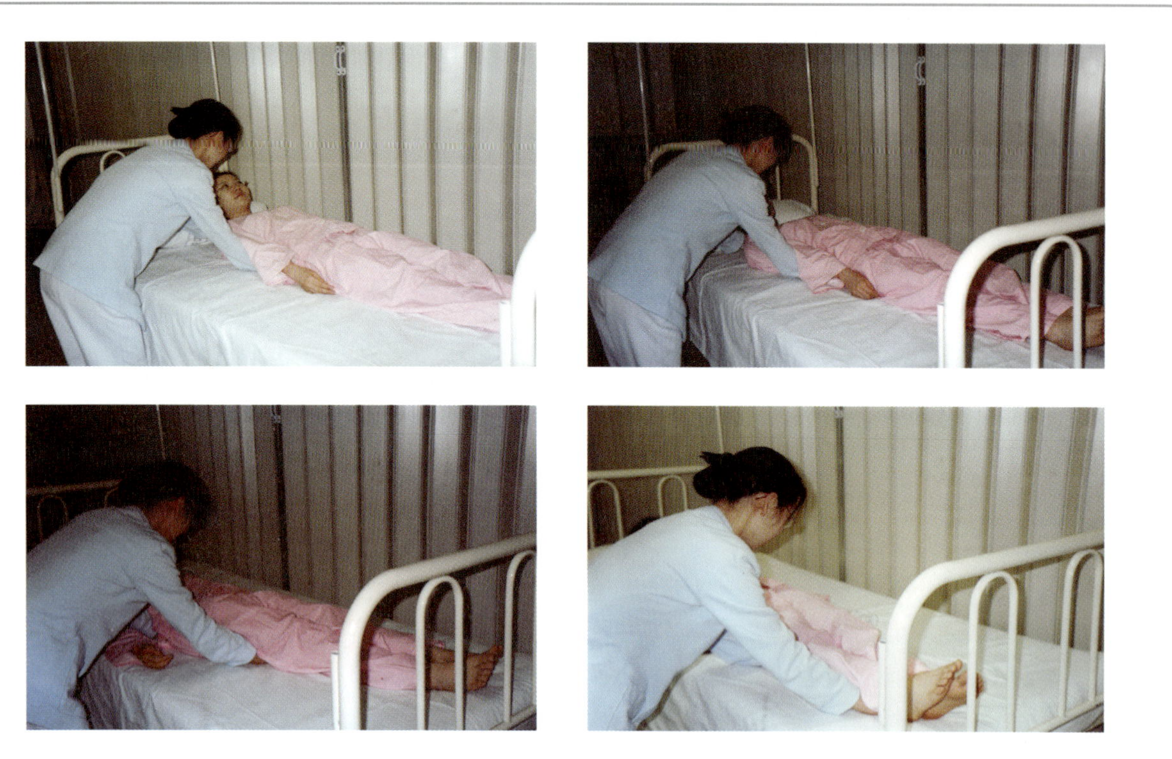

[그림 6-4] 침상 한 쪽에서 간호사 쪽으로 옮기는 법

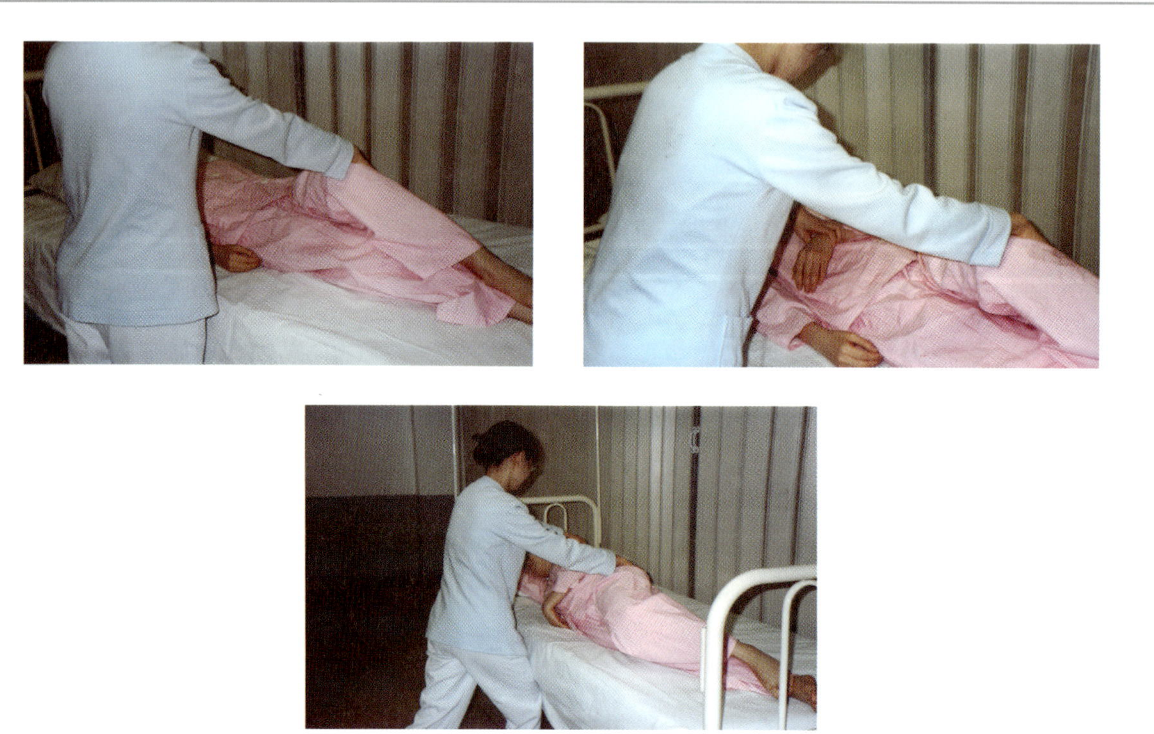

[그림 6-5] 앙와위에서 측위로 옮기기

1-3. 침상 위쪽으로 옮기기

[대상자가 협조할 수 있는 경우 : 그림 6-6]

1. 베개를 침대 위쪽으로 옮긴다.
2. 대상자의 무릎을 구부리고 발바닥이 침대바닥에 닿게 한다.
3. 간호사의 한 손은 대상자의 어깨 밑에, 다른 손은 엉덩이 밑에 넣는다.
4. 간호사가 신호를 하여 대상자가 발에 힘을 주어 몸을 위로 밀게 하고, 간호사는 체중이 위로 쏠리게 하면서 대상자의 몸을 위로 들어 옮긴다.
5. 또 다른 방법으로, 머리가 다치지 않도록 하기 위해 베개를 침대 머리 쪽에 세워 놓고 대상자가 침대 난간을 잡고 신호를 하여 대상자와 같이 침대머리 쪽으로 움직이도록 한다.
   드는 것보다 끄는 것이 힘이 덜 든다.
6. 베개를 대상자 머리 밑에 편안하게 대준다.

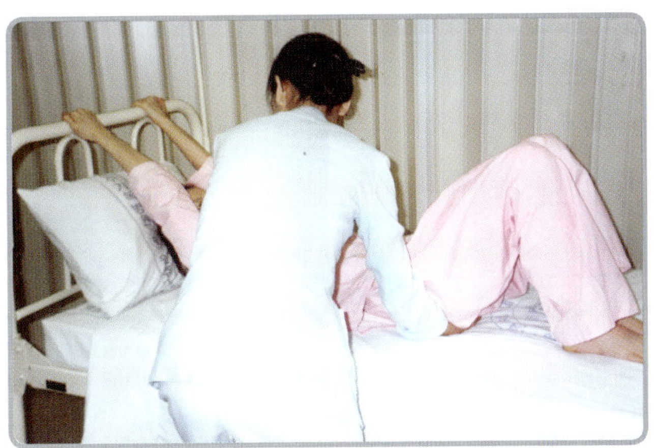

[그림 6-6] 협조가 가능한 대상자를 침상 위쪽으로 옮기기

[대상자가 협조할 수 없는 경우 : 그림 6-7, 6-8]

1. 대상자의 무릎을 구부리고 발바닥이 침대바닥에 닿게 한다.
2. 두 간호사가 나란히 서서 한 간호사는 한 손을 대상자 머리 밑에, 다른 손을 대상자 어깨 밑에 넣고, 다른 간호사는 양 손을 대상자 엉덩이 밑에 넣는다.
3. 하나, 둘, 셋을 세면서 두 간호사가 동시에 대상자를 위로 당긴다.
4. 또 다른 방법으로, 침대 양편에 한 사람씩 마주 서서 한 사람은 손을 머리 밑으로 넣어 어깨와 등 밑을, 다른 손은 둔부와 대퇴를 지지하고 반대편 사람과 손을 잡고 두 사람이 동시에 들어 옮긴다.

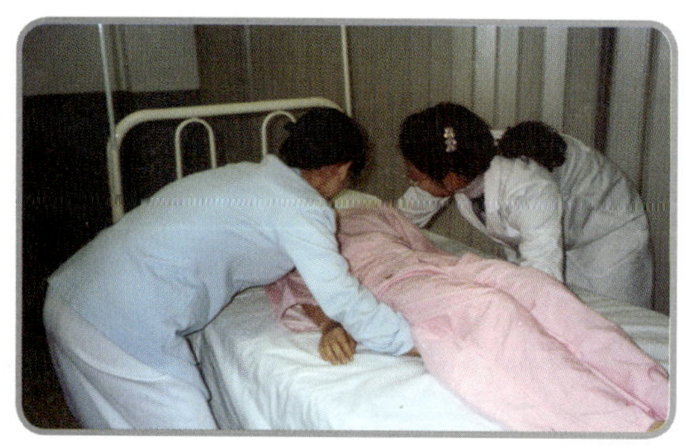

[그림 6-7] 협조가 불가능한 대상자를
침상 위쪽으로 옮기기

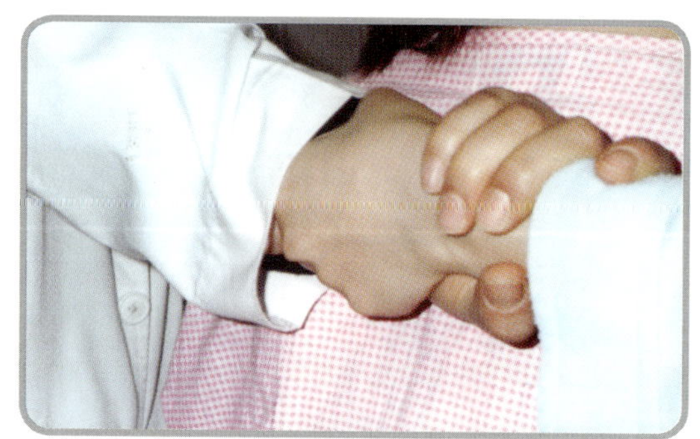

[그림 6-8] 두 간호사의 손 모양

1–4. 침상에서 일어나 앉히기

[대상자가 협조할 수 없는 경우 : 그림 6–9]

1. 대상자를 앙와위나 가능하면 낮은 Fowler's 체위를 취하게 한다.
2. 간호사는 다리를 양옆으로 벌리고 침대머리 쪽을 향해 선다.
3. 한 손은 대상자의 머리와 목 밑으로 깊이 넣어 지지하면서 먼 쪽 어깨를 잡는다.
4. 간호사는 왼쪽 다리에서 오른쪽 다리로 체중을 이동하면서 대상자를 일어나 앉힌다.

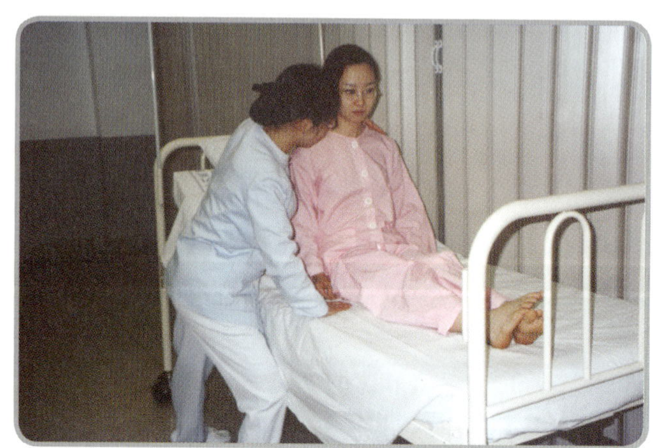

[그림 6-9] 협조가 어려울 때 침상에서 일어나 앉히기

[대상자가 협조할 수 있는 경우 : 그림 6–10]

1. 대상자의 무릎을 구부리도록 한다.
2. 간호사와 대상자가 서로 간호사가 서 있는 쪽의 상완을 잡도록 하고 간호사는 팔꿈치를 침대에 댄다.
   간호사의 팔꿈치가 지렛대 역할을 한다.
3. 간호사의 체중을 뒷다리로 이동하면서 허리는 펴고 무릎을 구부려서 대상자를 일으킨다.
4. 대상자를 지지하고 불안정한 증상을 보이는지 확인한다.

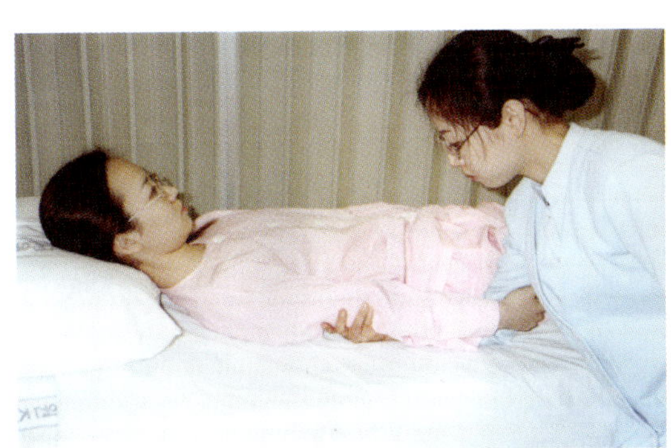

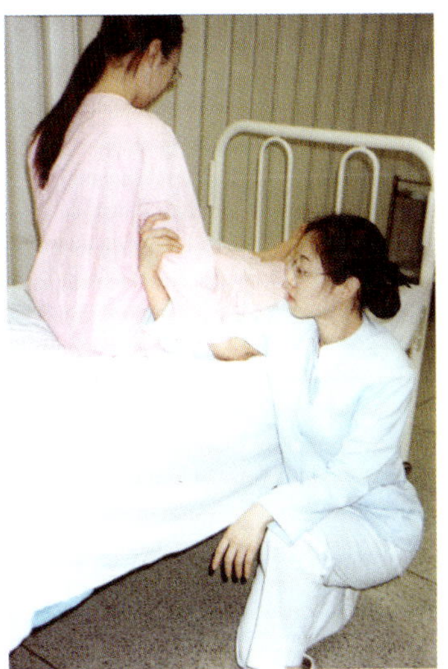

[그림 6-10] 협조 가능할 때 침상에서 일어나 앉히기

1–5. 침상에서 다리를 늘어뜨린 자세로 옮기기

1. 대상자가 측위를 취하도록 돕는다.
2. 침상머리를 45° 정도 올린다.
3. 한 손은 대상자의 머리와 목을 지지하면서 어깨를 잡는다.
4. 다른 손은 대상자의 대퇴를 감싸 안는다.
5. 대상자의 어깨와 다리를 약간 들어 올리면서 간호사가 서 있는 방향으로 대상자를 돌려 침상가에 걸터앉힌다.
6. 대상자가 균형을 이룰 때까지 옆에서 지지한다.
7. 현기증, 창백, 홍조 등의 피곤한 증상이 있는지 확인하고 비정상적인 증상이 나타나면 대상자를 눕힌다.

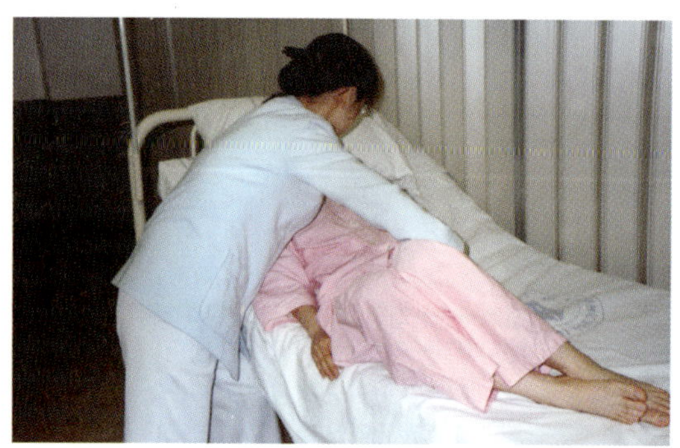
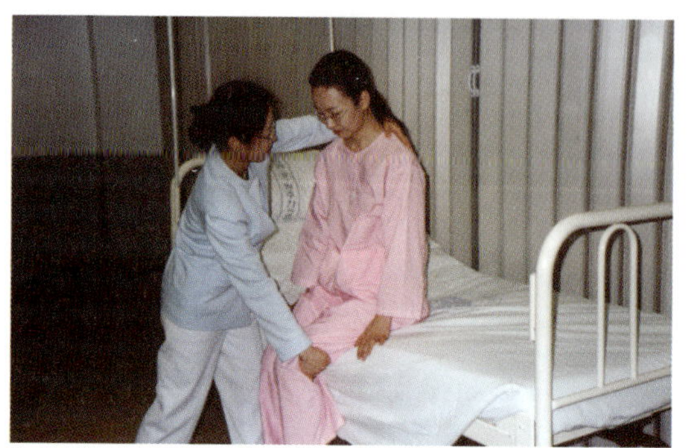

[그림 6-11] 침상에서 다리를 늘어뜨린 자세로 옮기기

1-6. 침상에서 휠체어로 옮기기

1. 대상자를 침상에서 다리를 늘어뜨린 자세로 한다.
2. 휠체어 등받이가 침상발치로 향하도록 침대 옆에 놓고 양쪽 바퀴를 고정하고 발 받침대를 옆으로 접어놓는다.
3. 간호사는 발을 벌린 자세로 대상자를 마주보고 선다.
4. 대상자의 양손을 간호사의 양 어깨 위에 올려놓게 한다.
5. 간호사는 양손으로 대상자의 팔 밑 늑골부위를 지지한다.
6. 대상자가 간호사의 어깨를 붙잡고 발을 병실 바닥에 내려놓으면서 서는 것을 도와준다.
   필요시 대상자 허리에 안전벨트를 착용해 주어 안전하게 붙잡는다.
7. 이때 간호사의 무릎과 대상자의 무릎을 맞대어 지지한다.
8. 대상자와 간호사의 손의 위치는 그대로 유지하면서 대상자의 몸 뒤쪽이 휠체어에 닿을 때까지 대상자의 몸을 천천히 돌려준다.
9. 대상자와 간호사 모두 등을 세우고 엉덩이와 무릎을 구부리면서 대상자를 휠체어에 앉힌다.
10. 옆으로 접은 발 받침대를 내리고 대상자의 발을 그 위에 올려놓는다.

1-7. 침상에서 운반차로 옮기기

[대상자가 협조할 수 있는 경우]

1. 운반차를 침대에 나란히 붙여 놓고 바퀴를 잠근다.
2. IV 수액병이나 배액병을 침대에서 운반차로 옮기고 역류되지 않도록 가능하면 튜브를 잠근다.
3. 대상자에게 바로 누워 무릎을 세우라고 한다.
4. 운반차 쪽 중앙에 서서 대상자가 둔부와 어깨를 교대로 들어서 운반차로 옮겨 오도록 돕는다.
5. 대상자가 운반차 중앙에 누울 때까지 이동을 돕고 베개를 베어주고 홑이불을 덮어준다.
6. 운반차를 밀 때는 대상자의 머리 쪽을 밀어 발치가 앞을 향하게 한다.

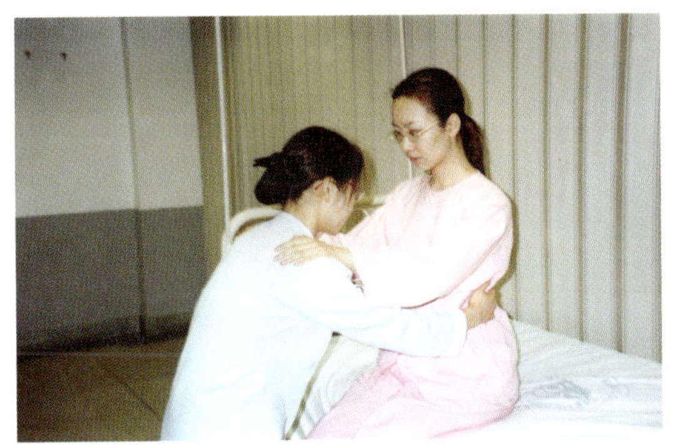
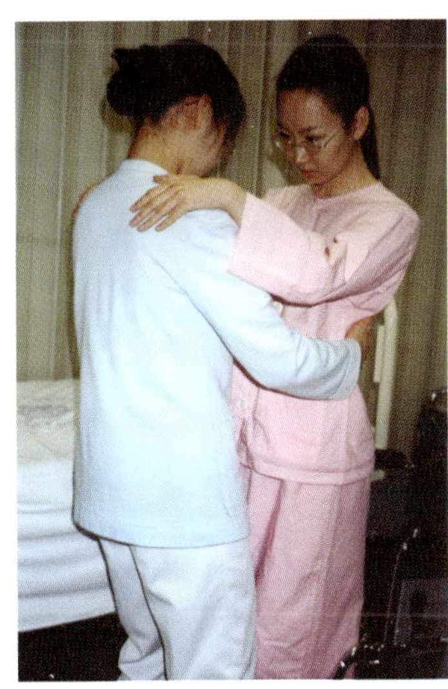

[그림 6-12] 침상에서 휠체어로 옮기기

[대상자가 협조할 수 없는 경우]

1. 운반차를 침대에 나란히 붙여 놓고 운반차 바퀴를 고정한다.
2. 간호사 및 보조자 2~4명이 침대와 운반차 양쪽에 선다.
3. 운반차 바퀴를 고정하고 운반차가 침대에서 멀어지지 않도록 민다.
4. 대상자의 신체 밑에 홑이불을 깔고 대상자의 몸 가까이 옆까지 말아 쥔다.
5. 대상자 운반에 참여하는 사람의 수에 따라 대상자의 체중을 골고루 지탱할 수 있는 간격으로 홑이불을 잡는다.
6. 동시에 침대 쪽 간호사는 대상자를 들어서 운반차 쪽으로 대상자를 옮기고 운반차 쪽 간호사는 대상자를 당긴다. 이때 침대 쪽 간호사가 침대 위로 올라가서 무릎을 꿇고 앉아서 대상자를 운반차로 옮기는 것이 더 쉽다.
   대상자와의 거리가 가까우면 간호사 등의 긴장이 감소된다.
7. 간호사들이 셋을 헤아리면서 동시에 대상자를 침대 중앙에 눕힌다.
8. 한쪽의 간호사가 대상자의 반대쪽 어깨와 둔부를 잡고 약간 돌릴 때 반대쪽에 선 간호사는 홑이불을 신속하게 대상자 몸 밑에 밀어 넣은 후 대상자를 자신 쪽으로 돌린다. 이때 다른 간호사가 홑이불을 신속하게 제거한다.
9. 대상자가 바른 신체선열을 이루도록 하고 난간을 올려준다.

1-8. 운반 보조기구 사용

사지마비 환자와 같이 스스로 움직이지 못하는 대상자를 운반하기 위해서 활용되는 운반 보조기구가 있다(그림 6-13).

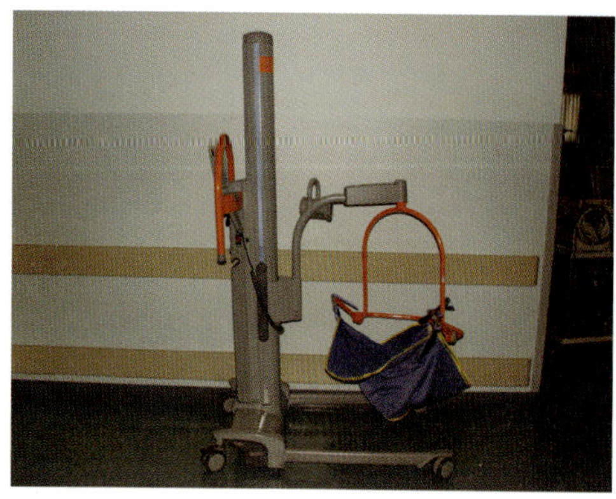
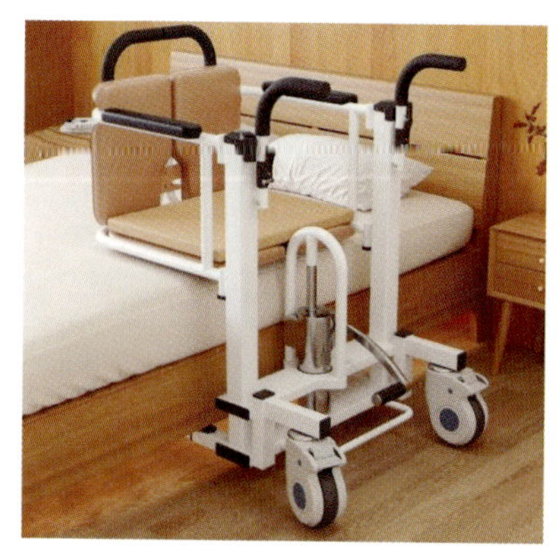

[그림 6-13] 마비 환자 드는 기구

2) 대상자 보행보조

목 적

대상자의 안전한 보행을 돕는다.

준비물

보행보조기구(목발, 보행기, 지팡이), 보행 벨트

절 차

절차 및 이론적 근거

2–1. 한 명의 간호사가 돕는 법

1. 침대를 낮추고 천천히 일어나 앉힌 다음 대상자가 균형을 잡을 때까지 수 분간 앉거나 서는 연습을 한다.
2. 보행 벨트를 사용하여 보행을 도울 때 간호사는 대상자의 옆에 서서 두 손을 대상자의 허리 벨트에 놓음으로써 대상자가 똑바로 선 자세를 유지하고 한 쪽으로 넘어지는 것을 예방한다.
3. 이동식 IV pole이 간호사와 함께 대상자에게 지지를 제공할 수도 있다.
4. 대상자의 한쪽이 약할 때 간호사는 항상 약한 쪽에 서서 대상자 허리 주위에 한 손을 대고 다른 손은 대상자의 겨드랑이 안쪽에 놓아서 대상자의 전박이나 손을 지지한다.
5. 걷는 것처럼 한 발씩 올렸다 내렸다를 반복한다.
6. 몇 걸음 걸어보고 대상자의 힘과 균형을 사정한다.
7. 대상자가 기력이 없거나 어지럽다고 호소하면 의자나 침대에 앉힌다.
8. 점차 보행거리를 늘린다.

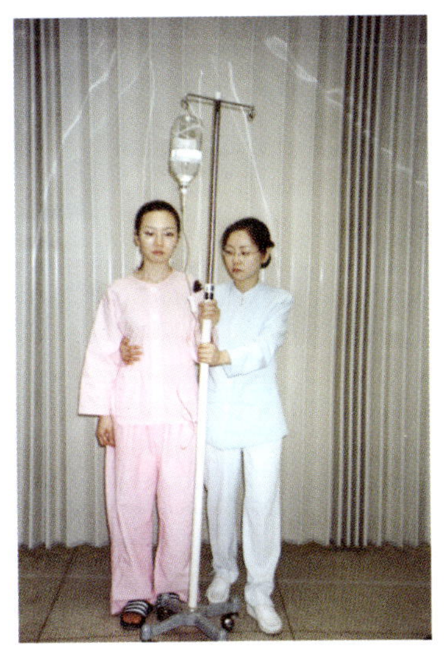
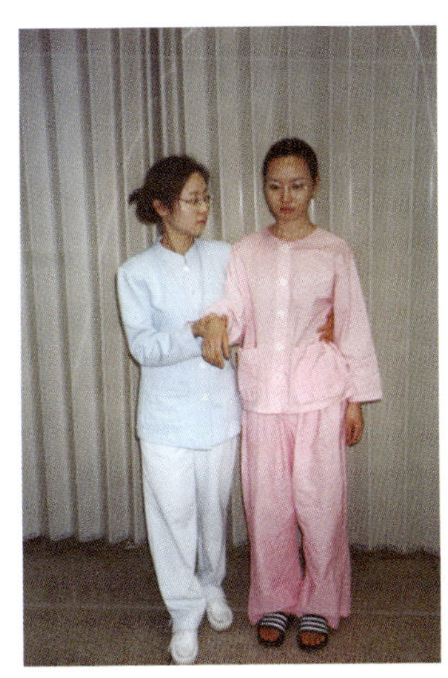

[그림 6-14] 대상자 보행보조(한 명의 간호사가 돕는 법)

2-2. 두 명의 간호사가 돕는 법

1. 두 가지 방법으로 도울 수 있는데, 한 가지 방법은 2명의 간호사가 대상자의 양옆에 서서 대상자와 가까운 손으로 대상자의 상박의 안쪽을 잡고 다른 손으로는 대상자의 팔목이나 손을 잡는 것이다.
2. 또 다른 방법은, 2명의 간호사가 대상자의 양옆에 서서 그들의 가까운 팔을 대상자의 팔 밑으로 해서 대상자 등을 감싸고, 다른 간호사의 팔을 잡는다. 대상자는 양팔을 펴서 간호사의 어깨에 얹고 간호사가 대상자 손을 잡는다. 이 방법은 먼저 소개한 방법보다 대상자를 더 많이 지지해 주지만 대상자와 두 간호사의 키가 비슷해야 한다.

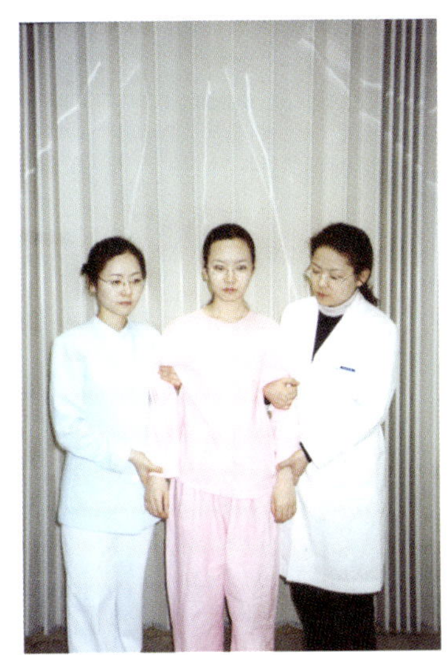
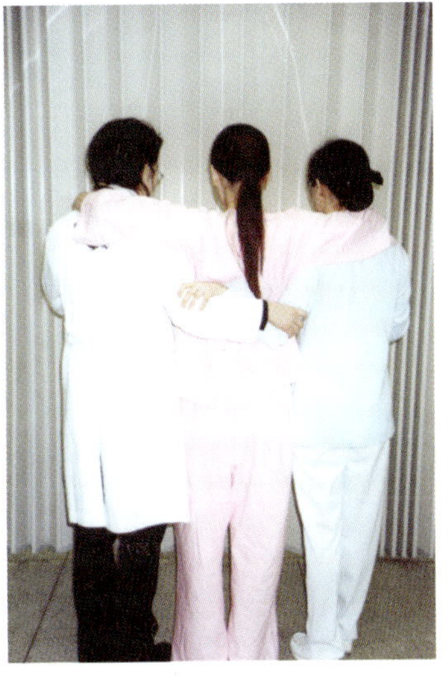

[그림 6-15] 대상자 보행보조(두 명의 간호사가 돕는 법)

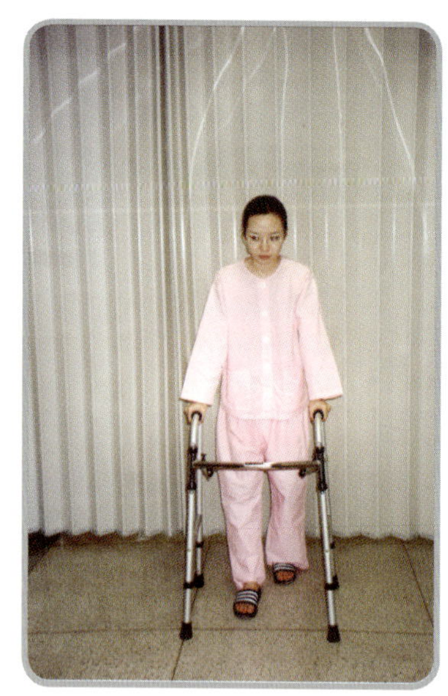

[그림 6-16] 보행기를 이용한 보행 방법

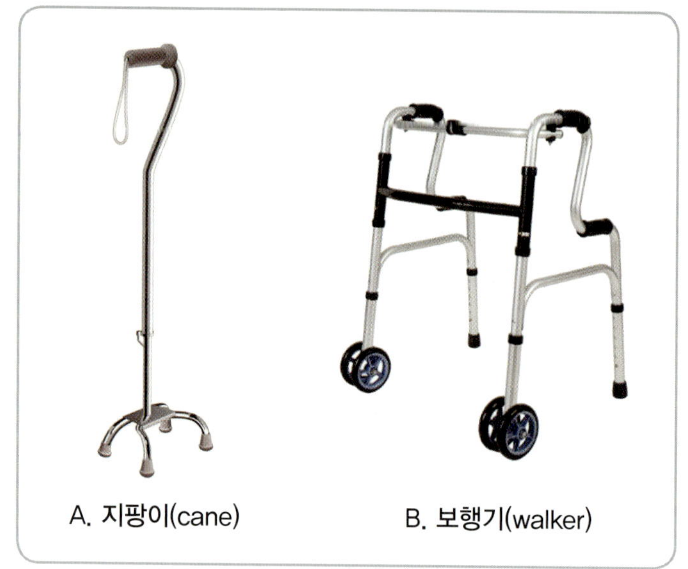

[그림 6-17] 보행보조기구

2-3. 보행기를 이용한 보행 방법

1. 대상자는 보행기 중앙에 서서 보행기의 손잡이를 잡는다.
   보행기는 대상자의 팔꿈치가 약 30°로 굴곡되도록 대상자의 둔부 고관절 높이까지로 조절한다.
2. 대상자의 체중이 건강한 다리에 의해 지탱되는 동안 보행기와 약한 다리를 함께 앞으로 15~20cm 가량 옮긴다.
3. 대상자의 체중이 약한 다리와 보행기에 의지한 양팔에 지탱되는 동안 건강한 다리를 앞으로 옮긴다.
4. 대상자가 정확하게 보행기를 사용하는지 관찰한다.
5. 대상자의 보행이 진전되는 정도를 사정한다.

2-4. 목발을 이용한 보행 방법

간호사는 한쪽 다리 또는 양다리를 사용할 수 없거나 사용을 자제해야 하는 경우, 한쪽 다리 또는 양다리를 강하게 할 목적으로 목발을 사용해야 하는 대상자를 도울 필요가 있다. 올바른 방법으로 목발을 사용하도록 교육하고 지도해야 한다. 목발에는 액와 목발과 전박지지 목발이 있는데, 액와 목발이 일반적으로 더 많이 사용된다. 목발은 그 길이가 정확하게 측정되어야 하는데, 만일 목발의 길이가 적당하지 못하거나 목발을 액와에 의지하면 액와 밑의 상완신경총(brachial nerve plexus)이 눌리게 되어 목발마비가 될 수 있다.

[액와 목발의 길이 측정 및 주의할 점]

액와 목발의 길이를 측정하는 방법과 안전하게 목발을 사용하기 위해 지켜져야 할 주의사항은 다음과 같다.

1. 액와 목발의 길이는 대상자가 앙와위를 취한 상태에서 전액와 밑에서 발의 뒤꿈치로부터 바깥쪽 10cm 되는 점까지 측정한다.
2. 또 다른 측정방법은 전액와 밑에서 손가락 3개 정도의 넓이만큼 떨어진 곳에서부터 발뒤꿈치 바깥쪽으로 15cm

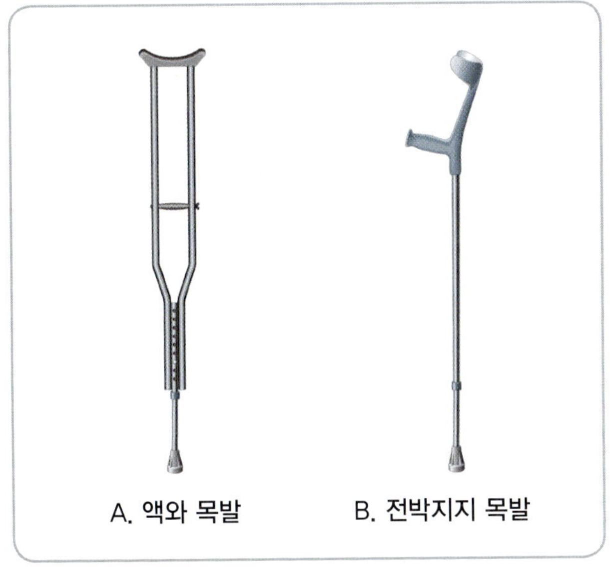

[그림 6-18] 액와 목발과 전박지지 목발

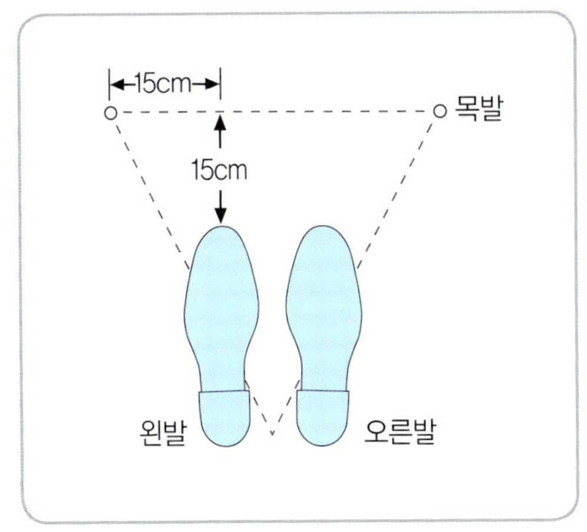

[그림 6-19] 삼각위치

떨어진 지점까지로 한다.

대상자가 목발을 사용하는 동안 체중을 액와 부위에 지지하는 것이 아니라 손과 팔에 두어야 하므로 액와로부터 목발이 떨어져 있어야 한다.

3. 똑바로 서서 목발의 손잡이에 체중을 지탱하고 팔꿈치를 약 30° 정도 굴곡한다.
4. 액와의 신경손상과 순환장애를 예방하고 균형을 잘 유지하기 위해 목발을 사용하기 전에 몇 가지의 운동이 도움이 된다.

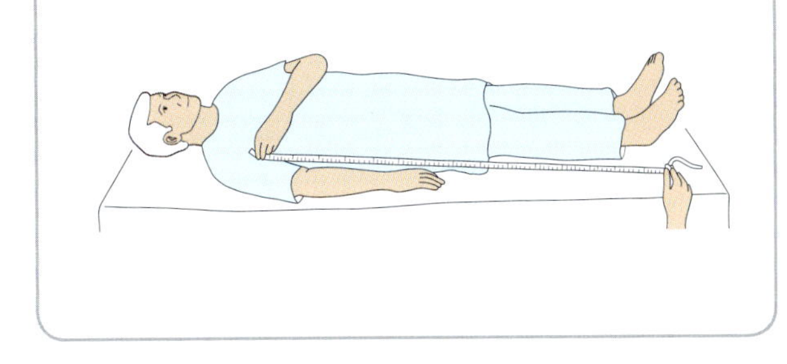

[그림 6-20] 누운자세에서 목발 길이 측정

   ① 앉은 상태에서 팔굽혀펴기(push-up) : 양팔을 옆으로 하고 손바닥을 침대에 대고 둔부를 드는 것으로, 이 운동은 삼두박근 강화에 도움이 된다.
   ② 침대의 윗부분을 잡고 침대에서 몸을 일으키는 운동은 팔과 어깨의 근육을 발달시킨다.
   ③ 고무공을 꼭 쥐거나 손을 움켜쥐는데, 이 운동은 손가락의 굴근을 강화시킨다.
5. 대상자가 목발 보행을 안전하게 사용하기 위해서는 다음의 안전수칙이 지켜져야 한다.
   ① 액와 목발을 사용하는 대상자의 체중이 액와에 가해질 때 생길 수 있는 압박의 위험을 인지해야 한다.
   ② 대상자에게 적절한 크기의 목발을 사용해야 한다.
   ③ 목발의 끝이 낡았는지 수시로 확인해야 한다.
   ④ 목발 끝이 건조하게 유지되어야 한다.
   ⑤ 목발 손상을 자주 확인해야 한다.
   ⑥ 목발에만 의존하는 대상자는 항상 여분의 목발이나 고무받침을 가지고 있도록 한다.

[목발 보행 방법]

목발 보행 방법에는 4점 보행, 3점 보행, 2점 보행, Swing-to 보행, Swing-through 보행 방법이 있는데, 모든 보행 방법이 시작되는 위치를 삼각위치라고 한다. 즉 기초적 목발위치를 삼각위치(tripod position)라고 하며 이것은 목발의 위치가 발 앞쪽으로 15cm 옆으로 15cm 떨어진 것을 말한다(이 위치는 기저면을 넓혀주고 균형을 유지하기 좋게 한다). 삼각위치에서 대상자의 신체선열은 머리와 목은 똑바로 하고, 척추는 반듯하며 둔부와 무릎은 신전되어 있어야 한다.

2-4-1. 4점 보행(four point gait)

1. 3개의 지지점이 있으므로 가장 안전한 보행법이지만 두 다리에 체중을 지탱할 수 있는 대상자의 능력이 필요하다.
2. 삼각위치에서 시작한다.
3. 오른쪽 목발을 10~15cm 앞으로 옮긴다.
4. 왼쪽 발을 왼쪽 목발 위치까지 앞으로 옮긴다.
5. 왼쪽 목발을 10~15cm 앞으로 옮긴다.
6. 오른쪽 발을 오른쪽 목발 위치까지 옮긴다.

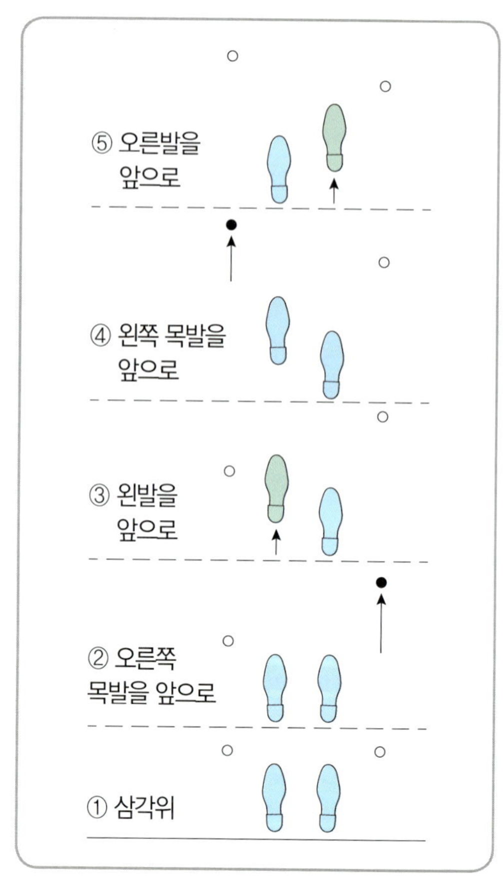

[그림 6-21] 4점 보행

2-4-2. 3점 보행(three point gait)

1. 3점 보행은 건강한 다리에 체중을 지탱한다.
2. 삼각위치에서 시작한다.
3. 양쪽 목발과 약한 다리를 앞으로 옮긴다.
4. 건강한 다리를 앞으로 옮긴다.

2-4-3. 2점 보행(two point gait)

1. 2점 보행은 4점 보행보다 빠르지만 체중을 두 점에 지탱하기 때문에 균형 유지가 많이 필요하다.
2. 삼각위치에서 시작한다.
3. 왼쪽 목발과 오른쪽 발을 앞으로 옮긴다.
   목발의 움직임은 보행 시 팔의 움직임과 비슷하다.
4. 오른쪽 목발과 왼쪽 발을 앞으로 옮긴다.

2-4-4. Swing-to 보행

1. 다리와 둔부의 마비를 가진 대상자가 사용한다.
2. 삼각위치에서 시작한다.
3. 양쪽 목발 모두를 앞으로 옮긴다.
4. 목발에 체중을 의지하고 양발을 들어서 목발까지 옮긴다.

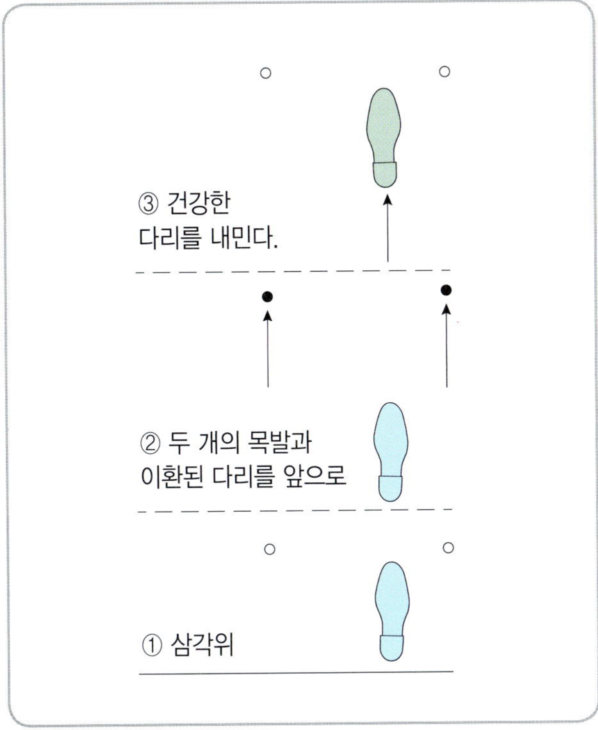

[그림 6-22] 3점 보행

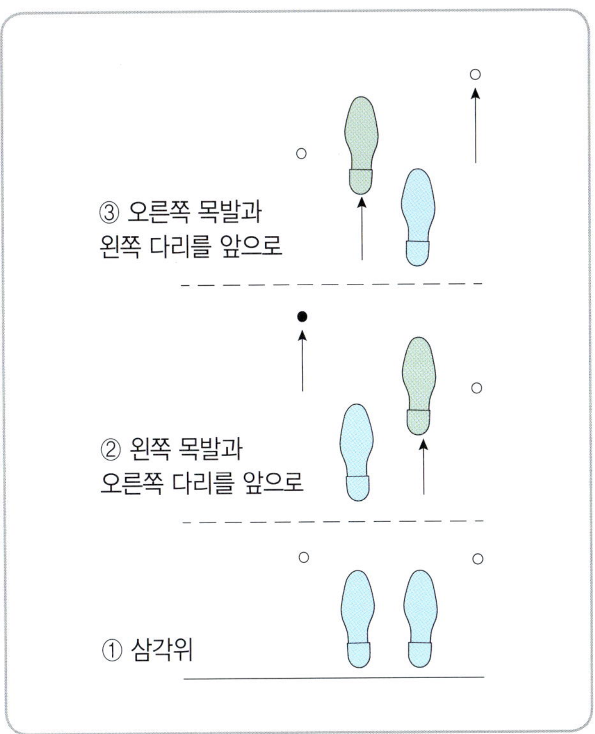

[그림 6-23] 2점 보행

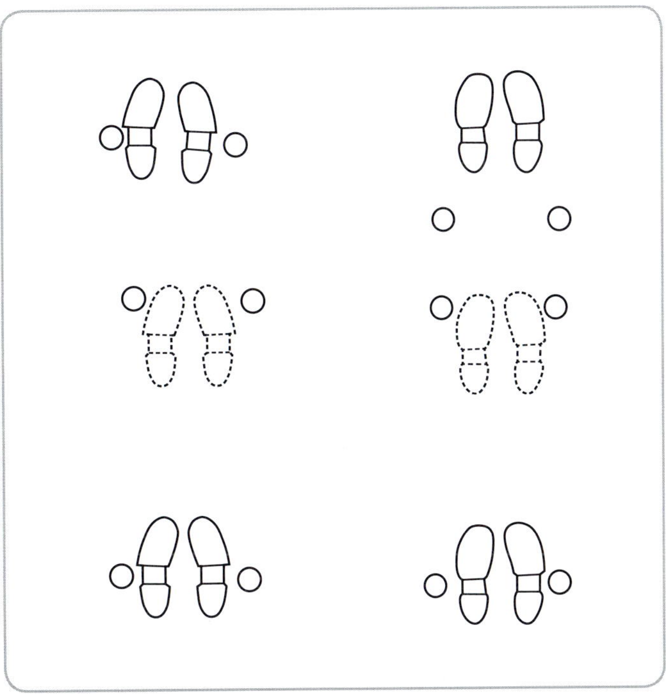

[그림 6-24] Swing-to 보행 Swing-through 보행

2-4-5. Swing-through 보행

1. Swing-to 보행과 달리 양발이 목발의 위치를 뛰어넘는 것이다.
   빨리 갈 수 있지만 넘어질 수 있으므로 주의를 요한다.
2. 삼각위치에서 시작한다.
3. 양쪽 목발 모두를 앞으로 옮긴다.
4. 목발에 체중을 의지하고 양발을 들어서 목발을 지나 앞으로 옮긴다.

2-4-6. 목발로 계단 오르기

1. 삼각위치에서 시작한다.
2. 목발에 체중을 의지한다.
3. 건강한 다리를 위쪽 계단에 올린다.
4. 목발과 약한 다리를 위쪽 계단의 건강한 다리 옆에 나란히 둔다.

2-4-7. 목발로 계단 내려오기

1. 삼각위치에서 시작한다.
2. 건강한 다리에 체중을 의지한다.
3. 목발과 약한 다리를 아래 계단으로 옮기고 체중을 목발로 이동한다.
4. 건강한 다리로 아래 계단의 목발까지 내려온다.

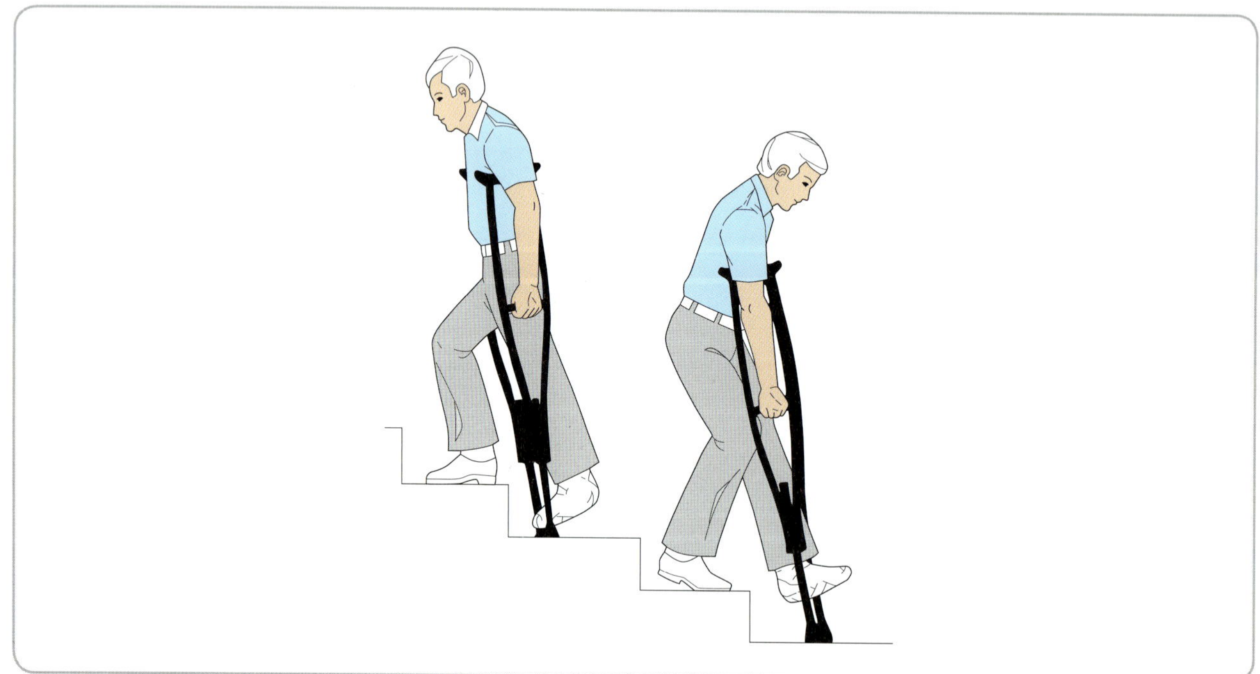

[그림 6-25] 목발로 계단 오르내리기

3) 관절가동범위 운동

관절가동범위 운동은 통증을 유발하지 않고 신체 각 관절에서 실시할 수 있는 가능한 범위의 최대 운동범위를 말한다. 이것을 실시하는 목적은 현재 대상자의 관절의 기능을 유지시키고, 질병이나 상해 또는 관절을 사용하지 않아서 감소된 관절의 기능을 회복시켜 주는 것이다.

관절가동범위 운동에는 능동적 관절가동범위 운동과 수동적 관절가동범위 운동이 있다. 능동적 관절가동범위 운동은 근육을 수축하여 근육의 힘, 형태, 크기를 유지하고 관절의 가동성을 도모하며 불용성 위축(unused atrophy)이나 경축(contracture)을 막기 위해 대상자가 스스로 시행하는 것이다.

수동적 관절가동범위 운동은 관절의 강직(rigidity)과 경축을 막고 가동성을 유지하기 위해 간호사가 대상자에게 시행하는 것으로, 이 운동은 근육을 잘 수축시키지는 못하지만 근육의 위축이나 쇠약이 더 이상 진행되지 않게 하므로 마비된 사지에 유용하다. 순환기계와 호흡기계 질환으로 에너지가 요구되고 순환을 증진시키면 안 되는 대상자와 관절에 부종이나 염증이 있거나 관절 주위에 손상을 입은 대상자의 경우에는 관절가동범위 운동을 실시하지 않는다. 이와 같이 주의를 요하는 경우를 제외하고 장기간 움직임에 제한을 가진 대상자들은 능력에 맞는 관절가동범위 운동이 반드시 계획되어야 한다. 다음은 관절가동범위 운동을 실시할 때 주의해야 할 사항이다.

① 대상자에게 관절가동범위 운동을 수행하는 이유를 설명한다.
② 대상자의 상태(관절의 움직임과 운동상태, 일반적 건강상태, 참여할 수 있는 능력)를 사정한다.
③ 운동을 시행할 때 대상자와 간호사 모두 올바른 신체역학을 사용한다.
④ 운동하는 사지의 관절 위와 아래를 지지한다(근육 피로나 손상을 방지한다).
⑤ 천천히, 부드럽게 율동적으로 신체 부분을 움직인다. 빠른 운동은 경련과 경직의 원인이 될 수 있다.
⑥ 무리하게 움직이거나 힘을 주지 않도록 한다(무리한 운동은 근육 긴장, 통증, 관절 탈구 등의 손상을 발생시킬 수 있다).
⑦ 대상자가 통증을 느끼면 이야기하게 하고 통증이 있는 부위는 운동을 시키지 않는다.
⑧ 운동을 실시하는 동안 대상자가 피로를 나타내는 증상이 있는지를 관찰한다.
⑨ 대상자의 신체상태가 좋아지면 잘 사용할 수 있는 신체를 이용하여 잘 사용하지 못하는 신체부분을 스스로 운동시키도록 하고, 상태가 허용되는 대로 자신의 일상적 간호를 시행할 때 능동적 운동을 시행하도록 격려한다.
⑩ 능동적 관절가동범위 운동은 앞의 [그림 6-2 관절가동범위]를 참조하고, 수동적 관절가동범위 운동은 그림과 함께 다음에 제시되어 있다.

절차 및 이론적 근거

3-1. 수동적 관절가동범위 운동

1. 대상자가 침대에서 간호사 쪽으로 바로 눕게 도와주고, 운동을 시행할 부위를 노출시킨다.
2. 대상자의 발을 가지런히 모으고, 양팔을 역시 가지런히 하고 머리와 발 주위에는 공간을 남겨 두도록 한다.
3. 각 운동 동작 후에는 체위가 원상태로 되돌아오도록 한다.
4. 수동적 관절가동범위 운동은 각각 3~5회씩 반복하여 실시한다.

5. 운동을 하는 동안 관절의 운동범위를 사정한다.

3-1-1. 어깨운동

1. 한쪽 손으로 대상자의 팔꿈치 윗부분을 잡아 지지한 상태에서 다른 한 손으로 대상자의 손목을 잡고 운동을 시행한다.
2. 대상자의 팔을 최대한 침상머리 쪽으로 끌어올리는데, 가능한 한 대상자의 팔꿈치가 머리에 닿게 한다(굴곡).
3. 대상자의 팔을 제자리에 놓는다(신전).
4. 팔꿈치가 어깨와 나란히 될 때까지 팔을 바깥쪽으로 움직인다(외전).
5. 대상자의 팔이 몸을 가로질러 한 손이 다른 쪽 손에 닿도록 팔을 몸 위로 움직인다(내전).

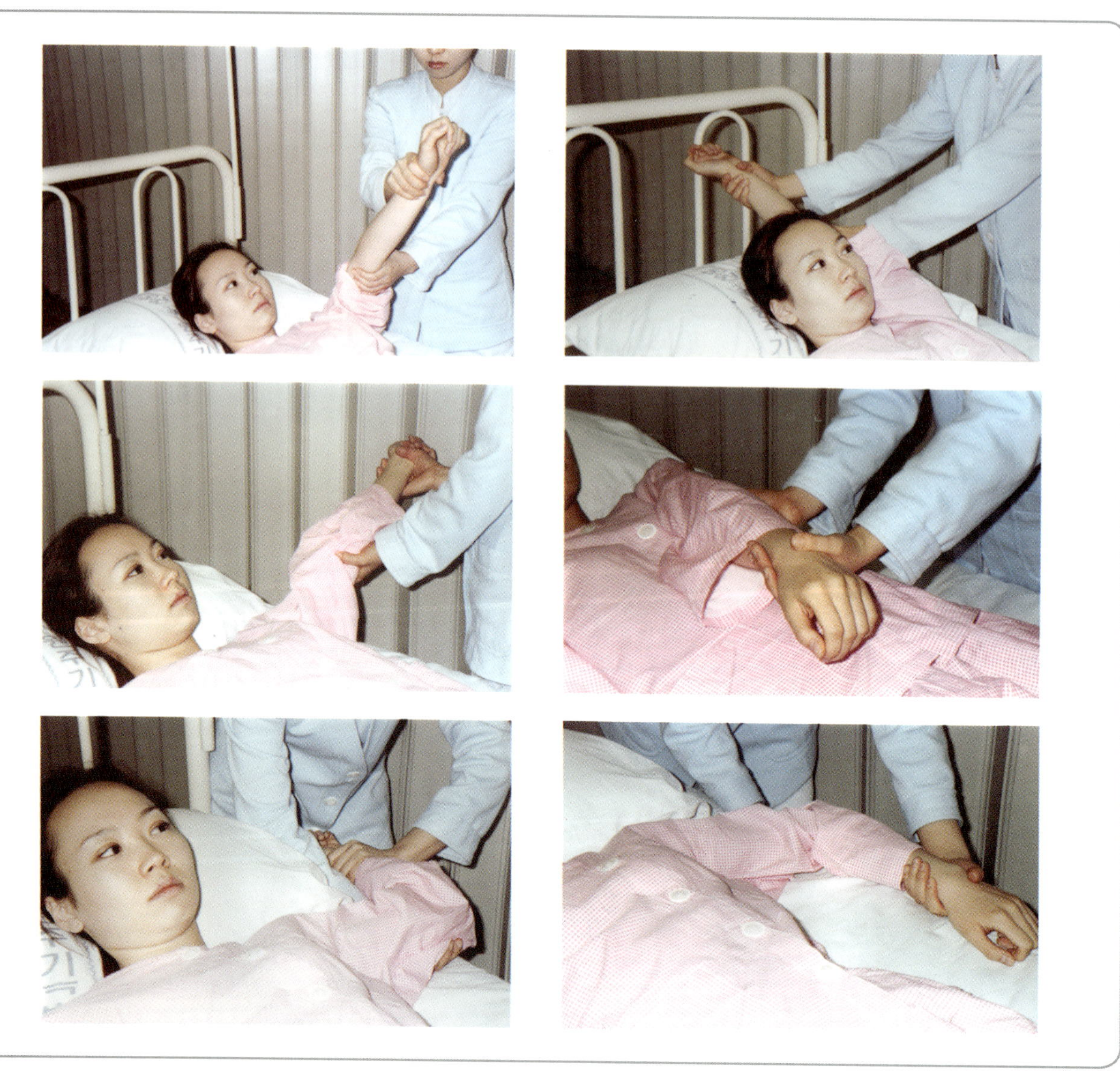

[그림 6-26] 어깨운동

6. 상완을 어깨와 나란히 90°각도로 외전시킨 상태로 전박이 침대 바닥과 직각이 되도록 팔꿈치를 구부리고 손등이 침대 바닥에 닿을 때까지 전박을 대상자의 머리 쪽으로 움직인다(외회전).
7. 대상자의 전박을 허리 쪽으로 향하게 하여 손바닥이 바닥에 닿게 움직인다(내회전).

3-1-2. 팔꿈치 운동

1. 대상자의 손바닥이 위로 올라오게 하여 팔을 허리 옆에서 조금 떨어지게 놓는다.
2. 한 손으로 대상자의 팔꿈치를 지지하고 다른 손으로 대상자의 손목을 꽉 잡아 구부러지지 않게 한다.
3. 대상자의 손이 어깨 쪽을 향하게 팔꿈치를 구부린다(굴곡).
4. 대상자의 팔꿈치를 펴고 손을 허리 옆에 놓는다(신전).
5. 대상자의 손을 악수하듯이 잡고 전박만을 움직이도록 유의하여 상방(회외), 하방(회내)으로 돌린다.

3-1-3. 손과 손목 운동

1. 손과 손목의 운동을 위해 전박이 침대 바닥과 직각이 될 때까지 대상자의 팔꿈치를 구부린다.
2. 한 손이 대상자의 관절과 손가락을 움직이는 동안 다른 한 손으로 손목관절을 지탱한다.

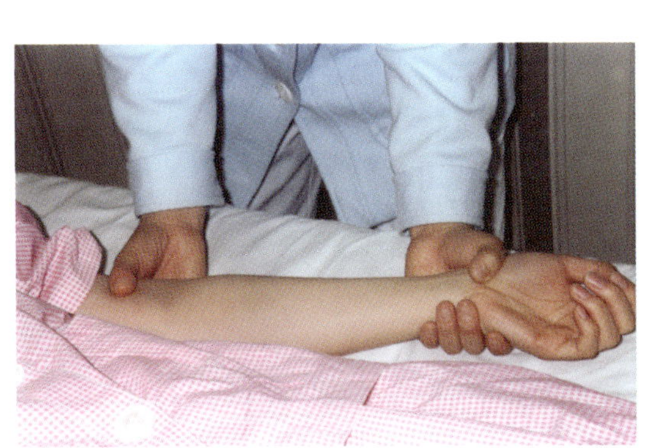
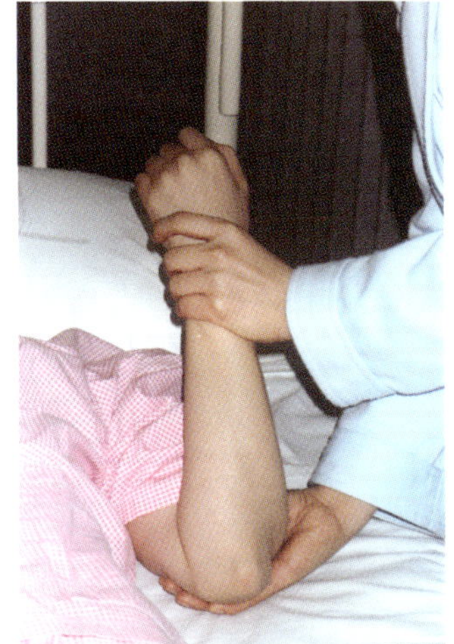
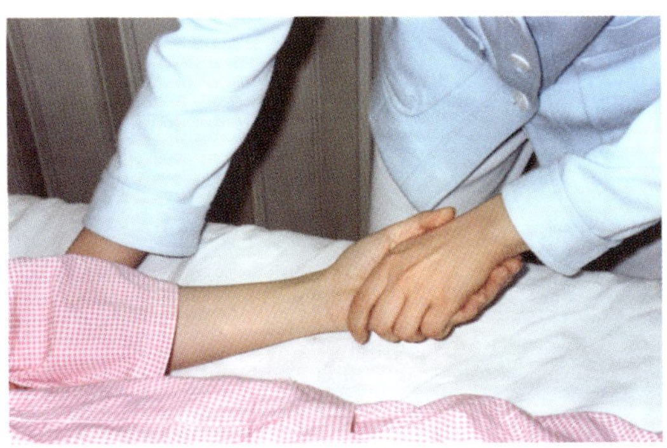
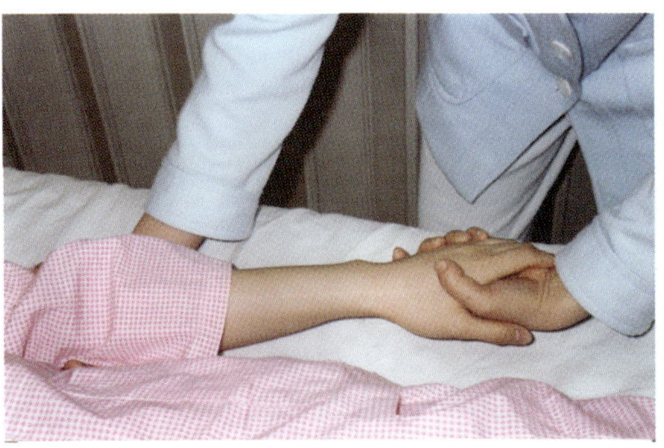

[그림 6-27] 팔꿈치 운동

3. 대상자의 손목을 구부리고 동시에 손가락 끝을 손바닥 쪽으로 구부린다(굴곡).
4. 대상자의 손목을 편다(신전).
5. 대상자의 손등이 손목 쪽으로 향하게 손목을 최대한 위로 구부린다(과신전).
6. 대상자의 손목을 엄지손가락 쪽으로 구부린다(요골 편위).
7. 대상자의 손목을 새끼손가락 쪽으로 구부린다(척골 편위).

3-1-4. 손가락 운동

1. 대상자의 한 손을 잡고 손가락이 쫙 펴지게 손가락으로 지지하며, 다른 손으로 대상자의 엄지손가락을 손바닥 쪽으로 구부렸다가 편다(굴곡과 신전).
2. 대상자의 엄지손가락을 둘째손가락에서 떨어지게 바깥쪽으로 벌렸다가 붙인다(외전과 내전).
3. 엄지손가락이 다른 네 손가락에 번갈아 가면서 닿게 한다(연립).
4. 대상자의 손목을 잡고 다른 한 손으로 대상자의 손을 위에서 감싸 쥐고 주먹을 쥘 수 있을 때까지 구부렸다가 손가락을 쫙 편다(굴곡과 신전).
5. 대상자의 손을 잡고 손가락을 쫙 벌린 후 손가락을 붙인다(외전과 내전).

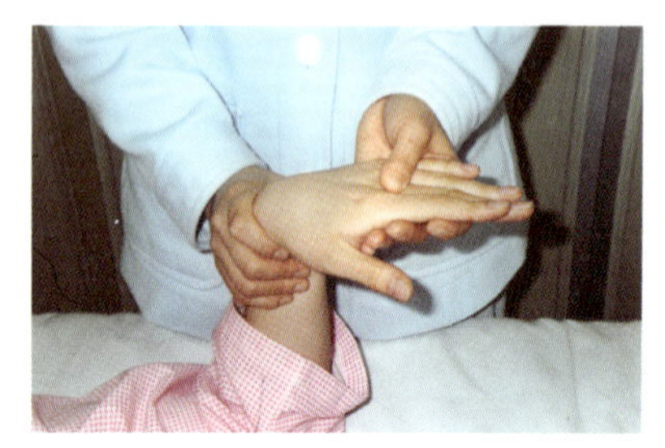
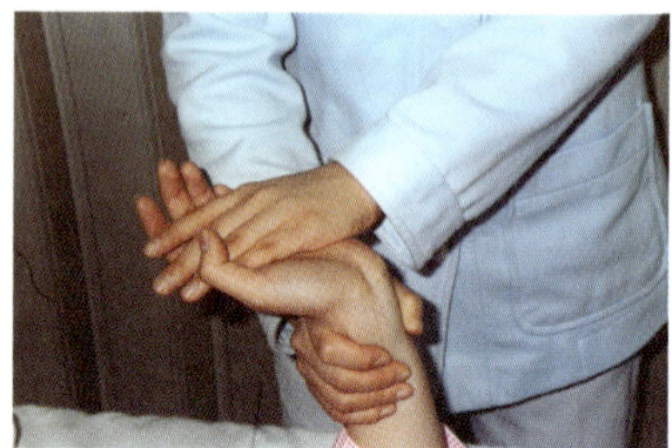
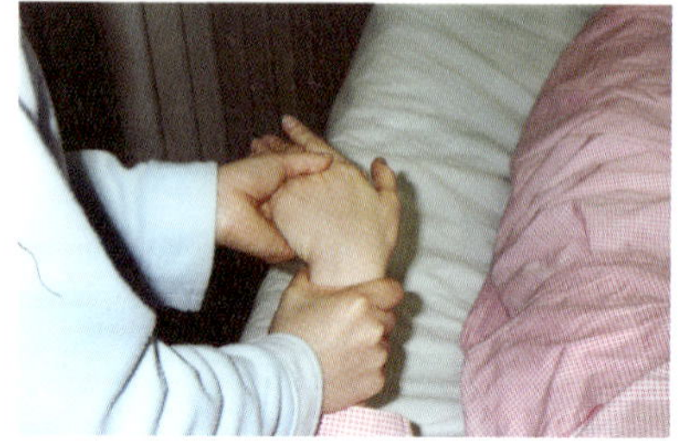

[그림 6-28] 손과 손목 운동

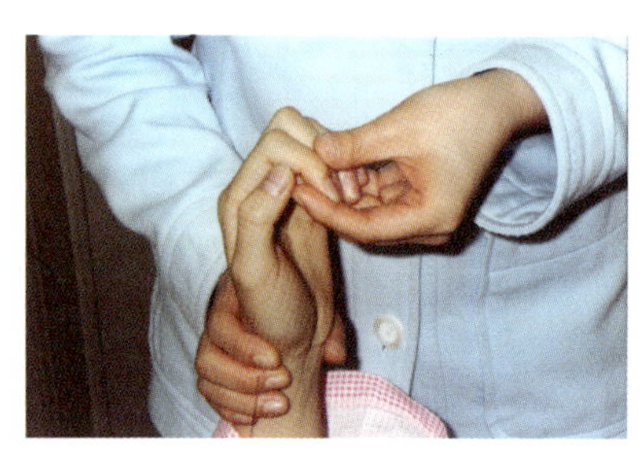
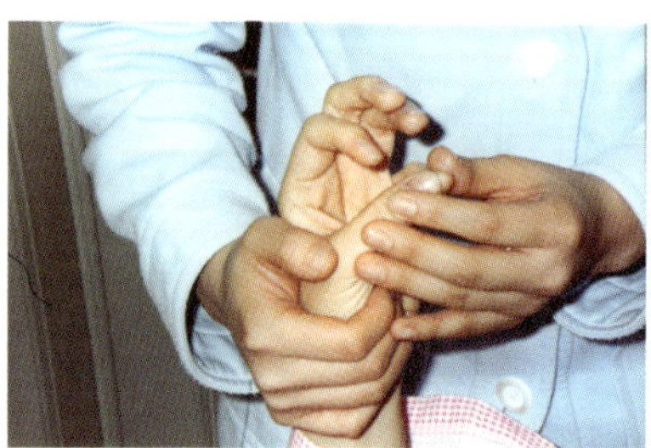
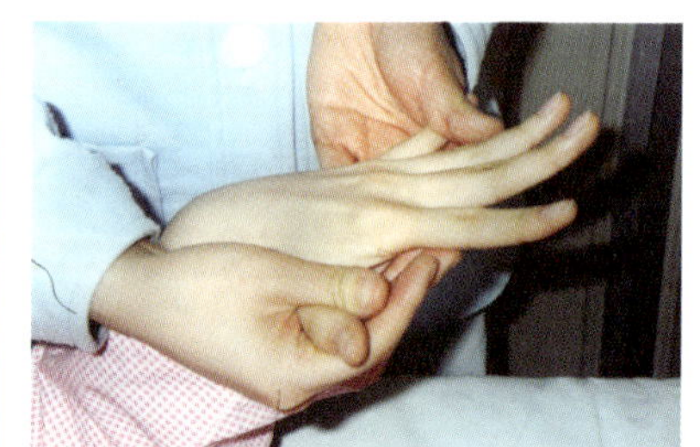

[그림 6-29] 손가락 운동

3-1-5. 고관절과 무릎 운동

1. 한 손은 대상자의 무릎 아래를, 다른 한 손은 발목 아래를 잡고 다리를 들어 무릎을 구부려서 가능한 한 무릎이 가슴에 닿을 만큼 구부렸다가 다리를 침대에 내려놓는다(굴곡과 신전).
2. 한 손은 대상자의 무릎 밑에, 다른 한 손을 발목 밑에 놓고 다리를 바깥쪽으로 움직였다가 제자리에 놓고 다시 반대편 다리 위로 놓는다(외전과 내전).
3. 한 손은 대상자의 무릎 바로 위에, 다른 손은 발목 바로 밑에 놓고 다리를 안쪽으로 돌린 후(내회전), 다리를 바깥쪽으로 돌린다(외회전).

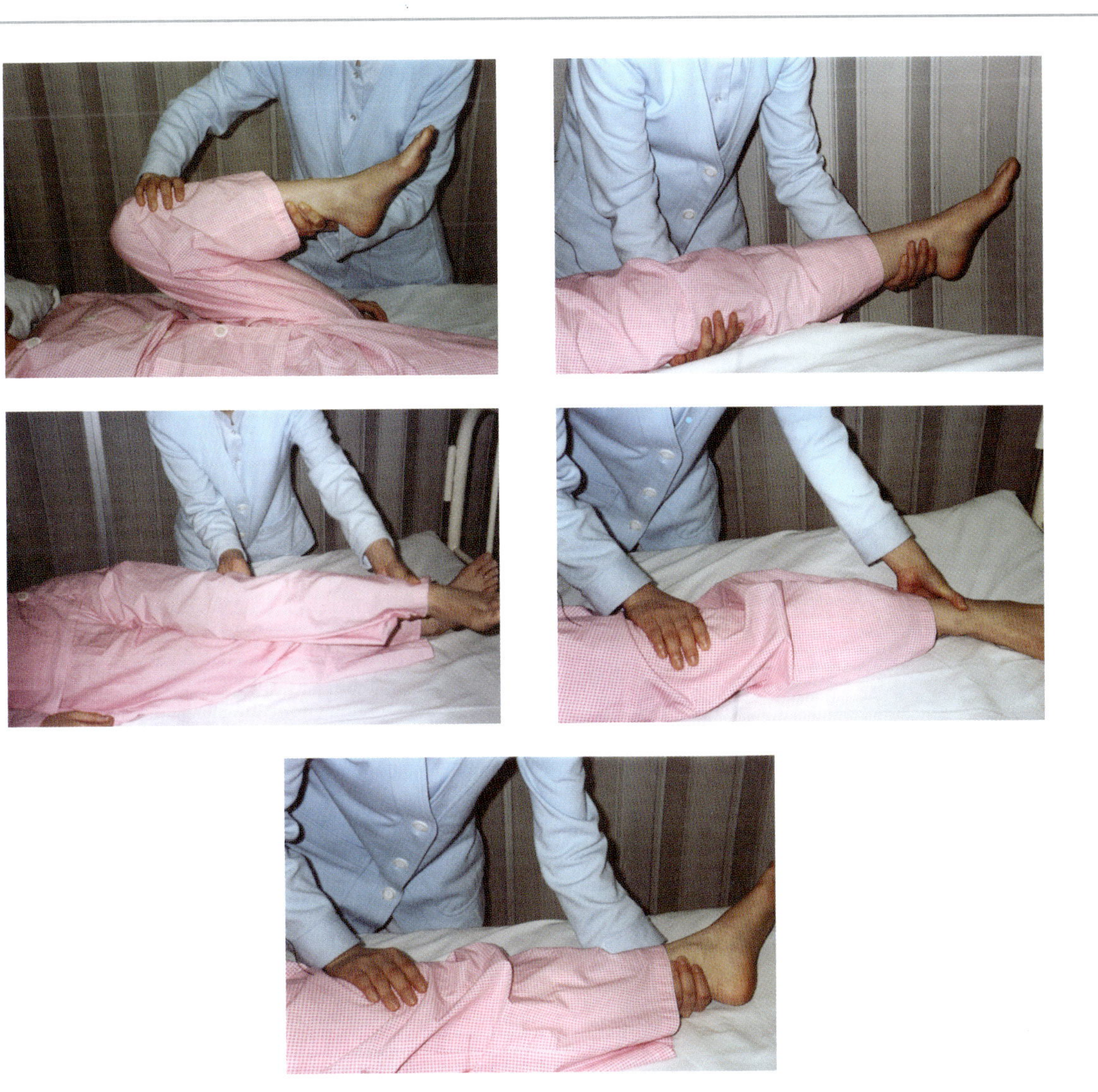

[그림 6-30] 고관절과 무릎 운동

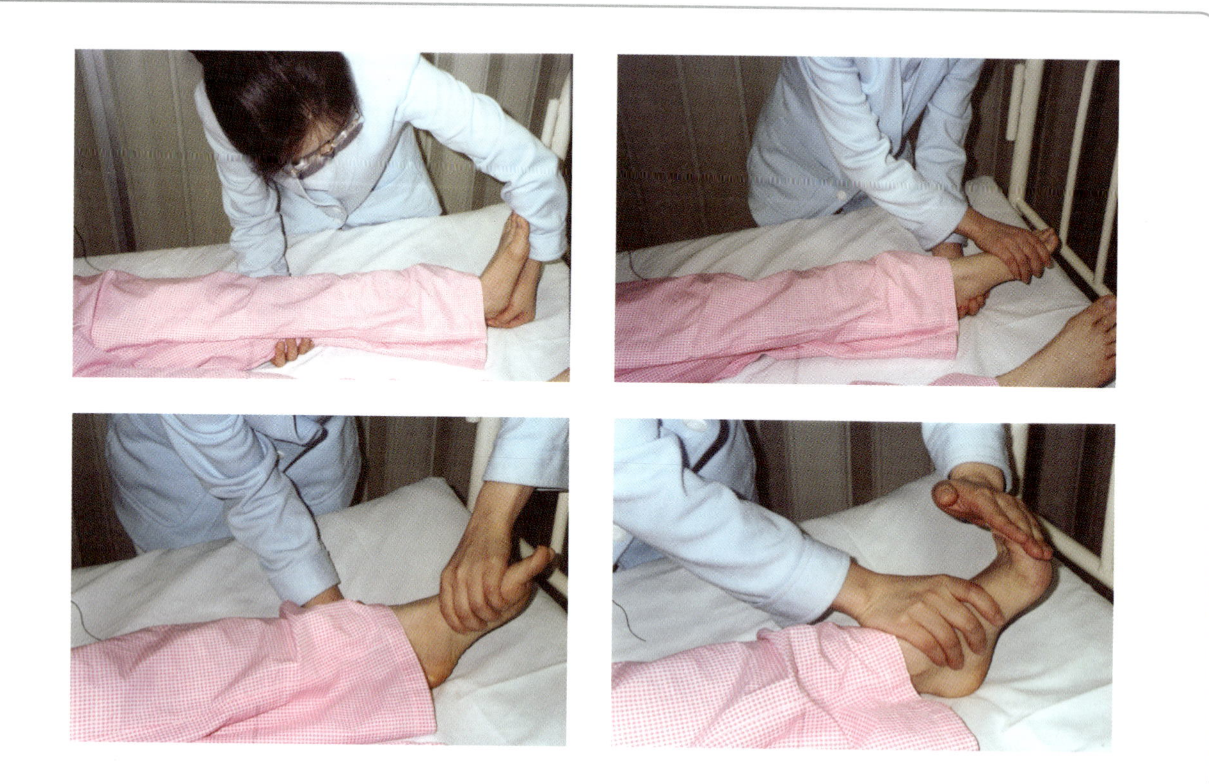

[그림 6-31] 발목과 발가락 운동

3-1-6. 발목 운동

1. 손바닥으로 대상자의 발꿈치를 단단히 지지하고 대상자의 발바닥을 간호사의 전박에 댄다. 다른 한 손은 대상자의 발목운동을 지지하기 위해 무릎 아래에 놓고 간호사의 전박을 이용하여 대상자의 발바닥을 무릎 쪽으로 민다(족배굴곡).
2. 한 손은 대상자의 발등 위에 놓고 다른 한 손은 대상자의 뒤꿈치 아래를 감싸쥐며, 대상자의 발등을 아래로 민다(족저굴곡).
3. 한 손은 대상자의 발목 아래에 놓고 다른 한 손은 발등을 잡고 발전체를 안쪽과 바깥쪽으로 돌린다(내번과 외번).

3-1-7. 발가락 운동

1. 한 손으로 대상자의 발목을 잡고 다른 손으로 발가락을 발바닥 쪽으로 구부렸다가 구부린 발가락을 쫙 편다(굴곡과 신전).
2. 발가락을 발등 쪽으로 구부린다(과신전).

3-1-8. 목 운동

1. 한 손으로 대상자의 머리를 받쳐주고 다른 한 손으로는 턱을 받쳐준 다음 턱이 가슴에 닿도록 머리를 앞으로 구부려 준다(굴곡).

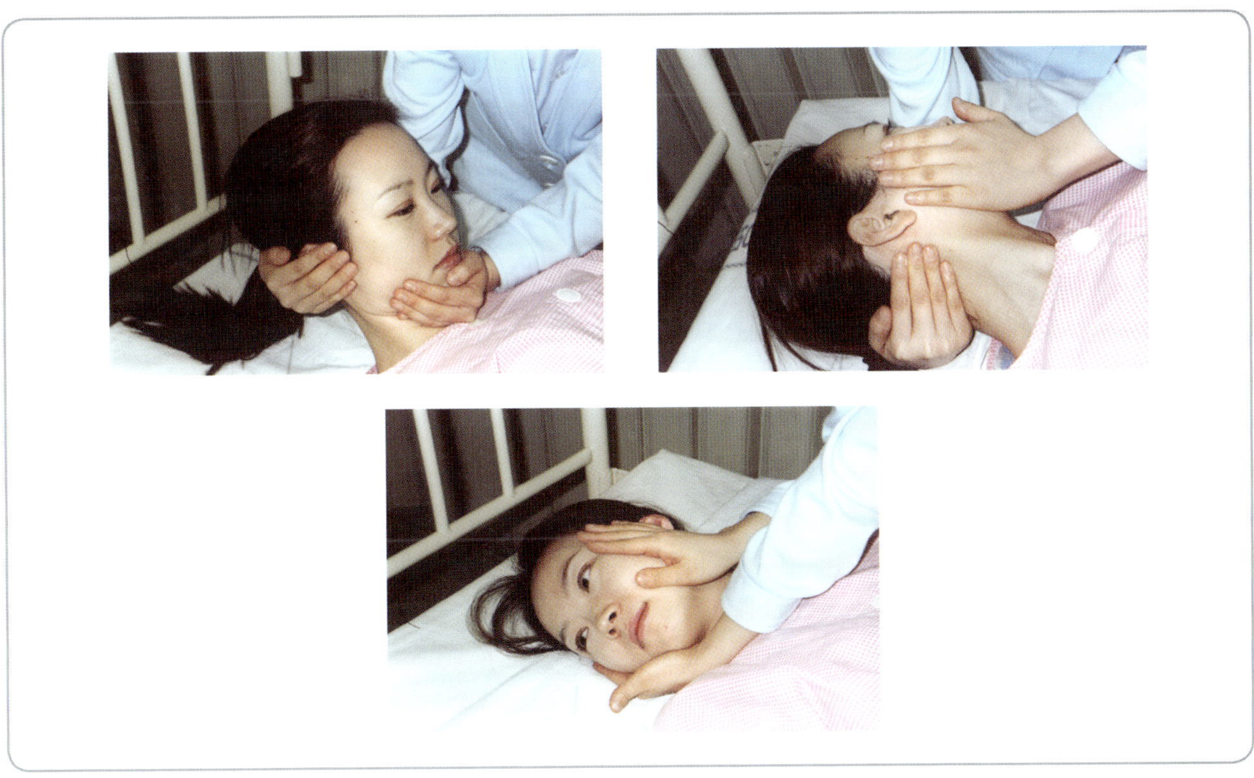

[그림 6-32] 목 운동

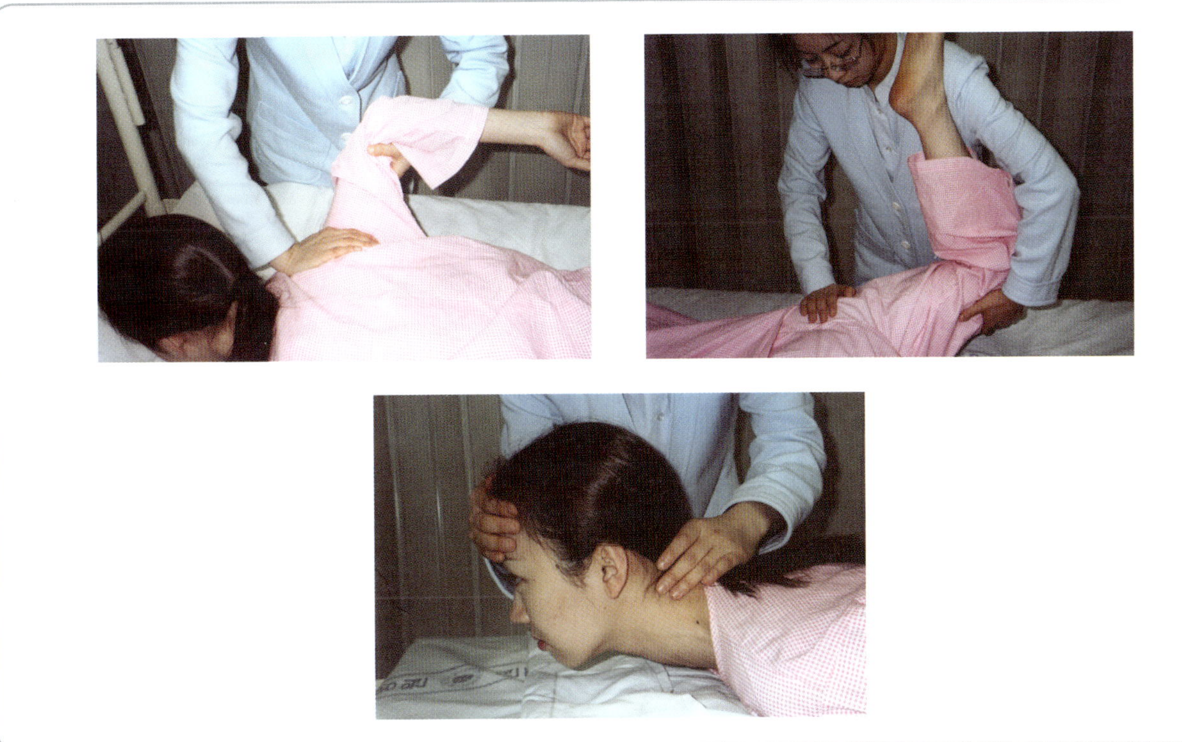

[그림 6-33] 복와위(prone position)에서의 과신전 운동

2. 구부린 대상자의 머리를 똑바로 누운 자세가 되게 한다(신전).
3. 대상자의 머리를 지지한 채 앞을 똑바로 보게 하고 머리를 왼쪽 어깨 쪽으로 구부리게 한 후, 다시 오른쪽으로 구부리게 한다(측방 굴곡).
4. 대상자의 양쪽 뺨에 손을 대고 오른쪽과 왼쪽으로 최대한 돌린다(회선).

3-1-9. 복와위(prone position)에서의 과신전 운동

1. 대상자를 엎드려 눕힌다.
2. 어깨가 침대에 고정되도록 한 손으로 어깨를 누르고 다른 손은 팔꿈치 아래쪽에 대어 둔 다음 팔의 윗부분을 후상방으로 당긴다(어깨의 과신전).
3. 침대에 엉덩이가 고정되도록 한 손으로 누르고 다른 쪽 팔로 대상자의 다리 아래쪽을 감싸 안으며 무릎을 감싸 쥔 다음 고관절을 후방으로 당긴다(고관절의 과신전).
4. 베개를 빼고 엎드린 자세에서 간호사가 대상자의 이마와 뒷목을 받쳐준 다음 머리를 뒤로 젖히도록 한다(목의 과신전).

5 간호평가

간호사는 간호계획에서 수립되었던 목표와 기대했던 결과에 도달했는지의 정도를 평가한다. 대상자의 활동과 운동의 요구가 충족되지 않아서 초래된 문제를 중심으로 간호진단이 세워지고, 그에 따라 간호계획이 구체적으로 설정되어 간호수행이 올바르게 수행되었다면 간호목표는 바람직한 방향으로 달성되었다고 평가될 수 있을 것이다.

간호계획의 예로 설정한 간호목표, 「관절가동범위 운동이 가능하다, 처방된 활동의 수행 중 정상범위의 활력징후를 나타낸다, 활동 욕구의 충족을 위해 필요한 자원을 활용할 수 있다고 말로 표현한다, 근력(Motor Grade)이 정상이다, 관절가동범위 운동을 할 때 통증이 없다고 말한다」 등이 달성되었는지에 대해 확인하여 평가한다. 간호평가에는 구조평가, 과정평가, 결과평가가 있음을 이미 배워서 알고 있을 것이다. 만약에 간호계획에서 세운 목표의 전부 또는 일부가 달성되지 않았다면 구조, 과정, 결과평가의 차원에서 무엇이 문제였는지 정확하게 확인하여 재계획을 수립하여야 한다. 활동과 운동의 요구에 대한 간호문제로 내려진 간호진단에서는, 올바른 신체역학을 이용하여 가능한 한 최대한의 가동성을 안전하게 유지함으로써 대상자가 손상과 부동으로 인한 위험에서 벗어날 수 있었다면 간호목표가 긍정적으로 달성되었다고 평가할 수 있을 것이다.

III. 사례적용

오른쪽 고관절 골절로 입원한 60세 여성 대상자가 오른쪽 엉덩이의 통증을 호소하며 오른쪽 다리를 움직일 수 없다고 한다. 이 대상자의 수술 후에 간호사가 대상자의 오른쪽 다리의 외회전 예방을 돕기 위해 사용할 수 있는 보조기구는 무엇이며 대상자가 점차 회복되어 감에 따라 목발 사용을 준비할 때 대상자 손의 근육을 강화시키기 위해 대상자에게 교육하려고 계획해야 할 활동은 무엇인가? 가능한 간호진단을 제시하시오.

관련용어

abduction 외전
active exercise 능동적 운동
activity tolerance 활동내성
adduction 내전
aerobic exercise 유산소 운동
anaerobic exercise 무산소 운동
atrophy 위축
balance 균형
body alignment 신체선열
body mechanics 신체역학
circumduction 휘돌림
contracture 경축
coordinated body movement 통합된 신체 운동
crutch 목발
dorsal flexion 족배굴곡
endurance 지구력
eversion 외번
extension 신전
external rotation 외회전
flexion 굴곡
gait 보행
hyperextension 과신전
immobility 부동
internal rotation 내회전
inversion 내번
isokinetic exercise 등속성 운동
isometric exercise 등척성 운동
isotonic exercise 등장성 운동
mobility 가동성
muscle mass 근육량
muscle strength 근력
orthostatic hypotension 직립성 저혈압
osteoporosis 골다공증
passive exercise 수동적 운동
plantar flexion 족저굴곡
pronation 회내
Range of Motion 가동범위
rigidity 강직
rotation 회전
stability 안정성
stance phase 입각기
static exercise 정적 운동
supination 회외
swing phase 유각기
weight training 근력 훈련

제**7**장

안위요구

7

제1절 | 통 증

학습목표

1. 통증의 정의를 설명한다.
2. 통증의 종류를 설명한다.
3. 통증에 영향을 미치는 요인을 확인한다.
4. 통증을 사정한다.
5. 통증과 관련된 간호진단을 진술한다.
6. 통증과 관련된 간호를 계획한다.
7. 통증 완화를 위한 간호중재를 수행한다.
8. 통증과 관련된 간호중재 결과를 평가한다.

통증은 주관적 감각으로서 사람의 사고와 행동을 지배하고 개인의 삶을 변화시킨다. 그리고 통증은 조직의 손상에 의해 나타나는 중요한 증상으로 열감, 냉감, 압각과 같은 신체감각과 함께 유발된다.

I. 과학적 근거

1 통증의 정의 및 유형

1) 통증의 정의

통증은 해로운 자극에 대한 반응으로서 실제 또는 위협적인 조직손상과 관련되며, 개인이 아프다고 느끼고 표현하는 경험 자체를 포함한다. 또한 통증은 자극에 대한 신체적 반응뿐 아니라 이를 인지하고 행동으로 나타내는 모든 과정을 통합한 것으로 정의할 수 있다.

2) 통증의 유형

(1) 기간에 따른 분류

① 급성 통증(acute pain)

급성통증은 국소화된 자극 부위에 위치한 통각신경섬유의 활동과 관련된 잠재적인 또는 실제적인 조직손상의 결과이며, 일반적으로 3개월 미만의 격렬하고도 짧은 지속기간을 갖는 것으로서 골절이나 복부 수술과 같은 통증이 해당되며, 대상자는 울거나 신음하고 아픈 부위를 손으로 지지하는 반응을 나타낸다. 급성통증은 원인이 분명하며 손상부위가 치유되면 해소된다. 또한 객관적으로 관찰 가능한 신체증상(심박동수 증가, 호흡수 증가, 혈압상승)이 나타날 수 있다.

② 만성 통증(chronic pain)

만성통증은 불분명한 통증신호 과정으로, 원인은 말초나 중심에서 또는 양쪽 모두에서 발생하고, 주기적이고 비가역적이다. 또한 급성 통증보다 천천히 나타나서 3개월 이상 오래 지속되는 통증을 경험하는 것으로 통증 유발 시기를 기억하기 어렵고 통증에 익숙해져서 그에 대한 반응이 적게 나타난다. 만성 통증은 심리적, 신체적 장애의 주요 원인으로서 직업상실, 이혼, 단순한 일상생활의 수행 불능, 성기능 장애 그리고 가족과 친구들로부터 사회적 고립과 같은 문제를 초래한다.

급성 통증과 만성 통증의 차이는 [표 7-1]과 같다.

(2) 신체적 근원에 따른 분류

① 체성 통증(somatic pain)

체성 통증은 표재성과 심부성으로 구분되며, 표재성은 피부의 얕은 층에서 발생해 짧고 날카로운 통증으로 나타나며 예로는 화상이나 상처가 있다. 심부성은 근육, 인대, 뼈 등 깊은 조직에서 발생해 둔하고 쑤시는 통증으로 나타나며 예로는 골절, 연조직 손상, 암의 뼈 전이가 있다.

[표 7-1] 급성 통증과 만성 통증의 차이

	급성 통증	만성 통증
부위	국소적이다	범발적이다
특징	날카롭다	둔하고 쑤신다
반응	교감신경계 반응	부교감신경계 반응
모습	안절부절하고 불안한 모습	위축되고 우울한 모습
유형	통증의 유형이 분명하다	통증의 유형이 불분명하다

② 내장성 통증(visceral pain)

내장성 통증은 주로 통증을 일으키는 기관으로부터 멀리 떨어진 부위에서 나타나고, 복강과 흉강의 통증수용체의 자극으로 시작되며, 발한과 빈맥 같은 자율신경계 반응을 동반한다. 통증이 확산되는 경향이 있고 때로 체성 통증의 심부성 같은 화끈거림, 쑤심, 압박감 등을 느낀다. 급성 심근경색증으로 인한 흉통, 턱과 팔로 퍼지는 통증, 무겁고 쑤시는 느낌과 흉부 압박감을 내장성 통증의 예로 들 수 있다. 때로 조직의 신전, 허혈, 경련에 의해서도 유발되며, 신경절을 따라 전달되기 때문에 체성 통증으로 인식하기도 한다.

(3) 통증의 형태에 따른 분류

① 환상통(phantom pain)

상실된 신체부위에서 통증을 느끼는 것으로 그 예로 절단된 다리나 팔에서 느끼는 통증을 들 수 있다. 환상통은 통증수용체의 자극보다는 절단 대상자의 경험으로 발생된다. 이것은 없어진 신체부위를 아직도 있다고 느끼는 감각인 환상감각(phantom sensation)과 구별된다.

② 작열통(causalgia)

말초신경 손상 후에 나타나는 타는 듯이 따가운 아픔이 범발적이고 지속적으로 나타난다. 이 통증은 사소한 자극, 접촉, 정서적 불안 등이 요인이 되므로 바람이나 온도 변화 등에 주의해야 한다. 침범받는 신경은 상완신경총, 정중신경, 좌골신경 등이다.

③ 연관통(referred pain)

연관통은 실제 병변 부위가 아닌, 그 기관과 같은 신경분절을 공유하는 다른 부위 피부나 조직에서 통증이 느껴지는 현상이다. 예를 들어 심장의 통증이 왼쪽 어깨·팔로 퍼지거나, 충수돌기염의 통증이 복부 전체로 확산되어 느껴지는 것이 이에 해당한다.

2 통증에 영향을 미치는 요인

많은 요인이 통증에 대한 지각과 반응에 영향을 미친다. 사회·문화적 가치뿐만 아니라 종교, 환경, 정서, 통증 경험 등이 영향을 미친다.

1) 사회·문화적 가치

사회·문화적 가치나 규범이 일상생활의 가치, 태도, 행동 등의 많은 부분을 지배하기 때문에 개인의 사회·문화적 가치나 신념이 통증 자극에 대한 반응에 영향을 미칠 수 있다. 간호사는 대상자의 문화적 배경과 규범을 이해하고 통증과 관련된 사회·문화적 요인을 확인할 필요가 있다.

① 대상자가 생각하는 통증의 의미
② 대상자의 통증 경험과 대처 방법
③ 대상자가 사용하는 통증 완화 방법

2) 종교

대상자의 종교는 통증 경험에 영향을 미칠 수 있으며, 일부 종교에서는 통증을 마음의 수양이나 죄를 보상하는 과정으로 받아들여 극복의 힘이 되기도 한다. 그러나 진통제 사용을 거부하거나 통증을 신의 벌로 간주할 수도 있으며, 이 경우 종교 지도자와 상담을 통해 도움을 받는 것을 선택하기도 한다.

3) 환경

개인의 환경은 통증지각과 반응에 많은 영향을 미친다. 소음과 불빛, 낯선 병원 환경, 입원으로 인한 무력감, 인격적 무시, 기호품이나 애완동물과의 분리 등은 통증의 경험 증가, 통증 대처 능력의 감소에 영향을 미친다. 가족과의 관계는 통증 경험을 강화하거나 완화할 수 있다.

4) 정서

통증 경험이나 통증이 예상되는 상황에서 생기는 심리적 불안은 통증 지각을 증가시키는 요인이 된다. 특히 불확실한 위협은 예상 가능한 불안보다 강한 불안을 초래할 수 있는데, 예를 들어 수술 전 교육을 받지 않은 대상자는 교육을 받은 대상자보다 더 많은 진통제를 필요로 하는 경우가 많다.

통증은 불안, 근육긴장, 피로와 함께 악화되며, 통증은 휴식과 이완을 방해하고 긴장과 피로는 통증을 더욱 심화시키는 악순환을 형성한다. 낮 동안 일에 집중할 때 통증을 잊던 사람이 밤에는 심한 통증을 경험하거나, 경기 중 부상을 잊고 있던 운동선수가 경기가 끝난 후 통증을 참기 어려워하는 경우가 이에 해당한다.

이처럼 정서적 요인은 통증 지각에 중요한 역할을 하며, 간호사는 정서와 통증 지각의 관계를 이해하고 대상자를 간호해야 한다.

5) 통증 경험

과거의 통증 경험이나 통증의 심각성은 새로 유발된 통증에 많은 영향을 준다. 통증을 경험하지 않은 대상자는 그 심각성을 모르기 때문에 불안이 없을 수 있다. 그 외에 통증 완화에 성공했거나 실패했던 경험은 완화에 대한 기대에 영향을 미친다. 강렬한 급·만성 통증 경험이 있을지라도 즉각적인 통증 완화를 경험한 경우는 통증에 대한 두려움이 없으며 적절한 도움을 요구하게 된다. 과거 통증 경험에서 완화나 경감을 경험하지 못한 경우, 새로운 통증에 대한 적절한 대처 방법을 예상하기 어렵고 통증 완화에 대한 기대가 낮아져 절망감을 느낄 수 있다. 또한 일부 잊혀지지 않는 통증 경험은 새로운 통증이 시작될 때 격렬한 반응을 유발하기도 한다.

II. 간호과정

1 사 정

1) 통증부위

표재성 통증은 통증부위를 정확하게 지적할 수 있으나 내장성 통증은 부위가 넓게 인식되므로 통증부위를 정확하게 지적하기가 어렵다. 통증부위를 기술할 때는 해부학적 준거선을 사용하고 근위, 원위, 중앙, 내·외측, 범발성이라는 용어를 사용하여 부위를 표시한다. 아이들의 통증사정 시에는 아이들의 언어를 이해해야 한다. 아이가 스스로 통증부위와 정도를 지적하도록 Wang-Baker FACES 통증등급 척도나, 8세 정도의 어린이에게는 0-10 숫자척도 등을 활용하는 것이 도움이 될 수 있다.

2) 통증의 정도

통증의 정도는 주관적이지만 신체 각 부위와 조직마다 민감성이 다르고 영향을 미치는 요인도 다르다. 통증의 정도에 영향을 미치는 요인으로는 산만한 주위 환경, 일에 대한 집중 정도, 의식 상태와 대상자의 기대 등이 있다.

통증의 정도는 약간의(slight), 경미한(mild), 보통의(moderate), 심한(severe), 아주 심한(excruciating)으로 표기한다. 통증의 강도를 사정할 때는 대상자의 건강상태를 고려해야 한다. 노인이나 의식이 혼미한 대상자는 통증을 잘 표현하지 못하며, 아이들도 검사를 회피하기 위해 통증이 없다고 할 수도 있다. 통증의 정도를 표기하는 데 통증의 얼굴표정 척도(Wang-Baker FACES)를 사용하기도 한다. 통증의 정도 평가도구는 [그림 7-1, 2]와 같다.

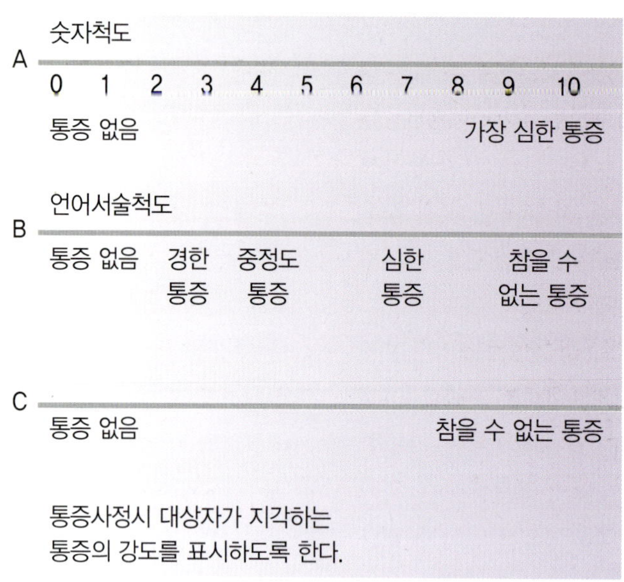

[그림 7-1] 통증의 정도 평가도구. A. 숫자척도, B. 언어서술척도, C. 시각통증등급

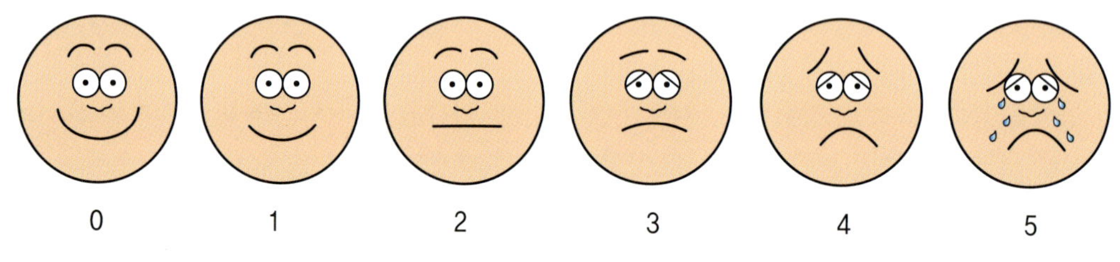

1. 아동에게 각 얼굴 표정이 아프지 않아서(다쳤다거나 혹은 아동이 사용하는 어떤 단어든) 즐거운 것인지 혹은 조금 아프거나 많이 아파서 슬픈 것인지를 설명한다.
2. 적절한 얼굴과 상태를 지적하고 "이 얼굴은…"
   0 – "전혀 고통스럽지 않기 때문에 매우 행복하다"
   1 – "약간 고통스럽다"
   2 – "약간 더 고통스럽다"
   3 – "보다 더 고통스럽다"
   4 – "많이 고통스럽다"
   5 – "비록 이 괴로움 때문에 울지는 않았지만 네가 상상할 수 있는 한 최대로 고통스럽다"
3. 아동에게 자신의 느낌을 가장 잘 나타낸 얼굴을 선택하도록 한다. 어떤 통증(예를 들면, 총상이나 절상)이고, 언제(예 : 지금, 점심 전) 느낀 것인가에 대하여 상세히 설명하도록 한다.

[그림 7-2] 아동을 위한 통증사정 척도. 얼굴표정척도(Wong/Baker Face Rating Scale)

3) 통증의 특성

통증의 특성을 사정하기 위해서는 다음에 대하여 포괄적으로 사정해야 한다.

① **통증의 특성** : 통증의 위치(location), 기간(duration), 양(quantity), 질(quality), 통증력(chronology), 악화요인, 완화요인, 관련 증상 등
② **생리학적 반응** : 활력징후, 피부색깔, 발한, 동공크기, 오심, 근육긴장도, 불안 등
③ **행동적 반응** : 자세, 외양, 얼굴표정, 언어표현 등
④ **정서적 반응** : 불안, 우울, 상호작용, 통증의 의미, 통증의 대처 방법 등

통증의 질을 표기하는 데는 형용사가 도움이 된다. 두통은 망치로 두드리는 듯한, 복부의 통증은 칼로 찌르는 듯한 등으로 묘사한다. 대상자는 통증의 성질을 표현하는데 어려움을 겪을 수 있는데 이는 아파 본 경험이 없기 때문이다. 간호사는 대상자가 통증을 묘사하는데 사용하는 단어를 정확하게 기록할 필요가 있으며, 대상자의 표현을 간호사의 단어로 해석해서는 안 된다.

4) 일상생활에 미치는 영향

통증으로 영향을 받고 있는 사항, 예를 들어 수면, 식욕, 일이나 학교 활동, 대인관계, 부부관계나 성생활, 가정 내 활동, 운전이나 산책, 정서 상태(기분, 우울, 불안) 등을 과거와 비교하여 사정한다.

5) 통증 경험

과거의 통증 경험이나 통증 완화 방법이 효과적이었는지 여부도 간호중재에 영향을 미친다.

6) 통증의 의미

통증은 주관적이고 개인적인 현상으로, 사람이 살아가는 동안 겪게 되며, 의료기관을 찾아가는 기본적인 이유이다. 통증은 잠재적인 손상을 경고하고 실제로 세포손상이 발생한 경우 경각심을 일깨워 준다. 대상자가 받아들이는 통증의 의미가 통증지각에 영향을 줄 수 있다. 통증을 긍정적으로 받아들이는 대상자는 통증을 잘 극복하는 반면, 심각한 만성 통증을 경험하는 대상자는 통증을 절망적으로 생각하며 우울하고 불안해하므로 통증에 대해 긍정적인 의미를 갖지 못한다. 이러한 부정적인 인식은 나아가 일상생활이나 신체상에 위협, 심지어 죽음이 임박한 상황으로까지 받아들인다.

7) 대처 방법

통증 사정 시 대상자가 통증에 대처하는 방법을 확인하는 것은 중요하다. 통증 완화를 위해 사용하는 다양한 방법이 통증의 정도와 경험에 영향을 미칠 수 있기 때문에, 효과적인 대처 전략을 포함하여 사정해야 한다. 또한 이를 통해 간호사는 개인에게 맞는 통증 관리와 중재를 계획할 수 있다.

8) 정서적 반응

정서적 반응은 통증의 상황, 정도와 기간, 통증에 대한 해석 등에 따라 다양하다. 간호사는 대상자의 느낌, 불안, 두려움, 피로, 우울, 실패감 등을 잘 알고 있어야 한다.

2 진단

통증과 관련된 간호진단은 [표 7-2]와 같다.

[표 7-2] 통증과 관련된 간호진단

간호진단	관련요인
Acute pain 급성 통증	• 조직 손상 • 관절의 염증 • 복부 경련 • 신결석, 부적절한 체위 • 근육경련
Chronic pain 만성 통증	• 신체적/심리적 만성 기능장애 • 손상유발요인(injury agent)
Chronic pain syndrome 만성통증증후군	• 통증에 대한 두려움 • 부적절한 통증관리 행동 지식 • 부정적인 정서

3 계 획

대상자의 통증과 관련된 진단이 내려지면 대상자와 더불어 효과적인 통증관리 계획을 세우는 것이 중요하다. 또한, 대상자가 간호에 참여할 수 있도록 격려하며, 안위와 기능 및 삶의 질을 최대화 할 수 있도록 적절한 간호중재를 계획한다.

1) 급성 통증

① 통증감소를 말로 표현한다.
② 통증관련 증상의 완화를 말로 표현한다.
③ 통증관리 방법을 사용한다.

2) 만성 통증

① 통증관리를 통한 일상생활 수행 가능성을 말로 표현한다.
② 가족이나 친지로부터 통증을 극복할 수 있는 지지를 받고 있다고 진술한다.
③ 통증 없이 일상생활 활동을 수행한다.

4 수 행

1) 간호사와 대상자의 관계형성

통증을 호소하는 대상자는 간호사로부터 도움과 지지를 받을 수 있다는 믿음이 있을 때 불안이 감소되고 간호사와 대상자의 신뢰관계가 형성된다. 이러한 신뢰관계가 형성된 상태에서 통증조절 방법을 사용하면 그 결과가 긍정적이다. 간호사와 대상자의 신뢰관계를 강화하며, 통증완화 방법을 대상자가 선택하도록 돕고, 간호사가 자주 방문하여 대상자와 함께 있어 주는 것 등이 통증 완화에 도움이 된다. 또한 치료와 목표에 관하여 간호팀의 모든 구성원(대상자와 가족 포함)과 시기적절하고 계획적인 의사소통을 하는 것이 성공을 위한 필수 요건이다.

대상자가 통증 보고를 꺼리는 이유

- 개인적인 불편감을 표현하기 어려워서
- 아편 유사 약물 중독과 부작용에 대한 걱정
- 의료진들을 귀찮게 하고 싶지 않아서
- 주사 맞는 것에 대한 공포(특히 어린이)
- 진통제 내성에 대한 걱정
- 통증을 당연하게 생각
- 통증의 원인을 확인할 때 발생되는 검사 비용 또는 결과에 대한 걱정
- 통증 표현으로 자신의 나약함이 드러난다는 생각

2) 통증에 대한 대상자 교육

통증에 대해 적절한 정보를 가진 대상자가 잘 대처하고 불안이 적은 경향이 있으므로 대상자와 가족을 대상으로 하는 교육이 필요하다.

교육에 포함될 내용은 다음과 같다.

① 통증에 영향을 미치는 요인
② 예상되는 치료절차와 기간

③ 통증으로 수반되는 증상
④ 통증사정 방법
⑤ 통증조절 방법
⑥ 통증관리기관 등

3) 비침투적 통증완화 방법

(1) 전환요법(distraction therapy)

관심의 초점을 통증에서 다른 자극으로 바꿈으로써 급·만성 통증을 완화하는 방법으로, 통증이 전환되는 정도는 생리적 통증 정도와 대상자의 집중력에 달려있다. 시술과 관련된 통증처럼 짧은 기간의 통증에 도움을 줄 수 있고, 통증 완화 효과는 일시적이다. 전환요법의 종류는 다음과 같다.

① **시각적 전환** : 독서, TV시청, 특정 장소나 대상을 상세하게 묘사하기 등
② **청각적 전환** : 음악 감상, 새소리나 시냇물 소리 듣기 등
③ **촉각적 전환** : 좋아하는 사람이나 애완동물을 어루만지기 등
④ **운동 감각적 전환** : 느리고 규칙적인 호흡하기, 춤추기 등
⑤ **기타 활동을 통한 전환** : 게임, 글쓰기 등

(2) 심상요법(imagery therapy)

심상요법은 좋아하는 장소나 사람, 과거의 긍정적 경험을 마음속에 떠올려 집중함으로써 통증을 완화하는 방법이다. 간호사는 대상자가 이러한 심상을 형성하도록 돕고, 반복 활용할 수 있도록 기록한다. 예를 들어, 어린 시절 할머니의 무릎에 누워 옛날이야기를 듣던 행복한 상황이나 푸른 하늘 아래 넓은 잔디밭에 누워 맑은 공기를 마시면서 새소리를 듣던 가족 소풍 때의 즐거운 기억을 떠올리는 것이다.

(3) 이완요법(relaxation therapy)

이완은 불안과 근긴장으로부터 벗어나 조용하고 평온한 상태를 유지하는 것을 의미한다. 자율신경계 활동을 억제하여 심박동수 감소, 혈압 저하, 산소 소모 감소 및 근육 이완 효과를 가져온다. 이완요법은 거의 모든 형태의 통증 완화에 도움이 되며, 특히 근긴장과 관련된 경부통·요통·두통에 효과적이다. 또한 관절염, 시술 관련 통증, 수술 후 통증, 암성 통증 등에서 비약물적 중재로 활용된다. 대표적인 방법으로는 참선, 요가, 명상, 바이오피드백, 근육이완 등이 있으며, 심상요법과 병행하기도 한다.

이완요법을 통해 수면의 질이 향상되고 만성 통증이나 스트레스가 완화되며, 대상자의 문제해결능력과 자기조절능력이 증진될 수 있다. 단, 대상자가 불편감을 호소할 경우 즉시 중단해야 하며, 반복적인 연습을 통해 스스로 활용할 수 있도록 교육하는 것이 중요하다.

(4) 피부자극요법

피부자극요법은 피부와 내부 조직을 자극하여 통증 신호의 전달을 방해하는 방법이다. 간호사의 큰 노력 없이도 적용 가능하며, 다양한 수준의 통증 완화에 활용된다. 마사지, 온·냉요법, 경피신경전기자극 등이 대표적인 방법으로, 관문통제이론이 그 이론적 근거가 된다. 즉, 피부자극으로 큰 직경의 A alpha 섬유가 활성화되면 통증 신호를 전달하는 A delta 섬유와 C 섬유의 통로가 차단되어 통증 전달이 억제된다.

(5) 지압(acupressure)

지압은 바늘을 사용하는 침술과 달리 손이나 손가락으로 특정 경혈(침술점)을 직접 압박하여 통증을 완화하는 방법이다. 이는 기(氣) 흐름을 조절하고 혈액순환을 촉진하여 근육긴장을 줄이고 이완을 돕는다. 지압은 두통, 요통, 경부통과 같은 근골격계 통증뿐 아니라 스트레스 완화와 전반적인 건강증진에도 도움이 되는 비약물적 중재이다.

4) 침투적 통증완화 방법

(1) 진통제 투여

진통제 투여는 통증관리를 위해 가장 많이 사용하는 방법으로 빠른 통증완화 효과를 갖는다. 진통제는 세 가지 유형으로 분류되는데, 비마약성 비스테로이드성 항염증제제(NSAIDS, Non-Steroidal Anti-Inflammatory Drugs), 마약성 진통제, 보조진통제이다.

① 비마약성 진통제

아스피린(aspirin), 아세트아미노펜(acetaminophen)과 같은 비스테로이드성 항염증성 제제가 포함되는데 항염증성, 진통성, 해열작용의 효과가 있다.

② 마약성 진통제

몰핀(morphine sulfate), 코데인(codeine), 데메롤(demerol)과 같은 마약성 진통제는 뇌와 척수에 존재하는 아편수용체와 결합하여 통증 전도를 중추성으로 차단함으로써 통증에 대한 반응과 인지를 변형시킨다. 마약성 진통제는 특징적인 진통효과가 있는데 통증역치를 높임으로써 통증지각을 감소시키고, 통증반응인 불안과 두려움을 감소시키며, 심한 통증이 있어도 잠들 수 있도록 한다.

③ 보조 진통제

보조 진통제는 통증치료제로 분류되지 않으나 단독 혹은 다른 진통제와 병용투여 했을 때 통증을 완화시키는 효과가 있다. Diazepam(valium)과 같은 항불안제 또는 진정 효과를 갖는 약물이나 Amitriptyline(Elavil)과 같은 항우울제 등의 약물은 마약성 또는 비마약성 진통제의 효과를 증가시키거나 그 자체로 통증을 완화시키는 효과를 가지고 있다.

이상적인 진통제는 약물의 효과가 빠르고 오래 지속되며, 모든 연령에 효과적이고 경구 또는 비경구로 투여가능하며, 심한 부작용과 중독성이 없는 약물로서 값이 저렴해야 한다. 최대한 긍정적인 효과를 갖는 진통제를 선택하여 투여하기 위해서 간호사는 진통제 투여와 관련된 다음의 몇 가지 기본원칙을 숙지해야 한다.

- 진통제에 대한 전반적인 지식을 습득하고 있어야 한다.
- 과거 사용 시 효과가 있었던 진통제와 대상자의 사전 반응에 대해 알아야 한다.
- 투약의 6 Rights를 지켜야 한다.
- 다양한 통증완화 방법을 병행하여 시도한다.

(2) 자가조절 진통방법(PCA, Patient Controlled Analgesia)

자가조절 진통은 대상자가 스스로 진통제의 사용을 조절하는 방법이다. 수술 후 통증, 외상 후 통증, 암성 통증 등 급 · 만성 통증관리에 효과적이며, 정맥, 피하, 경막외(epidural) 등의 경로를 통해 대상자가 원할 때 진통제를 직접 주입할 수 있도록 고안된 약물 전달 장치를 통해 투여된다. 이것은 통증을 스스로 조절함으로써 대상자의 독립심을 증가시키고, 지속적으로 통증을 완화시키기 위한 안정된 혈중농도를 유지할 수 있도록 한다. 또한 과용을 방지할 수 있고 때로는 위약의 효과를 줄 수 있는 장점이 있다. 자가조절 진통펌프는 다양한 모양을 하고 있지만 일반적으로 자가조절 진통펌프의 라인이 대상자의 수액줄에 연결되어 있다. 간호사는 사용목적, 통증완화 정도, 주의점, 부작용, 버튼 사용법, 다른 사람이 조작해서는 안 된다는 것 등을 교육하고 대상자의 반응을 비롯한 전반적인 사항을 기록한다. 수행 절차는 아래와 같다.

통증관리(IV, PCA)

목 적

1. 통증을 효과적으로 조절한다.
2. 대상자가 스스로 진통제 투여를 조절할 수 있도록 한다.

준비물

통증 평가도구, 필요시 환자 교육자료(PCA 사용법, 부작용 등)

절 차

절차 및 이론적 근거

1. 물과 비누로 손위생을 실시한다.
2. 필요한 물품을 준비한다.
3. 준비한 물품을 가지고 대상자에게 가서 간호사 자신을 소개한다.
4. 손소독제로 손위생을 실시한다.
5. 대상자의 이름을 개방형으로 질문하여 대상자를 확인하고, 입원 팔찌와 처치표(또는 투약카드)를 대조하여 대상자(이름, 등록번호)를 확인한다.
6. 대상자의 상태에 맞는 통증사정도구(예: NRS 숫자 척도, 얼굴표정척도 등)를 사용하여 통증 양상을 확인한다.
7. PCA에 기재된 환자, 약물의 종류/약용량을 확인한다.
8. IV PCA의 적용의 목적과 자가조절진통제에 의해 약을 스스로 주입할 수 있도록 격려한다.
9. 정맥주사의 개방성을 확인한다.
10. IV PCA 적용 부위(정맥주사 삽입부위)의 피부를 확인한다(clean, oozing, swelling, redness, bleeding, pain).
11. 손소독제로 손위생을 시행한다.
12. IV PCA의 사용 방법(버튼기능, 용량, 간격)에 대해 설명한다.
    1) 버튼을 누르지 않은 상태에서도 정해진 용량이 정해진 속도로 주입되고 있음
    2) 통증이 지속되면 주입펌프에 달린 버튼을 누르면 정해진 용량이 주입됨
    3) 정해진 용량이 투여된 후 일정 기간(보통 10-15분간) 버튼을 눌러도 진통제가 투여되지 않음
13. IV PCA의 부작용(오심, 구토, 어지러움 등)에 대해 설명하고, 부작용이 있으면 즉시 알려줄 것을 교육한다.
14. 지속적으로 투여되고 있는 PCA의 경우 근무조마다 통증 정도를 평가한다.
15. 물과 비누로 손을 씻는다.
16. EMR에 기록(PCA 관리 교육내용, 자가조절진통제 잔여량, 통증양상, PCA 부작용 여부)한다.

(3) 위약(placebo)

위약은 약리작용 성분은 없지만 엔돌핀 분비 촉진, 기대감, 태도, 건강신념 등으로 통증을 완화시킬 수 있다. 이는 꾀병이 아니며, 사용 시 윤리적 문제가 제기될 수 있으므로 의료인은 적절성을 신중히 판단해야 한다. 흔히 생리식염수, 증류수, 포도당, 극소량의 약물 등이 위약으로 사용된다.

5 평 가

통증이 확인되면 치료계획에 따른 간호를 수행하고 통증 특성 변화, 치료 방법(통증조절 프로그램), 대상자와 가족의 반응 및 간호수행 결과에 대해 평가한다.

통증의 강도, 통증의 악화나 완화, 통증조절 프로그램의 효과성, 병리학적 변화, 적극적인 치료법의 강구, 통증을 유발시키는 문제발생의 은폐로 인한 치료 지연 등의 확인이 평가과정에서 요구된다. 또한 통증조절 방법의 효과와 간호의 효율성도 확인하며, 대상자와 가족의 반응과 설정한 목표의 달성 여부를 확인한다.

III. 사례적용

이◯◯씨는 27세의 미혼 여성으로 직업이 중학교 교사이다. 지난 5~6개월 동안 심신의 피로, 불안, 흥분, 우울, 기분의 변화 등을 주기적으로 경험하고 있으나 건강한 편이다. 이◯◯씨가 학교 보건실 간호사에게 상담을 의뢰해 왔는데, 간호사는 이◯◯씨가 월경전증후군(premenstrual syndrome, PMS)의 증상은 아닐까 생각한다.

1. 제시된 상황에서 사정해야 할 내용을 확인하시오.
2. 이씨의 간호진단을 진술하시오.
3. 간호진단에 따른 간호목표와 간호중재를 계획하시오.

관련용어

analgesics 진통제
causalgia 작열통
cutaneous stimulation 피부자극
distraction 전환
endorphin 엔돌핀
patient controlled analgesia, PCA 자가조절 진통방법
phantom pain 환상통
placebo 위약
referred pain 연관통
relaxation 이완

제2절 | 체위유지와 침상 만들기

학습목표

1. 체위의 종류별 목적을 설명한다.
2. 안위를 도모하는 침상 물품을 설명한다.
3. 대상자의 상태에 따라 적절한 체위를 적용한다.
4. 침상 만들기를 절차에 따라 수행한다.

1 체 위

1) 체위유지의 목적과 기본지침

적절한 체위는 다음과 같은 목적을 달성함으로써 대상자의 안위를 도모한다.

① 편안하고 바른 자세를 유지한다.
② 근육수축을 방지한다.
③ 배액을 촉진한다.
④ 호흡을 용이하게 한다.
⑤ 욕창을 예방한다.

체위유지는 대상자가 가진 문제에 대한 사정과 해부생리학적 지식이 기초가 된다.

간호사가 알아야 할 안위를 위한 체위유지의 기본지침은 다음과 같다.

① 해부학적 체위를 위한 기본은 좋은 신체선열의 유지이다. 신체선열이란 신체의 기하학적 배열로서 서거나 앉거나 누운 자세에서 최대의 신체기능을 증진시켜 주는 좋은 자세이다.
② 관절을 약간 굴곡시키고, 신전이 오래 지속되지 않도록 한다. 오랜 신전은 근육긴장과 피로를 초래한다.
③ 적어도 2시간마다 체위를 변경시킨다. 피부의 내성은 개인차가 있지만 오랫동안 한 곳에 압박이 가해지면 욕창이 유발된다.
④ 금기사항이 없는 한 매일 운동을 시킨다. 부동은 대사기능, 호흡기계, 순환기계, 근골격계, 피부계, 배설 기능 등에 합병증을 유발한다.
⑤ 체위 변경 시 가능한 한 관절의 가동력을 이용한 정상범위 운동(ROM)을 시킨다.

2) 체위의 종류와 목적

(1) 해부학적 체위(anatomical position)

발바닥을 기저면으로 하고 기저면으로부터 수직으로 바로 서서 목과 머리를 바로 세우고 팔과 손을 몸의 양옆에 가지런히 두며, 손바닥과 발끝을 앞으로 향하게 하고 무릎과 손가락은 자연스럽게 구부린 자세를 해부학적 체위라고 한다.

해부학적 체위 유지의 원칙은 다음과 같다.

① 모든 신체부분이 좋은 선열을 가진다.
② 신체의 각 부분이 균등한 체중을 받는다.
③ 내부 장기가 최대의 용적을 유지한다.
④ 관절이 좋은 기능 상태를 유지한다.

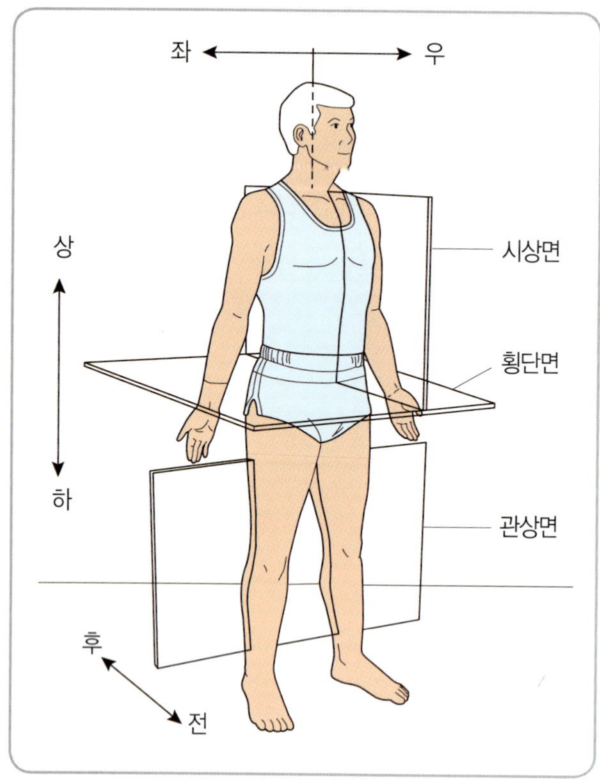

[그림 7-3] 해부학적 체위

(2) 앙와위(supine position 또는 dorsal position)

등을 기저면으로 하여 바로 누운 자세에서의 체위로, 등이 수평이 되어 수평위라고도 하며, 얼굴은 천장을 향하고 등을 침상바닥에 대고 바로 누운 자세를 말하며 주로 휴식이나 수면을 취할 때 이용된다. 앙와위는 척추마취 후 두통 감소에 도움이 된다. 이 체위는 흡인의 위험이 매우 크므로 대상자의 의식수준이 저하되거나 흡인가능성이 있는 경우에는 적합하지 않다.

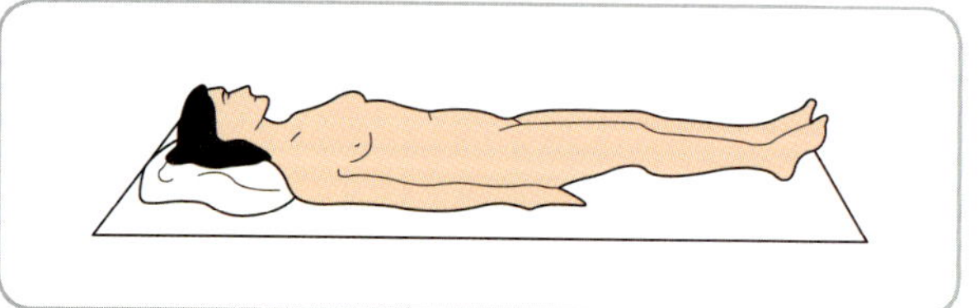

[그림 7-4] 앙와위

(3) 복위(prone position)

머리를 옆으로 돌리고 엎드려 눕는 체위로, 수면과 휴식 시에 취하게 한다.

이 체위는 주로 몸의 이완과 수면을 위해 사용되며, 무의식 대상자에서는 토물 흡인을 예방하고 배액을 용이하게 한다. 또한 욕창으로 인한 피부 손상이 있는 대상자에게는 교대로 체위 변경을 할 때 활용된다. 하지만 뇌내압이 상승되었거나 심폐기능에 장애가 있는 대상자에게는 금기이다.

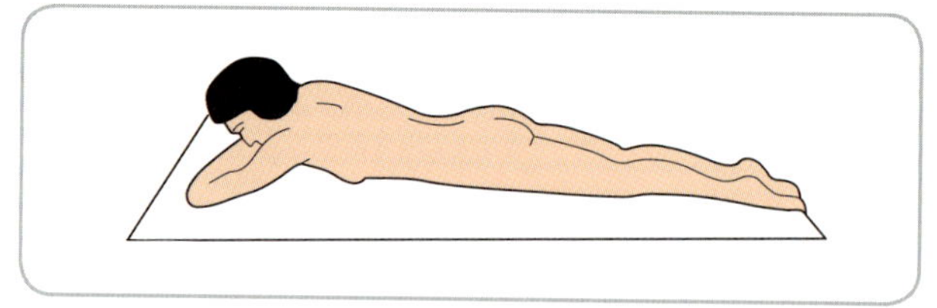

[그림 7-5] 복위

(4) 측위(lateral position 또는 side-lying position)

양쪽 팔을 앞으로 하고 무릎과 대퇴관절을 굴곡시키고, 옆으로 눕는 체위이다. 천골의 압박을 줄이기 위해 측위가 사용되며, 앙와위보다 음식 섭취와 배액이 용이하다. 휴식이나 이완을 위한 체위로도 사용된다. 이 체위는 상완골의 대결절, 어깨, 장골, 대퇴의 대전자에 체중이 집중되고 특히 어깨에 압력이 가해지고 다리가 내전되는 단점이 있으나 적당한 지지대가 사용되면 편안하고, 장시간 복와위나 앙와위를 취하고 있는 대상자의 체중부하를 줄이는 데 좋은 체위이다.

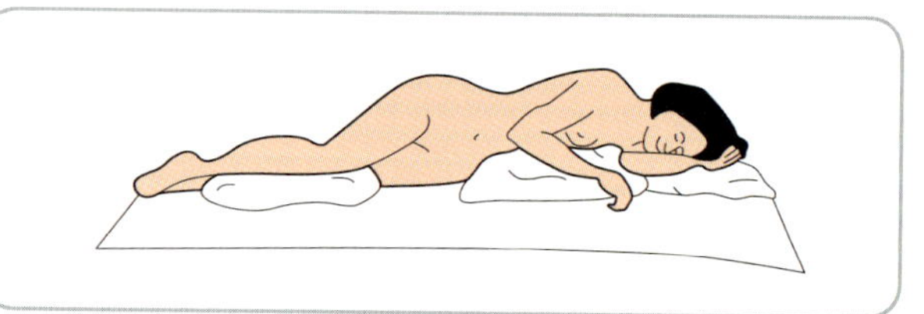

[그림 7-6] 측위

(5) 좌위(sitting position)

똑바로 앉는 자세이다.

① 척추는 정상만곡을 유지하게 하고 머리와 등이 일직선이 되게 하며, 등과 허리를 침상의 뒷부분(back-rest)에 안전하게 받쳐줌으로써 기저면을 이루는 둔부와 다리에 체중이 실린다.

② 머리는 베개로 받쳐주고 허리(요추만곡)에 작은 패드를 대주어 더욱 편안하게 한다.

③ 양 전박 밑에 베개를 대줌으로써 흉곽이 확장되어 호흡이 용이하도록 돕는다.

④ 무릎 밑에 베개를 대어줌으로써 미끄러지는 것을 막을 수 있다.

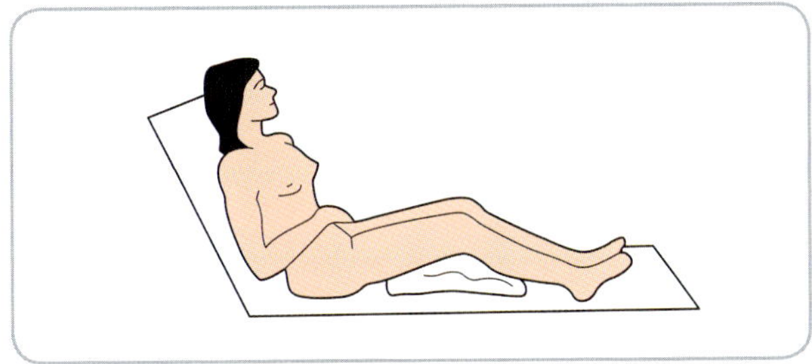

[그림 7-7] 좌위

(6) 반좌위(Fowler's position)

침상 머리 부분을 45°~60° 정도 올려서 앉히는 자세로 가장 많이 취하는 체위이다. 흉곽을 최대한 확장시켜 심장과 폐 질환자에게 유용하다. 머리를 45°로 상승시킨 체위는 두개강 내압을 감소시키므로 두개강 내압의 상승을 예방하는데 적용한다. 이 체위는 복부 내의 장기가 중력에 의하여 내려옴으로써 횡격막의 이완과 수축을 용이하게 하여 폐를 최대한 확장할 수 있으므로 호흡곤란을 완화할 수 있는 자세이다.

① semi-Fowler's 체위 : 약 30° 정도로 올린 자세

② high-Fowler's 체위 : 90°로 올려 완전히 앉히는 자세로 기좌호흡(orthopnea)에 유용하다.

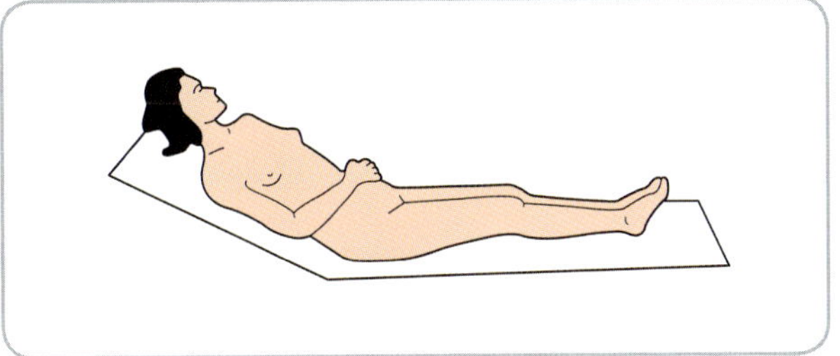

[그림 7-8] 반좌위

(7) 심스 체위(Sim's position)

심스 체위는 반복위(Semi-prone position)로서 측위와 유사하나 체중이 어깨와 장골 앞쪽으로 치우친다. 이 체위는 매우 편한 자세이므로 평상시에도 수면이나 휴식을 취할 때 많이 이용되며, 관장 시에도 이용된다. 배액도 용이한 체위이다. 그러나 대상자가 말초혈관질환이나 당뇨가 있는 경우, 심스 체위가 제대로 적용되지 않을 때 욕창과 관절구축 같은 장애가 발생할 수 있다. 따라서 심스 체위를 변경할 때마다 신체선열과 팔, 다리의 위치, 피부손상 그리고 관절구축을 주의 깊게 살펴보아야 한다.

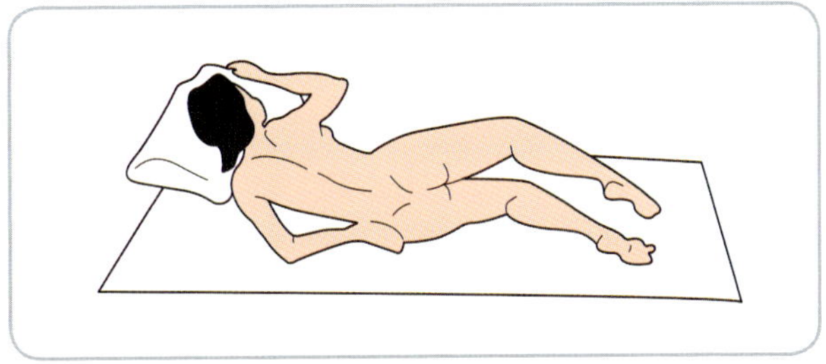

[그림 7-9] 심스 체위

(8) 배횡와위(dorsal recumbent position)

다리를 약간 벌리고 무릎을 세우고 팔은 옆에 놓거나 머리 위로 굴곡시킨 체위로 회음부 간호와 처치, 여성의 도뇨, 복부검사를 할 때 사용한다. 이 체위는 절석위의 변형으로 배둔위라고도 한다.

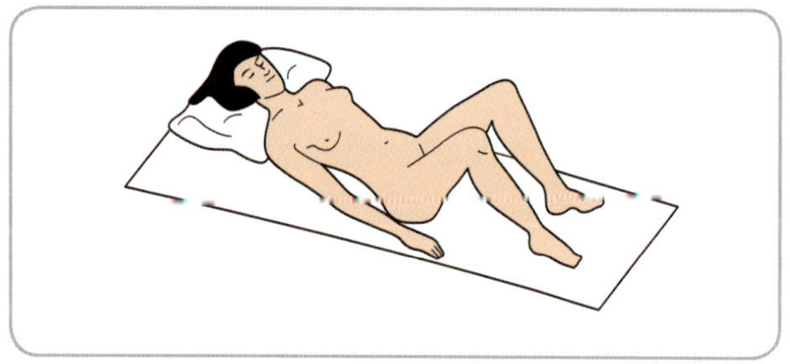

[그림 7-10] 배횡와위

(9) 트렌델렌버그 체위(trendelenburg position)

이 체위는 머리가 가슴보다 낮도록 다리를 올린 자세로 담낭과 담도수술 시에 사용하는 체위이다. 또한 shock 환자에게 뇌에 혈액공급을 촉진시키기 위한 것으로 머리와 가슴을 일직선으로 하고 고관절에서부터 다리 쪽을 45° 높여서 상승시킨 체위이다. 이 체위는 복강내 장기가 횡격막을 압박하고 폐혈류량이 증가하여 호흡이 억제될 수 있어서 가능한 유지하는 시간이 짧아야 한다.

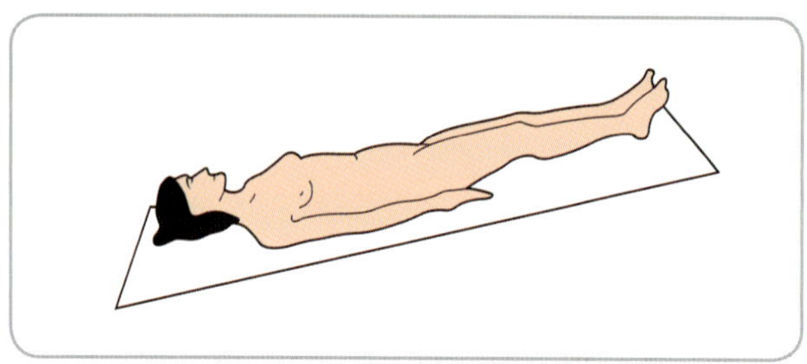

[그림 7-11] 트렌델렌버그 체위

(10) 변형된 트렌델렌버그 체위(modified trendelenburg position)

앙와위에서 침상에 발치를 45° 경사도를 높여주며 대

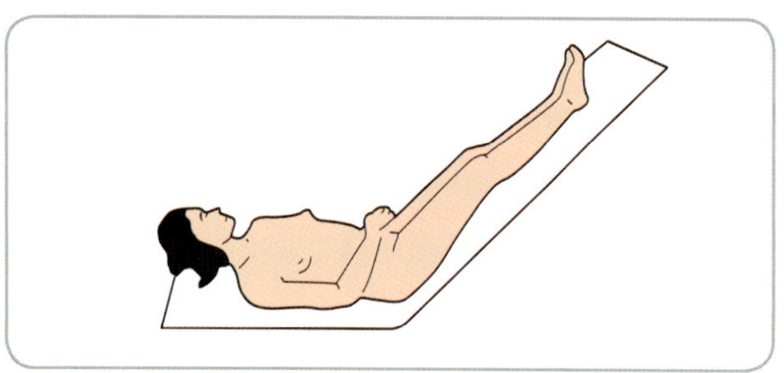

[그림 7-12] 변형된 트렌델렌버그 체위

상자의 등과 허리는 굽혀지지 않는다. 이 체위는 상복부 검사, shock 치료 시 사용한다.

(11) 절석위(lithotomy position)

앙와위에서 발걸이에 발을 올려놓고 무릎을 굴곡시키며, 진찰대 끝에 둔부가 닿도록 하는 체위로서 분만, 직장과 질 검사 시에 사용한다. 이 체위는 대상자의 회음부가 노출되어 수치심과 불편감을 느낄 수 있으므로 불필요한 노출을 하지 않도록 한다.

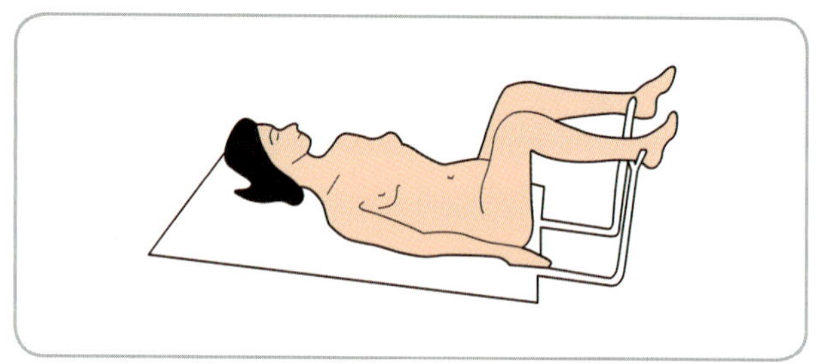

[그림 7-13] 절석위

(12) 슬흉위(knee-chest position)

보통 직장 검사 시 사용하는 체위로서 가슴을 침대에 대고 무릎을 굴곡시켜 대퇴가 침대에 수직이 되도록 하는 체위이다. 나이든 사람에게는 매우 힘든 체위이므로 시술을 위한 모든 준비가 완료된 후에 체위를 취하도록 해야 한다. 생리통 완화와 자궁위치 교정 및 산후 운동 방법으로 사용한다. 이 체위는 절석위와 마찬가지로 대상자가 수치심을 느낄 수 있으므로 검사 부위만 노출될 수 있도록 한다.

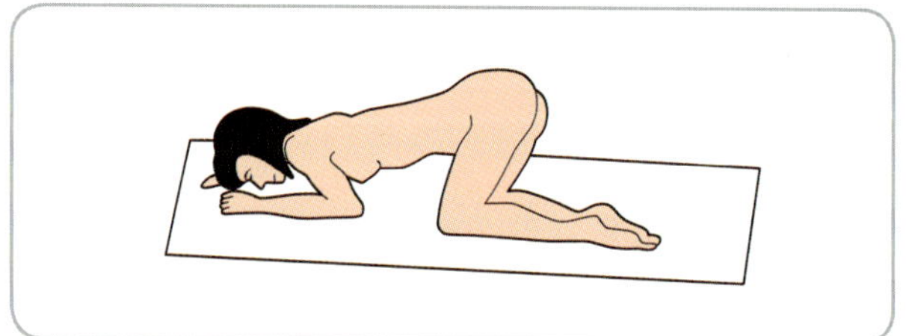

[그림 7-14] 슬흉위

(13) 잭나이프 체위(Jack-knife position)

① abdominal jack-knife position : 복위에서 대퇴부위를 올려 둔부가 가장 높이 올라가는 자세로 항문수술 시 사용한다.

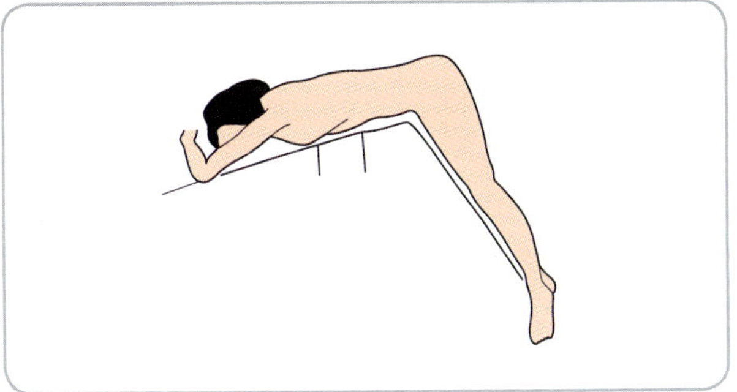

[그림 7-15] abdominal jack-knife position

② back jack-knife position : 앙와위에서 어깨와 무릎이 올라가는 자세로 방광경 시술 시 사용한다.

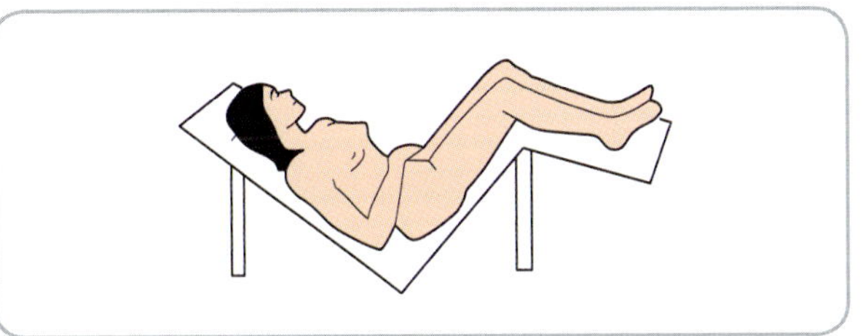

[그림 7-16] back jack-knife position

③ lateral jack-knife position : 측위에서 양 무릎을 가슴에 대어 최대로 등을 구부린 자세로 요추천자에 사용한다.

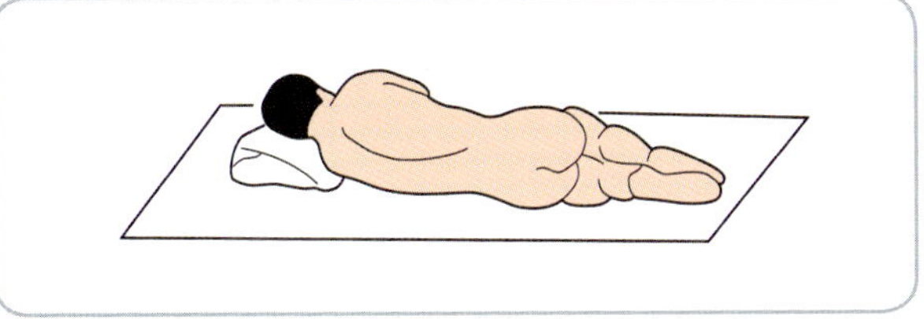

[그림 7-17] lateral jack-knife position

3) 적절한 체위 유지

(1) Fowler's 체위의 지지

준비물

대상자를 지지하는 데 필요한 작은 베개 여러 개, 대전자 두루마리 2개, 발 지지대

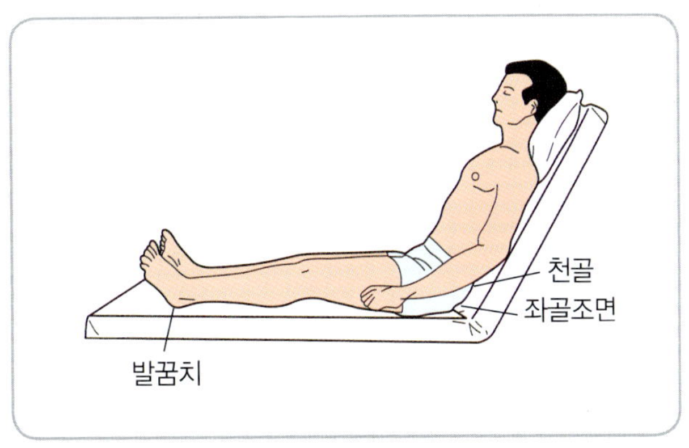

[그림 7-7A] 좌위

절 차

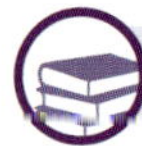

절차 및 이론적 근거

1. Fowler's 체위와 관련된 압박부위를 사정한다.

   발뒤꿈치, 극상돌기, 천골, 좌골결절, 견갑골 등이 압력을 받는 부위이므로, 이 부위에 상처가 있거나 피부통합성 장애가 있는지 관찰한다.

   1) 침상머리를 올리기 전에 대상자에게 무릎을 약간 구부리게 한다.

      약간의 무릎 굴곡은 침상을 들어 올릴 때 침상 아래로 미끄러지지 않도록 한다. 이때는 좌골결절이 침대에 닿게 된다.

   2) 침상머리를 들어 올릴 때, 침상이 구부러지는 점 위에 대상자의 둔부를 똑바로 위치하게 한다.

2. 45°에서 60°로 침상머리를 들어올린다.
3. 적절하게 선열을 맞추기 위해 지지기구를 제공한다.

   1) 등의 요추만곡 부위 아래에 작은 베개를 놓는다.

      베개는 자연스러운 요추만곡을 유지하게 하고 요추의 굴곡을 방지한다.

4. 대상자의 머리 아래에 작은 베개를 넣는다.

   베개는 경추만곡을 지지하는데, 너무 높은 베개는 목의 굴곡을 유발할 수 있다.

   1) 무릎에서 발목까지의 하지에 베개를 놓는다.

      베개는 무릎의 과신전을 막고 발뒤꿈치의 압박을 감소하는 넓은 기저면을 제공한다.

   2) 슬와 부분에 어떤 압박도 받지 않도록 하며 무릎이 굴곡되도록 한다.

      슬와 부위의 압박은 신경과 혈관을 손상시켜 혈전 형성의 위험 요인이 될 수 있다. 약간의 무릎 굴곡을 유지하는 것은 침상 아래로 미끄러지지 않도록 한다.

   3) 대퇴 옆에 대전자 두루마리를 놓는다(그림 7-18).

      이것은 고관절의 외회전을 방지한다.

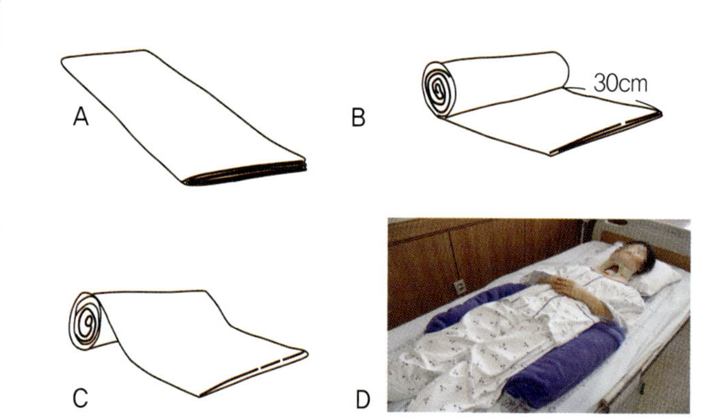

A. 타월을 길이로 반을 접는다.
B. 한쪽 가장자리에서 시작하여 다른 끝의 30cm 가까이 남겨두고 타월을 단단하게 만다.
C. 말은 것을 거꾸로 한다.
D. 대상자의 둔부 아래에 타월의 편평한 면을 놓는다. 아래에 roll을 놓고, 대상자의 대퇴골 상부돌기를 지지하도록 단단하게 놓는다.

[그림 7-18] 대전자 두루마리

4) 발 지지대를 뒤꿈치에서 2.5cm 떨어진 곳에 놓는다.

이것은 밑 침구에 의한 압력이 발에 직접 닿지 않게 하며 아킬레스건을 부적절하게 밀리지 않도록 한다.

5) 만일 대상자가 팔과 손을 정상적으로 쓸 수 없다면 팔과 손을 지지하기 위해 베개를 놓는다.

이 베개는 아래로 중력에 의한 어깨와 근육의 긴장을 방지하고, 손과 팔의 부종과 손목의 굴곡, 수축을 방지하며, 마비된 사람에게서 어깨가 잘못된 위치에 놓이는 것을 방지한다.

---

(2) 앙와위의 지지

준비물

여러 개의 베개, 2개의 대전자 두루마리, 발 지지대, 필요하다면 hand roll 또는 wrist splints

절 차

절차 및 이론적 근거

1. 앙와위와 관련된 압박 부위를 사정한다(그림 7-4B).

   발꿈치, 천골, 팔꿈치, 견갑골, 목 뒷부분이 압력을 받는 부위이다.

2. 대상자를 앙와위로 한다.
3. 신체선열을 유지하기 위해 지지도구를 사용한다.

   1) 필요에 따라 대상자의 머리와 어깨 아래에 적당한 두께의 베개를 놓는다.

   목의 과신전을 방지하나 너무 많은 베개는 경부의 굴곡 · 경축을 일으키거나 악화시킬 수 있다.

   2) 무릎에서 발목 아래까지의 하지 아래에 베개를 놓는다.

   무릎의 과신전을 방지하며 발꿈치가 침상에 직접 닿지 않게 한다.

   3) 대퇴부위 옆쪽에 대전자 두루마리를 놓는다.

   고관절의 외회전을 방지한다.

   4) 만일 요추와 침상 사이에 공간이 있다면 요추만곡 아래에 타월이나 작은 베개를 넣는다.

   요추의 굴곡을 방지하며 요추만곡을 지지한다.

   5) 발을 지지하기 위해 발 지지대나 베개를 놓는다.

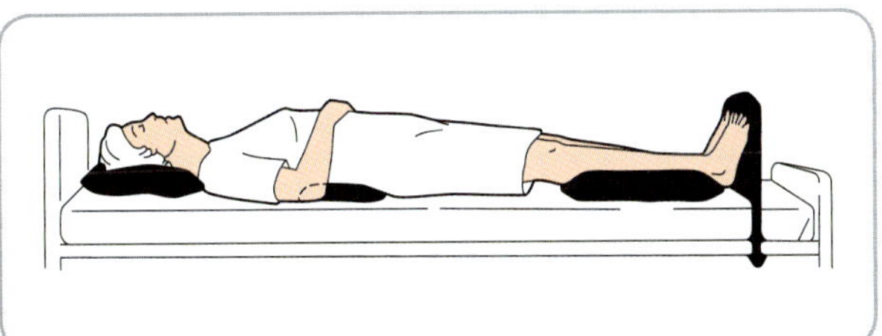

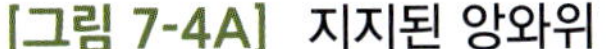

[그림 7-4A] 지지된 앙와위

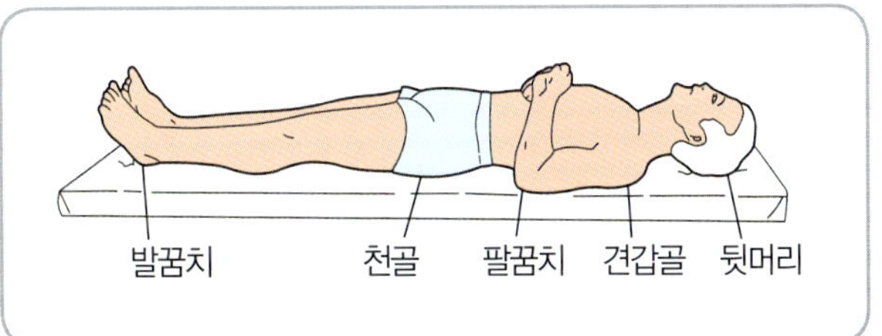

[그림 7-4B] 앙와위 압박부위

족저굴곡(plantar flexion)을 방지한다.

6) 상지를 베개를 이용하여 지지하고 전박과 손을 얹는다.

부종을 예방하고 안위를 증진한다. 상박까지 올리지 않는 것은 어깨의 굴곡을 방지하기 위함이다.

7) 대상자가 실재적, 잠재적으로 손가락과 손목 부위 굴곡이 있다면 hand rolls나 wrist/hand splints를 사용한다. 13~15cm의 둘레를 가진 hand rolls를 손바닥과 손가락이 굴곡된 사이에 넣는다.

이것은 손가락의 굴근수축을 방지한다.

(3) 복위의 지지

준비물

베개 3개

절 차

절차 및 이론적 근거

1. 복위와 관련된 압박부위를 사정한다(그림 7-5B).

   발가락, 무릎, 남자의 생식기, 여자의 유방, 어깨의 견봉돌기, 볼과 귀 등이 압력을 받는 부위이다.

2. 복위로 대상자를 지지해 준다.
3. 지지도구를 사용한다.
   1) 입에서 분비물이 많이 나오면 베개를 빼고 대상자의 머리를 한쪽으로 돌린다.
   2) 어깨 아래에 베개를 놓는 것은 피한다.

      어깨 아래에 놓인 베개는 요추만곡증을 증가시킨다.

   3) 유방 아래와 장골능 사이의 공간에 작은 베개나 roll을 놓는다.

      베개는 요추만곡의 과신전을 막고, 여자의 경우 유방의 압박으로 인해 숨쉬기가 어렵고 불편한 것을 방지한다.

   4) 무릎 아래부터 발목 위까지의 하지 아래에 베개를 놓는다.

      이것은 침상표면에서 발가락을 들게 하여 발가락 굴곡을 감소한다. 또한 무릎을 약간 굽히게 하여 슬개골의 과도한 압박을 감소한다.

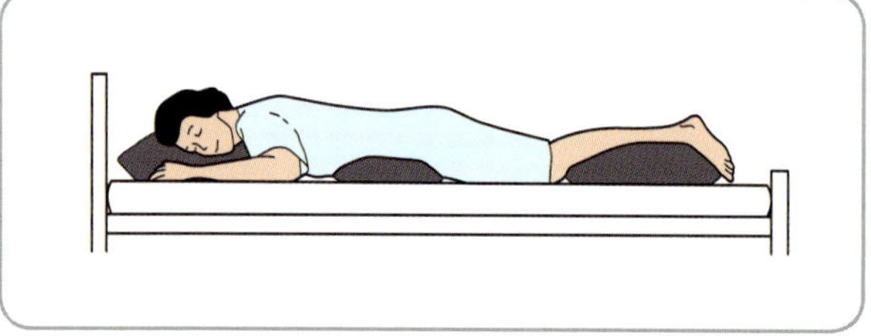

[그림 7-5A] 지지된 복위

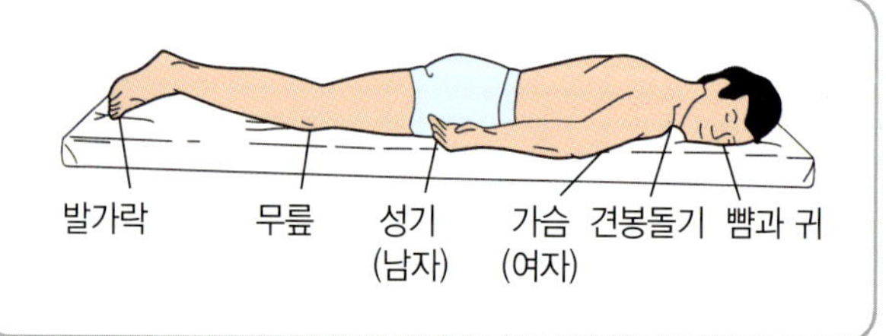

[그림 7-5B] 복위의 압박부위

(4) 측위의 지지

준비물

5개 이상의 작은 베개, 접힌 타월(필요하면)

절 차

절차 및 이론적 근거

1. 측위와 관련된 압박부위를 사정한다(그림 7-6B).
   발목 아래의 외과, 발목 위의 내과, 무릎 상부의 내측와, 무릎 아래의 외측와, 무릎 아래의 대퇴골 대전자, 골반 아래의 좌골, 쇄골 아래의 견봉돌기, 귀와 볼의 아랫부분이 압박부위이므로 이 부위의 피부를 잘 사정한다.
2. 측위로 대상자를 눕게 한다.
3. 신체선열을 유지하기 위해 지지도구를 사용한다.
   1) 머리와 목을 몸통과 같이 일직선에 두기 위해 대상자의 머리 밑에 베개를 놓는다.
      베개는 목의 측굴곡을 방지한다.
   2) 대상자는 아래쪽 어깨가 굴곡되어 몸이 앞으로 넘어지지 않게 한다.
   3) 팔의 위쪽 아래에 베개를 놓는다.
      어깨의 내회전과 내전을 방지하고, 호흡하는 동안 흉곽을 아래쪽으로 압박하여 흉곽 확장을 방해하는 것을 방지한다. 만일 대상자의 호흡에 어려움이 있다면 어깨 굴곡을 증가시키고 흉곽에서 떨어진 신체 앞에 팔의 윗부분을 놓는다.
   4) 사지가 침상과 평행하게 유지되도록 다리 윗부분과 대퇴 아래에 두 개 또는 그 이상의 베개를 놓는다.
      침상과 평행된 체위는 서 있는 선열에 가깝게 하고 대퇴의 내회전과 다리의 내전을 막는다. 베개는 다리의 무게로 인한 압박을 방지하여 종아리의 정맥벽의 손상과 혈전형성을 방지한다.
   5) 허리선이 자연적으로 들어간 곳 아래에 접힌 타월을 놓는다.
      요추의 척추만곡을 막는다. 타월이 너무 높거나 낮으면 늑골이나 장골능에 부적절한 압력을 준다.
   6) 안정적인 체위를 위해 대상자 등에 베개를 놓는다.
      베개는 대상자의 둔부상부와 무릎상부가 적절하게 굽혀지면 필요하지 않다.

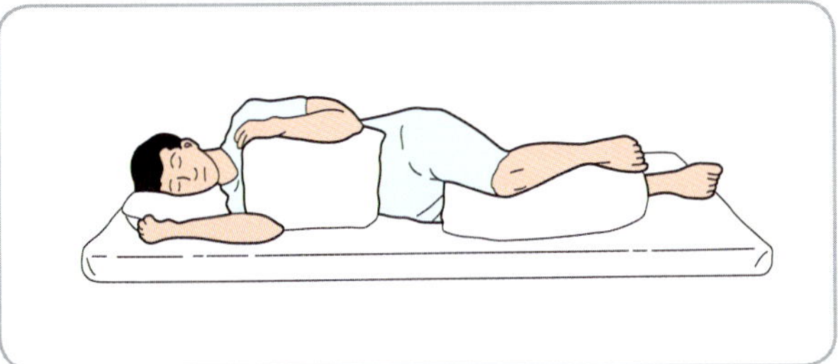

[그림 7-6A] 지지된 측위

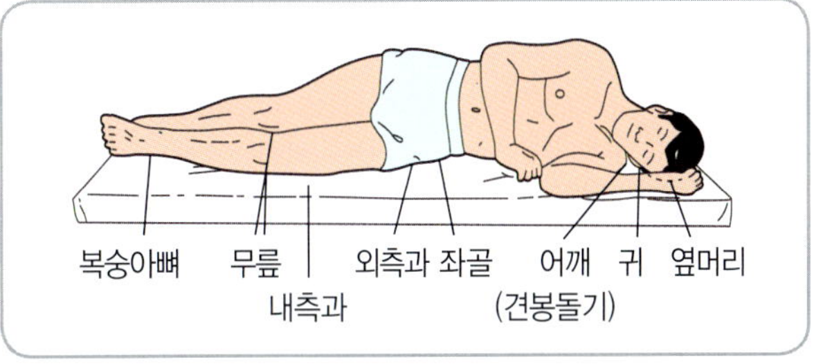

[그림 7-6B] 측위의 압박부위

(5) 심스 체위의 지지

준비물

3개의 작은 베개, sandbag이나 접힌 타월

절 차

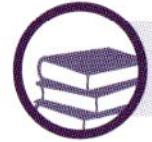

절차 및 이론적 근거

1. Sim's 체위와 관련된 압박 부위를 사정한다.
   측두, 쇄골 아래의 견봉돌기, 장골극, 대퇴골의 대전자, 무릎의 외측면, 무릎의 내측면, 발목의 외측 복사뼈, 발목의 내측 복사뼈, 팔꿈치의 내측면 등이 압박을 받는 부위이므로 피부관찰을 세심히 한다.
2. 복위로 대상자를 돌린다.
3. 신체선열을 유지하기 위한 지지도구를 사용한다.
   1) 구강 분비물이 없다면, 대상자의 머리 아래에 작은 베개를 놓는다.
      베개는 목의 측굴곡을 방지하고, 뇌두개와 안면골, 귀를 부드럽게 받친다.
   2) 순환을 막지 않도록 팔을 몸에서 떨어진 곳에 놓는다.
      액와에 있는 신경과 혈관이 손상되는 것을 예방하기 위함이다.
   3) 어깨와 팔을 굴곡하여 신체로부터 약간 외전시킨다. 흉곽과 복부 사이, 팔의 상부와 침상 사이의 공간에 베개를 놓는다.
      이 체위와 지지기구는 어깨의 내회전을 방지하고 상부 체간의 선열을 유지한다.
   4) 복부와 골반 및 대퇴 상부와 침상 사이의 공간에 베개를 놓는다.
      이 체위는 둔부의 내회전을 방지하고 또한 요추만곡증을 감소시킨다.
   5) 두 어깨는 둔부와 나란히 정렬되게 한다.
   6) 발의 아래에 지지기구를 놓는다.
      족저굴곡을 방지한다.

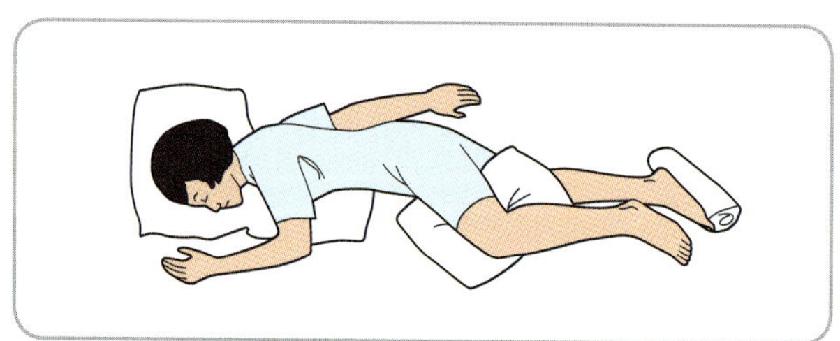

[그림 7-9A] 지지된 심스 체위

4) 안위를 도모하는 침상물품 : 침상환경

(1) 침대(bed)

병원용 침대는 의료인이 대상자를 돌보는데 편리하도록 가정용 침대보다 폭이 좁고(0.9m) 높으며(66cm) 길이는 보통 1.9m이다.

3단 침상(gatch bed)은 침대틀이 삼단으로 나누어져 있고 머리와 무릎 부분을 상하로 조절하는 장치가 있어서 체위를 변경시킬 수 있도록 되어 있다.

CircOlectric 침대(그림 7-19A)와 Stryker frame(그림 7-20A, B)은 특수침대로서 척수손상, 화상, 심한 외상을 가진 대상자에게 사용하며 전기장치를 이용하여 체위를 변경시키므로 간호나 치료 시 근골격의 손상을 방지할 수 있다.

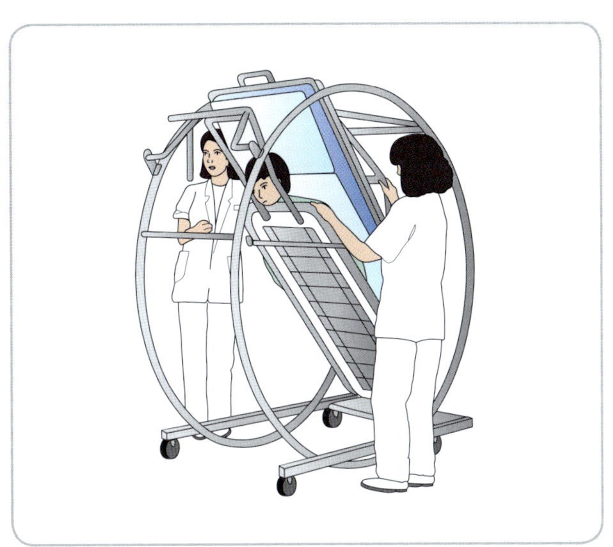

[그림 7-19A] CircOlectric 침대

(2) 침상난간(side rail)(그림 7-21A, B)

대상자의 낙상을 예방하기 위한 목적으로 침대 양옆에 부착되어, 부분적으로 혹은 전체적으로 올릴 수 있으며 대상자 상태에 따라 적용한다. 혼수상태나 무의식 대상자는 난간 전체를 올려 안전을 유지한다. 발작, 경련 시 난간에 부딪혀서 손상이 발생할 수 있으므로 난간에 보호용 패드를 부착한다.

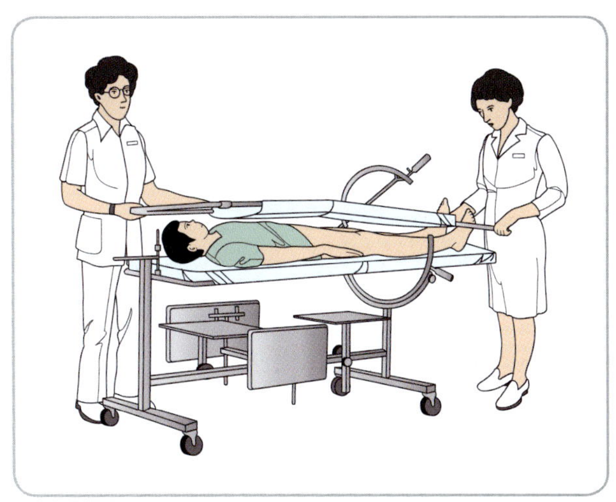

[그림 7-20A] Stryker frame

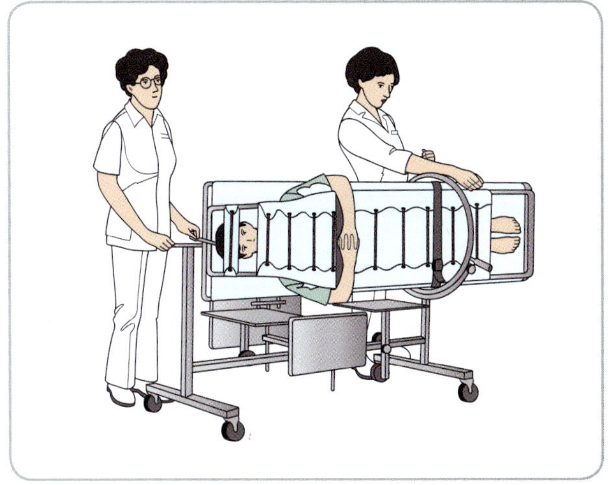

[그림 7-20B] Stryker frame

(3) 침요(mattress)(그림 7-21G, I)

병원 침요는 가정용 침대보다 단단하고 합성수지로 덮여 있다. 변압침요(alternating air pressure mattress)는 신체 여러 부분에 압력을 분산시켜 주는 것이 특징이며, 순환을 자극하여 피부의 영양공급과 피부 분비물 제거에 효과적이다. 날카로운 기구로 찌르지 않도록 주의해야 하며, 침상을 만들 때는 기구와 연결된 튜브가 꼬이거나 빠지지 않도록 주의해야 한다.

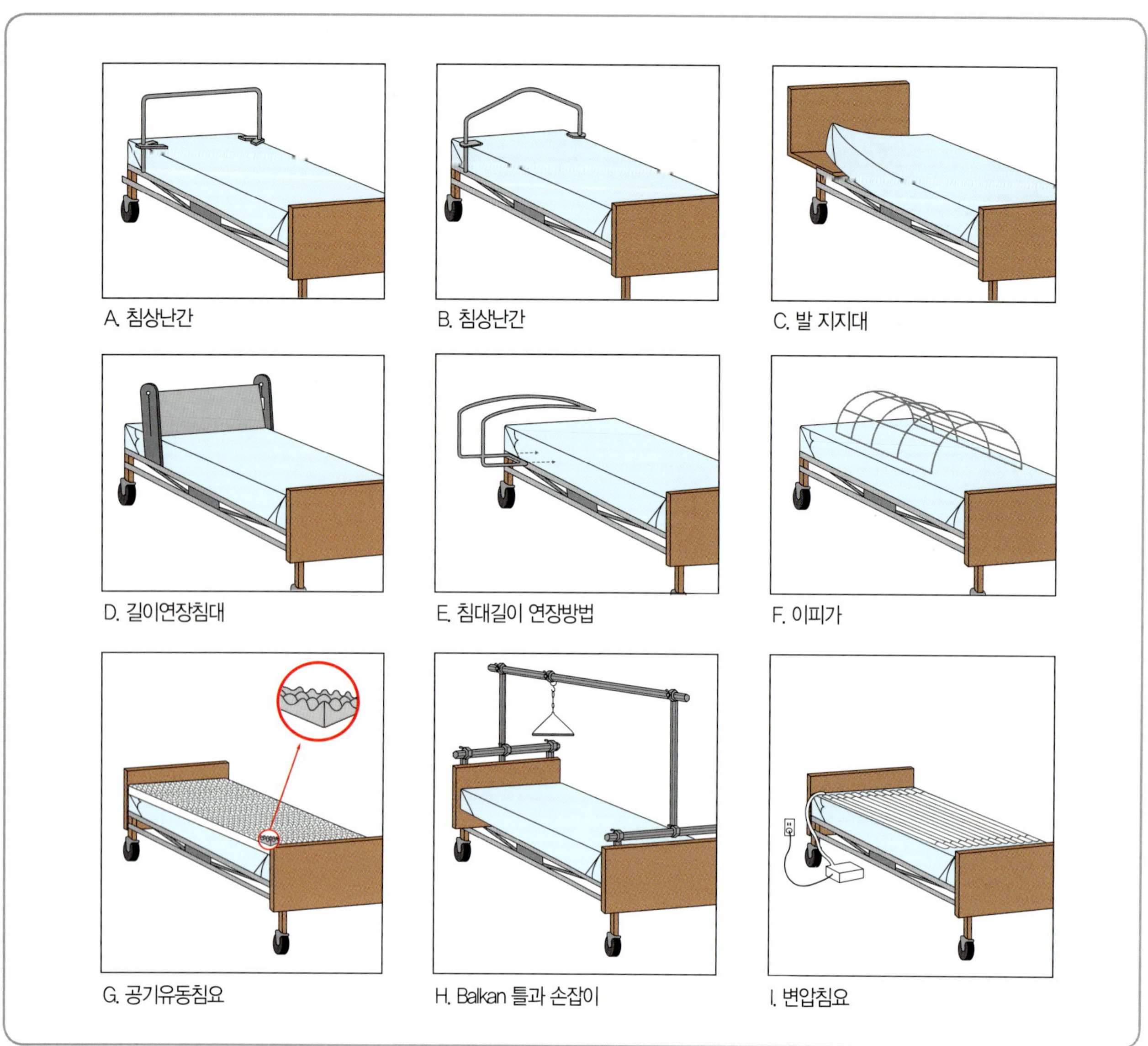

[그림 7-21] 침상 보조기구

공기유동침요(air mattress)는 신체 모든 부분을 일정하게 지지하도록 부유시키는 것이다. 매우 작은 둥근 공간 속에 공기가 계속 채워져 편안함을 느끼게 한다.

(4) 침대 위 탁자(overbed table)

침대 부착형과 분리형이 있다. 침대 부착형은 침상발치에 부착되어 있으며 들어 올려서 사용하고 분리형은 침대 높이에 따라 조정이 가능하고 바퀴가 있어서 다양하게 이용된다. 식사, 화장, 독서, 간호수행 시 필요한 물품을 올려놓기도 하며, 호흡이 곤란한 대상자는 베개를 올려놓고 엎드릴 수 있다.

(5) 침대 옆 탁자(bedside table)

침대 옆에 두고 대상자의 소지품, 세면도구, 대야, 곡반 등을 넣으며, 탁자 위에는 전화, 물병, 컵, 휴지 등을 둔다.

(6) 초인종(call bell)

대상자가 도움이 필요할 때 간호사를 호출할 수 있는 장치로서 벨이나 단추를 누르면 간호사실이나 복도에서 확인할 수 있게 되어 있다. 인터폰과 같이 대화도 가능한 장치로서 즉시 대상자의 요청에 응답할 수 있는 중요한 침상 환경에 속한다.

5) 안위를 도모하는 침상물품 : 침상 보조기구

(1) 발 지지대(foot board)(그림 7-21C)

나무나 플라스틱 또는 두꺼운 천으로 만든 대상자의 발을 지지하는 장치로써 침상이나 침요에 고정시킨다. 발을 자연스러운 자세로 유지하고 위 침구의 무게를 받지 않게 한다. 비복근이나 슬와근의 위축으로 인한 족저굴곡(foot drop)의 예방이 요구되는 대상자에게 적용한다.

(2) 이피가(cradle)(그림 7-21F)

위 침구가 직접 대상자에게 닿지 않도록 하기 위해 사용하는 기구이다. 침상 전체를 덮는 것과 침상의 일부분만 덮는 것이 있으며, 금속이나 플라스틱으로 만들어져 있다. 정확한 위치를 정해 침상에서 움직이지 않도록 끈이나 붕대로 침상 틀에 고정시킨다. 화상이나 개방성 상처를 가진 대상자, 위 침구의 무게를 무겁게 느끼는 대상자에게 적용한다.

(3) 브래드퍼드(Bradford) 틀(그림 7-22)

침요 위에 사용하는 세 부분으로 분리된 틀로서 머리부위, 허리부위, 다리부위로 나뉘어져 변기를 사용할 때 가운데 부분을 빼내면 대상자가 움직이지 않고 변기를 사용할 수 있다. 척수손상 대상자, 매우 허약한 대상자에게 적용한다.

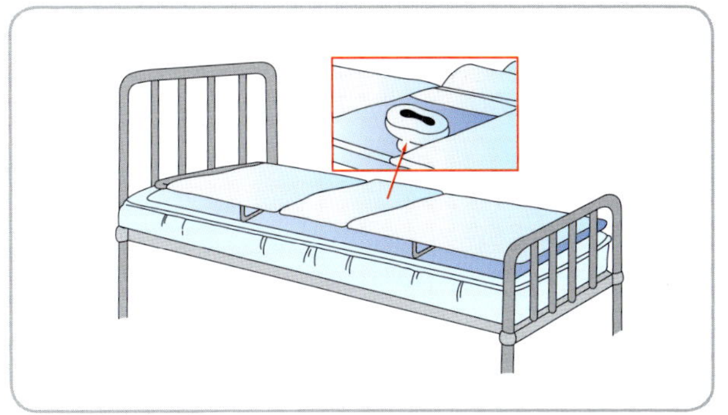

[그림 7-22] 브래드퍼드(Bradford) 틀

(4) 발칸(Balkan) 틀과 손잡이(trapeze)(그림 7-21H)

추를 달 수 있도록 나무나 금속으로 침상에 틀을 만들어 고정한 것이다. 대상자가 일어날 때 잡을 수도 있고 골절대상자의 견인장치를 달아맬 수도 있으며, 대상자의 운동기구로도 사용된다.

(5) 발뒤꿈치 보호대

발 지지대와 같은 목적으로 사용하거나 발뒤꿈치 욕창예방이 필요한 대상자에게 적용한다.

(6) 골절판(fracture board)

침요 밑에 판자를 대어 대상자를 지지해 주는 것으로 척추손상이나 골절을 가진 대상자에게 적용한다.

(7) 대전자 두루마리(trochanter roll)(그림 7-23)

대전자 두루마리는 둔부의 외회전을 예방한다. 대상자에게 말은 홑이불을 대주어 가장자리 위쪽은 둔부에 있고 아래 가장자리는 넓적다리 아래 1/3~1/2 부분에 있다.

타월 또는 목욕담요를 대상자의 둔부와 넓적다리를 지지할 수 있는 두께로 측면으로 돌돌 감는다. 감은 부분이 풀리지 않도록 뒤집은 후 적용하여 지지한다.

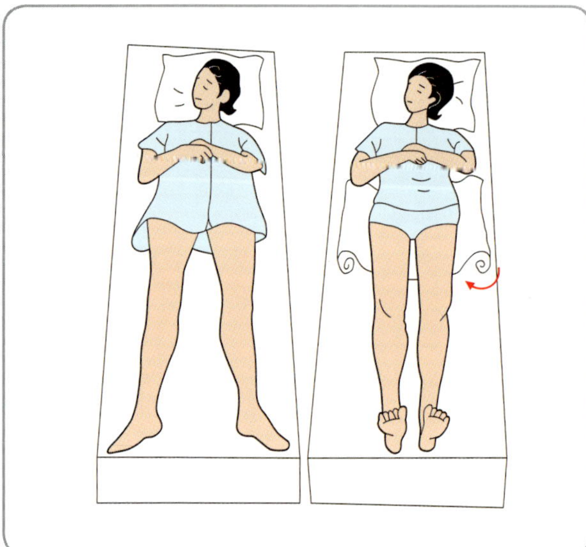

[그림 7-23] 대전자 두루마리

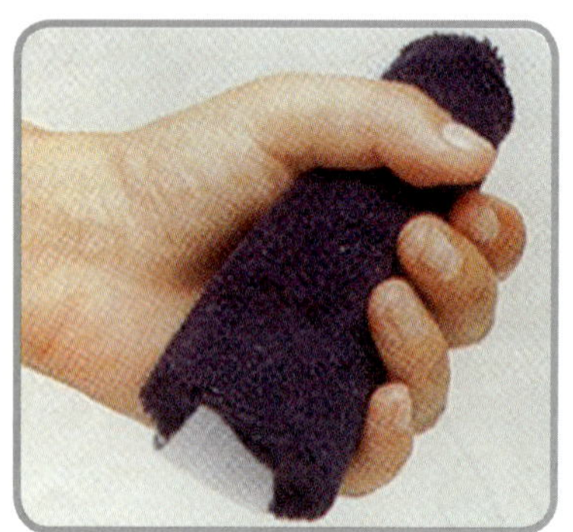

[그림 7-24] 손 지지대(hand roll)

(8) 손 지지대(hand roll)(그림 7-24)

손과 손가락의 기능적 체위 유지를 위해 손가락을 약간 굴곡 시킨 상태로 부드러운 공이나 작은 수건, 스펀지 등을 쥐어준다.

6) 침상 만들기

병원에 입원한 대상자의 환경에서 가장 중요한 것이 침상이다. 간호사는 대상자의 요구에 따라 다양한 유형의 침상을 만드는 법을 알고 있어야 하며, 주름 없이 깨끗하고 건조한 상태의 침상을 유지함으로써 대상자의 안위를 도모할 책임이 있다. 이를 위한 침상 만들기의 일반적인 원칙은 다음과 같다.

① 침구가 깨끗하고 건조하며 주름이 없도록 유지해야 한다.
② 주로 이른 아침 간호 시에 교환한다.
③ 오물이 묻어 있으면 즉시 갈아준다.
④ 사용한 홑이불이 간호사의 옷에 닿지 않도록 주의하여 교차 감염을 방지한다.
⑤ 사용한 홑이불은 털지 않도록 하여 실내 공기로 미생물이 전파되는 것을 방지한다.
⑥ 간호사는 침상 준비 시에 적절한 신체 역학을 사용한다.
⑦ 간호사가 침요 위로 허리를 구부리지 않도록 침대의 높이를 최대로 조정한다.
⑧ 대상자의 사생활 보호, 보온, 안전을 중요시한다.
⑨ 최대한 다른 대상자에게 불편을 주지 않도록 한다.
⑩ 침대난간을 올려주고 초인종을 가까이 놓아둔 후 적절한 체위로 안위와 안전을 도모한다.
⑪ 침상 만들기를 마친 후에는 대상자의 낙상 예방을 위해 침대를 가장 낮은 수평 상태로 유지한다.
⑫ 가능한 한 대상자 부재 시에 침상을 준비한다.
⑬ 간호사는 시간과 에너지를 조직적이고 효율적으로 사용한다.

(1) 침상의 종류와 목적

① 빈 침상(closed bed)(그림 7-25)

대상자가 퇴원한 후 정돈된 상태의 침상으로서 침상 끝까지 침상보를 덮어 둔 침상이다.

② 개방 침상(open bed)(그림 7-26)

대상자가 사용 중이거나 곧 사용할 침상으로 침상에 들어가기 편리하도록 위 침구를 걷어 놓은 상태의 침상이다.

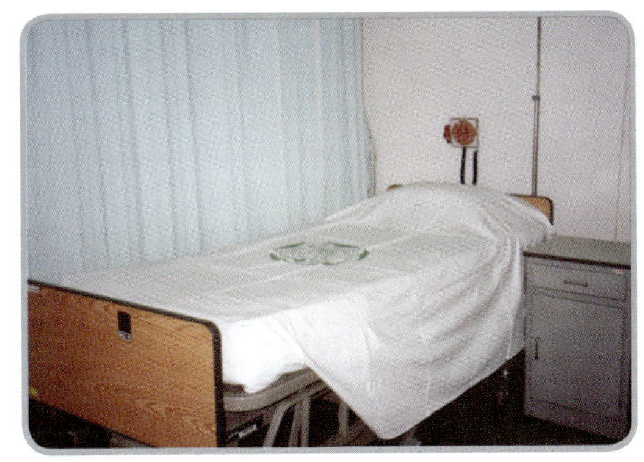

[그림 7-25] 빈 침상

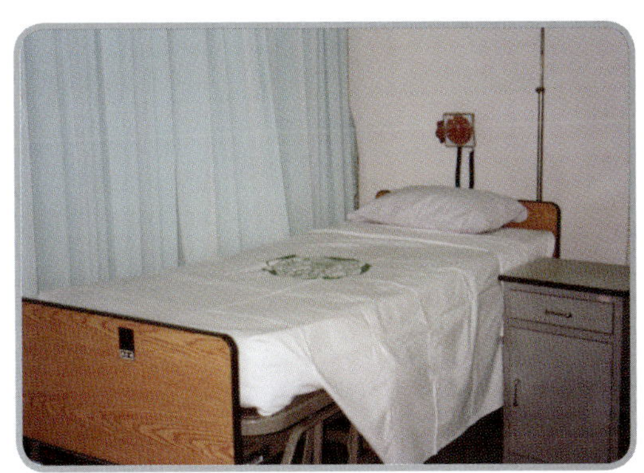

[그림 7-26] 개방 침상

③ 든 침상(occupied bed)(그림 7–29)

대상자가 누워 있는 상태에서 만드는 침상이다.

④ 골절 환자 침상(fracture bed)

척추 골절이 있는 대상자를 침요 밑에 딱딱한 판자를 받쳐서 지지해 주는 침상이다.

⑤ 이피가 침상(cradle bed)

위 침구의 무게가 전달되지 않도록 이피가를 놓고 위 침구를 덮는 침상이다.

(2) 침상 만들기의 절차

① 빈 침상 만들기

목 적

대상자가 퇴원한 후 정돈된 상태의 침상을 만들기 위함이다.

준비물

베개와 베갯잇 1장, 홑이불 2장, 반홑이불 1장, 방수포 1장, 담요 1장, 침상보 1장

절 차

절차 및 이론적 근거

1. 물품을 준비하여 의자 위나 침대 위 테이블에 놓는다.

   일을 신속하고 조직적으로 처리하기 위함이다. 물품 순서는 맨 밑에서부터 다음과 같다.

   베갯잇 → 베개 → 침대보 → 담요 → 위 홑이불 → 반 홑이불 → 방수포 → 밑 홑이불

   침구류를 다른 사람의 침대 위에 놓지 않는 것은 깨끗한 침구류가 다른 사람으로부터 오염됨을 방지하기 위함이다.

2. 침대에서 침대 옆 테이블과 의자를 떼어 놓고 벽에서 침대를 떼어 놓는다.

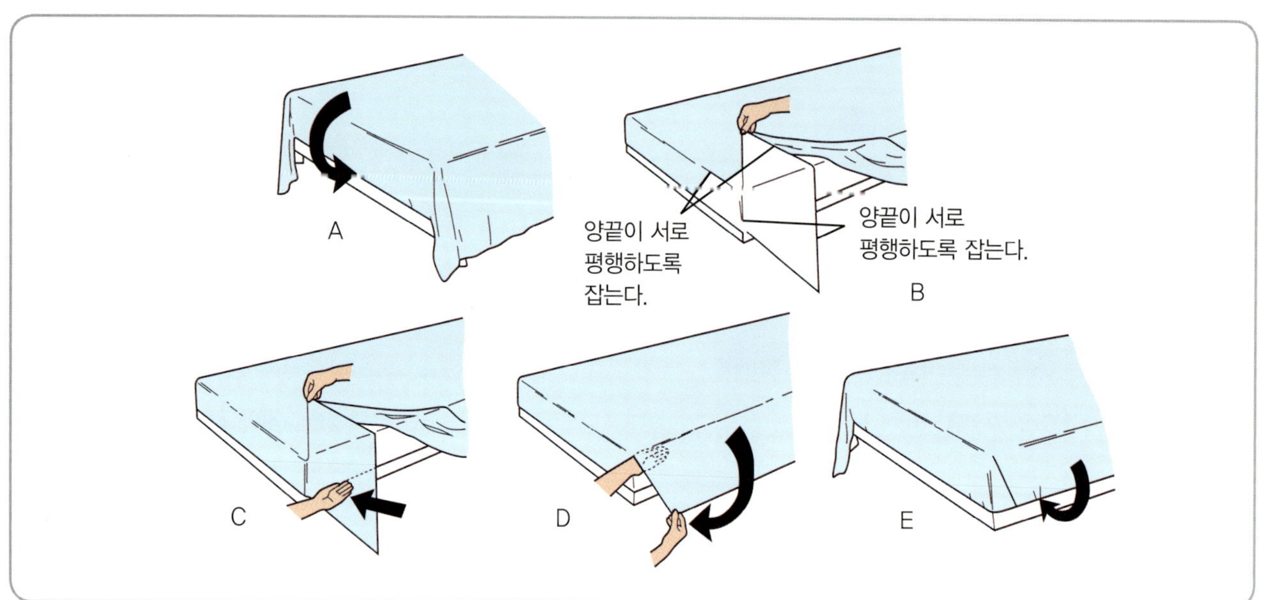

[그림 7-27] 침대 모서리의 사각봉투 접기

3. 필요시 매트리스를 뒤집어서 머리 쪽으로 끌어올려 침대 중앙에 오도록 한다.
4. 밑 홑이불의 중심선을 침대의 중앙에 맞추고, 홑이불의 끝이 침상 끝과 일치하도록 한 후 머리 부분을 여유 있게 남긴다.
5. 침대 모서리를 사각봉투 접기(mitered corner)로 정리한다(그림 7-27).
6. 방수포는 중앙선을 맞추어 어깨에서 대퇴까지 오도록 펴고, 그 위에 반홑이불을 10cm 정도 덮이도록 깐 후 방수포와 함께 늘어진 부분을 매트리스 밑으로 잘 집어넣는다.
   방수포는 요실금 등으로 매트리스가 젖는 것을 방지하기 위해 사용한다. 반홑이불은 방수포가 직접 피부에 닿지 않도록 하기 위함이다.
7. 침대 반대편으로 가서 늘어진 방수포와 반홑이불을 침대 위로 올려놓은 후 밑 홑이불을 팽팽하게 잡아당겨 함께 밀어 넣는다.
   중간 부위부터 집어넣어야 팽팽하게 만들 수 있다.
8. 다시 제자리로 돌아와서 위 홑이불을 솔기가 겉으로 나오게 하여 중앙선을 맞춘 후 침대 머리 쪽과 홑이불의 단이 일치하도록 편다.
   솔기가 대상자에게 직접 닿는 것을 피하기 위함이다.
9. 담요는 위 홑이불보다 15~20cm가량 내려서 중앙선에 맞추어 편다.
   어깨까지 덮을 수 있도록 하기 위함이다.
10. 위 홑이불 상단의 남은 부분은 담요 위로 접어놓고 발치의 위 홑이불과 담요는 가로 혹은 세로로 10cm 정도 주름을 만들고(그림 7-28A 혹은 B), 모서리는 사각봉투 접기로 정리한 후 30cm 정도만 매트리스 밑으로 넣는다.
    위 침구가 팽팽하면 족저굴곡을 일으킬 수 있으므로 위 홑이불에 여유분을 준다.
11. 침대보는 위 홑이불보다 약간 길게 중앙선에 맞추어 담요 위에 펴서, 매트리스 발치의 늘어진 부분을 집어넣고 모서리를 사각봉투 접기로 밑 부분만 매트리스 밑으로 넣는다.

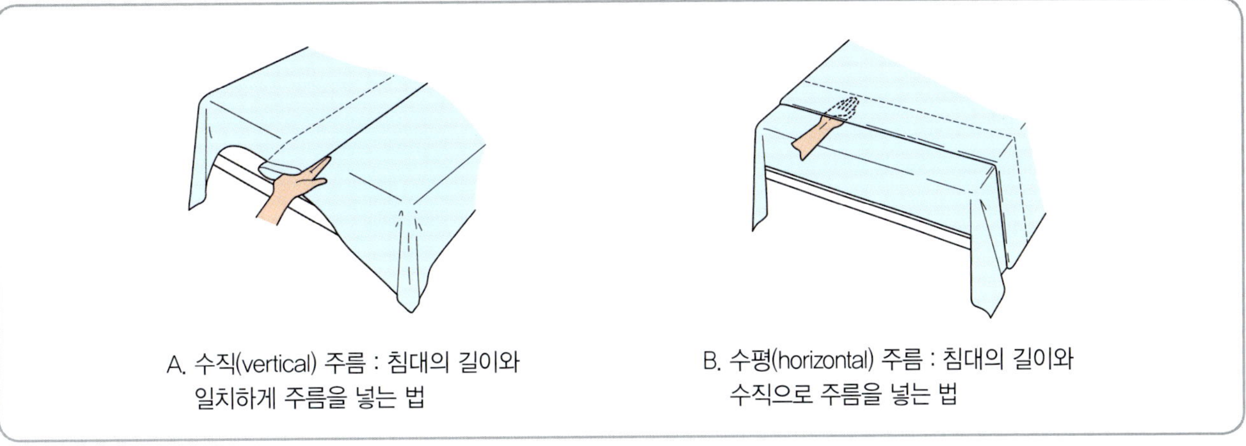

[그림 7-28] 침대 발치에 주름 넣는 법

사용 전의 침대를 보호하기 위함이다.

12. 반대편으로 가서 같은 방법으로 담요와 위 홑이불, 그리고 침대보를 집어넣는다.
13. 다시 제자리로 돌아와서 베개에 베갯잇을 씌운 후 터진 쪽이 출입문의 반대쪽으로 오도록 하여 위 홑이불 위에 놓는다.
14. 침대머리 쪽의 침대보로 베개를 덮는다. 의자, 침대 옆 테이블, 기타 기구 및 주위를 정돈한다.

② 개방 침상 만들기

목 적

빈 침상을 사용할 수 있도록 준비하기 위함

준비물

빈 침상 준비물과 동일함

절 차

절차 및 이론적 근거

1. 1~11번까지는 빈 침상 만들기와 동일하다.
2. 침상 머리 쪽의 침상보를 담요 밑으로 접어 넣고 위 홑이불 상단을 침상보 위로 접어 넘긴다.
   대상자가 침상 안으로 들어가기 쉽게 하기 위함이다.
3. 위 홑이불 · 담요 · 침상보의 머리 쪽을 대상자가 침상으로 들어가기 쉽도록 부채모양 또는 삼각으로 접어놓는다.

③ 든 침상 만들기

목 적

대상자가 침대에 누워 있는 상태에서 침상을 준비하기 위함

준비물

깨끗한 홑이불(필요한 숫자만큼), 목욕담요, 빨래주머니, 스크린

절 차

절차 및 이론적 근거

1. 필요한 물품을 준비하여 침상가의 편리한 장소에 놓는다.
2. 스크린을 치고 소탁자나 의자는 침대로부터 멀리 놓거나 편리한 장소에 놓는다.
3. 위 침구를 걷어내기 쉽도록 풀고, 침상보와 담요를 차례로 걷어 놓고 세탁할 것은 빨래 주머니에 넣는다.
4. 위 홑이불을 걷을 때는 목욕담요나 새 홑이불을 덮는다. 목욕담요를 대상자의 어깨 밑에 넣거나 대상자가 잡고 있도록 하고, 목욕담요의 발치 쪽과 더러워진 윗 홑이불의 상단을 함께 잡고 발치 쪽으로 가면서 걷어낸다.
   불필요한 노출을 피하기 위함이다.
5. 대상자를 침대 한쪽으로 옮겨 중앙선을 노출한다.
   대상자를 한쪽으로 옮겨야만 침상 만들기가 편리하다.
6. 대상자가 누워 있는 반대쪽으로 가서 밑 홑이불을 푼다. 밑 홑이불을 순서대로 하나씩 말아서 대상자 밑으로 집어넣는다.
   하나씩 말아 넣어야 방수포와 같이 다시 쓸 물건을 편리하게 사용할 수 있다.

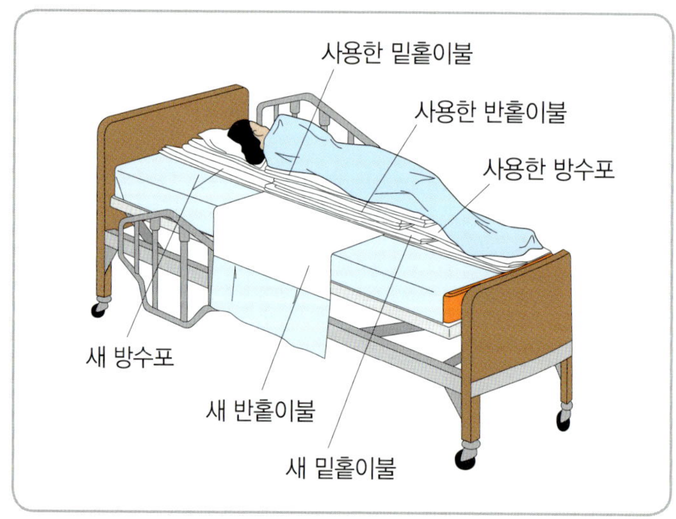

[그림 7-29] 든 침상 만들기

7. 새 밑 홑이불(또는 위 홑이불 걷은 것)을 발치에서부터 중앙선에 맞추어 머리 쪽으로 펴고, 반은 대상자 밑에 말아 넣고, 간호사 쪽 반은 침요 밑으로 빈 침상 만들 때와 같이 집어넣는다. 대상자를 반대로 눕히고 대상자가 누워있는 반대쪽으로 돌아가서 똑같이 만든다.
8. 위 홑이불, 담요, 침상보를 개방침상 만들 때와 같이하여 끝맺는다.
9. 목욕담요는 덮을 때와 같이 벗긴다.
10. 베갯잇을 새것으로 교환한다.
11. 침상 주위를 정돈한다.

---

④ 이피가 침상 만들기

목 적

이피가를 사용할 대상자의 침상을 만들기 위함

준비물

빈 침상 준비물과 동일함(여분의 위 홑이불), 크래들, 붕대, 신문지, 여분의 담요 1장

절 차

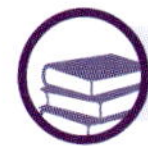

절차 및 이론적 근거

1. 손을 씻고 필요한 물품을 준비한다.
2. 신문지를 바닥에 깔고 그 위에 준비한 크래들을 놓는다.
3. 밑 침상을 만든다.
4. 환부가 있는 위치에 크래들을 놓고 붕대로 크래들과 침대의 가장자리를 잡아매어 고정한다.
   환부에 위 침구가 직접 닿지 않도록 하기 위함이다.
5. 크래들 위로 위 홑이불을 펴되 상단 20cm 정도 접은 끝이 대상자의 어깨를 충분히 덮을 수 있도록 편다.
6. 위 홑이불 상단에 맞추어 담요를 펴고 발치가 모자라는 경우 담요 한 장을 더 덮어 발치를 여유 있게 한다.
   보온을 유지하기 위함이다.
7. 침상 발치에서 담요와 위 홑이불을 개방 침상 방법대로 침요 밑으로 넣고 모서리를 접어 넣는다.
8. 반대편으로 가서 같은 방법으로 편다.
9. 침상보를 덮고 모서리는 이피가 모양대로 접고 늘어진 것은 그대로 둔다.
10. 대상자 주위를 정돈한다.

관련용어

balkan frame 발칸 틀
bed 침대
closed bed 빈 침상
cradle bed 이피가 침상
dorsal recumbent position 배횡와위
foot drop 족저굴곡
Fowler's position 반좌위
fracture board 골절판
gatch bed 변압침요
jack knife position 잭나이프 체위
knee chest position 슬흉위
lateral position(side lying position) 측위
lithotomy position 절석위(쇄석위)
occupied bed 든 침상
open bed 개방 침상
post operative bed 수술 후 침상
prone position 복위
Sim's position 심스위
supine position 앙와위
trendelenburg position 트렌델렌버그 체위
trochanter roll 대전자 두루마리

제 3절 | 수면과 휴식

학습목표

1. 수면에 영향을 미치는 요인을 설명한다.
2. 수면과 각성주기의 각 단계별 특성을 설명한다.
3. 수면장애의 종류와 증상을 나열한다.
4. 대상자의 수면양상을 사정한다.
5. 수면장애와 관련된 진단을 진술한다.
6. 수면장애와 관련된 간호를 계획한다.
7. 수면요구에 대한 간호를 수행한다.
8. 수면요구와 관련된 간호중재를 평가한다.

I. 과학적 근거

1 수면과 휴식

신체적, 심리 · 정서적 건강유지와 질적인 삶의 영위를 위해 적절한 수면과 휴식은 반드시 필요하다. 수면과 휴식은 정신적 상태를 상쾌하고 활기차게 만들어주고 하루의 활동을 다시 시작하게 한다.

수면과 휴식이 부족하게 되면 개인의 반응이 과민해지고 집중력과 판단력 및 일상생활 능력이 저하되는데 이는 개인차가 있다. 수면과 휴식의 요구는 질병의 회복기에 증가한다.

수면은 생리적이고 심리적인 회복을 위한 에너지와 안녕 상태를 유지한다. 수면은 신체의 다양한 기능과 복잡한 생리학적 리듬(complex biological rhythm)으로, 자극에 대한 인식과 반응의 감소를 나타내는 특징이 있으며 자연발생적인 의식의 변화를 보인다. 인간은 적당한 수면을 통해 에너지를 재생하고, 각성상태를 대비하여 신체기관의 재생과 회복에 필요한 시간을 제공할 뿐만 아니라 면역을 최적의 상태로 유지한다.

휴식은 편안하고 안위가 도모되는 상태, 즉 불안과 스트레스가 없는 상태로서 신체적, 정신적으로 이완된 상태를 의미한다. 휴식은 움직이지 않는 상태를 의미하는 것은 아니고 독서, 산책, 적당한 운동, 취미활동 등도 휴식 상태를 가져온다. 휴식은 신체적 노동을 감소시키고 기분의 전환, 원기의 회복, 일상생활의 활력을 제공해 준다. 적당한 수면과 휴식이 제공되지 않는다면 집중력과 판단력, 일상생활의 모든 능력이 감소하고 건강회복과 치유능력이 떨어지게 된다.

수면과 휴식을 증진하기 위해서는 신체적, 정서적 안위와 충분한 수면이 유지되어야 한다.

신체적 안위를 유지하기 위해서는 신체적 자극의 원인 제거, 통증의 원인 감소나 제거, 적당한 실내 온도와 습도의 유지, 개인위생의 유지, 신체선열이나 적절한 자세 유지, 수면장애 요인의 제거가 선행되어야 한다.

정서적 안위는 건강관리 활동의 자발적이고 적극적인 참여, 건강에 대한 의미와 필요성의 이해, 규칙적이고 적당한 운동의 수행, 안전한 환경에 대한 인식이 선행되어야 한다.

또한, 평균 수면시간을 확보하고, 좋은 수면 습관을 유지해야 한다.

2 수면의 생리적 기전

1) 수면조절중추

수면은 뇌간의 망상활성계(RAS : reticular activating system)와 뇌교의 연수동시영역(BSR : bulbar synchronizing region)의 두 기관의 상호작용에 의해 조절된다. RAS는 시각, 청각, 통각, 촉각과 같은 자극의 감각을 수용하며, 의식수준의 명료성과 기민성을 유지하고 대뇌피질의 사고와 정서과정도 담당한다. 신경전달물질인 norepinephrine이 각성상태에 작용한다.

BSR은 세포로부터 serotonin을 방출함으로써 수면상태를 유발한다고 한다. 수면 상태에 있거나 깨어나는 것은 말초감각수용체와 변연계(limbic system)로부터 전달된 자극의 균형에 의해 유발된다. 어둡고 조용한 환경에서는 RAS 활동이 감소되면서 일정 시점에서 BSR 활동이 상승되어 수면 상태에 이르게 된다.

2) 수면리듬

생체리듬(biorhythm)은 신체 내에서 조절되고 빛, 어둠, 중력, 전자기(electromagnetic)의 자극과 같은 환경요인에 의해 영향을 받는다.

① 24시간 주기리듬(circadian rhythm) : 낮 · 밤에 따라 체온, 맥박, 호르몬과 전해질 분비 및 감각기능이 변화하는 것이 해당된다.

② 24시간 이상 주기리듬(infradian rhythm) : 24시간 이상 주기리듬으로 월경주기가 해당된다.

③ 24시간 이하 주기리듬(ultradian rhythm) : 수면 중의 REM 수면주기가 해당된다.

수면리듬은 일상생활에 영향을 주고 동시에 다른 신체기능에 의해 영향을 받게 된다.

아침에 깨고 밤에 잠이 들고, 아침에 다시 깨는 것의 반복은 빛의 영향을 받는다. 사회적, 직업적, 개인적 습관은 24시간 주기리듬에 영향을 준다. 신체적, 심리적 기능은 하루 중 시간별로 차이를 보인다. 녹내장의 통증과 천식의 호흡곤란 증상은 일정 시간에 악화되고 체온 변화는 수면양상과 관련된다.

또한, 환경 변화에 적응하기 위해 사람들은 노력하지만 신체기능의 변화는 즉각적으로 대응하지 못한다. 수면주기가 불안정하면 수면과 각성주기가 달라지고 식욕감퇴, 체중감소, 질병이환 등을 경험하게 된다.

3) 수면주기

수면주기는 빠른 안구운동(REM : rapid eye movement) 수면과 비 안구운동(NREM : non rapid eye movement) 수면으로 구성된다.

수면주기는 NREM 수면의 4단계와 REM 수면으로 구성된다. 수면주기는 NREM 1단계에서 4단계로, 다시 4단계에서 3, 2단계로 역진행한 후 REM 단계에 들어간다. 수면주기가 진행되면 NREM 3, 4단계는 짧아지고 REM 단계는 길어진다. REM 수면은 마지막 수면주기 동안에는 60분간 유지된다.

성인은 개인차가 크지만, 수면주기가 60~120분(평균 90분)가량 소요되어 하룻밤 사이 4~6회의 주기가 반복된다. 수면주기의 어느 단계에서 깨게 되든지, 다시 잠이 들 때는 NREM 1단계로부터 시작된다.

3 수면의 기능

수면의 기능과 특성을 NREM 단계와 REM 단계로 구별하여 제시하면 [표 7-3]과 같다.

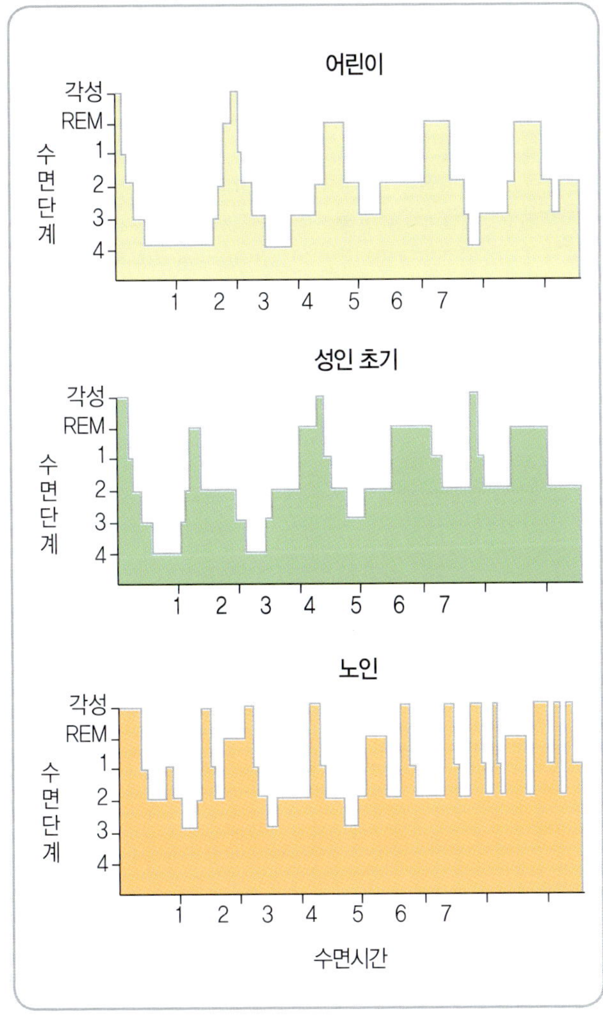

[그림 7-30] 성장발달에 따른 수면주기의 변화

4 수면에 영향을 미치는 요인

1) 질병

모든 질병은 수면장애의 요인을 가지고 있다. 다양한 통증과 근육긴장을 수반하는 통증은 수면과 이완을 방해하고 고혈압은 보통 아침 일찍 깨게 되어 피로를 느끼게 되며, 대상자의 불안은 수면을 어렵게 한다. REM 수면 동안 위액분비가 증가되어 십이지장이나 위궤양 대상자는 새벽 1~3시에 깨게 되어 고통을 받는다. 폐기종, 만성 기관지염, 폐부종을 가진 대상자는 호흡곤란으로 인해 수면을 방해받으므로 머리를 올려 주면 수면에 도움이 된다. 천식, 급성 기관지염, 알레르기성 비염은 호흡양상의 변화를 가져와 수면을 방해한다. 방광의 기능이 약해진 노인이나 전립선 비대증이 있는 남성의 경우 흔히 야뇨증을 경험하며 이는 수면과 수면주기를 중단시키는 원인이 된다.

2) 심리적 스트레스

개인적인 문제나 상황에 대한 심리적인 스트레스는 수면을 방해할 수 있다. 스트레스는 신체적, 심리적 긴장을 야기하여 수면을 방해하고 좌절감에 빠지게 하는데, 수면에 장애가 되는 심리적 스트레스는 다양하다(가족의 죽음으로부터 외부의 소음과 같이 가벼운 것까지). 이는 수면 전 단계의 어려움, 수면주기 동안 자주 깨는 것, 지나친 수면시간 등을 초래한다. 우울증은 자주 깨거나 일찍 깨거나 반대로 수면시간이 많을 수도 있다. 또한, 신체기능의 상실, 친구, 배우자의 상실, 소유물의 상실 등도 수면을 방해한다. 심리적인 스트레스는 교감신경을 자극하여 혈중 노르에피네프린의 수준을 증가시키고 이러한 화학적 변화로 인하여 깊은 수면과 REM 수면을 짧게 하여 깨어 있는 시간이 증가한다.

3) 수면습관

총 수면시간과 잠드는 시간은 다음 날의 수면에 영향을 준다(24시간 주기리듬). 밤 시간대의 근무, 사회활동, 오락 등도 수면주기에 영향을 준다. 만성적 수면부족은 일상생활 수행능력에 영향을 주어 사고의 위험과 효율성의 저하를 가져온다.

[표 7-3] NREM수면과 REM수면의 기능 및 특성

구분	NREM 수면	REM 수면
기능	• 생리적 기능이 감소된다. • 맥박이 60회/1분 이하로 감소한다. • 뇌의 조직세포와 상피세포가 재생된다. • 특히 4단계 수면은 골격성장, 단백질 합성, 조직재생을 위한 성장 호르몬의 분비를 증가시킨다(어린이의 경우 4단계 수면이 더욱 요구된다). • 신체 에너지를 보존한다. 골격근의 이완은 세포형성을 위한 화학적 에너지를 보존하여, 기초대사율의 저하를 가져와 신체 에너지를 저장하게 한다.	• 학습, 기억, 행동적응 등의 대뇌기능이 활발해진다. • 수면과정과 꿈은 새로운 동질력과 징시빈응을 강회히어 문제해결을 위한 준비를 시킨다. • 신체기능은 장기간의 수면박탈이 있을 때 변화될 수 있다.
특성	1단계 • 가벼운 정도의 수면 • 안검이 무겁고 이완되어 감 • 소음으로 깰 수 있음	• 빠른 안구운동 • 수면 중이나 뇌파 활동이 활발 • 혈압과 호흡률은 증가하고 근긴장은 저하 • 전체 수면의 20~25% 차지 • 정신활동 회복에 도움 • 위액분비의 증가 • 생생하게 기억나는 꿈
	2단계 • 이완이 된 상태 • 깨기 쉬움 • 전체 수면의 40~50% 차지	
	3단계 • 깊은 수면 • 깨기 어려움 • 혈압과 심박동수 감소, 동공 수축 • 근육이 완전히 이완되어 있음	
	4단계 • 가장 깊은 수면 • 깨기가 매우 어려움 • 근육이 완전히 이완되어 있음 • 전체 수면 중 전반부에서만 4단계 수면이 있음 • 델타저주파 수면 • 몽유병, 야뇨증이 나타남 • 신체 회복에 많은 도움이 됨	

4) 생활양식

정규적인 하루 일과에 따라 수면양상이 정해진다. 낮과 밤의 교대근무, 과다한 업무, 저녁식사 시간의 변동도 수면을 방해한다.

5) 환경

수면환경은 수면의 양과 질에 많은 영향을 준다. 혼자 또는 같이 자는 습관, 조명의 유무, 간헐적인 소음 등이 방해요인이 된다. 물리적인 환경은 수면유도와 쾌

적한 수면을 유지하기 위한 중요한 요인이다. 환기가 잘되고 어둡거나 부드러운 조명이 갖추어진 방은 편안한 수면의 필수조건이며, 침대의 크기, 딱딱함, 위치도 수면의 질에 영향을 미친다. 건강관리기관에서는 간호사의 회진, TV 소리, 의료진의 대화 소리, 의료기구나 장비 다루는 소리, 신음 소리 등으로 인해 수면유지가 어렵다.

6) 운동과 피로

수면 2시간 전의 가벼운 운동은 이완을 증진시켜 숙면을 유지시킨다. 힘든 일로 인한 과도한 피로는 수면을 방해한다.

7) 음식섭취와 체중

지나친 과식, 술이나 카페인 음료는 수면을 방해한다.

체중감소나 증가가 수면양상에 영향을 미치는데 체중증가 시 수면시간이 길어지고 체중감소 시 자주 깨게 되어 수면을 방해하는 경향이 있다.

8) 호르몬의 변화

폐경기 여성은 수면박탈을 경험한다. 갑상선 기능 저하는 NREM 4단계 수면을 감소시키며 갑상선 기능 항진은 수면에 들어가기 전 단계가 길어지고 수면주기가 짧아지게 한다.

약물이 수면에 미치는 영향

수면제
- 숙면을 방해한다.
- 수면량이 일시적으로(1주일) 증가한다.
- 결국은 낮 동안 잠에 취한 상태를 초래한다(심한 졸음, 혼돈, 에너지 감소).
- 노인의 수면무호흡증을 악화시킬 수 있다.

항우울제 및 흥분제
- REM 수면을 억압한다.
- 총 수면시간이 감소된다.

알코올
- 수면의 시작을 촉진시킨다.
- REM 수면을 방해한다.
- 밤중에 깨어나게 하고 다시 잠드는 데 어려움을 준다.

카페인
- 잠이 드는 것을 방해한다.
- 밤중에 깨어나게 한다.
- REM 수면을 방해한다.

이뇨제
- 야뇨를 초래하여 자주 깨게 된다.

베타아드레날린 작용 억제제
- 악몽을 초래한다.
- 불면증을 유발한다.
- 잠을 깨게 한다.

벤조디아제핀
- REM 수면을 감소시킨다.
- 수면시간을 증가시킨다.
- 낮 동안 졸음을 증가시킨다.

마약류
- REM 수면을 억제한다.
- 낮 동안 졸음을 증가시킨다.

항경련제
- REM 수면시간을 감소시킨다.
- 낮 동안 졸음을 증가시킨다.

9) 약물

특정 약물이나 약물 부작용은 수면양상의 변화를 초래한다. 항고혈압제와 이뇨제는 야뇨증을 초래하고 정신안정제, 항우울제, 진정제, 흥분제 등은 REM 수면을 억제한다.

일부 약물은 정상수면을 증진시키기도 한다. 수면제는 약 1주일간은 효과가 있으나 그 후에는 반대로 수면을 방해한다. 진정제를 중단하면 REM 수면이 증가되며, 악몽을 경험하기도 한다.

유제품과 육류의 성분인 L-tryptophan은 수면을 증진시키는데 약물로 조제된 L-tryptophan은 혈액의 부작용을 초래할 수 있다. 다량의 음주는 수면방해를 초래하는데 알코올은 수면시간을 단축하고, 특히 REM 수면을 방해한다. 알코올이 대사가 된 후에는 수면주기를 파괴하여, 밤에 깨어 다시 잠들기 어렵다. 알코올 수면장애는 금주 후 1년~2년까지 지속된다. 카페인이 들어간 식품(커피, 콜라, 초콜릿)은 잠들기 어렵고 자주 깨게 하고 과도한 흡연(니코틴)도 수면을 방해한다.

10) 발달단계

성장발달 단계에 따른 수면의 변화는 [표 7-4]와 같다.

5 수면장애

수면장애는 일차적 장애, 이차적 장애와 부분적 불면증으로 분류한다. 일차적 수면장애는 불면증, 수면과다, 수면발작, 무호흡성 수면, 부분적 불면증이 포함되며, 이차적 수면장애는 갑상선 기능이상, 우울증, 알코올 중독과 같은 임상적 이상에 의해 야기된다.

1) 불면증(insomnia)

불면증은 대상자가 잠드는 데 만성적인 어려움을 겪거나 수면 중에 자주 깨고, 짧게 수면을 취하는 대상자가 경험하는 증상이며, 수면의 양과 질이 충분하지 못한 상태로, 단순히 수면시간의 부족만을 의미하는 것은 아니다. 보통 자신이 인식하는 것보다는 더 많은 양의 수면을 취한다. 불면증에는 다음의 세 종류가 있다.

(1) 잠들기 힘든 불면증(initial insomnia), (2) 자주 깨서 수면의 지속이 어려운 간헐적 불면증(intermittent insomnia), (3) 잠에서 일찍 깬 후 다시 잠들기 어려운 불면증(terminal insomnia). 불면증은 신체적 불편감과 심리적 불안 같은 자극에 의해 초래되며, 약물에 의존하는 사람이나 과음하는 사람에게 나타난다. 불면증을 해결하기 위해서는 수면을 유도하는 물리적 방법과 새로운 수면 습관을 형성하려는 노력이 필요하다. 수면제는 근본적인 해결책이 아니며, 장기간 사용 시 의존성과 반응성 등의 부작용이 나타날 수 있으므로 권장되지 않는다.

2) 수면과다(hypersomnia)

밤에 충분한 수면을 취했음에도 불구하고 낮에 각성 상태를 유지하지 못하고 자거나 졸게 된다. 특히 낮 시간에 수면을 많이 취하는 것으로서 정신적 장애(우울증이나 불안), 중추신경계 손상, 신장이나 간의 문제 또는 당뇨성 산독증, 갑상선 기능 저하증으로 인한 대사장애 등이 원인이 된다.

3) 수면발작(narcolepsy)

수면발작은 낮 동안에 일어나는 갑작스럽고 주체할 수 없을 만큼 잠이 쏟아지는 양상을 띠는 수면이다. 갑

[표 7-4] 성장발달 단계에 따른 수면의 변화

발달단계	수면의 변화
신생아와 영아	• 하루 평균 14~18시간 잠을 자며, 수면의 50%는 REM 수면이다. • 1개월 후부터 깨어 있는 시간이 증가하고 밤에 더 많이 잔다. • 소리에 민감하여 쉽게 깨지만 또 쉽게 잠이 든다. • REM 수면시 몸의 움직임이 많아지고 얼굴을 찌푸린다. • 배고픔, 추위, 더위시에 잘 자지 않고 울면서 보챈다. • 4개월된 영아는 낮보다 밤에 잘 자고 일정한 시간에 낮잠을 잔다. • 1세된 영아는 하루 1~2회 낮잠을 자며 하루 수면시간이 14시간이 된다.
유아	• 하루 수면시간이 10~14시간이 되며 REM 수면이 25% 정도 된다. • 낮잠이 필요하다. • 꿈과 악몽을 꾸고 잠을 잘 자지 않으려고 한다(관심이나 호기심의 표현으로 자신의 요구를 반영하는 것이다).
학령전기 아동	• 하루 수면시간이 10~11시간이 되며, REM 수면이 20% 정도 된다. • 주변에 대한 호기심의 증가로 수면을 거부하기도 한다. • 상상이나 실제의 공포와 악몽을 구별하지 못한다. • 부모는 악몽으로 깨면 잠들 수 있도록 함께 있어 준다. • 낮잠의 거부로 휴식이 필요해진다.
학령기 아동	• 하루 10시간이 필요하며 죽음이나 공포와 관련된 악몽을 꾸게 된다. • 수면의 양은 아동의 활동과 건강상태와 관련되고 개인 차이가 있다. • 90분의 성인 수면주기가 이 시기에 시작된다.
청소년	• 수면과 휴식의 요구가 다양하며 신체적, 정신적 활동에 의해 피로해지게 된다. • 친구를 좋아하여 수면요구를 충족시키지 못한다. • 늦게 자고 늦게 일어나기를 좋아하며, 하루 수면시간은 8~9시간이 된다.
성인	• 수면량은 다양하지만 20~50세까지는 수면시간이 6~9시간이 되며, REM 수면이 20%, NREM 1~2단계의 얕은 수면이 50~60%, 깊은 3~4단계의 수면이 20%로 구성된다. • 건강한 성인은 정규적인 낮잠이 불필요하다.
노인	• 총 수면시간의 변화는 없지만 수면습관의 변화와 수면장애의 증가로 수면의 질이 악화되므로 수면 후 상쾌한 느낌을 갖지 못한다. • 잠자리에 누워있는 시간은 많으나, NREM 3~4단계의 깊은 수면은 감소하고 1~2단계의 얕은 수면이 증가한다.

작스럽게 강한 졸음이 몰려와 잠에 빠지며, 15분 이내에 REM 수면이 나타난다. 이러한 현상을 수면발작(sleep attack)이라 한다.

정확한 원인은 모르지만, REM 수면을 조절할 수 없는 중추신경계의 유전적 결함이 원인인 것으로 알려져 있다. 수면발작은 NREM 단계를 거치지 않고 REM 단계가 지속되는 REM 수면장애로 낮 시간의 대화 중, 운전 중 또는 하루 여러 차례 발작적 · 순간적으로 근긴장도를 상실하게 되며, 수면발작 시는 환청 · 환시 등을 경험하기도 한다. 각성상태를 증가시키고 REM 수면을 억제하는 약물요법으로 조절되기도 하나 약물 투여를 중단하면 증상이 다시 나타난다. 수면발작을 촉진하는 음주, 과도한 활동 등을 피하는 것이 도움이 된다.

4) 수면 무호흡(sleep apnea)

수면 동안 잠시 호흡이 중단되는 상태로 낮에 졸리며, 불안이나 우울과 같은 정서장애가 있고 수면 중에 발생하는 사망의 원인이 될 수 있다. 50세 이상의 남성과 폐경기 이후의 여성에게 흔히 발생한다.

(1) 폐쇄성 수면 무호흡(obstructive sleep apnea, OSA)

가장 흔한 유형이며, 상기도의 폐쇄로 공기 흐름이 30~60초간 중단된 상태에서 복벽과 흉벽의 움직임으로 호흡하는 상태이다. 수면 중 근육이나 구강, 인후조직이 이완될 때 발생한다. 상기도가 부분 혹은 완전히 폐쇄되어 비강호흡이 감소(과소호흡)되거나 정지(무호흡)한다. 대상자는 흉부와 복부의 움직임이 계속되고 호흡이 어려워서 흔히 강한 콧바람 내뿜는 소리를 낸다. 체중감소, 후두와 편도선 제거 및 양압호흡기 사용, 구강 내 장치로 치료할 수 있다.

(2) 중추성 수면 무호흡(central sleep apnea)

원인은 횡격막호흡과 늑간호흡의 정지이다. 호흡자극의 일시적 중단 및 비강의 공기흐름과 흉곽운동의 중단으로 초래되는 뇌의 호흡중추 장애이다. 선천성 심부전이나 뇌간손상, 근위축증, 뇌염이 있는 대상자에게 나타난다.

5) 수면박탈(sleep deprivation)

진정한 수면장애로 볼 수는 없으나 입원한 대상자에게서 나타나며, 수면단계의 변화로 수면의 양과 질이 일시적으로 감소되는 것이다. 수면이 방해되거나 단절되면 정상수면 주기의 순서에 변화가 오며, 수면박탈이 누적된다. 수면박탈로 인하여 기억력과 판단력 및 반사기능의 감소, 정서적 변화, 지남력 상실, 불안이나 피로감 등의 생리적 · 심리적 증상이 나타나는데 중환자실 대상자에게 흔하다. 주원인은 발열, 호흡곤란, 통증, 정서적 스트레스, 환경 변화, 수면양상의 변화(교대근무) 등을 들 수 있다. 수면박탈의 효과적인 치료는 수면양상을 단절하는 요인을 제거하거나 교정하는 것이다.

6) 이상수면(parasomnias)

성인보다 어린이에게 흔한 수면문제로서 수면동안에 자율신경계의 이상으로 인한 무호흡, 저산소증, 심부정맥과 관련되어 영아돌연사증후군(sudden infant death syndrome)의 원인이 된다. 치료는 기질적 원인에 따라 다양하지만 어떤 경우든 대상자를 도와주고 안전을 지켜주는 것이 중요하다.

(1) 몽유병(somnambulism)

NREM 수면의 3, 4단계에서 나타나며, 주변을 인식하지 못하므로 낙상의 위험이 크다. 아동의 증상은 자라면서 점차 감소한다.

(2) 야뇨증(nocturnal enuresis)

불수의적인 배뇨가 야기되는 것으로 NREM 수면의 4단계에서 나타난다. 정확한 원인은 모르지만 유전적 소인이 있는 것으로 보이고 남자아동에게 많다. 그 외에 방광 긴장도가 저하된 노인이나 심질환, 당뇨, 요도염, 전립선 질환을 가진 사람에게서 흔하다.

(3) 악몽(nightmare)

악몽은 REM 수면에서 발생하며, 주로 학령기 아동이나 성인에게 나타난다.

(4) 야경증(night terrors)

6세 이하의 아동에서 나타나며 취침 몇 시간 뒤에 창백한 얼굴로 두려운 것처럼 부들부들 떨면서 비명을 지르며 벌떡 일어난다. 꿈이나 두려운 생각을 회상할 수 없는 것이 악몽과 다르며 치료 없이 저절로 증상이 없어진다.

(5) 잠꼬대(sleep talking)

자면서 말하는 것으로 REM 수면에 앞서 NREM 수면 동안에 유발되며 다른 사람에게 방해되지 않는 한 문제는 없다.

(6) 이갈기(bruxism)

치아를 악물거나 이를 가는 행위로 NREM 2단계 수면 동안에 나타난다. 수면장애는 유발시키지 않으나 치관의 부식을 가져와 치아가 흔들리게 된다.

II. 간호과정

1 사 정

1) 수면력

대상자의 수면문제가 의심될 때 간호사는 깊이 있게 수면의 질과 특성을 사정해야 한다.

(1) 수면양상

취침시간, 기상시간, 수면을 방해받지 않는 시간, 수면의 질, 낮잠시간과 지속시간 등을 확인한다.

(2) 수면장애의 특성

잠들기 어려운지, 수면이 계속되는지, 일찍 깨는지의 여부와 수면장애를 야기하는 특별한 상황이나 환경, 그리고 수면을 방해하거나 촉진시키는 행동양상이나 습관 등을 사정한다.

(3) 수면을 취하기 전 습관

따뜻한 우유 섭취, 독서, 목욕, 마사지, 이완요법, 특수 기구의 사용, 체위 변경 등의 평상시 습관을 확인한다.

(4) 수면제 사용

취침 전 자극제나 스테로이드 사용유무, 수면제나 항우울제 사용유무, 기타 수면에 영향을 미치는 약물 사용 등을 확인한다.

(5) 수면환경

빛과 온도, 습도, 소음 등을 사정한다.

2) 수면일지

수면장애 대상자의 경우, 수면형태와 수면습관으로 취침시간, 잠들려고 애쓰는 시간, 수면에 드는 시간, 깨는 시간과 간격, 일어나는 시간, 취침 전 활동의 종류와 시간, 취침 전 섭취하는 음식이나 음료 및 약물, 수면에 영향을 주는 고민 등의 기록 내용이 유용한 사정자료가 된다. 필요하면 배우자가 수면일지 작성을 도울 수 있다. 시각장애자나 글을 쓰지 못하는 대상자들을 위하여 녹음기록을 할 수 있다.

3) 건강사정

대상자의 표정, 행동, 활동수준, 눈 주위의 그림자, 안검의 부종, 결막충혈, 무감동한 얼굴, 불안, 주의력 감소, 느린 말씨, 흐트러진 자세, 손 떨림, 하품, 눈 비빔, 조정력 상실, 신체허약, 기면, 피로정도, 수면성 무호흡의 유무, 비만 정도 등을 사정한다.

4) 진단검사

수면은 수면장애 검사실에서 수면다원검사로 객관적으로 측정한다. 검사종류로는 수면장애 검사(polysomnography), 뇌파검사(EEG), 근전도(EMG), 안전도(EOG) 검사 등이 있으며 REM과 NREM의 수면을 분리 · 기록한다.

2 진 단

수면과 관련된 간호진단은 다음과 같다(표 7-5).

[표 7-5] 수면과 관련된 간호진단

간호진단	관련요인
Ineffective sleep pattern 비효과적 수면 양상 Risk for ineffective sleep pattern 비효과적 수면 양상의 위험	• 불안, 두려움, 우울, 슬픔, 과도한 스트레스, 외로움, 통증 등
Readiness for enhanced sleep pattern 수면 양상 향상을 위한 준비	
Ineffective sleep hygiene behaviors 비효과적 수면위생 행위 Risk for ineffective sleep hygiene behaviors 비효과적 수면위생 행위의 위험	• 부적절한 자기조절, 과도한 스트레스, 물질남용, 밤번 근무, 불안 등

3 계 획

수면과 관련된 간호진단에 따라 목표가 달리 설정되는데 다음은 목표의 예를 제시한 것이다.

① 취침 후 30분 이내에 잠이 들 수 있다고 말한다.
② 깨지 않고 적어도 6시간은 계속 잠을 잘 수 있다고 말한다.
③ 수면 동안 2번 이상 깨지 않는다.
④ 기상 후 상쾌한 기분이라고 말로 표현한다.
⑤ 수면을 유도하기 위한 이완요법을 설명한다.

4 수 행

1) 편안한 환경조성

모든 대상자는 편안한 실내온도와 적당한 환기, 소음의 최소화, 편안한 침대, 적당한 조명과 같은 잠자기 좋은 환경을 필요로 한다. 편안한 환경을 조성하기 위해서 산만한 주위환경을 조정해 주어야 하는데, 이를 위해 고려할 수 있는 중재는 다음과 같다.

① 방문을 닫는다.
② 커튼을 친다.
③ 전화선을 뺀다.
④ 조용한 음악을 들려준다.
⑤ 전등을 끄거나 조명을 어둡게 한다.
⑥ 자극을 감소시킨다.
⑦ 실내온도, 환기, 베개 등을 고려한다.

또한 대상자가 안전하면 편안함을 느낄 수 있으므로 안전대책을 강구해야 하는데 여기에는 다음의 중재들이 포함될 수 있다.

① 야간 전등을 사용한다.
② 침대높이를 낮춘다.
③ 침상 난간을 사용한다.
④ 호출 벨을 손이 닿기 쉬운 장소에 설치한다.
⑤ 도움을 요청하는 방법을 알려준다.
⑥ 수액이나 배액기구를 달고 움직이는 방법을 교육한다.
⑦ 혼자 잠들지 않는다.

2) 수면습관의 지지

대상자의 수면에 대한 준비로 긴장을 풀게 하는 수면습관을 가지도록 한다. 사람들은 피곤하거나 졸리다고 느낄 때 잠을 자는 것이 항상 중요하다. 가정에서 수면건강을 위해 대상자나 가족들은 수면을 방해하는 요소들을 개선하는 방법을 배울 필요가 있다. 수면방해를 받지 않도록 가능한 한 일상생활의 습관을 유지시키려 노력한다. 즉, 산책, 음악, 부분 목욕, 기도, 세면, 배뇨 등의 요인을 고려한다. 그리고 따뜻한 우유, 치즈, 고단백 음식의 섭취를 장려하고 과다한 수분섭취는 제한하며 수면 2시간 전 적당한 운동을 권장한다. 가족 문제나 고민은 정서적 자극을 주므로 가능한 피하도록 돕는다.

3) 안위증진

안위증진을 위해 다음과 같은 중재사항을 고려한다.

① 편안한 잠옷을 착용한다.
② 개인위생 습관을 유지한다.
③ 침구는 청결하고 건조하며 따뜻하게 한다.
④ 수면 전 반드시 배뇨하게 한다.
⑤ 등 마사지를 해 준다.
⑥ 근육이완을 돕고 편한 자세를 유지한다.
⑦ 수면 30분 전에 진통제 투여, 냉온 요법, 드레싱 부목 등을 미리 준비한다.
⑧ 호흡곤란 대상자를 위한 기관지확장제 등의 약물을 미리 준비하고 적절한 체위를 취해준다.
⑨ 대상자의 고민을 들어주고 문제를 해결하도록 노력한다.

4) 약물투여

수면을 유도하기 위한 진정제, 수면제, 항불안 약물, 신경안정제 등의 필요시 처방을 준비한다. 이러한 약물은 내성이 강하므로 용량의 증가나 보충제의 준비도 필요하다. 약물의 작용, 부작용, 위험성, 길항작용 등을 교육한다. 수면제를 장기간 복용하게 되면 오히려 수면을 방해하게 되므로 처방 없는 수면제의 사용은 금하도록 한다. 또한 규칙적인 수면제 복용은 내성이 생기므로, 중단 시 금단현상으로 인해 반발 불면증을 유발할 수 있다.

5) 대상자 교육

긍정적인 수면습관을 증진하기 위해 대상자에게 교육할 내용은 다음과 같다.

① 적절한 운동은 권장하고 자극적인 활동은 피하도록 한다.
② 수면 전 고단백 음식을 섭취하도록 한다.
③ 저녁시간에 카페인 음료나 알코올은 피한다.
④ 수면 전 이완요법을 한다.
⑤ 잠이 올 때 잠자리에 든다.
⑥ 규칙적인 수면시간을 지킨다.
⑦ 필요시 동일한 시간에 낮잠을 잔다.
⑧ 적절한 침구와 베개를 사용한다.
⑨ 수면을 위한 약물의 작용과 영향을 인식한다.

5 평 가

간호계획 과정에서 설정한 대상자의 목표가 성취되었는지를 평가하기 위해 대상자의 수면시간, REM 및 NREM 수면박탈의 증후를 관찰하고 기상 시의 느낌과 이완요법의 사용, 수면 전 유제품 섭취 등의 효과에 대해 평가한다.

III. 사례적용

55세된 김○○씨는 5년 동안 알레르기성 천식으로 고생하고 있다. 28세부터 교사로 봉직하고 있고 직업상 스트레스가 많다. 3년 전부터 겨울철이면 갑작스러운 발작적 기침과 호흡곤란 증상으로 병원에서 며칠간 입원치료를 받아야만 증상이 완화되곤 하였다. 최근 다시 증상이 악화되어 2일 전 입원을 하였는데, 전혀 잠을 못 이루고 있다. 현재 김씨의 시급한 요구는 숙면으로 푹 자고 싶은 것이다.

1) 김○○씨의 간호진단을 진술하시오.
2) 간호진단에 따른 간호중재는 어떻게 해야 하는가?

관련용어

bruxism 이갈기
BSR(bulbar synchronizing region) 연수동시영역
circadian rhythm 24시간 주기리듬
infradian rhythm 24시간 이상 주기리듬
insomnia 불면증
limbic system 변연계
narcolepsy 수면발작
night terrors 야경증
nightmare 악몽
nocturnal enuresis 야뇨증
non rapid eye movement (NREM) sleep 비 안구운동 수면
obstructive sleep apnea 폐쇄성 수면 무호흡
parainsomnia 부분적 불면증
rapid eye movement (REM) sleep 빠른 안구운동 수면
RAS(reticular activating system) 망상활성계
rest 휴식
sleep 수면
sleep apnea 수면성 무호흡
sleep deprivation 수면박탈
sleep talking 잠꼬대
somnambulism 몽유병
ultradian rhythm 24시간 이하 주기리듬

제4절 | 개인위생요구

학습목표

1. 목욕의 종류별 적용에 따라 간호를 수행한다.
2. 회음부 간호를 절차에 따라 수행한다.
3. 등간호를 절차에 따라 수행한다.
4. 구강간호를 절차에 따라 수행한다.
5. 침상세발을 절차에 따라 수행한다.

개인위생(personal hygiene)이란 개인의 건강을 유지하고 품위를 지키는 청결함과 몸치장을 위한 가장 기본적이고 필수적인 행동을 말한다. 개인위생을 위한 실천방법은 개인에 따라 다양하다. 적절한 개인위생의 실천은 대상자의 질병과 감염을 예방하고 긍정적 자아상을 확립해 주며 정서적 안녕감과 건강상태를 증진시켜 준다.

간호사는 개인위생에 영향을 미치는 요인에 대한 지식과 개인위생을 증진시킬 수 있는 간호와 관련된 지식을 대상자와 그의 가족들에게 제공한다. 간호사가 개인위생 간호를 통해 얻은 자료는 다양한 간호진단과 간호문제를 규명하는 데 활용된다.

개인위생에는 피부간호, 회음부 간호, 구강간호, 눈·코·귀 간호, 손·발 간호 등이 포함되며 이를 수행하기 위한 방법을 간호과정에 적용할 수 있어야 한다.

I. 과학적 근거

1 피부의 생리

1) 피부의 구조

피부는 체중의 20%를 차지하고 외부의 자극으로부터 신체 내부를 보호하며 수분과 지방, 단백질, 무기질로 이루어져 있고, 외부로부터 표피, 진피, 피하지방층의 3층으로 구성된다. 표피는 주로 각질형성세포로 구성되며, 이외에 멜라닌세포, 랑게르한스세포 및 메르켈세포가 존재한다. 진피는 주로 교원질, 탄력섬유로 구성되는 결체조직과 기질로 이루어지며 그 속에는 신경, 혈관, 림프관, 근육, 모낭 및 피지선, 에크린 및 아포크린 한선을 포함하고 있다. 피하지방층은 주로 지방세포의 엽으로 된 지방조직으로 진피와 구분되고 피부를 근막과 연결시키며, 혈관, 림프관, 신경을 포함하고 있다(그림 7-31).

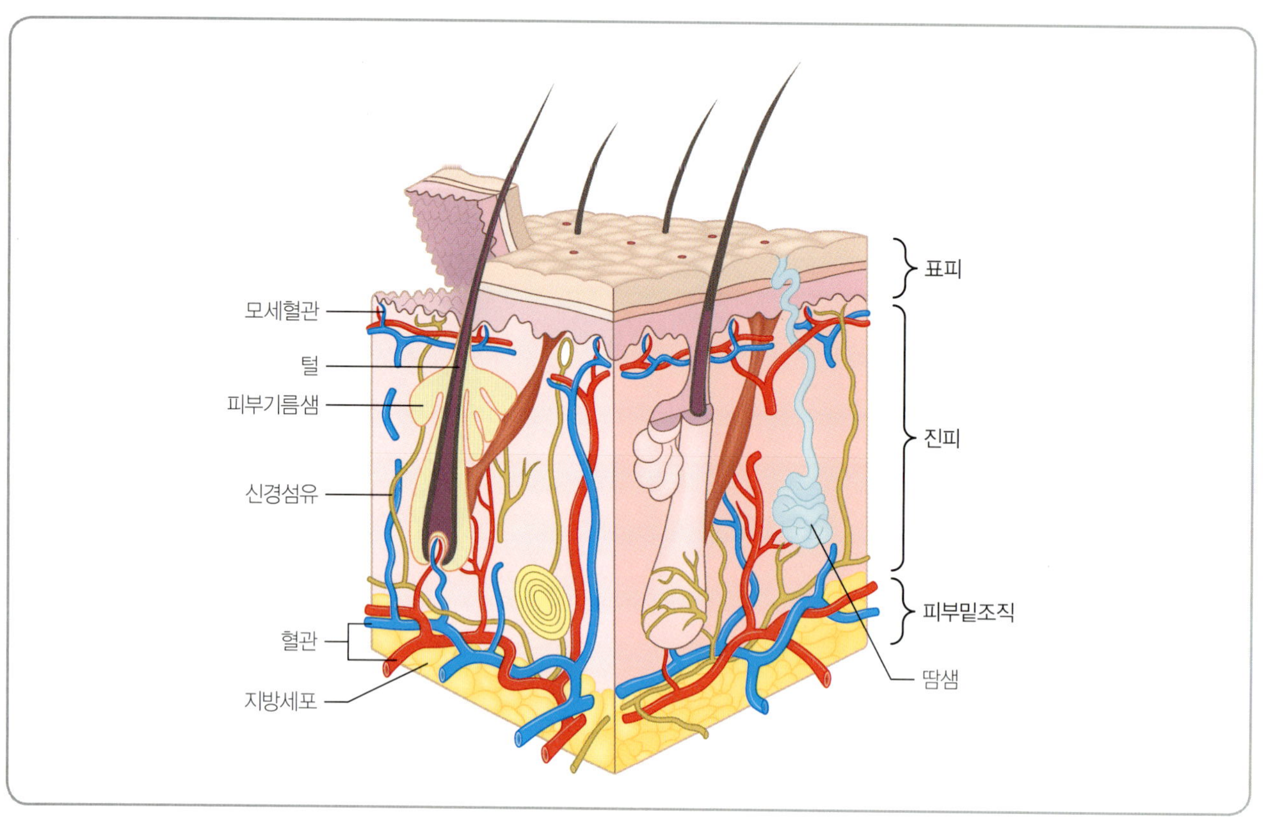

[그림 7-31] 피부의 구조

(1) 표피(epidermis)

① 각질형성세포(keratinocyte)

표피의 대부분을 차지하는 이 세포는 표피의 각질(keratin)이라는 복잡한 세섬유 단백질(intermediated filament)을 생산하는 특수한 기능을 갖고 있다. 각질형성세포는 분화하여 각화함에 따라 형태가 변하는 기저층, 유극층, 과립층 및 각질층의 4층으로 나누어지며 기저층에서 각질층까지 분화하는 데 약 2달 정도 소요된다.

② 멜라닌세포(melanocyte)

멜라닌세포는 멜라닌을 포함하는 멜라닌소체라 불리는 소기관을 합성, 분비하는 수지상 세포이다. 표피에서는 기저층에 산재하며 밀도는 부위에 따라 차이가 있으나 멜라닌세포와 기저세포의 평균 비율은 1 : 10 정도이다. 멜라닌세포는 상당한 거리의 표피 내로 뻗어 많은(36개 정도) 각질형성세포와 접촉하고 있는 수상돌기를 가지고 있다.

피부가 자외선에 노출되면 멜라닌세포는 크기, 수 및 수상돌기가 증가하며 멜라닌 형성이 촉진되는데 멜라닌의 주요 기능은 자외선의 유해 작용으로부터 신체를 보호하는 것이다.

③ 랑게르한스세포(langerhans cell)

표피의 중간층에 산재하는 수지상 세포이며 표피 외에 흉선(thymus), 편도선(tonsil), 림프절(lymph node) 및 구강 및 생식기 점막의 상피에도 존재한다. 랑게르한스세포는 표피 내에서 증식하는 능력이 있으며 세포주기는 16일로 추정된다.

랑게르한스세포는 기능상 및 면역학적으로 대식세포(macrophage)와 같이 항원전달세포(APC : Antigene presenting cell)로 항원의 인지와 T 세포와의 상호작용에 중추적 역할을 한다. 자연적으로 노화되는 피부보다 햇빛에 의하여 노화가 촉진되는 피부에서 랑게르한스세포의 수가 더 감소하며 그 결과 피부의 면역기능도 더 감소된다.

④ 메르켈세포(merkel cell)

메르켈세포는 표피와 구강 점막 저변에서 드물게 발견된다. 이 세포는 피부의 촉각수용체로 기능하고 있다.

(2) 진피(dermis)

진피는 결체조직으로서 교원섬유 및 탄력섬유, 특별한 형체가 없는 기질로 구성되며 이들은 모두 섬유아세포(fibroblast)에 의해 만들어진다. 표피보다 20~40배가량 두꺼우며 콜라겐과 엘라스틴 및 무코다당류로 구성되어 있다. 섬유아세포, 대식세포, 비만세포가 진피에 원래 존재한다. 표피의 바로 밑을 유두진피(papillary dermis)라고 하며 피부의 표재성혈관총(superficial vascular plexus) 이하에서 피하지방층까지의 진피의 대부분을 차지하는 부분을 망상진피(reticular dermis)라고 한다. 진피는 부피면적으로 보아 피부의 대부분을 차지하며 다음과 같은 기능을 가지고 있다.

- 표피에 영양분 공급
- 표피의 지지 및 외부의 손상으로부터 보호
- 수분 저장 및 체온 조절
- 감각에 대한 수용체 역할
- 표피와의 상호작용에 의해 피부 재생

(3) 피하지방(subcutaneous fat)

피하지방의 지방세포들은 섬유성 결체조직의 중격(septa)에 의해 소엽(lobule)으로 분리되며 중격에는 혈관, 림프관, 신경이 존재한다. 피하지방층은 신체부위에 따라 두께가 다른데, 중년층의 허리에서 가장 두껍고, 눈꺼풀, 음낭에는 거의 존재하지 않는다. 피하지방층은 열을 전달하지 않는 절연물(insulator)로 작용하여 체온을 조절하며, 충격을 흡수하여 몸을 보호하고 영양 저장소의 기능을 한다.

2) 피부의 기능

피부는 6가지 주요 기능을 가지고 있는데 [표 7-6]과 같다.

건강한 사람의 정상 피부에는 대체로 신체에 해롭지 않은 세균이 존재한다. 성인에서는 보통 정상 상주균(normal flora), 코리네박테리아(corynebacterium), 프로피오니박테리아(propionibacterium), 피티로스포론(pityrosporon), 진균 등이 있다. 아동의 피부에는 아포형성을 하는 간상균과 그람음성구균 등이 있다.

피부와 점막은 그 아래에 있는 혈관을 통하여 산소, 영양소, 수분을 공급받고 새로운 세포를 합성하며 죽은 세포를 제거한다. 피부의 세포는 질병과 손상에 저항하기 위하여 적절한 영양소와 수분이 요구되므로 원활한 순환이 필수적이다. 피부는 색깔, 두께, 감촉, 온도, 습윤 상태 등의 변화로 신체 상태의 변화를 나타내기도 한다. 신체의 냉각은 피부혈관의 확장에 따른 증발과 방사, 신체로부터의 전도에 의한 열손실로 이루어진다. 체열은 발한의 저하와 말초혈관의 수축을 통해 보존된다. 점막층은 체강을 덮고 있어 신체의 외부와 연결되며 소화기관, 호흡기관, 비뇨 · 생식기관에도 분포되어 있다. 점막층은 상피조직으로 싸여 있으며 점액을 분비하는 세포로 이루어진다. 점막은 자극에 대한 반응을 통해 신체를 보호하는데 상기도의 점막은 표면이 자극을 받으면 재채기를 유발하고 후두나 기관지의 점막은 음식물이 들어가면 기침을 하게 된다. 재채기와 기침은 이물을 제거하기 위한 방어기전이다. 구강과 직장 점막을 제외한 점막층은 온도보다는 압박에 민감하다. 점막은 또한 점막 표면의 물질을 흡수하는 기능을 가지고 있는데 예를 들면, 소화된 음식물은 소장의 점막을 통

[표 7-6] 피부기능

기능	이론적 근거
신체 보호	• 피부는 조직의 수분 손실과 기계적, 화학적 손상으로부터 보호해주며 세균침입을 막아준다. 피하조직은 압박에 잘 견딜 수 있도록 피부의 쿠션 역할을 한다.
체온 조절	• 한선에서 분비되는 땀은 증발을 통해 체온을 내리며 추울 때는 입모근의 수축으로 체표면적을 축소하여 열 방출을 최소화한다.
감각 감지	• 피부에 분포되어 있는 온각, 통각, 촉각, 압각의 감각 수용기를 통해 정보를 받아들이고 신경망을 통해 감각을 전달한다.
노폐물의 배설	• 신장 배설량보다는 작지만 피부에서 수분, 염분, 질소 노폐물을 배설한다.
수분과 전해질 균형	• 신체를 통한 과도한 수분과 전해질의 소실은 피부에 의해 조절된다. 땀은 수분, 소디움, 포타시움, 염화물, 포도당, 질소, 유산염 등으로 구성된다.
비타민 D의 생성	• 비타민 D의 전구체가 피부에 존재하고 있어 자외선을 받아 비타민 D를 합성한다.

해 흡수된다. 피부에 있는 비타민 D 전구체를 활성화시키는 자외선에 의해 Vit D가 합성된다.

3) 피부간호의 원리

피부와 점막간호에서 몇 가지 중요한 기본원리를 이해하는 것이 중요하다.

① 건강한 피부와 점막은 해로운 물질에 대한 방어선의 역할을 한다.
② 피부와 점막 손상에 대한 반응은 개인에 따라 다르며 연령, 피하조직의 양, 질병 상태 등에 의해 영향을 받는다.
③ 피부의 영양상태가 부족하고 건조하면 손상에 대한 방어력이 저하되어 상처받기 쉽다. 영양과 수분공급이 충분할수록 손상과 질병에 저항하는 능력이 커진다.
④ 순환장애는 세포의 부적절한 영양공급 상태를 초래하고 조직손상을 초래할 수 있다.
⑤ 피부에 습기가 있으면 세균의 성장과 감염이 증가할 수 있다. 특히 액와, 서혜부, 유방 아래, 손가락과 발가락 사이를 주의해야 한다. 대소변 실금이나 발한도 잘 관리해야 한다.
⑥ 체취는 신체 분비물과 피부 박테리아의 활동에 의해서 생긴다. 청결은 가장 좋은 탈취제이다. 화장용 탈취제와 발한 억제제는 피부가 깨끗한 경우에만 사용한다.

2 개인위생에 영향을 미치는 요인

1) 성장발달 단계

개인위생은 개인의 성장발달 과정에 따라 차이가 날 수 있다. 성장발달 단계에 따른 피부의 변화는 [표 7-7]과 같다.

2) 사회·문화적 가치

모발관리 방법, 의복의 착용, 목욕 횟수와 방법 등은 성장과정에서 습득된 것을 반영한다. 이러한 개인위생에 대한 습관과 기호는 사회 · 문화적 가치와 밀접하게 관련되고 개인의 자존감과 신체상에 영향을

[표 7-7] 성장발달 단계에 따른 피부의 변화

성장발달 단계	피부의 변화
신생아	• 출생직후 태지로 덮여 있지만 보통 하루만에 사라진다. • 한선은 생후 약 1개월부터 분비된다. • 표피는 매우 얇고 쉽게 감염될 수 있기 때문에 목욕시 세심한 주의가 요구된다.
영유아	• 피부층은 신생아보다 단단해져서 감염이나 피부자극에 대해 비교적 저항력이 있다. 영유아는 피부가 불그스레해진다.
청소년기	• 에스트로겐이나 안드로겐의 분비에 따라 피지선의 활동이 증가하여 일반적으로 여드름이 문제가 된다.
성인기	• 개인위생의 실천 방법과 피부자극에 따라 상태가 다르다. • 정상적 피부는 탄력이 있고 적당한 습윤 상태를 유지하며 단단하고 매끄럽다.
노년기	• 나이가 들면서 주름, 늘어짐, 색소침착, 각질형 반점 등의 변화가 나타난다. 표피가 얇아지고 건조해지며 탄력성도 감소하고 피지선과 한선의 분비도 저하된다.

미치게 된다.

3) 경제수준

경제수준은 개인위생에 많은 영향을 미친다. 경제수준이 낮으면 여러 가지 위생용품의 사용이나 위생시설의 구비가 제한적일 수 있다. 가정에 샤워나 목욕시설이 있으면 매일 사용할 수 있으나 이러한 시설이 없을 경우 자유롭게 샤워나 목욕을 할 수 없다.

4) 지식수준

개인위생 실천 방법에 대한 지식은 자기관리와 간호에 도움을 주어 건강을 유지하고 증진한다. 그러나 수행 방법이 잘못되어 건강에 해가 되는 경우가 있다. 예를 들면, 더운물을 장시간 사용한 잦은 샤워, 설사하는 대상자의 비누를 사용한 잦은 세척 등은 피부표면이나 항문주위 피부의 감염위험성을 증가시키는 경우이다.

5) 건강상태

질병이나 장애는 일상적인 개인위생의 유지에 어려움을 초래한다. 의식 상태가 혼미하거나 정신적 문제가 있는 대상자, 근골격계나 신경계 질환이 있는 대상자는 개인위생의 수행이 어렵다. 이러한 대상자는 질병의 심각성이나 종류에 따라 개인위생의 유지를 위해 도움이 필요하다.

6) 개인의 기호

개인위생 실천은 개인이 선호하는 방법에 따라 매우 다양하다. 특히 세수, 샤워와 목욕의 횟수, 비누 종류의 선택 및 사용정도, 치아관리, 모발관리, 몸치장 등은 개인의 기호에 따라 다르며 자아개념과 성별에 따른 차이도 고려해야 한다.

7) 종교

종교의식 행사에 따라 음식 먹기 전이나 기도 전에 반드시 손을 씻거나 목욕을 강조하는 경우가 있다. 예를 들면, 정통 유대교는 출산 후나 월경 후 여성은 반드시 종교의식으로 목욕이 요구되었다.

II. 간호과정

1 사 정

1) 피부와 점막의 사정

간호사는 문진과 시진 및 촉진을 사용하여 대상자의 피부상태 변화, 치료에 대한 반응과 요구를 확인한다. 피부에 대한 사정은 대부분 개인위생 간호를 수행하는 동안에 이루어진다. 즉, 목욕 시 대상자의 피부 발적, 욕창의 증상을 확인하고 압력을 받는 부위를 주의 깊게 관찰한다.

[표 7-8] 피부사정 내용

특 성	사정 내용
색	• 전신의 피부표면 색깔이 같은가?
감촉	• 피부가 거친가? 부드러운가? 딱딱한가?
습윤 상태	• 피부가 건성인가? 지성인가?
온도	• 특정 부위만 체온이 상승되었는가?
탄력성	• 피부의 운동성이 어떠한가?
두께	• 두드러진 부분이 있는가?
병변	• 병변이 있다면 원발성 혹은 속발성 여부를 확인하고 분포양상, 형태, 모양 등을 관찰한다.

간호사는 피부 색깔, 감촉, 두께, 탄력성, 온도, 습윤 상태, 병변 등을 관찰하여 피부상태를 사정한다. 피부 사정 시 고려해야 할 내용은 [표 7-8]과 같다.

간호사는 피부 사정 시 대상자의 개인위생 실천 방법, 성장발달에 따른 피부 변화, 다양한 피부 손상의 위험요인을 이해하고 사정한다. 피부 손상의 잠재적 위험 요인은 [표 7-9]와 같다.

2) 문진을 통한 피부사정

(1) 피부위생 상태

① 1주일 동안의 샤워나 목욕횟수

② 평소 사용하는 위생용품(목욕용 비누나 오일, 세안크림, 로션이나 크림, 탈취제, 발한 억제제 등)

③ 화장품의 종류

④ 화장기구의 관리 방법(눈 주위에 사용하는 기구는 박테리아나 진균류의 감염을 방지하기 위한 주의 요구)

⑤ 피부 건조나 알레르기 반응을 야기하는 위생용품이나 화장품

(2) 자가간호능력

① 개인위생을 실천하는 데 방해되는 문제

[표 7-9] 피부 손상의 잠재적 위험 요인

위험 요인	이론적 근거
부동	• 체중의 부하로 인한 압박이 혈액순환을 방해하여 피부 손상 및 욕창의 1차적 원인이 된다.
감각저하	• 피부자극을 느낄 수 없을 때 피부 손상이 발생한다. • 마비, 순환장애, 국소적 신경장애가 있을 때 열과 냉이나 압박과 마찰을 느끼지 못한다.
정맥순환 부전	• 조직세포로의 혈액공급의 장애는 국소빈혈과 피부 파괴를 초래한다.
수분 및 영양상태	• 부족한 열량과 불충분한 단백질은 조직합성을 방해한다.
분비물과 배설물	• 피부에 남아 있는 수분은 세균성장을 촉진하여 국소적 자극의 원인이 된다.
외부 장비	• 석고붕대, 붕대, 억제대는 피부에 압박을 증가시킨다.

② 필요한 도움의 정도
③ 시력, 인지기능, 에너지 수준, 질병상태의 정도

(3) 피부병변과 관련된 질문 사용

① 실재적이고 잠재적인 피부의 건조 상태, 가려움, 발진, 타박상, 과잉 발한, 발한 부족, 피부 손상 등
② 알레르기 반응

(4) 현재 피부 문제

① 시작시기, 빈도, 관련 증상(손상, 발진, 발열, 오심 등)
② 악화 요인(계절, 스트레스, 직업, 약물, 최근의 여행지, 주거환경, 개인적 접촉)
③ 완화 요인(약물, 로션, 가정치료 등)
④ 질병에 대한 가족력

2 진 단

개인위생과 관련된 간호진단은 [표 7-10]과 같다.

3 계 획

가능하다면 간호계획에 대상자와 가족을 포함하고, 간호사는 각 간호진단에 대한 기대되는 결과를 파악하고, 간호사는 대상자의 기대되는 결과를 얻기 위해 중재와 활동을 수행하게 된다.

간호계획의 목표는 대상자가 직·간접적인 개인위생 실천을 통해 안위를 도모하고 건강을 유지하도록 돕는 간호제공에 초점을 둔다.

이를 위한 대상자의 기대되는 결과는,

① 청결목욕(위생유지)을 혼자서 한다.
② 개인위생 방법(머리감기, 부분목욕, 구강간호) 등을 올바르게 수행한다.
③ 개인위생에서 개인의 선호도, 건강, 제한점, 간호제공의 최적시간, 장비, 시설, 인력의 이용 가능성을 고려하여 수행한다.

4 수 행

개인위생을 위한 간호수행 방법으로는 이른 아침 간호, 아침 간호, 오후 간호, 취침 전 간호, 필요시 간호가 제공된다.

- 이른 아침 간호 : 대상자가 깨어난 후 아침식사를 하기 전 준비로 수술이나 진단검사가 있는 대상자에게 야간근무 간호사가 기본적인 개인위생간호를 제공하는 것이다. 거동이 불편한 대상자에게 배설요구를 도와주고 세안 및 구강간호를 제공한다.
- 아침 간호 : 아침식사 후 거동이 불가능한 대상자에게 배설간호, 구강간호, 세안, 침상목욕, 모발간호, 등 마사지, 손·발톱간호, 환의교환, 적절한 침상 만들기 등을 제공한다.
- 오후 간호 : 대상자의 진단적 검사에 따른 치료 및 물리치료 수행 후 오후시간에 제공된다. 배설요구 간호, 세안, 구강간호, 침상정리 등으로 대상자의 안위를 도모해 준다.
- 취침 전 간호 : 대상자가 잠자기 전 심신을 이완시켜 잠들 수 있게 도와주는 것이다. 젖은 홑이불이나 환의 교환, 세안, 구강간호, 등 마사지, 통증완화, 배설간호, 침상정리 등의 간호를 제공한다.
- 필요시 간호 : 대상자의 개별적 요구에 따라 제공되며, 특별한 경우 매 2시간마다 구강간호, 환의와 홑이불의 잦은 교환 등의 간호가 제공된다.

1) 목욕 돕기

(1) 목욕의 목적

① 피부 청결을 증진한다.
② 근육이완과 피부자극을 통해 안위를 도모한다.

[표 7-10] 개인위생과 관련된 간호진단

간호진단	관련요인
Decreased bathing abilities 목욕 능력 감소	• 근 긴장도 감소, 통기부속, 신체가동성장애, 이동능력장애, 허약 등
Impaired skin integrity 피부 통합성 장애	• 부동, 동맥 및 정맥 순환 손상, 수분이나 영양의 부족 및 과잉 • 화학적, 기계적, 물리적 자극에 노출, 상처받은 조직의 감염
Risk for impaired skin integrity 피부 통합성 장애 위험	• 부동, 순환의 변화, 신체요구량보다 적은 영양섭취 • 자극에 노출, 요실금, 말초감각 저하
Disrupted body image 신체상 혼란	• 질병 재발의 두려움, 부적절한 자기효능, 부적절한 자존감, 신체기능에 대한 불신
Inadequate health knowledge 불충분한 건강 지식	• 부적절한 정보, 학습에 대한 부적절한 관심, 자원 접근성 부족 • 잘못된 정보, 부적절한 자기효능
Ineffective dry mouth self-management 비효과적 구강건조 자기관리	• 부적절한 구강위생 지식, 부적절한 구강건조 증상에 대한 지식, 고령

③ 근골격 운동과 근육긴장을 증진한다.

④ 말초신경과 피하조직을 자극하여 순환상태를 촉진한다.

⑤ 노폐물을 제거함으로써 배설 기능을 촉진한다.

⑥ 대상자를 사정하고 피부간호를 교육하는 시간으로 활용한다.

⑦ 감각자극의 기회를 제공한다.

⑧ 신체상을 증진한다.

(2) 목욕의 종류

목욕은 일반적으로 개인위생을 목적으로 하는 청결목욕(cleansing bath)과 치료를 목적으로 하는 치료적 목욕(therapeutic bath)으로 구분한다.

청결목욕에는 침상목욕, 도움이 필요한 침상목욕, 부분목욕, 샤워 및 통목욕의 형태가 있으며, 치료적 목욕에는 용액의 작용에 따라 효과를 기대하는 목욕과 물의 온도에 따라 효과를 기대하는 목욕 형태가 있다. 피부간호에 사용하는 제제의 종류는 [표 7-11]과 같다.

① 청결목욕

㉠ **침상목욕(bed bath)**

간호사가 완전히 침상에 의존하고 있는 대상자의 신체 전부를 씻기는 것이다.

㉡ **도움이 필요한 침상목욕(self-help bed bath)**

간호사의 도움으로 침상에 누운 상태에서 대상자 스스로 목욕을 하는 것이다.

㉢ **부분목욕(partial bath)**

불편감이나 냄새가 나는 신체부분만 씻는 것으로 얼굴, 손, 액와, 회음부 등의 특정 부분을 씻는 것이다. 간호사는 의존적인 대상자에게 이러한 간호를 제공할 수 있다. 걸을 수 있는 대상자들은 욕조에서 하는 부분목욕을 선호한다. 간호사는 등 씻어주기 등으로 환자를 돕는다.

[표 7-11] 피부간호에 사용하는 제제의 종류

종류	작용 및 특성
비누	• 피부를 청결하게 한다. 살균제를 포함한 것은 피부보호막을 변화시킬 수 있다.
세정제 및 청정제	• 세척을 위해 비누 대신 사용한다. 비누 과민반응을 야기하는 사람은 세정제를 사용한다. • 청정제는 약산성이나 중성세제이므로 알러지 반응을 일으키지 않는다.
목욕오일	• 목욕물에 사용한다. 피부를 부드럽게 하고 갈라짐을 방지하기 위해 피부표면을 지방성분으로 덮어준다.
피부크림 및 로션	• 습기의 증발과 갈라짐을 예방하는 막을 형성한다.
파우더	• 습기를 흡수하고 마찰을 방지한다. 살균성 파우더도 있다.
탈취제	• 냄새를 제거한다.
발한 억제제	• 땀의 양을 감소시킨다.

㉣ **통목욕(tub bath)**

통목욕은 통 속에서 씻고 헹구는 것이 쉽기 때문에 침상목욕보다 효과가 더 좋다. 또한 통목욕은 치료적 목욕의 목적으로도 사용한다. 간호사는 대상자의 자가간호능력에 따라 적절한 도움을 제공한다.

㉤ **수건목욕**

항균제, 청결제, 연화제가 혼합된 용액을 이용해 침상에서 시행하는 목욕을 말한다. 건조 과정이 필요 없고, 목욕 시간을 줄일 수 있다.

㉥ **주머니 목욕(Bag baths)**

세정포(washcloth)가 들어 있는 팩(주머니)을 전자레인지나 온장고에서 데운 다음, 각 포를 꺼내어 한 부위씩(얼굴→상체→하지→회음부 순서) 부드럽게 닦아 내고 자연건조 시킨다. 사용한 포는 폐기한다.

㉦ **스펀지 목욕**

통목욕을 매일 할 필요가 없는 신생아들에게 권장된다. 목욕 후에 신속하게 물기를 말리고, 체온 손실을 방지하기 위해 수건으로 보온한다.

㉧ **샤워(shower)**

샤워가 가능한 대상자는 최소한의 보조가 요구된다. 대상자가 따뜻하고 안락한 느낌이 들 수 있는 43~46℃ 물의 온도가 적당하다.

② **치료적 목욕**

치료적 목욕은 의사의 처방에 따라 피부자극의 진정이나 물리적 효과를 목적으로 하며 필요한 약물을 목욕물에 섞는다. 일반적으로 치료적 목욕은 통 안에 물을 1/2 혹은 1/3 정도 채우고 20~30분 동안 대상자가 몸을 약물을 넣은 물에 담그는 것이다. 대상자의 등, 팔, 가슴에 피부문제가 있다면 반드시 이 부위가 약물 용액 속에 담가져야 한다. 물의 온도는 37.7~46℃ 정도로 준비한다.

치료적 목욕에는 식염수(냉각효과, 세척, 자극감소), 오트밀(자극감소), 중조(냉각효과, 자극감소), 과망간산칼륨(세척, 살균, 감염치료) 등의 약물을 사용한다(표 7-12).

㉠ **온수욕**

물에 담그는 방법으로 근육통과 경련을 감소시킨다. 화상의 위험이 있으므로 반드시 물의 적정 온도 유지가 요구된다. 물의 온도는 45~

[표 7-12] 치료적 목욕용액의 종류

목욕용액	방 법	효 과
식염수	물 500mL + 소금 4mL(1큰술)	냉각 효과, 청결, 피부자극 감소
오트밀	오트밀 720mL(약 3컵)를 얇은 무명주머니에 넣고 묶어 물이 우유색이 될 때까지 통속에서 회전	피부진정 효과, 건조한 피부를 부드럽게 함
녹말가루	찬물에 녹말가루 450g을 섞은 후 걸쭉해질 때까지 끓는 물을 부음	피부자극 진정 효과 가려움증 완화
중조	1) 물 500mL + 중조 4mL 또는 2) 물 120L + 중조 120 – 350mL	냉각 효과, 피부자극 경감 살균 작용
과망간산칼륨	물 소량 + 과망간산칼륨 정제	청결, 소독 효과 감염된 피부병변 치료(소염효과)
마른겨자목욕	물 소량 + 겨자	자극 효과

46℃로 한다.

ⓛ 이완목욕

따뜻한 물에서의 목욕은 근육긴장을 완화하며 물의 온도는 43℃ 정도가 적당하다.

ⓒ 냉수욕

찬물에서의 목욕은 긴장을 완화하고 체온을 하강한다. 오한을 피할 수 있는 예방조치가 필요하며 물의 온도는 차지 않고 미지근하게 한다. 열이 있는 소아의 체온을 감소하는데 특히 효과적이다. 물의 온도는 37℃ 정도가 적당하다.

ⓔ 침욕

물이나 약이 들어 있는 용액에 국소적으로 담그는 것으로 괴사조직을 제거하거나 가피를 연화시킬 수 있다. 개방상처나 손상된 피부에는 무균법이 반드시 필요하다. 침욕은 동통완화, 화농촉진, 피부표면의 부종을 감소하는데 효과적이다.

ⓜ 좌욕

직장수술, 산모, 치질, 치열로 인한 국소적 직장통증이 있는 대상자의 회음과 항문부위의 염증을 감소시킨다. 물의 온도는 대상자의 상태에 따라 다를 수 있으나 보통 43℃ 정도이다. 냉 좌욕은 산후 회음부 통증을 완화하는데 효과적이다.

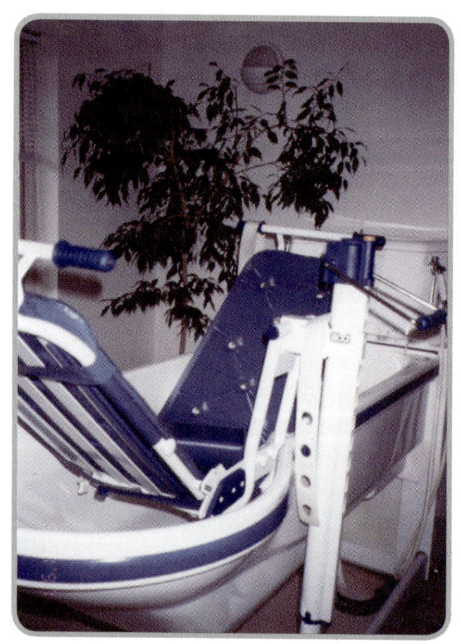

[그림 7-32] 부동대상자 목욕기구

(3) 침상목욕

목 적

1. 피부노폐물 제거
2. 혈액순환 촉진
3. 땀, 박테리아, 피지, 각질 제거로 감염 기회 감소
4. 신체악취 제거
5. 관절운동 증진
6. 긴장 해소, 평안 도모
7. 신체 및 전신상태 관찰

준비물

더운물(성인 43~46℃, 소아 38~40℃), 물 온도계, 대야, 비누, 빗, 손톱 깎기, 로션, 파우더, 청정제, 목욕수건 2장, 피부건조용 수건, 환의, 목욕담요, 배설용기, 홑이불, 방수포, 스크린

주의사항

1. 목욕은 위에서 아래로, 몸 바깥에서 중심으로, 근육이나 건의 분포에 따라 수행한다.
   (눈 → 얼굴 → 팔, 액와, 손 → 가슴 → 복부 → 다리, 발 → 등, 둔부 → 회음부 → 항문주위 순서)
2. 비누사용 시는 거품을 잘 내어 사용하고, 깨끗한 물로 비누거품을 완전히 닦아 내어 피부자극을 방지한다.
3. 목욕은 식사 전이나 식사 1시간 후에 수행하는 것이 좋다.
4. 적당한 실온을 유지하고 불필요한 노출은 피한다.
5. 목욕하는 동안 안전 유지를 위해 침대난간을 올려준다.

절 차

절차 및 이론적 근거

1. 목욕환경과 목욕물품을 준비한다.
   1) 대상자를 목욕 전에 사정한다.
      목욕과정에 영향을 미치는 건강상태(예를 들어 방사선 치료 등)를 사정한다.
   2) 관절운동범위, 근육통, 석고붕대, 정맥주입 등은 자가간호능력을 제한한다.
   3) 통풍 차단을 위해 창문과 문을 닫는다.
      사생활을 보호하고, 자존감을 유지한다. 대류를 통한 공기이동은 신체의 열 손실을 증가시킨다.
   4) 배설의 기회를 제공한다.
      배설 후 목욕하면 안위가 더욱 증진된다.

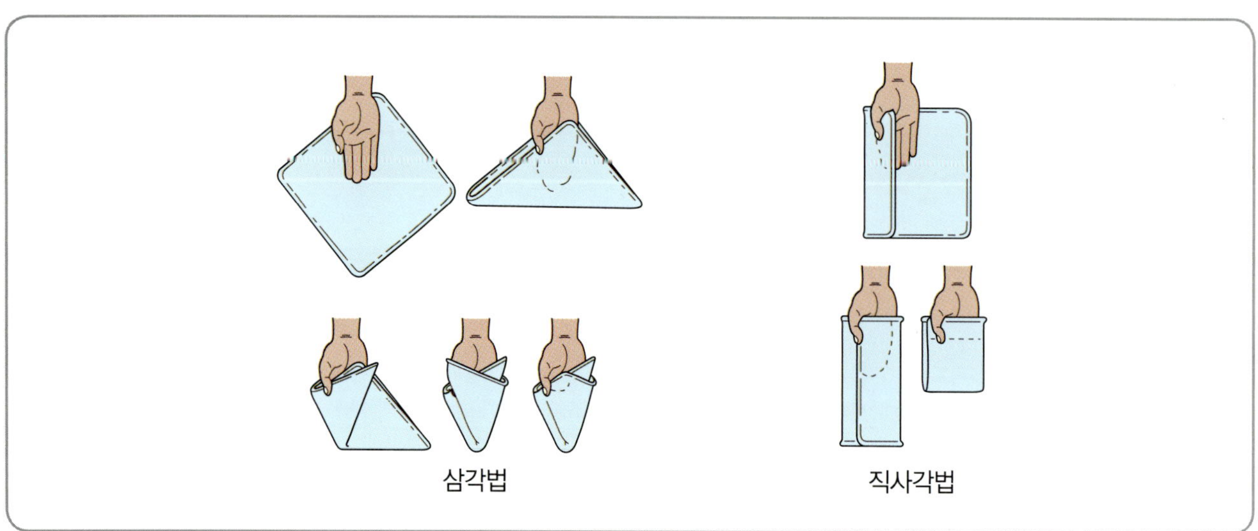

[그림 7-33] 목욕장갑 만들기

5) 43~46℃ 정도의 물을 대야의 1/2이나 1/3을 준비한다.
   뜨겁거나 차면 불편감을 증가시키고 물이 너무 많으면 쏟아지기 쉽다.

2. 침상을 준비하고 적당한 자세를 취해준다.
   1) 침대 높이를 조절한다.
      간호사의 등에 불필요한 긴장을 주지 않는다.
   2) 위 홑이불을 제거하고 목욕담요를 덮는다.
   3) 대상자를 간호사 옆으로 가까이 옮긴다.
      힘이 덜 들고 대상자 사정이 수월하다.
   4) 목욕담요 속으로 손을 넣어 환의를 벗긴다.
      불필요한 노출을 피한다.

3. 목욕장갑을 만든다(그림 7-33).
   물과 열을 보유하기 위함이다.

   [삼각법]
   ① 손을 수건에 놓는다.
   ② 손 위로 수건의 모서리를 잡는다.
   ③ 손 위에 옆모서리를 감는다.
   ④ 장갑이 풀어지지 않도록 손바닥 옆에서 아래의 두 번째 모서리를 밀어 넣는다.

[직사각법]

① 손을 수건 끝에 놓고 수건의 한쪽 옆을 감는다.

② 손에 다른 한쪽 옆을 감는다.

③ 수건 아래 끝을 감고 장갑이 풀어지지 않도록 손바닥과 반대로 감아올려서 아래로 밀어 넣는다.

4. 얼굴 닦기

1) 대상자의 턱 밑에서 가슴 위까지와 머리 옆쪽으로 수건을 놓는다.

2) 왼쪽과 오른쪽 눈을 따로, 눈의 안쪽에서 바깥쪽으로 수건의 모서리를 구분하여 잘 닦는다.

모서리를 구분하여 사용하는 것은 미생물의 이동을 예방하기 위함이다. 분비물이 누공으로 들어가는 것을 방지한다.

3) 대상자가 원하면 비누를 사용하여 눈을 제외한 얼굴 나머지 부분과 목을 닦는다.

4) 얼굴(이마, 코, 뺨, 입 주위), 목, 귀 순서로 잘 닦고 물기를 없앤다.

5. 팔, 액와, 손 씻기

1) 손목에서 팔 쪽으로 힘 있게 문지르며 닦는다.

정맥혈액의 정체를 막고 순환을 촉진한다.

2) 양쪽 액와를 잘 닦는다. 정맥주입 시 특별히 주의한다.

3) 수건을 깔고 그 위에 대야를 올려놓는다. 대상자 손을 대야에 담그고 씻은 후 말린다. 특히 손가락 사이를 깨끗이 한다.

6. 가슴과 복부 씻기

1) 목욕담요를 제와 아래에 놓는다.

보온을 돕고 불필요한 노출을 피한다.

2) 유방 아래 피부에 특별히 유의한다.

7. 다리와 발 씻기

1) 목욕담요로 한쪽 다리만 노출시키고, 다리 밑에 목욕수건을 깐 후 발목 아래에서 무릎 쪽으로, 무릎에서 대퇴 쪽으로 씻는다. 반대쪽 다리를 같은 방법으로 씻는다.

2) 수건을 깔고 그 위에 대야를 올려놓는다. 발을 담그고 씻은 후 말린다. 발가락 사이에 유의한다.

3) 필요시 따뜻한 물로 교환한다.

대야의 물이 빨리 차가워지고 더러워진다.

8. 등과 둔부 씻기

1) 복위 또는 측위로 눕히고 등과 둔부에 세로로 목욕수건을 놓는다.

2) 등, 둔부, 대퇴 뒤쪽을 씻고 말린다.

3) 등 마찰을 한다(등 마사지 참고).

9. 회음부 씻기
   앙와위를 취하도록 한다. : 회음부를 씻을 수 있는지 묻고 가능하면 대상자 스스로 씻도록 하고 불가능하면 간호사가 닦아주고 말린다(회음부 간호 참고). 간호사는 대상자를 편안하게 하고 스스로 감염으로부터 보호하기 위해 장갑을 착용한다.

10. 파우더와 로션을 발라주고 환의를 갈아입힌다.
   깨끗한 환의로 교환한다.

11. 모발, 구강, 손 · 발톱 간호를 한다.
   일부 대상자는 목욕 전 구강간호를 원한다.

12. 사정자료와 침상목욕 후 반응을 기록한다.
   피부의 손상 상태와 홍반 및 대상자의 주관적 반응을 기록한다.

---

2) 회음부 간호

목 적

1. 회음부 청결
2. 치유증진

특별 회음부 간호는 비뇨기 계통의 감염, 실금, 과도한 질 분비물, 농축된 소변배설, 유치도뇨관 삽입, 분만 후, 직장과 질 부위 수술을 받은 경우에 회음부 간호절차에 따라 시행한다.

준비물

드레싱세트, 처방된 소독액, 소독솜, 곡반, 방수포, 필요시 패드, 목욕담요, 스크린 또는 커튼, 1회용 장갑, 파우더, 보호용 연고

절 차

절차 및 이론적 근거

[여자 회음간호]

1. 손을 씻은 후 필요한 물품을 준비한다.
2. 환자에게 회음부 간호의 목적과 방법을 설명한다.
3. 스크린이나 커튼을 친다.
   대상자의 사생활을 보호한다.

4. 회음부를 노출하고 둔부 밑에 방수포를 깐다.
   침상이 젖는 것을 방지한다.
5. 똑바로 누워 무릎을 구부리고 양쪽 다리를 벌린 배횡와위 자세(dorsal recumbent position)를 취하도록 한다.
6. 목욕담요의 아래 양 끝단을 각각 다리 안쪽으로 감고 아래 가운데 끝단으로 회음부를 덮는다.
7. 처방된 따뜻한 소독용액에 적신 솜으로 대음순을 위에서 아래로 닦는다. 한 번 사용한 소독솜은 버린다.
8. 대음순과 소음순 사이를 씻기 위해 대음순을 벌려 좌우를 각각 따로 위에서 아래 방향으로 닦은 후 소음순을 닦는다.
   주름은 미생물의 저장소가 된다. 소음순 주위에는 구지(smegma)가 모여 있어 세균의 번식을 촉진한다.
9. 마른 솜으로 회음부를 닦아 건조시킨다.
   습기는 미생물의 성장을 돕는다.
10. 유치도뇨관(foley catheter)을 가지고 있으면 회음부 간호를 매일 시행하고, 요도주위의 피부상태를 사정한다. 손상되었으면 파우더나 보호용 연고를 바른다.
    파우더는 수분을 흡수하고 연고는 찰과상 부위를 보호한다.
11. 물품을 정리하고 대상자가 편안한 자세를 취하도록 해준다.
12. 시행시간, 회음부 상태, 분비물의 양, 색, 냄새, 대상자 반응을 사정하여 기록한다.

[남자 회음간호]

1. 손을 씻은 후 필요한 물품을 준비한다.
2. 환자에게 회음부 간호의 목적과 방법을 설명한다.
3. 스크린이나 커튼을 치고 사생활을 보호한다.

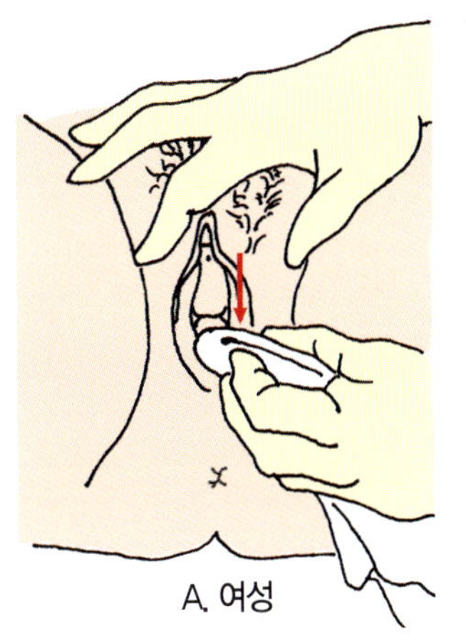

A. 여성

음순을 벌리고 치골 부위에서 항문 부위 쪽으로 물수건을 움직여 닦는다.

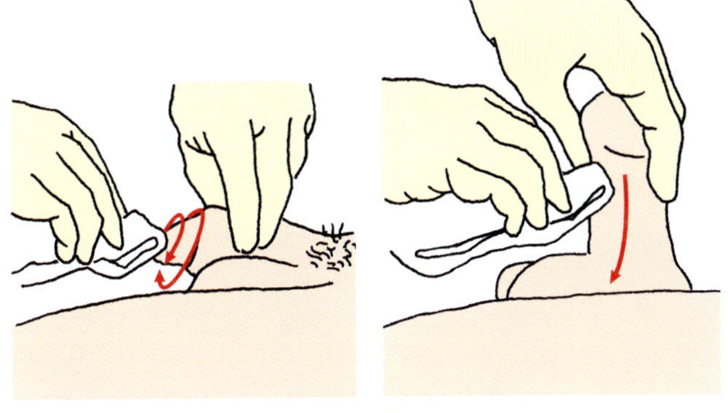

B. 남성

음경 끝 요도구를 원형 동작으로 닦은 후 음경을 따라 아래로 치골 부위를 향해 물수건을 움직인다. 포경수술을 하지 않은 대상자는 포피를 뒤로 젖혀 음경을 닦은 후 포피를 제 위치로 한다.

[그림 7-34] 회음부 간호

4. 회음부를 노출시키고 둔부 밑에 방수포를 깐다.
5. 음경의 체부를 부드럽게 잡는다. 포경수술을 하지 않은 경우 포피를 약간 뒤쪽으로 잡아당긴다.
6. 요도구가 있는 음경의 끝부분을 씻는다. 요도구에서부터 둥글게 원을 그리며 닦은 후 포피를 원래 상태로 돌려놓는다.
7. 음경의 체부와 음낭을 물과 비누로 잘 닦는다.
8. 잘 헹군 후 깨끗한 수건으로 닦아 건조시킨다.
9. 유치도뇨관(foley catheter)을 가지고 있으면 회음부 간호를 매일 시행하고, 요도주위의 피부상태를 사정하고 필요시 피부보호용 연고를 바른다.
10. 물품을 정리하고 대상자가 편안한 자세를 취하도록 해준다.
11. 시행시간, 회음부 상태, 분비물의 양, 색, 냄새, 대상자 반응을 사정하여 기록한다.

3) 등 마사지

등 마사지는 피부의 말초신경 말단을 자극하여 근육을 이완시키고, 혈액과 림프 순환을 촉진함으로써 척수를 거쳐 대뇌로 전달되어 이완감과 상쾌함을 느끼게 한다. 마사지는 지긋이 누르며 압력을 주는 단계, 부드럽게 스트레칭하며 유지하는 단계, 그리고 완만하게 힘을 빼는 단계로 진행된다. 부드러운 마사지는 진정 효과를, 강한 마사지는 자극 효과를 제공한다.

(1) 적용시간

① 전체적으로 약 15분에서 20분 이내에 시행한다.
② 효과적인 등 마사지는 4~6분이 소요된다.

(2) 적용 목적

① 긴장의 이완 및 감소
② 조직과 근육의 혈액순환 자극(욕창예방)
③ 피부사정의 기회제공
④ 대상자와 의사소통의 기회제공

(3) 대상자 체위

복위 또는 측위

(4) 제제

① 알코올(50%) : 피부를 건조하게 하므로 노인이나 탈수, 영양부족 대상자에게 사용하는 것은 피한다.
② 로션 : 피부를 매끄럽게 해주고 촉촉하게 유지시킨다. 팔꿈치, 무릎, 발꿈치에 발라준다.
③ 파우더(talcum powder) : 피부에 습기가 많은 대상자에게 사용할 수 있으며, 파우더를 제공할 때는 피부를 충분히 건조시킨 후에 적용한다.

(5) 금기

① 염증이 주위조직으로 파급될 염려가 되는 대상자
② 악성종양 세포가 주위조직으로 전파될 수 있는 대상자
③ 전염 가능성이 있는 피부질환 대상자
④ 허약한 대상자
⑤ 혈전성 정맥염이 있어 색전 위험이 있는 대상자

(6) 마사지의 종류

① 경찰법(effleurage)

등의 위아래로 손을 움직이면서 부드럽고 길게 문지르는 것이다. 손은 피부와 접촉을 계속하면서 말단부에서 중심부로 움직여 혈액과 림프의 순환을 돕는다. 손

을 중심부에서 말단부로 다시 옮길 때는 압력을 주지 않고 스쳐 가며 옮긴다. 일정한 빈도와 리듬을 유지하면서 시행한다(그림 7-35).

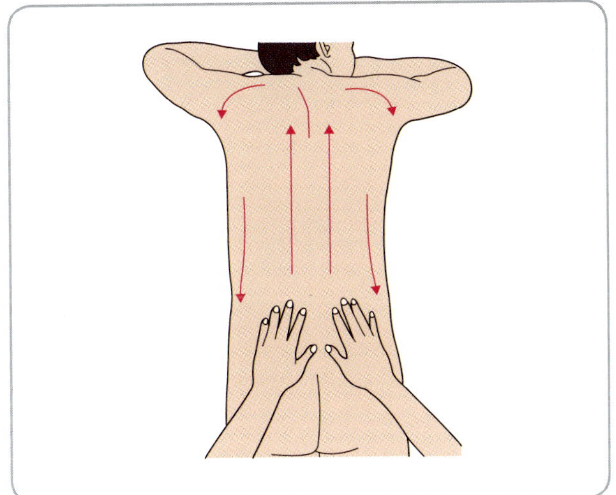

[그림 7-35] 경찰법

② 유날법(petrissage)

피부, 피하조직, 근육을 주무르거나 크고 빠르게 꼬집는 것이다. 척추를 사이에 두고 등 전체의 피하조직과 근육을 잡고 들어올린다(그림 7-36).

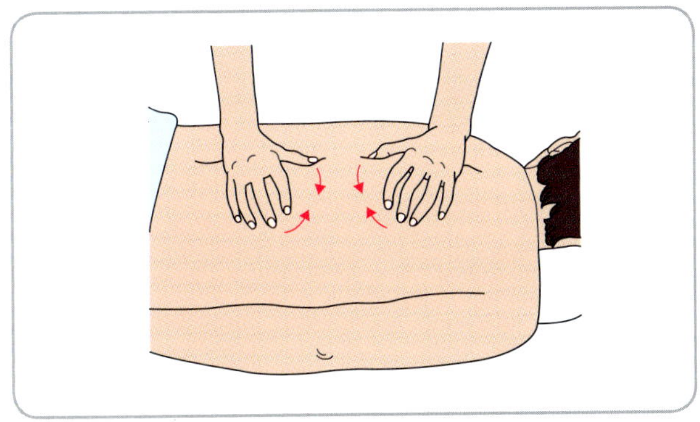

[그림 7-36] 유날법

③ 지압법(friction)

양 엄지손가락으로 연속적으로 누르는 동작이다. 천추에서 척추를 따라 척추부위를 엄지손가락으로 누르며 힘을 주어 올라갔다가 다시 경추에서 척추를 따라 천추 쪽으로 내려오면서 지압을 한다(그림 7-37).

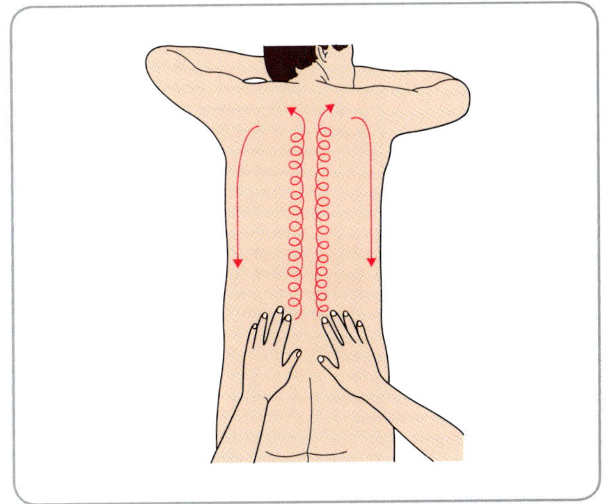

[그림 7-37] 지압법

④ 경타법(tapotement)

손끝으로 두드리기(tapping), 손을 모아 가볍게 때리기(hacking), 손을 컵 모양으로 동그랗게 하여 치기(clapping), 주먹으로 치기(beating)가 있다. 주먹으로 치기는 대상자에게 타박상을 주지 않도록 해야 한다. 나이가 많거나 허약한 대상자, 등에 병변이 있는 대상자에게는 수행해서는 안 된다.

등 마사지

준비물

목욕담요, 목욕수건(대 · 소), 대야, 더운물, 윤활제(건성피부–로션, 지성피부–파우더, 50% 알코올), 스크린, 방수포

절 차

절차 및 이론적 근거

1. 손을 씻고 필요한 물품을 준비한다.
2. 대상자에게 등 마사지의 절차를 설명한다.
3. 스크린을 친다.
   개인 사생활 보호는 이완을 증진시킨다.
4. 침상 높이를 허리높이로 조절하고 간호사 쪽의 침대난간을 내린다.
5. 대상자 자세는 복위나 측위를 취해준다.
6. 대상자의 등 밑과 둔부 밑에 방수포와 큰 수건을 깔고, 대상자의 등(어깨부터 천골 부위까지)을 노출시킨다.
7. 작은 수건을 사용하여 따뜻한 물로 깨끗이 씻은 후 물기를 닦는다.
8. 간호사의 손에 윤활제를 충분히 바른 후 잠깐 기다려서 윤활제를 따뜻하게 해준다.
   찬 윤활제는 한기와 불편감을 유발할 수 있다.
9. 경찰법을 8회 시행한다. 두 손바닥 전체를 이용해 미골부위에서 척추를 따라 어깨 위까지 압력을 주면서 바깥쪽으로 회전하면서 마사지한다.
   대상자를 이완시키고 긴장을 줄인다.
10. 유날법을 2회 시행한다. 척추를 사이에 두고 등 전체의 피하조직 및 근육을 연속적으로 충분히 주물러 준다.
    순환을 증진시킨다.
11. 경타법의 4가지 방법 중 한 가지를 선택하여 2회 반복한다.
12. 경찰법을 8회 반복한 후 끝낸다.
    효과적 마사지는 4~6분이 소요된다.
13. 마사지하는 동안 뼈 돌출 부위의 발적, 찰과상 유무를 관찰한다.
    계속되는 압박은 순환을 방해하여 욕창을 유발한다.
14. 마사지 부위에 남아 있는 과도한 로션은 수건으로 제거하고 필요하면 파우더나 윤활제를 발라준다.
15. 손을 씻고 침상을 정리한다.
16. 대상자의 상태(피부의 변색, 상처, 비정상 상태)와 반응을 사정하고 기록한다.
    급성 전신 질환, 피부병, 전염병, 순환기 장애가 있을 때는 등 마사지를 금한다.

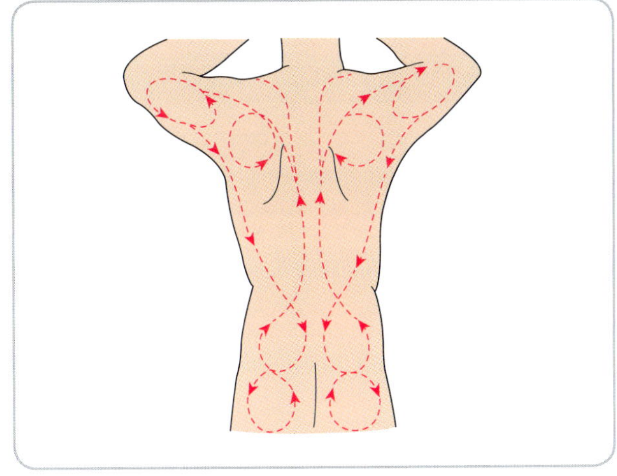

[그림 7-38] 등 마사지

4) 구강간호

치아는 치관, 치수강, 치근의 세 부분으로 구성된다. 치관은 잇몸 위로 드러난 부분으로 법랑질이라고 불리는 딱딱한 물질로 덮여 있다. 법랑질 층 아래 치관 내부의 아이보리 색을 띠는 부분을 상아질이라고 한다. 치아의 뿌리는 턱 내부에 위치하며, 백악질이라고 불리는 골조직으로 쌓여 있다. 치아의 중심인 치수강 내에는 혈관과 신경이 포함된다.

(1) 구강간호의 목적

① 구강, 치아, 치은, 입술의 건강한 상태 유지
② 프라그(plague) 및 세균이 있는 치아의 청결 유지
③ 치은의 자극을 통한 순환 촉진
④ 불쾌한 냄새의 제거로 불편감 감소
⑤ 식욕 증진
⑥ 구강질병의 예방

(2) 구강위생 사정

① 신체적 변화
㉠ 구강의 모든 부분의 시진
㉡ 충치, 결손 치아, 구취의 사정

② 발달 단계적 변화
㉠ 치아, 치은과 점막의 정상적 변화의 사정
㉡ 위생습관에 영향을 주는 사회적 요인의 사정

③ 개인의 기호
㉠ 잘못된 지식 여부 확인
㉡ 이 닦기, 치실 사용의 빈도, 치약의 종류, 의치 간호, 치과 방문에 대한 사정

④ 위험요인
㉠ 신체적 장애나 정서적 요인의 사정
㉡ 탈수, 구강호흡, 산소흡입, 약물복용, 구강수술 등의 구강조직의 변화 사정
㉢ 기관내 삽관, 인공기도, 흡인 카테터 삽입 등의 구강점막에 손상을 줄 수 있는 치료의 사정
특히 사정해야 할 구강문제나 질환으로는 충치, 치근막 질환(치근, 골조직, 인대, 치조골의 염증), 구내염(stomatitis), 설염(glossitis), 치은염(gingivitis), 구순염(chelosis), 구강암(oral malignancy), 구취(halitosis) 등이 있다

[표 7-13] 일반적인 구강문제

문제	설명	간호
구취(Halitosis)	불쾌한 냄새	규칙적인 구강위생 관리를 실시하거나 교육한다.
설염(Glossitis)	혀의 염증	상동
치은염(Gingivitis)	잇몸의 염증	상동
치주질환(Periodontal disease)	잇몸이 스펀지 같이 나타나고 출혈	상동
붉고 벗겨진 점막		의치의 크기가 잘 맞는지 점검한다.
점막의 건조화		금기가 아니라면 수분 섭취를 증가한다.
구순증(Cheilosis)	입술의 갈라짐	감염예방을 위해 입술에 윤활제를 적용하고, 항균연고를 도포한다.
충치(Dental caries)	치아가 검게 변하고 통증이 있음	치과검진을 받도록 한다.
소르디즈(Sordes)	구강내에 불결한 물질의 축적(음식, 미생물, 상피세포)	규칙적인 구강위생 관리를 실시하거나 교육한다.
구내염(Stomatitis)	구강점막의 염증	규칙적인 구강위생 관리를 실시하거나 교육한다.
이하선염(Parotitis)	이하선의 염증	규칙적인 구강위생 관리를 실시하거나 교육한다.

(표 7-13).

(3) 구강위생과 관련된 간호계획

구강위생과 관련된 전반적인 간호계획은 다음과 같다.

① 구강 점막의 건조상태를 근무 때마다 관찰한다.

② 구내염의 증상 및 징후를 관찰한다.

③ 의존적인 환자의 구강간호를 돕는다.

④ 쇠약, 무의식, 구강내 병변 등을 갖는 대상자에게 특별 구강간호를 제공한다.

⑤ 대상자에게 올바른 구강위생 관리법과 치아 부식 예방법을 교육한다.

⑥ 퇴원교육의 일환으로 구강위생의 관리 방법을 강화한다.

(4) 구강간호

① 일반 구강간호

목 적

1. 음식 찌꺼기와 치석의 제거 및 청결 유지
2. 치은의 순환을 자극하여 궤양 및 감염의 예방
3. 구취 제거로 식욕증진 및 안위 도모
4. 구강내 질병의 사정과 구강위생의 예방 기회 제공

준비물

칫솔, 치약, 곡반, 1회용 장갑, 구강세정제, 바세린 또는 글리세린, 면봉, 화장지나 수건, 찬물컵, 치실, 필요시 빨대

절 차

절차 및 이론적 근거

1. 손을 씻고 1회용 장갑을 낀다.
2. 대상자에게 구강간호의 목적과 방법을 설명한다.
   미생물 전파를 방지하고, 감염의 노출을 방지한다.
3. 스크린이나 커튼을 치고, 대상자 가까이 침상 위 탁자를 놓고 준비물을 놓는다.
4. 침상난간을 내리고 좌위를 취하게 한다. 좌위가 어려우면 상반신을 높여주고 고개를 옆으로 하거나 측위를 취한다.
   좌위나 측위는 물이 폐로 흡인되는 것을 방지한다.
5. 대상자의 가슴에 수건을 놓는다.

[이 닦기]

1) 칫솔에 물을 적신 후 치약을 묻힌다(칫솔이 너무 단단하면 몇 분간 따뜻한 물에 담가 부드럽게 한다).
2) 칫솔을 치아에 45° 각도로 대고 치은에서 치관 쪽으로 짧게 빗질하듯이 칫솔을 움직인다. 치아의 안과 밖, 치은이 깨끗해질 때까지 칫솔질을 반복한다. 칫솔질 한 번에 치아 2~3개를 닦을 수 있도록 한다.
   45° 각도로 칫솔을 놓음으로써 치은 가장자리, 이 사이의 프라그와 치석을 제거하는 데 도움이 된다. 치아 표면을 고루 닦을 수 있고 치아 경계선의 음식 찌꺼기를 깨끗이 제거할 수 있다.
3) 앞니의 안쪽은 칫솔의 끝으로 아래위로 닦는다.
4) 어금니의 상면(음식을 씹는 부위)은 앞뒤로 반복하여 칫솔질한다.
5) 혀를 내밀게 하고 칫솔을 혀의 길이에 직각으로 놓고 솔 끝을 가볍게 누르면서 혀끝 쪽으로 솔질한다.
   혀에 축적된 백태를 제거한다. 연하반사나 구토 예방을 위해 조심스럽고 부드럽게 한다.
6) 곡반의 오목한 면이 대상자의 턱 밑에 가게 한 후 물로 입 안을 힘 있게 골고루 헹군 후 뱉게 한다. 필요하면 빨대를 이용하도록 한다.
   힘 있는 동작은 음식 찌꺼기를 제거하는 데 도움이 된다.

[치실사용]

1) 필요하면 치실을 사용한다. 치실은 양손의 중지에 2.5~3.5cm를 감고 엄지와 시지로 실을 잡아 치아 사이에 접어 넣은 후 두 치아 사이를 앞뒤로 움직인다.
   치실은 프라그 제거에 도움이 되고 치은을 건강하게 유지시킨다.
2) 기호에 따라 구강세정제를 사용한다.
   구강세정제는 구강 내 상쾌함을 유지시켜 준다.

6. 곡반을 치우고 수건으로 턱과 입 주위를 닦아준다. 필요하면 윤활제를 입술에 발라준다.
   윤활제는 입술이 마르고 갈라지는 것을 방지한다.
7. 대상자를 편안하게 해주고 물품을 정돈한다.
8. 일반 구강간호를 시행하는 동안 사정한 내용과 반응을 기록한다.

주의사항

1. 오래 닦거나 뻣뻣한 칫솔은 치아의 법랑질(enamel)을 벗긴다.
2. 칫솔은 손잡이가 곧고 구강 모든 부위에 쉽게 닿을 수 있는 것으로 솔 끝이 둥글고 솔의 표면이 수평이면서 부드럽고 탄력이 있어야 좋다.
3. 불소를 함유한 치약이 충치예방에 좋다.
4. 치약은 윤활제 역할을 하므로 너무 많은 양을 사용하는 것은 좋지 않다.

---

② 의치간호

목 적

1. 구강 청결 및 기분의 상쾌함 유지
2. 구강조직의 감염 예방
3. 안녕감 증진
4. 의치의 보관과 치아 기능의 보존

준비물

의치용기, 의치 청결제 또는 치약, 4×4거즈, 물수건 또는 종이수건, 칫솔, 구강세정제, 곡반, 윤활제(바세린), 면봉

절 차

절차 및 이론적 근거

1. 손을 씻고 1회용 장갑을 낀다.
2. 대상자에게 구강간호의 목적과 방법을 설명한다.
3. 스크린이나 커튼을 치고 대상자의 자세는 좌위나 측위를 취해준다.

[의치제거]

4. 스스로 의치제거를 할 수 없으면 엄지와 검지로 앞니의 앞부분을 4×4 거즈로 싼 후 의치를 위아래 방향으로 약간 움직여서 뺀다.

약간 움직이는 것은 입천장에 의치판으로 인해 생기는 음압을 없애기 위함이다. 4×4 거즈 사용은 미끄러움을 방지하고 미생물의 전파를 막기 위함이다.

5. 위쪽 의치는 빼낸 후 의치용기에 넣는다.
6. 의치용기 안의 의치는 세면대 안에 종이수건이나 물수건을 깔고 꺼내 놓는다. 손에서 떨어지지 않도록 주의한다.
   물수건을 깔아두면 의치를 떨어뜨렸을 때 깨지는 것을 막을 수 있다.

[의치청결]

7. 칫솔에 의치 청결제나 치약을 묻혀 미온수로 의치를 닦는다.
   의치는 음식물 찌꺼기와 미생물이 축적되므로 매일 의치를 청결하게 유지한다. 뜨거운 물은 의치 모양을 변형시키므로 사용하지 않는다.
8. 짧게 앞뒤로 문질러 의치의 겉 부분을 문지른다.
9. 칫솔로 의치를 골고루 닦는다.
10. 흐르는 미온수에 의치를 헹군다.
    미온수에 헹구는 것은 청결제와 음식 찌꺼기를 제거한다.
11. 의치에 헐었거나 울퉁불퉁한 곳이 있는지 살핀다. 이것은 혀나 구강, 입술을 자극한다.
12. 구강 내 발적, 자극부위, 감염 등을 사정한다.
13. 의치 삽입 전 구강세정제로 입안을 헹구도록 한다. 의치를 끼울 때 입술 손상에 주의한다.
14. 손과 입을 수건으로 닦아 준다.
15. 수술 전이나 의치 삽입을 원하지 않을 때에는 의치를 용기에 넣어 보관하며 용기에 대상자 이름과 등록번호를 반드시 기록한다.
    의치는 깨질 수 있으므로 반드시 의치용기에 넣어 분실되지 않도록 보관한다.
16. 구강점막의 상처나 염증 상태를 사정하고 기록한다.

---

③ 특별 구강간호

목 적

1. 구강과 점막의 청결 및 습기 유지
2. 구강 내 감염과 상기도 감염 예방

대상자

1. 무의식 환자나 의식이 혼미한 대상자
2. 산소공급을 받는 대상자
3. 흡인환자
4. 구강손상이 있는 대상자

5. 악취가 나거나 호흡에 문제가 있는 대상자
6. 안면마비 대상자
7. 당뇨가 있는 대상자
8. 구내염 위험(방사선/화학치료로 인한)이 있거나 구강감염이 있는 대상자
9. 스스로 구강위생을 실시할 수 없는 대상자
10. 금식인 대상자
11. 후두관을 삽입하고 있는 대상자
12. 비위관을 삽입하고 있는 대상자

준비물

드레싱 세트, 면봉이나 솜, 곡반, 수건, 휴지, 설압자, 윤활제, 거즈, 구강세정제, 구강소독액(예 : 1/2 희석한 H_2O_2 액, 생리식염수, chlorhexidine gluconate, boric acid), 1회용 장갑, pen light

절 차

절차 및 이론적 근거

1. 손을 씻고 1회용 장갑을 낀다.
2. 준비된 물품을 가지고 대상자에게 가서 목적과 절차를 설명한다.
3. 스크린이나 커튼을 치고, 편한 체위로 준비한 후 대상자 고개를 간호사 쪽으로 돌리게 한다. 무의식 대상자는 베개를 빼고 옆으로 눕힌다. 대상자 턱 밑에 수건을 대준다.
   구강 내 세정액이 중력에 의해 입 밖으로 흘러나오도록 하며, 폐로 흡인되지 않게 한다.
4. 무의식 대상자는 턱을 조심스럽게 아래로 잡아당긴 후 거즈로 싼 설압자를 이용하여 입을 벌린다.
   설압자로 입을 벌리도록 하여 쉽게 입 안을 닦도록 하며, 간호사의 손가락이 물리지 않도록 보호한다.
5. 설압자를 거즈로 감거나 forceps를 이용하여 솜(무의식 대상자는 거즈)에 구강소독액을 묻혀 이와 잇몸, 혀, 점막을 골고루 닦아준다. 백태가 있거나 많이 더러울 경우 과산화수소수를 사용하고 사용한 후에는 구강을 철저히 헹구어야 한다.
   과산화수소수는 마르고 지저분한 죽은 조직이나 백태를 제거하는 데 효과적이다. 장기간 사용 시 치아의 법랑질을 손상시킬 수 있다.
6. 구강세정제로 입 안을 골고루 헹군다. 의식 있는 대상자는 구강 내의 물을 곡반으로 뱉어내게 하고, 무의식 대상자는 흡인 카테터를 사용하여 흡인한다.
7. 구강내의 솜이 남아 있는지 pen light로 확인 후 입 가장자리를 깨끗이 닦아준다.
8. 입술에 면봉을 이용하여 윤활제를 발라준다.
   입술이 트거나 마르는 것을 예방한다.
9. 대상자를 편안하게 해주고 물품을 정돈한다.

10. 잇몸의 색깔, 출혈유무, 염증, 냄새, 병변 등을 사정하고 기록한다.

[의치관리]

1. 휴지나 거즈를 환자에게 주어 의치를 빼도록 한다.
2. 환자 스스로 뺄 수 없는 경우 엄지와 검지로 앞니의 윗부분을 위, 아래 방향으로 약간 움직여서 빼내어 용기에 담는다(아래 의치는 왼쪽을 오른쪽보다 조금 낮게 하면서 돌려 빼낸다).
3. 수건을 깔고 한 손으로 의치를 잘 잡고 다른 손으로 닦는다.
4. 칫솔이나 특수 솔을 사용하여 치약(청결제)을 묻혀 닦고, 흐르는 미온수로 헹군다(더운물은 의치의 모양을 변형시키므로 사용하지 않는다).
5. 의치에 울퉁불퉁한 곳이나 손상된 곳이 있는지 관찰한다.
6. 구강 내 발적, 자극부위 또는 감염이 있는지 사정한다.
7. 의치를 삽입하기 전에 입안을 헹군 후 끼운다.
8. 의치를 끼지 않을 경우 의치용기에 담아 이름표를 붙여 안전하게 보관한다.

주의사항

1. 화학요법을 받는 대상자는 잇몸출혈이 예상되므로 부드러운 거즈나 솜에 세정액을 묻혀 사용한다. 또는 미온수 1컵에 1/2 찻숟가락의 소금을 탄 소금물로 입 안을 헹구어 주기도 한다.
2. 구강점막이 건조한 대상자는 금기사항이 없으면 물이나 얼음조각을 입에 물게 하여 습윤 상태를 도와준다.

---

(5) 구강간호의 평가

① 구강점막의 습윤 상태가 유지되고 있는지 또는 건조한지 시진한다.
② 구강 내 상처, 종창, 발적, 냄새의 유무를 사정한다.
③ 프라그와 치석을 사정한다.
④ 대상자의 자가간호능력을 확인한다.
⑤ 구강 내 통증을 사정한다.
⑥ 구강위생 실천방법에 대한 지식 정도를 확인한다.

5) 손, 발 간호

손발톱은 정상적으로 출생 시에 관찰할 수 있다. 일생 동안 계속해서 자라고 노인이 될 때까지 크게 변화가 없다. 노인의 손발톱은 거칠고 부서지기 쉬우며, 때로는 두꺼워진다. 젊은 사람보다 자라는 속도가 늦고 딱딱하며 구부러져 있다.

① 손톱 혹은 발톱을 자르되, 손가락 끝이 일직선이 되도록 곧게 자른다.
② 손발톱 측면을 깊게 깎거나 다듬는 것을 피한다.
③ 자르거나 다듬은 후 모서리는 둥글게 다듬고, 손톱 밑을 청결하게 한다.
④ 손톱 및 피부가 손상되지 않도록 부드럽게 문질러 정돈한다.
⑤ 감염 혹은 염증과 같은 손발톱 주변의 이상소견은 기록하고 보고한다.

당뇨병 대상자는 피부자극, 감염과 궤양으로 인해 특히 발에 문제가 생기기 쉽고 예방이 어려우며 괴사가 초래될 수 있다.

＊ 당뇨병 대상자의 발 관리 특별 교육내용

① 발톱은 반드시 일자로 깎도록 교육한다.
가위는 너무 미끄러워 조직을 손상시키기 쉬우므로 손톱깎기를 사용한다.

② 티눈이나 가골은 자르지 않는다. 상품화된 제거제는 자극, 감염, 궤양을 유발하는 성분이 포함되어 있으므로 사용하지 않는다. 티눈이나 가골이 있을 때 전문의사의 치료를 받도록 한다.

③ 무좀과 살 속으로 파고드는 발톱치료를 위해 처방받지 않은 약품을 사용하지 않는다.
무좀의 원인균은 진균(trichophyton이나 epidermophyton floccosum) 종류로 피부뿐 아니라 모발과 발톱에도 침범한다.

④ 가열패드와 뜨거운 물주머니 사용은 화상이나 물집을 야기하므로 발에 대주는 것을 피해야 한다. 차가운 얼음주머니 사용 시 피부에 직접 닿지 않도록 하여 발의 감각 손실을 예방한다.

⑤ 미지근한 물(37℃ 이하)에 부드러운 수건을 이용하여 문지르지 말고 조심스럽게 닦아준다(10분 이상은 물에 담그지 않는다). 비누는 순한 것을 사용하며, 피부가 건조해지는 것을 예방하기 위해 자주 사용하지 않는다.

⑥ 발이 건조하여 갈라진 피부에는 로션을 적당량 발라준다(세균감염 예방을 위해 발가락 사이는 바르지 않는다). 상처가 없고 땀이 많이 나지 않으면 파우더를 이용할 수 있다.

⑦ 고탄력 스타킹이나 발목을 조이는 양말은 피하고, 땀 흡수가 잘되고 착용감이 편한 면으로 된 양말을 신도록 한다.

⑧ 발에 부종이 있으면 하루에 여러 번 둔부 정도의 높이로 발을 올려놓도록 한다.

⑨ 맨발로 다니는 것의 위험에 대해 설명한다.
발의 피부가 손상되기 쉽다.

⑩ 여유가 있는 신발과 스타킹을 신으며 발을 건조시키고 따뜻하게 유지한다. 신발을 구입하려면 발이 많이 부은 저녁에 구입하도록 하며, 굽이 높거나 조이는 구두나 슬리퍼는 신지 않도록 한다.

⑪ 새 신발은 서서히 착용시간을 늘리며, 2시간 이상 신지 않는 것이 좋다.
티눈, 가골, 물집의 원인이 된다.

⑫ 신발 안이 울퉁불퉁하거나 주름이 없어야 하며 신기 전 신발 속에 이물질이 있는지 확인한다.

⑬ 피부상태를 관찰한다.
- 발바닥, 발등, 발가락 사이에 갈라진 피부 유무
- 못이나 핀으로 찔린 상처 유무
- 티눈이나 굳은 살 유무
- 살을 파고들거나 갈라지고, 두꺼워진 발톱 유무
- 푸르스름하게 변색되는 발가락 유무

⑭ 발에 상처가 나면 생리식염수를 이용하여 잘 세척하며, 필요시 무균술을 적용하여 드레싱을 하고 지속적으로 관찰한다.

⑮ 하지와 발의 순환장애를 예방하기 위해 금연을 하고, 거들을 착용하거나, 무릎을 꼬고 앉지 않도록 한다.

6) 눈·코·귀 간호

목욕 시 눈 · 코 · 귀의 청결에도 관심을 가지며, 감염 예방과 정상적인 기능 유지에 중점을 둔다.

정상적으로 눈은 특별한 위생관리를 요구하지 않는데, 그 이유는 누액이 계속적으로 안구를 세척하고 안검과 속눈썹이 이물질의 침입을 막기 때문이다. 그러나 무의식이나 안구수술, 안구외상을 받은 경우에는 특별한 중재가 요구된다. 또한 안경이나 콘택트렌즈를 사용하거나, 안구에 인공물을 삽입하고 있는 대상자에게는 교육과 간호가 필요하다.

(1) 무의식 대상자의 눈 간호

① 2~4시간마다 눈 위에 따뜻한 습포(moist compress)를 적용한다.

② 생리식염수와 소독솜으로 눈을 닦아 낸다. 비루관으로 분비물이 들어가지 않도록 내안각에서 외안각 방향으로 닦는다.
③ 닦을 때마다 새 소독솜을 사용한다. 이것은 한쪽 눈에서 다른 쪽 눈으로 감염되는 것을 막는다.
④ 세척 시에는 세척하고자 하는 눈이 아래쪽으로 가도록 한다.
⑤ 처방에 따라 하안검 내에 안연고나 인공누액을 점적하여 눈을 보습한다.
⑥ 각막반사가 소실된 경우, 의사의 처방에 따라 인공누액으로 보습하며 안대를 대어 눈을 보호한다.
⑦ 눈에 발적, 삼출물 또는 궤양이 있는지 관찰한다.

(2) 콘택트렌즈 관리

콘택트렌즈는 딱딱하거나 부드러운 플라스틱으로 된 얇은 곡면의 원판으로, 동공위의 각막에 맞게 만들어져 있으며 부착 후 렌즈와 각막 사이의 눈물층 위에 떠 있다.

콘택트렌즈는 딱딱한 타입(하드 콘택트렌즈), 부드러운 타입(소프트 콘택트렌즈), 절충형의 산소투과성 렌즈가 있다. 하드 콘택트렌즈는 딱딱하고, 젖지 않는 밀폐된 플라스틱으로 물이나 생리식염수를 흡수하지 않는다. 12~14시간 이상 착용할 수 없고, 렌즈를 처음 사용하는 대상자에게는 추천되지 않는다. 소프트 콘택트렌즈는 각막 전체를 덮으며, 유연하고 부드럽기 때문에 안구에 잘 맞도록 모양을 변화시킬 수 있다. 장기착용(extended wear) 렌즈의 1회 착용기간은 1~30일까지 제조회사에 따라 다양하며, 적어도 일주일에 한번은 세척해야 한다. 산소투과성 렌즈는 딱딱한 하드 콘택트렌즈와 비슷하나 더 유연하다. 산소가 렌즈를 투과하여 각막에 도달할 수 있어, 더 편안하며 며칠 동안 두어도 심각한 장애를 유발하지 않는다.

일반적으로 각 렌즈 상품에는 세척 및 관리 방법이 상세하게 첨부되어 있으며, 대부분 대상자는 스스로 콘택트렌즈를 관리한다. 렌즈의 형태와 세척방법에 따라 따뜻한 수돗물, 생리식염수, 특수한 세척액이나 보존액이 사용될 수 있으며, 반드시 렌즈용 용기에 보관하도록 한다. 렌즈의 습기를 유지하기 위해서 보존액을 첨가하며, 오른쪽 · 왼쪽이 혼동되지 않도록 바른 위치에 보관한다.

(3) 안경관리

안경을 세척할 때는 깨지거나 긁히지 않도록 주의한다. 렌즈는 따뜻한 물로 세척하고 부드러운 휴지로 닦아낸다. 플라스틱 렌즈는 쉽게 긁히고 특수한 세척용액과 건조휴지가 필요하다. 착용하지 않을 때는 반드시 적절한 용기에 넣고 이름표를 붙여 대상자의 침상 옆 탁자에 보관한다.

(4) 코 간호

코 간호는 대상자가 스스로 분비물을 풀어 제거할 수 있으므로 항상 필요한 것은 아니다.

① 코는 후각뿐 아니라 흡입된 공기의 습도와 온도를 조절하고 호흡기계로 이물질이 흡입되는 것을 방지한다(코딱지 같은 분비물의 축적은 후각과 호흡을 방해한다).
② 비점막의 자극은 종창과 비강의 막힘을 야기한다.
③ 비강의 염증징후, 분비물, 병변, 부종, 기형 등을 사정한다.
④ 비위관 삽입 대상자는 삽입관으로 인한 마찰, 점막의 딱지, 국소적 염증, 출혈의 원인이 되므로 세심한 간호가 요구된다.
⑤ 외비공이 건조한 분비물로 막혔을 때는 면봉이나 생리식염수나 물로 적신 거즈 등을 사용하여 청결하게 유지한다.

(5) 귀 간호

정상적인 귀는 최소한의 위생관리를 요한다. 귀지가 지나치게 많거나 보청기구를 지닌 의존적인 대상자는 간호사의 도움을 요한다.

① 귀의 귀지선(ceruminous gland)이 귀지를 외이도로 분비한다.
② 귀지는 지방성 물질로 귀에 들어오는 이물에 대해 보호하는 역할을 한다.
③ 외이의 사정은 귓바퀴, 외이도, 고막을 포함하며 외이도의 염증이나 귀지의 축적을 확인하는 것이 포함된다.

7) 모발간호

불결한 두피와 모발은 소양증, 불편감, 냄새를 유발한다. 모발상태는 대상자의 사회문화적인 안녕의 정도와 건강상태를 반영한다.

모발간호가 불가능한 대상자는 안녕감이 저하되어 신체상의 손상을 가져올 뿐 아니라 호르몬의 변화, 정서 · 신체적 스트레스, 노화, 감염, 화학요법 등은 모발의 성상에 영향을 미치므로 머리빗기와 감기, 면도하기 등으로 위생 상태를 유지시켜 주어야 한다.

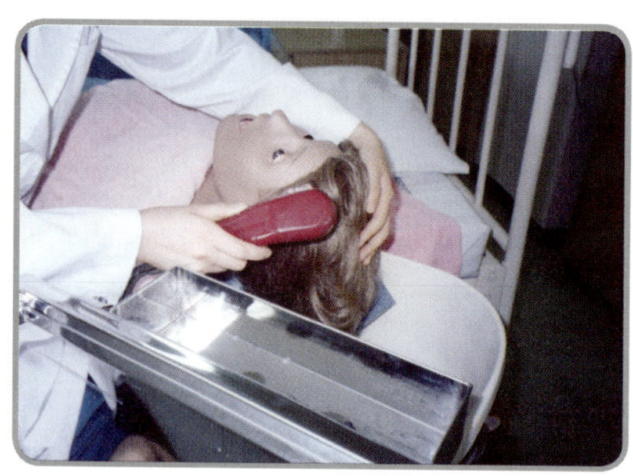

[그림 7-39] 세발기 사용 머리감기

(1) 침상세발

목 적

1. 두피와 모발의 청결 유지
2. 모낭의 영양과 순환 증진
3. 상쾌한 기분 유지

준비물

목욕수건 2개, 목욕담요, 머리건조기, 세발기, 방수포, 샴푸, 주전자 2개, 빗과 머리솔, 대야, 물 받는 양동이, 솜 약간, 거즈 한 장, 더운물(40~43℃), 물 온도계

절 차

절차 및 이론적 근거

1. 준비물품을 침대 옆 편리한 곳에 정돈하고 대상자에게 목적과 방법을 설명한다.
2. 스크린이나 커튼을 치고, 덮고 있는 침구를 허리선까지 부채꼴 모양으로 접어놓고 목욕담요를 덮어준다.
   접어놓은 침구가 물에 젖지 않도록 하고 목욕담요로 보온을 해준다. 실내온도(22~23℃)에 유의한다.
3. 환자복 상의의 단추를 두 개 정도 풀어서 목 안쪽으로 접어 넣는다.
4. 머리의 끈이나 핀을 제거하고 빗질을 한다.
   빗질은 엉킨 머리를 풀어준다.

5. 베개를 빼서 어깨 밑에 받친다.
   목이 과신전되어 머리에 있는 물이 등 쪽으로 들어가지 않게 한다.
6. 침상머리 쪽에 방수포를 깐다.
   침구가 젖는 것을 방지한다.
7. 어깨 주위를 수건으로 싼다.
   물이 등 쪽으로 흐르는 것을 막는다.
8. 목이 닿는 곳에 수건을 감아 대고 머리 밑에 세발기를 놓는다.
   수건은 목 근육을 지지하고 불필요한 긴장과 불편감을 방지한다.
9. 눈을 작은 수건으로 덮는다.
   비눗물이 눈에 튀지 않게 한다.
10. 귀를 솜으로 막는다.
   귀에 물이 고이는 것을 막는다.
11. 조심스럽게 물을 부어 머리를 적신다.
12. 두피에 샴푸를 바르고 손가락 끝으로 마사지하여 샴푸 거품을 낸다.
   마사지는 두피의 혈액순환을 자극한다. 손톱으로 두피를 자극하지 않도록 손가락으로 마사지한다.
13. 샴푸가 묻은 머리를 충분히 헹군다.
   머리에 남아 있는 샴푸는 머리카락과 두피를 건조시킨다.
14. 수건으로 물기를 닦아준다.
15. 편한 자세를 취해주고 물품을 정돈한다.
16. 건조기로 머리를 말리고 깨끗한 솔과 빗으로 머리를 빗겨준다.
17. 침상세발과 관련된 사항과 반응을 기록한다.

---

(2) 면도하기

① 대상자의 안면에 상처가 있거나 혈액과 접촉시에는 장갑을 착용한다.
② 면도크림이나 비눗물을 바름으로써 안면의 체모와 피부를 부드럽게 한다.
③ 면도날이 피부와 45°의 각도가 되도록 면도기를 잡고, 짧고 일정한 동작으로 면도한다.
④ 면도가 끝나면, 대상자의 얼굴을 젖은 수건으로 닦고, 잔여 크림이나 체모를 제거한다.
⑤ 대상자의 얼굴을 말리고 대상자의 선호도에 맞추어 면도 후 크림이나 파우더를 바른다.
⑥ 로션을 바를 때는 피부자극을 막기 위해, 얼굴을 문지르지 말고 손가락으로 두드리듯이 바른다.

5 평 가

개인위생 간호를 수행하는 동안 간호사는 대상자와 함께 매일 대상자 개인의 위생 목표가 얼마나 달성되었는지를 평가해야 한다.

평가기준은 다음과 같다.

① 위생 실천 방법의 수행여부 및 참여수준
② 독립적인 수행을 방해하는 요인의 제거, 감소, 보상(허약, 동기부여 부족, 지식부족 등)과 관련된 대상자 상태
③ 피부병변의 치료에 관심을 갖고 피부 문제의 해결, 원인의 제거 및 감소, 처방계획의 수행을 위한 대상자의 능력

④ 대상자의 자가간호능력의 수준 등을 평가한다.

III. 사례적용

70세의 남자 대상자가 교통사고로 입원하였다. 입원 당시부터 계속되는 요통과 왼쪽 다리의 저림 증상을 호소하고 있다. 의사는 절대 안정을 유지할 것과 앙와위의 체위를 취할 것을 권고하였다.

① 이 대상자의 간호진단을 내리시오.
② 간호진단에 따른 간호중재를 계획해 보시오.
③ 욕창의 유발 요인을 확인하고 예방을 위한 간호를 계획해 보시오.
④ 발생 가능한 피부 문제를 열거해 보시오.

관련용어

caries 충치
chelosis 구순염
dermis 진피
emollient 윤활제
epidermis 표피
erythema 홍반
gingivitis 치은염
glossitis 설염
halitosis 구취
keratinocyte 각질형성세포
langerhans cell 랑게르한스세포
melanocyte 멜라닌세포
merkel cell 메르켈세포
necrosis 괴사
personal hygiene 개인위생
pressure ulcer, decubitus ulcer, bed sore 욕창
sebaceous glands 피지선
sebum 피지
stomatitis 구내염
subcutaneous fat 피하지방
tartar 치석

제 5절 | 체온유지요구

학습목표

1. 체온조절 기전을 설명한다.
2. 발열단계에 따른 증상을 설명한다.
3. 열과 냉의 효과를 설명한다.
4. 체온유지요구를 사정한다.
5. 체온유지와 관련된 간호진단을 진술한다.
6. 체온유지 문제에 대한 간호를 계획한다.
7. 체온유지요구와 관련된 간호중재를 수행한다.
8. 절차에 따라 열요법과 냉요법을 수행한다.
9. 체온유지간호의 결과를 평가한다.

I. 과학적 근거

인간의 체온은 신체 내부에서 일어나는 생리적 변화에 대한 민감한 지표로 체온의 변화는 질병의 진행, 외상, 치료적 중재의 결과를 나타낸다. 따라서 대상자의 체온을 적절하게 유지하는 것은 체온측정과 함께 정기적으로 시행되는 간호중재이다.

1 체온조절기전

체온은 피부와 심부에 분포되어 있는 감각수용체, 시상하부에 있는 열조절중추, 열생산과 소실을 조절하는 효과기의 세 부분에 의해 조절된다.

대부분의 감각수용체는 피부에 분포되어 있으며, 피부에는 온감 수용체보다 냉감 수용체가 3:10의 비율로 더 많이 분포되어 있다.

인체의 체온조절중추는 시상하부에 있으며, 말초의

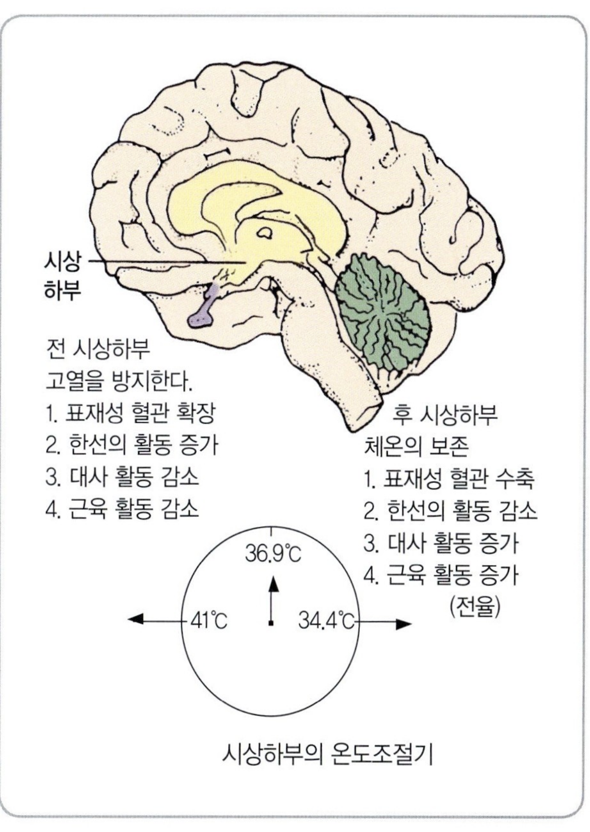

[그림 7-40] 시상하부의 체온조절기전

온도 변화를 받아들이는 열수용기와 열생산중추, 열소실중추가 있다. 열생산중추는 시상하부의 후부에 위치하며, 이 부위를 자극하면 피부혈관은 수축하고 전율하게 되고 에피네프린을 분비한다. 열소실중추는 시상하부의 전면에 위치하며, 이 부위를 자극하면 피부혈관이 확장되고 땀 분비가 일어난다(그림 7-40).

체온은 심부체온과 표면체온의 두 종류로 구분된다. 심부체온은 복강, 골반강과 같은 신체의 심부조직 온도이며, 비교적 일정하다. 표면체온은 피부, 피하조직과 지방의 온도이며, 심부체온에 비해 환경에 따라 잘 변화한다.

인체의 체온조절 균형은 열생산과 열소실 두 기전에 의해서 이루어진다.

1) 열생산

대사 반응의 결과인 기초대사율, 음식섭취와 수의적인 골격근 수축, 불수의적인 골격근 수축과 호르몬에 의해 이루어진다. 갑상선호르몬은 체세포의 대사를 직접 자극하여 열생산을 증가시키며, 에피네프린과 노르에피네프린은 글리코겐을 분해시켜 열생산을 증가시킨다. 발열상태가 세포대사율을 증가시켜, 체온을 더욱 높인다.

2) 열소실

① 열소실의 80%가 복사, 전도, 대류, 증발의 4가지 기전에 의해 피부에서 일어난다(그림 7-41).

② 20%는 호흡기계, 소화기계, 비뇨기계의 점막을 통해 일어나며, 신체의 지속적인 불감성 수분 소실은 불감성 열소실을 동반한다. 체온이 증가할 때, 증발로 더 큰 열손실이 일어난다.

2 고체온과 저체온

1) 고체온

고체온은 열소실을 촉진하거나 열생산을 억제하는 능력이 충분하지 못하여 체온이 상승하는 것으로 어떤 질병이나 시상하부의 외상이 원인이 된다. 열은 신체가

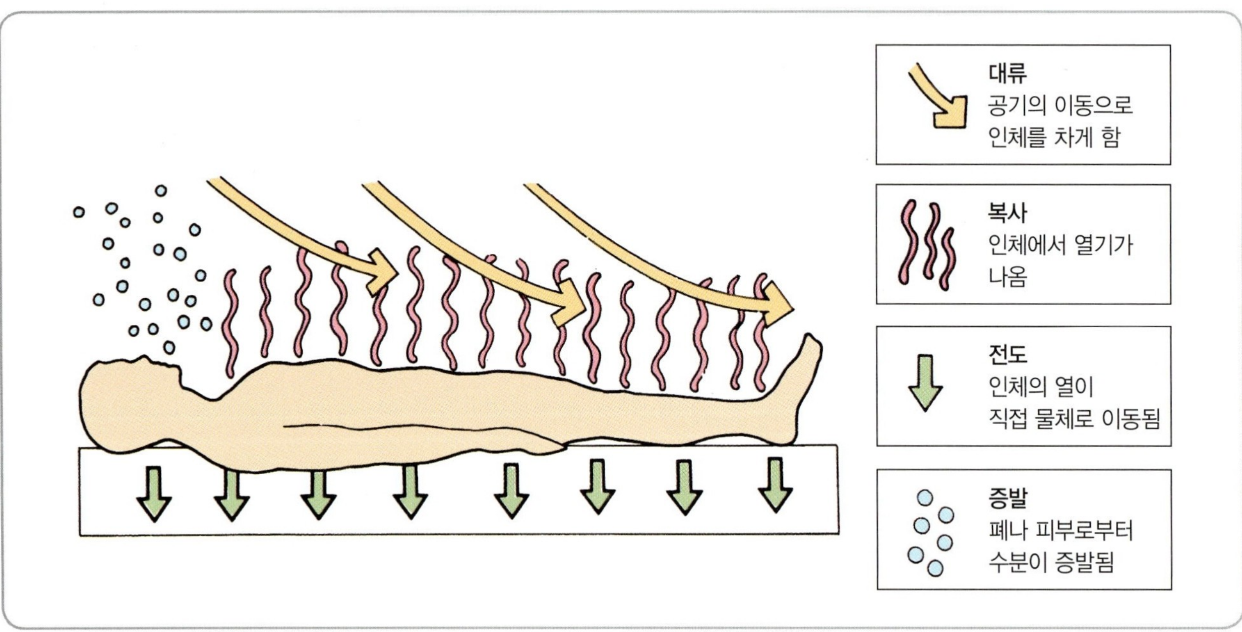

[그림 7-41] 열소실기전

정상체온보다 내부 체온을 상승시키는 조절 상태로 37.1~ 38.2℃ 이하는 미열(mild fever), 38.3℃ 이상은 고열(high fever), 40℃ 이상일 때는 과열(hyperthermia)로 분류할 수 있다.

고체온의 종류에는 열피로, 열성경련, 열사병 등이 있다.

(1) 열피로(heat exhaustion)

더운 날씨에서 운동을 할 때 심한 발한으로 많은 양의 수분을 잃게 되어 발생한다. 체온은 약간 상승하거나 정상보다 더 낮아질 수도 있으나 수분 손실이 순환 문제를 야기시킨다. 빈맥, 호흡곤란, 저혈압 등이 나타나고 피부는 창백하고 차고 축축하다. 이 경우에는 대상자를 그늘진 곳에 눕히고 염분이 함유된 음료를 마시게 한다.

(2) 열성경련(heat cramps)

심한 운동으로 인한 발한으로 염분 균형에 장애를 초래하여 골격근의 통증과 간헐적인 경축을 보인다. 대상자가 열성경련을 경험할 경우 하던 활동을 멈추고 염분제제나 염분이 많이 함유된 수분을 섭취하도록 한다.

(3) 열사병(heat stroke)

과도한 고온 환경에 노출되거나, 더운 환경에서 작업, 운동 등을 시행하면서 신체의 열발산이 원활히 이루어지지 않아 고체온 상태가 되면서 발생하는 신체 이상을 말한다. 체온이 41.1~42.2℃까지 상승될 때 발생한다. 체온상승은 고열의 환경에 노출될 때 나타나며 심한 발한을 초래한다. 결과적으로 뇌의 시상하부가 과열되어 열조절 기능이 억압되고 발한도 감소한다. 따라서 체온을 감소시키려는 외부의 중재가 없으면 고체온이 계속된다. 대상자는 어지러움, 복부 불편감, 섬망 등을 경험하고 체온이 하강하지 않으면 의식을 잃기도 한다. 이와 같은 고열은 순간적으로 뇌세포에 손상을 줄 수 있다.

이외에 악성 고체온증이 유전적 소인이나 일부 마취제를 사용한 대상자에게 일어날 수 있다. 여러 장기를 손상시키는 응급 상황이므로 즉각적으로 처치하지 못하면 매우 높은 사망률을 보인다.

2) 저체온

저체온은 심부온도가 정상체온보다 낮아지는 경우로 심부온도가 33℃ 이하로 떨어지게 되면 체온조절에 장애가 일어난다. 저체온이 되는 생리적인 원인으로 과도한 체열 소실, 열소실에 비해 열생산이 부족한 상황, 시상하부의 체온조절 기능 손상을 들 수 있다. 저체온의 임상증상은 체온 저하, 맥박수와 호흡수 감소, 심한 떨림, 추위와 오한을 호소, 피부가 차고 창백하며 끈적거림, 저혈압, 소변량 감소, 지남력 상실, 기면상태, 혼수상태 등이다.

저체온의 종류에는 유도된 저체온, 우발적 저체온, 동상 등이 있다.

(1) 유도된 저체온(induced hypothermia)

심부온도를 30~32℃까지 서서히 낮추는 것으로 시상하부의 체온조절을 억압하는 약물을 투여하거나 냉각 담요를 사용하여 심부온도를 30~32℃로 서서히 낮추는 것이다. 유도된 저체온은 심장수술시 대사율을 감소시켜 중요한 신체기관을 보존할 때 사용하고, 저체온의 혈관수축 효과로 혈액 손실을 감소시킨다. 그밖에 심부온도가 40℃가 넘는 대상자에게도 사용할 수 있고 신경계 장애 대상자에게 뇌압상승을 방지하거나 감소시키기 위해 적용된다.

(2) 우발적 저체온(accidental hypothermia)

추운 환경에 비의도적으로 노출될 때 발생한다. 부적절한 의복, 주거, 난방이 원인이 된다. 저체온의 심각성은 대상자의 나이와 건강상태, 추운 환경에 노출된 기간에 따라 다르다. 저체온은 시상하부 기능에 장애를 가져와 열생산이 감소되어 추위를 많이 느끼게 된다. 예를 들어 전신마취 수술시에는 마취제로 인해 말초혈관이완과 체온조절중추 기능저하 및 근이완제 사용으로 인한 떨림(shivering) 억제로 체온조절이 어렵게 되기 때문에 저체온이 되기 쉽다. 수술실의 낮은 온도, 차가운 세척액 사용, 차가운 수액 및 혈액의 정맥주사, 개복수술시 과다한 노출, 차고 건조한 흡입마취가스 등의 요인은 열 손실을 유발시켜 수술 시에 저체온이 되게 한다.

저체온의 관리는 대상자를 추위로부터 보호하고 대상자의 신체를 따뜻하게 해주는 것을 포함한다. 경한 저체온 대상자는 신체에 담요를 덮어 보온해 주고, 심한 저체온 대상자는 전기담요를 덮어주며 따뜻한 정맥 수액이 주입된다. 젖은 옷은 물의 높은 전도성 때문에 열소실이 증가하므로 마른 옷으로 갈아입힌다.

(3) 동상(frostbite)

피부표면이 얼 정도로 극도로 추운 환경에 노출되었을 때 생길 수 있다. 동상에 잘 걸리는 신체부위는 손과 발의 끝, 귀와 코끝 부분이다. 얼음주머니를 부주의하게 적용하였을 때도 피부표면이 얼 수 있다. 동상부위를 따뜻한 물에 담글 때는 그 온도가 43.3℃를 넘지 않도록 해야 조직의 손상 없이 녹일 수 있다. 반면에 오래된 동상은 순환계의 장애로 영구적인 조직손상을 초래하여 절단해야 할 수도 있다.

3 발열의 단계

발열단계는 오한기, 발열기, 종식기로 나눌 수 있다. 오한기는 온도조절기(시상하부)가 지정 온도를 높은 수준으로 올림으로써 열생산 기전이 작용하여 열이 올라가고 있는 시기로 약 10~40분간 지속된다. 발열기는 상승한 지정 온도에 도달되어 상승된 체온이 일정기간 지속되는 시기이며, 종식기는 온도조절기가 정상수준으로 온도를 내림으로써 열소실기전이 일어나는 시기이다. 각 단계별 증상과 이에 따른 간호를 살펴보면 [표 7-14]와 같다.

4 열의 종류와 양상

열(fever) 혹은 발열(pyrexia)은 정상체온보다 높은 상태를 의미한다. 열에는 여러 유형이 있으며, 체온상승의 양상이 다르다(그림 7-42).

1) 간헐열(intermittent fever)

1일 1℃ 이상 차이를 나타내면서 열이 오르고 정상 혹은 그 이하까지 떨어지는 형태이다. 24시간 주기를 보이며 대체로 이른 아침에 정상체온으로 돌아온다. 말라리아, 패혈증 등에서 볼 수 있는 열형이다.

2) 이장열(remittent fever)

1일 체온차가 2℃ 이상이면서 하루에도 체온 변화가 심하고 최저체온이 정상체온보다 높은 형태를 말한다. 백혈병 환자에서 볼 수 있는 열형이다.

[표 7-14] 발열 단계별 증상과 간호

단계	증상 및 증후	간호중재
오한기	오한, 혈관수축, 차갑고 창백한 피부, 전율, 기모근 수축 (소름)	여분의 담요 적용, 수분섭취 증가, 활동제한, 필요시 산소 공급
발열기	상기되고 뜨거운 피부, 맥박과 호흡수 증가, 갈증, 구강점막건조, 탈수증상, 소변량 감소, 요비중 증가	가벼운 침구 적용, 수분섭취 증가, 안정과 휴식, 미온수 목욕(고열이 있으면), 환기, 구강 및 비강간호
종식기	말초혈관이완, 열소실증가, 발한, 골격근 긴장 감소	가벼운 침구 적용, 수분섭취 증가, 활동제한, 미온수 목욕

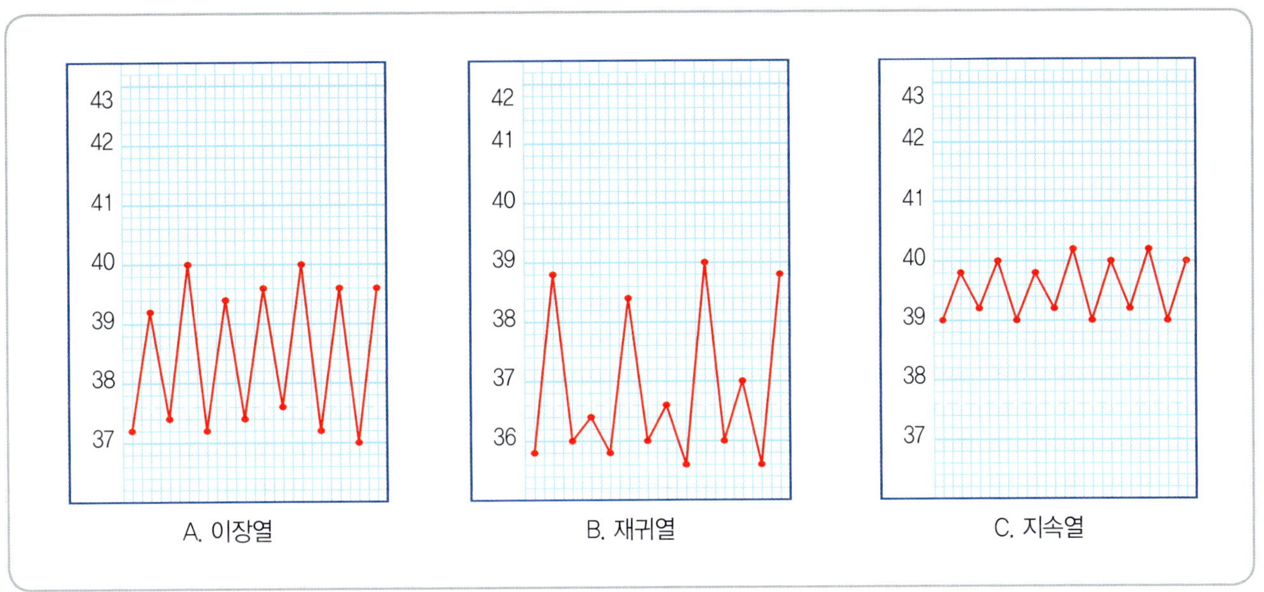

[그림 7-42] 열의 형태

3) 지속열(constant fever)

체온상승이 며칠 혹은 몇 주 동안 계속되며 약간의 변화는 있으나 항상 고열 상태가 지속되는 형태이다. 장티푸스 같은 질환에서 볼 수 있는 열형이다.

4) 재귀열(relapsing fever)

1~2일 간격으로 비정상체온과 정상체온이 반복적으로 변화하는 형태이다. 정상이던 체온이 일정기간 상승되는 것을 반복하는 상태로 갑자기 오한이 나면서 40℃ 전후로 열이 난다. 림프종 환자에게서 볼 수 있는 열형이다.

II. 간호과정

1 사 정

간호사는 대상자의 정상체온 범위를 이해하고 체온 변화를 일으키는 위험요인을 확인하며 체온 변화 상태를 확인하는 것이 필요하다.

1) 기능양상의 확인

간호사는 대상자의 체온을 자주 측정하여 정상체온 범위 내에 있는지를 사정하고, 대상자가 정상체온 범위를 아는지 확인하며, 대상자에게 올바른 체온측정법을 교육하여 스스로 체온을 관리할 수 있도록 한다.

체온이 상승하면 간호사는 대상자가 체온상승을 인식하고 있는지, 오한이나 발한, 냉감이나 열감 등의 증상이 있는지를 확인한다. 발열의 양상과 그 원인, 발열 치료의 방법과 기간을 파악하며, 심한 신체활동, 뜨거운 음식이나 음료의 섭취, 배란, 수분 상태, 환경 온도, 불안 등의 체온상승을 유발할 수 있는 다른 요인들도 함께 사정한다.

반대로 체온이 정상보다 낮다면 저체온증 가능성을 고려한다. 간호사는 대상자의 정서 상태, 냉기와 온기의 느낌, 영양상태, 활동 정도, 사회 · 경제적 수준, 투여된 약물 등을 확인한다. 또한 대상자가 저체온의 원인을 인지하고 있는지를 조사하며, 낮은 환경 온도나 차가운 음료 섭취와 같이 체온 저하를 초래할 수 있는 요인도 함께 사정한다.

2) 위험요인의 확인

간호사는 대상자의 체온 변화에 영향을 미칠 수 있는 다양한 위험요인을 확인한다. 체온은 연령, 신체활동 정도, 호르몬 분비, 하루 중의 생리적 변동, 스트레스 정도, 환경적 온도 등에 의해 영향을 받는다. 또한 과거에 고체온증이나 저체온증이 있었는지, 암이나 내분비계 이상과 같은 대사성 질환이 있는지를 확인한다. 심장질환, 호흡기질환, 비만 등 만성질환은 체온 조절 기능에 변화를 초래할 수 있으므로 주의 깊게 사정한다.

약물 복용력 또한 중요하다. 혈관 작용 약물이나 의식 수준에 영향을 미치는 약물은 체온 반응을 변화시킬 수 있으며, 마취제를 사용한 수술의 경우에는 가족 중 악성 고체온증의 병력이 있는지를 조사한다.

3) 객관적 자료수집

객관적 자료수집은 대상자의 체온을 측정하고 체온 변화와 관련된 증상이나 신체 반응을 관찰하는 과정이다. 체온은 구강, 직장, 액와, 고막 등의 신체 부위에서 측정하며, 대상자의 상태를 고려하여 적절한 부위에서 체온을 측정한다.

체온 측정 외에도 피부온도와 습도, 기모근 수축, 홍조, 떨림 등을 관찰하고, 변화가 국소적인지 전신적인지 구분한다. 또한 의식수준, 체중, 영양상태, 수화상태 등 대상자의 전반적인 상태를 함께 평가한다. 이러한 자료는 체온 이상과 관련된 간호문제를 확인하는 근거가 된다.

2 진 단

체온 변화와 관련된 간호진단을 다음과 같이 내릴 수 있다. 즉, 체온유지 능력저하의 위험성, 저체온증, 고체온증, 비정상적 체온 변화 등이다(표 7-15).

3 계 획

체온조절에 대한 계획단계에서 설정하는 기대되는

[표 7-15] 체온 변화와 관련된 간호진단

간호진단	관련요인
Ineffective thermoregulation 비효과적 체온조절 Risk for ineffective thermoregulation 비효과적 체온조절의 위험	• 고령이거나 신생아 연령, 체중과다, 체중감소, 너무 춥거나 더운 환경 온도에 노출, 부적절한 의복, 체온조절에 영향을 미치는 질병이나 손상, 탈수, 약물이나 알코올 섭취
Hyperthermia 고체온 Risk for hyperthermia 고체온의 위험	• 더운 환경에 노출, 부적절한 의복, 심한 활동, 대사율 증가, 질병 · 손상, 불충분한 수분섭취, 발한을 위한 능력 저하나 무능력
Decreased body temperature 체온 감소 Risk for decreased body temperature 체온 감소의 위험	• 노화, 너무 온도가 낮은 외부환경에 노출, 불충분한 의복, 근육활동 부족, 대사율 감소, 약물작용, 질병 · 손상, 영양결핍, 떨림 기전의 감소

결과의 예는 다음과 같다.

① 대상자는 정상범위의 체온을 유지한다.

② 대상자는 체온을 변화시키는 요인을 진술한다.

③ 대상자는 체온의 변화를 예방하고 치료하기 위한 대처기전을 설명한다.

4 수 행

간호사는 발열단계에 따른 열관리 및 간호를 해야 하며, 정상체온으로 회복하도록 간호중재를 수행해야 한다. 발열단계에 따른 증상 및 간호중재는 앞서 설명하였다.

고체온증 대상자를 위한 간호중재로는 간호행위의 우선순위를 결정하여 고체온을 신속하게 낮추어야 하며, 대상자가 안정을 취하도록 하고 의사에게 대상자의 상태를 보고한다. 체온을 신속히 낮출 수 있는 방법으로 해열제 사용, 신체 표면을 차게 하는 냉요법이 있다. 열성경련, 열사병, 열피로는 신속한 간호중재가 필요하다.

고열 대상자에게는 일반적 간호중재와 열생산을 감소시키며 열소실을 촉진하는 간호중재를 제공할 수 있다. 일반적 간호중재는 휴식과 조용한 환경을 제공하는 것이 필요하며, 안위도모와 수분유지, 영양상태의 유지가 필요하다. 열생산을 감소시키고 열소실을 촉진하는 방법으로 해열제 사용, 미온수 스폰지 목욕, 저온기계를 사용할 수 있다.

저체온증 대상자 중에서는 사고로 인한 체온저하가 가장 문제가 되며, 특히 냉한에 전신이 노출되어 발생하는 오한을 주의해야 한다. 또한 중심체온이 34℃ 이하이면 생명에 위험을 초래하므로 우선적으로 체온을 올려주는 처치를 시행해야 한다.

동상은 저체온증의 가장 흔한 외상으로 동상에 걸리기 쉬운 부위는 코, 귀, 사지말단 부위이다. 처음에는 통증을 동반한 추위로 몸이 떨리고 체온이 내려간다. 전신 활동이 둔해지며, 전신 권태감, 피로감, 근력 감퇴로 지각이 둔해지고 잠이 오며 하품이 자주 일어난다. 의식이 점차 흐려지고 반응이 둔해지며 보행이 어려워진다. 점점 체온이 내려가면 근육강직성 경련이 오고, 심장은 거의 뛰지 않으며 의식을 잃고 혼수상태에 빠진다. 심한 동상은 세포와 신경이 파괴된 경우가 많으므로 조심해서 다루어야 하며, 동상 이외의 상처가 없는지 조사한 후 따뜻한 장소로 대상자를 옮기는 응급처치를 한다.

체온조절을 위한 간호중재로 열냉요법이 있다. 열과 냉의 생리적인 효과는 [표 7-16]과 같다.

열냉요법은 건열과 습열 방법이 있으며, 각각의 장단점을 파악하여 적절하게 적용해야 한다(표 7-17). 국소적인 열 · 냉 적용을 30분~1시간 이상 시행하면 반사작용으로 혈관이 수축되거나 혹은 이완되므로 주의해야 한다.

[표 7-16] 국소적 열과 냉의 생리적 효과

신체부위/반응	열에 대한 효과	냉에 대한 효과
혈관계반응(국소반응과 교감반응)	혈관확장(피부발적)	혈관수축(창백하거나 푸른빛을 띤 피부)
혈관계반응(모세혈관 투과력)	증가	감소
염증반응	증가	감소
근육	이완	수축
통증	감소, 안위증진	처음 불편감 있으나 후에는 무감각

[표 7-17] 건열과 습열의 장단점, 적용방법

구분	장점	단점	적용방법
습열적용	• 피부 건조를 완화하고 삼출물을 부드럽게 한다. • 찜질을 적용할 부위에 부착시키기 용이하다. • 조직에 깊이 침투된다. • 발한이나 불감성 수분소실을 억제한다.	• 지속적인 노출은 피부 침윤을 유발한다. • 습기의 증발로 인해 열이 빨리 식는다. • 증기가 열을 전도하므로 피부 화상의 위험이 크다.	열요법 : 온찜질, 온욕, 온침수 냉요법 : 냉찜질, 미온수 스폰지목욕, 냉욕
건열적용	• 피부에 대한 화상위험이 적다. • 피부 침윤을 유발하지 않는다. • 열을 더 오래 보유한다.	• 발한을 통해 체액손실이 증가된다. • 조직으로 열이 깊이 침투하지 못한다. • 피부의 건조를 증가시킨다.	열요법 : 더운물주머니, 전기 가열패드, 가열 램프, 가열크래들 냉요법 : 얼음물주머니, 일회용 냉팩

열냉요법의 적용은 자주 사용하는 간호중재이지만 개인마다 특성이 다양하므로 잘못 사용하면 위험할 수도 있다. 그러므로 열과 냉 적용의 금기증을 사전에 알아서 금기증에 해당하는 대상자에게는 적용하지 않아야 한다.

- 열적용 금기증
  의식장애, 감각장애, 순환장애, 암종 부위, 출혈장애, 비염증성 부종, 피부장애, 인공 고관절 및 슬관절을 금속장치로 한 대상자(열이 초음파에 의해 적용될 때는 제외), 태아, 고환, 개방상처
- 냉적용 금기증
  의식장애, 감각장애, 온도조절 능력이 미숙한 영아 · 유아 · 노인, 레이노병, 추위에 대한 극심한 과민반응, 한랭적혈구(cold hemagglutinins), 저온형 글로불린혈증(cryoglobulinemia), 개방상처

1) 열요법

(1) 더운물주머니(hot bag)

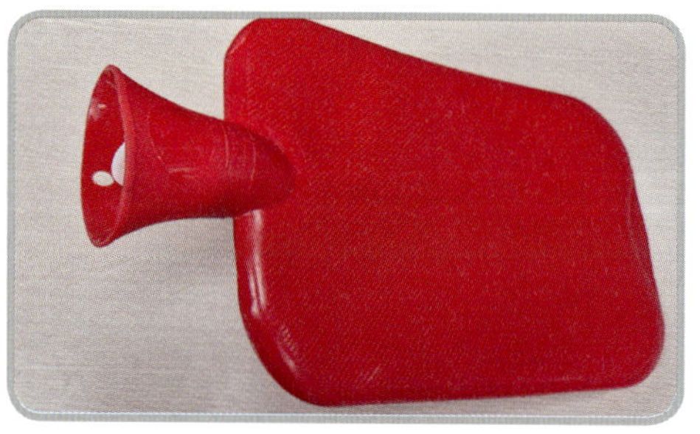

[그림 7-43] 더운물주머니

목 적

1. 저체온을 정상체온으로 올리기 위함이다.
2. 근육강직으로 인한 통증과 근경련을 감소하기 위함이다.
3. 혈액순환을 촉진함으로써 울혈이나 부종을 완화하기 위함이다.
4. 감염부위의 화농을 촉진하기 위함이다.
5. 신체를 따뜻하게 하여 편안하게 하기 위함이다.

준비물

마개가 있는 더운물주머니, 더운물주머니를 싸는 수건이나 덮개, 수온계

절 차

절차 및 이론적 근거

1. 물 온도를 수온계로 측정한다. 일반적으로 정상 성인에게는 46~52℃, 무의식환자, 쇠약한 대상자 및 2세 이하의 유아에게는 40.5~46℃의 수온이 적절하다.
2. 더운물주머니에 새는 곳이 없는지 확인한다.
3. 더운물주머니에 물을 2/3 정도 넣고 공기를 제거한다.
   더운물주머니에 남아 있는 공기는 열의 전도를 차단한다.
4. 더운물주머니를 편평한 곳에 놓고 주머니 입구까지 물이 올라오게 하여 공기를 뺀다.
5. 더운물주머니의 마개를 단단히 조여 안전하게 막고 더운물주머니를 거꾸로 들고 한두 번 흔들어 새는 곳이 없는지 확인한다.
6. 더운물주머니의 외부 물기를 없애고 덮개를 씌운다.
7. 준비한 물품을 가지고 가서 대상자에게 간호사 자신을 소개한다.
8. 대상자의 이름, 등록번호 등을 개방형으로 질문하여 대상자를 확인하고 환자인식팔찌와 대조하여 대상자를 확인한다.
9. 더운물주머니의 적용 목적과 안전관련 주의사항(화상, 주머니가 터지지 않게 주의할 점) 등을 설명한다.
10. 사생활 보호를 위해 커튼을 친다.
11. 피부상태를 관찰하고 물주머니를 적용한다.
12. 편안감이나 피부상태, 열의 적용 목적에 따라 대상자의 반응을 사정하고, 너무 오랫동안 사용하지 않는다.
    만약에 종창, 발적, 통증이 발생하면 더운물주머니를 제거하고 의사에게 보고한다.
13. 더운물주머니의 적용 목적, 시간, 사용 방법 및 부위에 대해 기록한다.
14. 15~20분 후, 더운물주머니를 제거하고 제거 후 대상자의 피부상태와 반응을 기록한다.

(2) 전기 가열패드

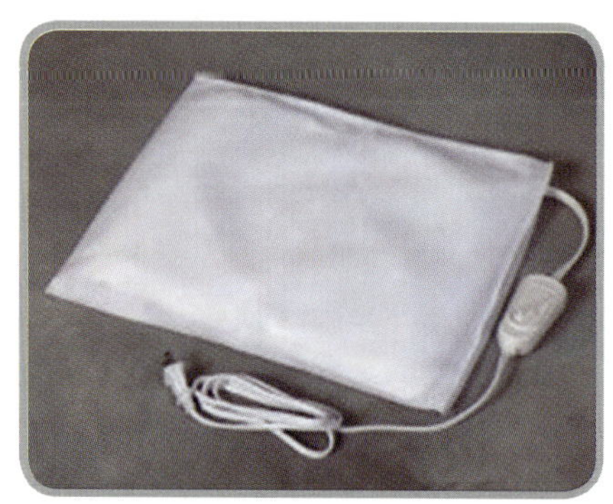

[그림 7-44] 전기 가열패드

준비물

전기 가열패드(electric pad)와 조절기(조절기 온도를 맞추고 기능을 점검한다), 덮개

절 차

절차 및 이론적 근거

1. 사용 전에 전기 가열패드의 기능을 확인한다.
2. 적용부위가 건조한지 확인한다.
   습기가 있는 곳에 전류가 흐르게 되면 쇼크를 유발하게 된다.
3. 대상자에게 날카롭거나 뾰족한 물건을 침대나 전기 가열패드에 두지 않도록 교육한다.
   핀이 전선과 부딪치게 되면 패드가 손상되며, 대상자에게 전기 쇼크를 일으킨다.
4. 전기 가열패드에 덮개를 씌운다. 습한 드레싱 위에 전기 가열패드를 적용할 때는 방수 덮개를 이용한다.
   습기는 전기 가열패드의 전기회로를 누전시키기 때문에 환자가 화상을 입거나 쇼크를 일으킬 수 있다.
5. 전기 가열패드를 덮개 속에 넣고 온도를 조절한 후 전기 가열패드가 더워지면 신체부위에 대어준다.

---

(3) 열순환 패드(Blanketrol pad)

목 적

전신의 체표면에 열을 제공하기 위함이다.

준비물

열순환 패드(Blanketrol pad), 침대 시트

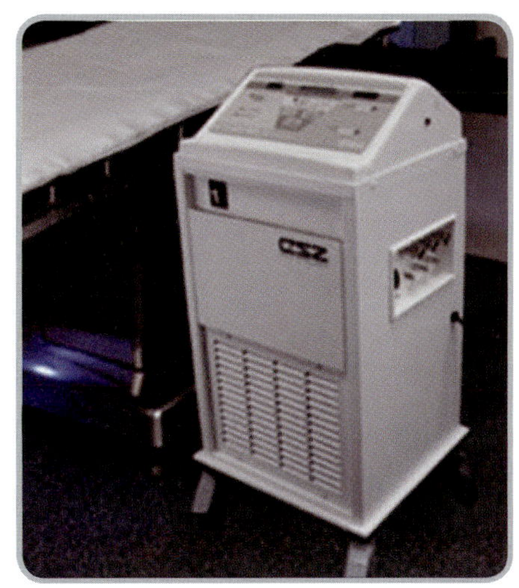

[그림 7-45] 열순환 패드(Blanketrol pad)

절 차

절차 및 이론적 근거

1. 대상자를 확인하고 목적과 방법을 설명한다.
   전기를 이용하여 패드에 따뜻한 증류수가 순환하도록 함으로써 신체에 열을 제공하는 방법이다.
2. 열순환 패드를 편평하게 침대에 올려놓는다.
3. 시트를 열순환 패드 위에 씌운다.
4. 대상자에게 날카롭거나 뾰족한 물건을 침대에 두지 않도록 교육한다.
   날카로운 물건이 패드를 손상시켜 전기 쇼크를 일으킨다.
5. 열순환 패드가 닿는 신체부위의 순환장애를 확인한다.
6. 온도를 조절하여 증류수가 순환되어 열순환 패드가 더워지는 것을 확인한다.
7. 피부사정을 자주 시행하고 물의 순환과 온도를 조절하여 화상이 발생하지 않도록 주의한다.

[참고] 고체온 시에는 온도를 조절하여 증류수를 차갑게 함으로써 체온을 낮추기 위해 사용할 수도 있다.

---

(4) 가열램프(Heat lamp)

목 적

1. 젖은 창상이나 감염된 창상의 수분을 증발하기 위함이다.
2. 피부창상 부위의 치료를 돕기 위함이다.
3. 화상환자의 보온을 돕기 위함이다.

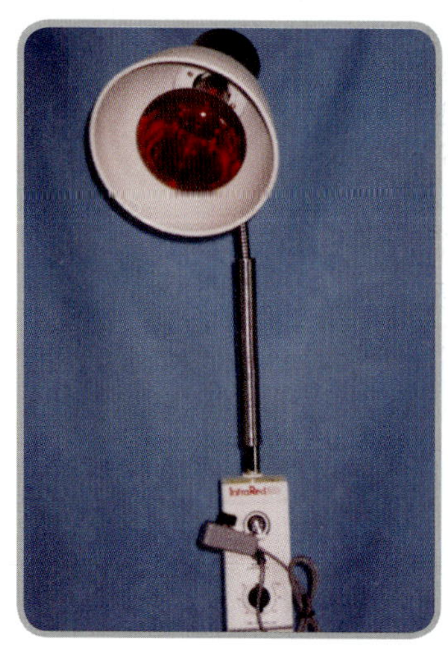

[그림 7-46] 가열램프

준비물

가열램프(heat lamp)나 적외선 램프, 홑이불, 크래들(필요시), 드레싱세트(필요시), 소독솜(필요시)

절 차

절차 및 이론적 근거

1. 필요한 물품을 준비한다.
2. 사용 전 가열램프의 기능을 확인한다.
3. 대상자를 확인하고 목적과 방법을 설명한다.
4. 대상자의 사생활 보호를 위해 커튼이나 스크린을 친다.
5. 불필요하게 신체가 노출되지 않도록 치료받을 부위만을 노출하고 대상자를 덮어준다.
   피부의 습기는 쉽게 화상을 입게 한다.
6. 신체부위로부터 가열램프를 적절한 위치에 놓아 화상을 입지 않도록 한다.
   : 60와트 전구인 경우 45~60cm, 큰 가열램프는 60~75cm 정도 떨어지도록 하며, 가열램프에 덮개는 씌우지 않는다.
   가열램프 덮개는 화재 가능성을 높이기 때문이다.
7. 치료시작 시간을 기록한다. 모든 치료는 15~20분 동안 적용한다.
8. 매 5분마다 대상자의 반응을 사정한다.
9. 대상자의 불편감, 과도한 발적 등의 반응을 관찰하고, 이러한 경우 즉시 가열램프를 끈다.
10. 치료시작 시간, 적용 시간 및 대상자의 반응을 기록한다.

(5) 가열 크래들(Heat cradle)

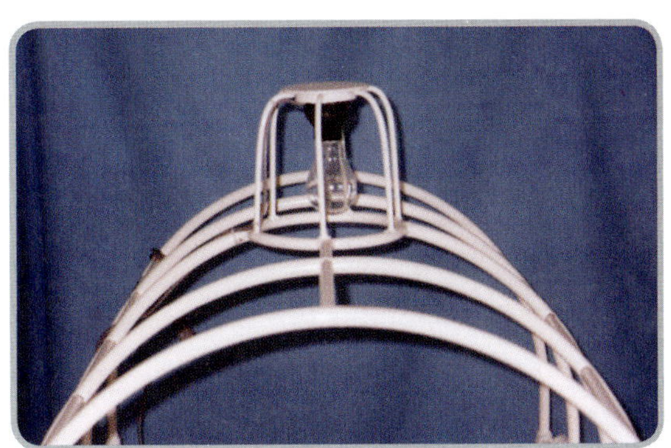

[그림 7-47] 가열 크래들

목 적

넓은 체표면적에 열을 공급해 준다.

준비물

가열 크래들(heat cradle)과 cradle을 덮는 목욕담요나 시트

절 차

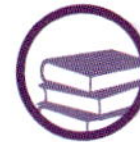

절차 및 이론적 근거

1. 가열 크래들을 놓기 위해 침구의 윗부분을 침대 발치 쪽으로 접어놓는다.
2. 대상자에게 가열 크래들의 전구를 만지지 않도록 알려준다.
3. 가열 크래들을 열을 쬐어야 할 신체부위 위에 놓는다.
4. 가열 크래들을 콘센트와 연결하고 전구가 켜지는지 확인한다.
5. 가열 크래들을 목욕담요나 침구로 덮는다.
   가열 크래들 내부의 보온을 유지해 준다.
6. 치료시작 시간을 기록한 후 15~30분 동안 적용하고 10분마다 대상자 반응을 사정한다.

---

(6) 온찜질(Hot compress)

목 적

1. 저체온을 정상체온으로 올리기 위함이다.
2. 근육강직으로 인한 통증과 근경련을 감소하기 위함이다.

3. 혈액순환을 촉진함으로써 울혈이나 부종을 완화하기 위함이다.
4. 감염부위의 화농을 촉진하기 위함이다.
5. 신체를 따뜻하게 하여 편안하게 하기 위함이다.

준비물

용액을 담을 그릇, 처방된 용액의 온도와 농도, 수온계, 거즈, 온도와 습도를 유지하기 위한 절연 플라스틱 기구, 습도와 온도를 유지하기 위한 절연 타월, 필요하면 추가적으로 열을 공급하기 위한 더운물주머니, 붕대(찜질거즈가 제 위치에 있도록 묶음), 무균적인 찜질 시 무균 용액, 용기, 온도계, 타월, 거즈 등

절 차

절차 및 이론적 근거

1. 손을 씻고 필요한 물품을 준비한다.
2. 대상자를 확인하고 목적과 방법을 설명한다.
3. 필요시 환자의 사생활보호를 위해 커튼이나 스크린을 친다.
4. 습포를 댈 부위의 순환장애를 확인한다.
5. 찜질할 부위 밑에 고무포와 반홑이불을 깔아 침구를 보호한다.
6. 외과적 무균술을 사용하여 드레싱과 따뜻한 용액을 준비한다.
7. 46℃ 용액 속에 거즈를 넣는다.
8. 혈관섭자로 거즈를 집어내어 물기를 비틀어 짠다.
9. 지시된 부위에 찜질을 해주며 거즈를 들었다 놓았다 하여 온도에 적응시킨다.
10. 2~3분마다 거즈를 갈아주면서 약 15분간 계속한다.
11. 다 끝난 후 부위를 말리고, 찜질부위, 시간, 용액 및 대상자 반응을 기록한다.

[참고] 오래 찜질을 하는 경우에는 피부가 약해지고 저항이 약화될 수 있다.
45.5℃의 온도에서 30분 이상 적용 시에는 피부손상을 줄 수 있으므로 주의한다.
상처 부위의 출혈, 개방이 없는 상태에서 해야 한다는 점을 꼭 기억한다. 너무 뜨거운 온도로 찜질할 경우 화상의 위험이 있으므로 찜질 온도를 맞춰 조절하는 것이 중요하다.

---

(7) 더운물에 담그기(Hot soak)

목 적

1. 저체온을 정상체온으로 올리기 위함이다.
2. 근육강직으로 인한 통증과 근경련을 감소하기 위함이다.

3. 혈액순환을 촉진함으로써 울혈이나 부종을 완화하기 위함이다.
4. 감염부위의 화농을 촉진하기 위함이다.
5. 신체를 따뜻하게 하여 편안하게 하기 위함이다.

준비물

손발을 담글 수 있는 작은 대야 또는 좌욕통이나 의자, 40~43℃의 지정된 용액, 수온계, 타월 두 장(대야 가장자리에 놓아 하지를 지지하고 soak 후의 신체부위를 닦는다), 드레싱 물품들(사지를 담근 후에는 거즈와 붕대, 회음부의 soak 후에는 패드와 T-바인더가 필요), 목욕담요(좌욕 시 환자의 몸을 보온), 쓰레기를 담을 방수주머니

절 차

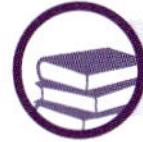

절차 및 이론적 근거

1. 멸균용기에 지시된 용액을 준비하고 물품을 모아 침상가로 가지고 간다.
2. 대상자를 편안한 체위로 취해준다.
3. 드레싱이 있으면, 이를 제거하고 방수주머니에 버린다. 드레싱에서 배액량, 색깔, 냄새, 양상을 사정한다.
4. 고무포와 반홑이불을 펴고 멸균용기를 놓은 후, 용액의 온도를 확인하고 지정된 부위를 20~40분간 담그게 한다.
5. 담그고 있는 동안 1회 이상 대상자의 상태 및 용액 온도를 확인한다.
6. 끝난 후에는 신체부위를 완전히 말려야 하는데, 이때 용액이 무균적이라면 무균 타월을 이용하여야 한다.
7. 개방상처일 때는 드레싱을 해준다.
8. 더운물 담그기의 지속시간, 온도, 용액의 종류, 상처의 양상 및 대상자의 반응을 기록한다.

[참고] 냉 식염수 침수법은 찬 용액을 사용하고 동일 방법으로 시행한다.
피부 창상이 있는 경우에는 멸균수법을 이용한다.

---

(8) 좌욕(Hot sitz bath)

항문 및 그 주위에 이상이 있을 경우, 상처의 청결, 통증, 충혈, 항문괄약근의 긴장 완화의 목적으로 대야의 온수에 둔부를 담그는 것을 말한다.

목 적

1. 피부상처 부위를 청결히 하여 빠른 치유를 증진하기 위함이다.
2. 혈액공급을 증가시켜 새로운 조직의 생성을 돕기 위함이다.
3. 울혈 및 통증을 완화하기 위함이다.
4. 국소적으로 근육이완을 촉진시켜 불편함을 경감하기 위함이다.

준비물

좌욕통, 주전자, 더운물(38~38.2℃), 수온계, 목욕수건, 환자복 하의(필요시), 소독액(필요시)

절 차

절차 및 이론적 근거

1. 손을 씻고 필요한 물품을 준비한다.
2. 대상자를 확인하고 목적과 방법을 설명한다.
3. 먼저 대상자가 소변을 본 후 좌욕 준비를 하도록 한다.
4. 좌욕통의 물높이는 15~20cm, 물의 온도는 38~38.2℃, 소독액은 처방에 따라 준비한다.
5. 필요시 대상자의 사생활 보호를 위해 커튼이나 스크린을 친다.
6. 좌욕통에 앉는 것을 돕는다.
7. 더운물을 부어 항상 일정한 물의 온도를 유지하며 10~20분간 한다.
8. 좌욕을 하는 동안 무기력 상태, 어지러움증, 오한 등이 있는지 관찰한다.
9. 맥박을 측정하여 불규칙하면 즉시 침대에 눕힌다.
10. 좌욕 후 하의를 갈아입히며 물품을 정리한다.
11. 시간, 치료 부위와 배출물의 양상, 처치에 대한 반응, 통증 및 소양감 등을 기록한다.

[참고] 통증이 심할 때는 대야 속에 고무 방석(둥근 것)을 사용하기도 한다.

---

2) 냉요법

냉을 국소에 적용하는 방법이다. 냉자극은 혈관운동신경의 반응을 통해서 국소피부의 체온 감소, 혈관 수축의 효과를 준다. 또 냉각에 의해 신경의 역치상승, 전달속도 저하가 생긴다.

(1) 얼음주머니(Ice bag)

목 적

1. 체온을 내리기 위함이다.
2. 통증을 감소하기 위함이다.
3. 출혈 시 혈관을 수축하기 위함이다.
4. 염증과 화농을 예방하거나 지연하기 위함이다.
5. 타박상이나 관절 염좌 시 변색이나 부종을 완화하기 위함이다.

준비물

얼음주머니, 또는 cold pack, 얼음조각들, 얼음주머니 마개, 붕대, 바인더, 타월, 안전핀

절 차

절차 및 이론적 근거

1. 손을 씻고 필요한 물품을 준비한다.
2. 얼음주머니에 물을 넣어 새는 곳이 없는지 확인한다.
3. 모가 나지 않은 얼음을 용기의 1/2~2/3 정도 채우고 공기를 제거한다.
4. 얼음주머니의 마개를 안전하게 막는다. 얼음주머니를 거꾸로 들어 새는지 확인한다.
5. 표면의 물기를 닦은 후 덮개를 씌운다.
   커버는 용기 외부의 습기를 흡수하며 편안함을 증진한다.
6. 준비된 얼음주머니를 액와, 서혜부 등 적절한 부위에 대상자가 견딜 수 있는 시간을 점진적으로 늘리면서 총 30분~1시간을 대준다.
7. 쇼크 우려가 있는 대상자의 경우에는 시행 중 10분마다 체온, 맥박, 호흡을 측정한다.
8. 시간, 얼음주머니를 대준 부위, 피부상태, 활력징후, 환자의 반응 등을 사정하여 기록한다.

[참고] 어린이, 노인, 허약자는 저체온으로 인해 쇼크 우려가 있으므로 자주 관찰한다.
피부상태가 창백하거나, 무감각, 얼얼한 감각, 푸른 반점 등 피부순환 장애 징후가 나타나면 중단하며, 상기 징후가 없어지면 재시행한다.
위장관 장애가 있는 경우에는 냉요법으로 위장조직을 수축시켜 위액분비를 감소시키므로 식사 또는 투약 시 얼음물은 금한다.
혈액순환 장애, 외상으로 조직의 파괴, 냉 알레르기가 있는 환자 등은 금한다.

---

(2) 1회용 Cold pack

절차 및 이론적 근거

1. 제조회사의 지시에 따라 화학 반응이 일어날 수 있도록 Cold pack을 치거나 짜거나 주무른다.
   이것은 화학 반응을 활성화시켜 냉기가 생기게 한다.
2. Cold pack에 덮개를 씌운 후 대상자에게 적절하게 적용한다.

---

(3) 냉찜질(Cold compress)

냉찜질은 혈관을 수축시켜 혈류를 감소시키고, 신경 자극에 대한 역치를 높여 근방추의 신장반사를 억제함으로써 통증을 완화하고 근육의 긴장을 줄여준다.

목 적

1. 체온을 내리기 위함이다.
2. 국소적 마취효과로 통증을 감소하기 위함이다.
3. 출혈 시 혈관을 수축시켜 혈류량을 떨어뜨리기 위함이다.
4. 염증과 화농을 예방하거나 지연하기 위함이다.
5. 타박상이나 관절 염좌 시 변색이나 부종을 완화하기 위함이다.
6. 근육 경련 시 경련을 줄여주기 위함이다.

준비물

얼음을 담은 대야(15.5~21℃), 찜질수건, 방수포, 수건, 스크린이나 커튼

절 차

절차 및 이론적 근거

1. 손을 씻고 필요한 물품을 준비한다.
2. 환자를 확인하고 목적과 방법을 설명한다.
3. 환자의 사생활 보호를 위해 스크린이나 커튼을 친다.
4. 지정된 부위 밑에 방수포를 깐다.
5. 얼음이 담긴 대야에 물을 붓고 흔들어 빨리 차가워지게 한다.
6. 찜질수건을 찬물에 담갔다가 꼭 짠 후 지정된 부위에 대준다.
7. 순환장애와 감각장애 증상을 관찰하면서 15~20분 동안 매 2~3분마다 찜질수건을 갈아준다.
8. 처치가 끝나면 피부를 깨끗하게 건조시켜 편안하게 해준다.
9. 사용한 물품을 정리한다.
10. 냉찜질 시간, 부위 및 소요시간, 피부상태, 환자의 반응 등을 사정하여 기록한다.

[참고] 동상이 생길 수 있으므로 한 번에 30분 이하로 한다. 손상을 입은 후 48시간 안에 부종이 줄어들 때까지만 한다. 빈혈 환자, 동맥경화증 환자는 하지 않는 것이 좋다.

(4) 미온수 스펀지 목욕(Tepid sponge bath)

목 적

전도나 증발을 통해 열 손실을 증가시킴으로써 체온을 떨어뜨린다.

준비물

용액을 담을 용기, 수온계, 적당한 온도(32~37℃)의 물, 70%의 알코올, 얼음조각, 목욕수건, 목욕담요, 체온계, 스크린이나 커튼

절 차

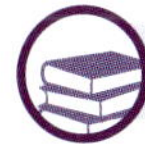

절차 및 이론적 근거

1. 손을 씻고 필요한 물품을 준비한다.
2. 물이 담긴 대야에 알코올을 섞는다(알코올 : 물 = 1 : 3)
3. 대상자의 활력징후 및 체온상승 시 나타나는 증상을 확인한다.
4. 대상자의 사생활 보호를 위해 스크린이나 커튼을 친다.
5. 방은 따뜻하게 하며 바람이 들어오지 못하게 한다.
6. 대상자를 앙와위로 눕히고, 목욕담요로 덮어주며, 실시할 부위 밑에 목욕수건을 깐다.
7. 목욕수건을 물에 적셔 꼭 짠 후 액와나 서혜부에 놓는다. 또는 얼음주머니나 cold pack을 놓을 수도 있다.
   목욕수건은 축축해야 한다. 액와나 서혜부는 피부표면에 큰 혈관이 있기 때문에 열전도를 도와준다.
   심장의 자극을 막기 위하여 심장 주변부는 피하도록 한다.
8. 목욕수건을 약 5분 동안 놓아둔다. 필요시 다시 물에 적셔 놓는다.
9. 팔을 5분간 천천히 닦은 후 문지르지 말고 가볍게 두드려 말린다. 다른 팔과 양쪽 다리에 반복한다.
   피부를 문지르면서 닦으면 세포운동을 증가시켜서 열이 발생할 수 있다.
10. 대상자를 측위로 하여 등과 둔부를 3~5분 동안 닦아주고 건조시킨다.
    미온수 목욕 시 체온이 정상으로 돌아오기 전에 끝내도록 한다(저체온 위험 예방).
11. 액와와 서혜부의 목욕수건을 제거하고 건조시킨다.
12. 대상자의 활력징후를 측정하고, 30분 후에 재사정하여 비교한다.
    활력징후의 안정은 미온수 스펀지 목욕의 효과를 나타내 주기 때문이다.
13. 활력징후 및 미온수 스펀지 목욕의 적용 시간, 반응을 관찰하여 기록한다.

(5) 냉각 담요(cooling blanket)

1. 대상자를 확인하고 목적과 방법을 설명한다.
   냉매 코일이 순환하는 담요나 패드를 전신에 적용하여 체온을 내리기 위함이다.
2. 냉각 담요가 닿는 신체부위의 순환장애를 확인한다.
3. 냉각 담요를 대상자에게 덮어준다.
4. 온도를 조절하여 담요가 차가워지는 것을 확인한다.
5. 대상자의 반응과 피부상태를 자주 사정하고 기록한다.

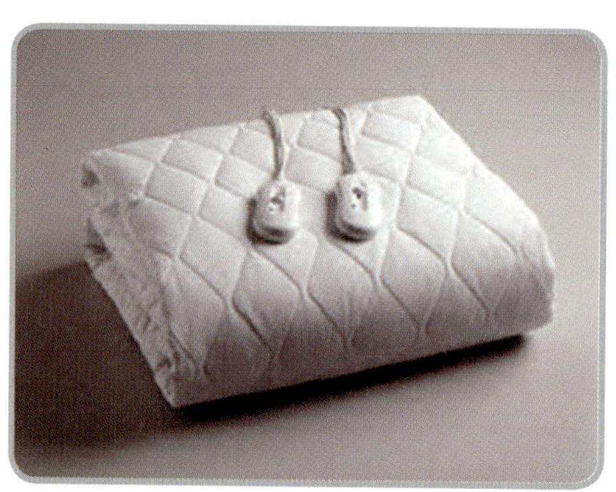

[그림 7-48] 냉각 담요

5 평 가

평가는 목표를 달성하는 과정에서 효과적인가를 판단하기 위해 이루어진다. 평가과정은 각 대상자의 목표 설정기준과 비교함으로써 이루어진다. 간호 목표와 비교하여 평가하는 방법은 다음과 같다.

① 대상자는 정상범위의 체온을 유지한다.
   대상자는 추위나 더위의 불편감을 호소하지 않는다.
② 대상자는 체온을 변화시키는 요인을 진술한다.
   : 저체온의 3가지 위험요인을 진술한다.
   고체온의 3가지 위험요인을 진술한다.
③ 대상자는 체온 변화를 예방하고 치료하기 위한 대처기전을 설명한다.
   : 체온 변화를 방지하기 위한 환경을 변화시키는 3가지 방법을 설명한다.

III. 사례적용

75세 김씨 할머니는 팔목에 골절상을 입고 입원하여 팔에 석고붕대를 하고 있다. 의식도 명료하고 의사소통도 원활하여 상태도 많이 호전되었다. 식사는 잘하는 편이고 활력징후가 호흡 18회/분, 맥박 62회/분, 혈압 110/70mmHg, 체온 35.1℃로 종종 오한이 있다고 한다.

① 대상자를 위해 더 확인해야 할 간호사정 내용은 무엇인가?
② 간호진단은 무엇인가?
③ 어떤 간호중재를 계획할 것인가?

관련용어

constant fever 지속열
frostbite 동상
heat stroke 열사병
heat exhaustion 열피로
hypothermia 저체온
hyperthemia 고체온
intermittent fever 간헐열
pyrexia 발열
relapsing fever 재귀열
remittent fever 이장열
shivering 떨림

제6절 | 임종간호

학습목표

1. 임종과 죽음의 개념을 정의한다.
2. 죽음에 따른 대상자의 심리적 변화를 설명한다.
3. 임종과 관련된 윤리적, 법적 측면에 대해 설명한다.
4. 임종 시의 신체적 징후를 사정한다.
5. 대상자의 신체적 징후에 따른 적절한 간호를 수행한다.
6. 사후의 신체적 변화를 설명한다.
7. 사후처치의 목적과 주의점을 설명한다.
8. 사후처치를 절차에 따라 수행한다.

간호에서 가장 기본적인 것은 생명유지와 고통경감, 건강회복이다. 죽음은 혼수 및 실신 상태, 또는 반의식 상태에서 맞이하게 되며, 때로는 모든 기능이 완전하다가도 죽음에 이를 수 있다. 죽음은 인간으로서 피할 수 없는 상황이며 영원한 상실이다. 간호사와 의사는 '죽음'을 흔히 접하게 되는데, 대상자가 죽음을 갑자기 맞게 되건 또는 오랜 기간 투병하다 맞게 되건 간에 임종 대상자와 가족을 간호하는 일은 어렵고 힘든 일이다.

I. 과학적 근거

1 임종과 죽음의 개념

임종이란, 생명의 회복을 기대할 수 없는 상태로서 죽음이 임박한 죽어가는 과정이므로 아직도 살아있는 과정에 있다. 그러므로 이 단계에서도 기본적인 요구와 기대를 파악하고 최선을 다하여 간호해야 한다. 사람은 태어나면서부터 죽음에 대한 공포를 가지고 있다. 이런 죽음이란 생명체의 속성인 생명현상과 생명과정이 정지된 상태로 생명체에게 나타나는 보편적이고 필연적인 현상이다.

Raymond A Moody는 "죽음이란 의식의 소멸이면서 다른 차원으로 가는 통로"라고 하였다. 1983년에 대한의학협회가 채택한 죽음에 대한 정의는 "심장 및 호흡 기능과 뇌반사의 비가역적 정지 또는 손실"이라고 하였다. 죽음을 비극이나 공포, 신비로 여기기보다 삶의 자연스러운 연장으로 받아들이는 사회적 인식의 변화가 필요하다.

인간의 성장단계별로 죽음에 대한 태도를 보면, 출생에서 5세까지는 죽음과 생에 대해 잘 모르며 같은 의미로 생각한다. 5~9세에서는 죽음은 피할 수 있고 천사처럼 좋은 것으로 연상하며, 9~10세에는 죽음이 생의 마지막인 것을 알게 된다. 청년기에는 죽음에 대해 잘 알기는 하나 자기와는 무관하다고 생각하는 경향이 있으며, 성인기에는 죽음을 자기와 연관시키며 두려워하는 등 관심이 높아진다.

전통적으로 사람이 숨을 쉬지 않고 심박동이 멈추면

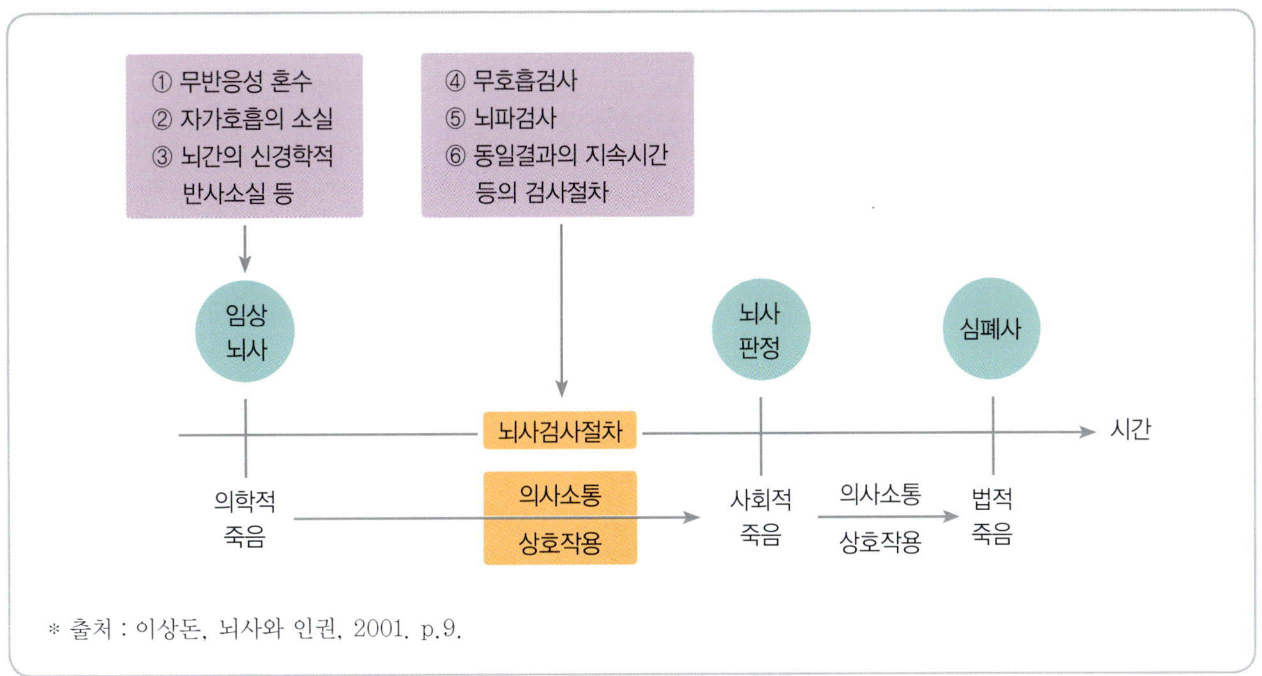

[그림 7-49] **죽음의 절차적, 법적 의미**

죽는다고 판단하여 왔다. 즉, 심폐기능설에서는 일반적으로 심박동이 정지된 시각을 죽음으로 판정하고 있으나, 의학의 발달로 인공호흡기나 인공심박동기를 사용하게 되고 심장이식술이 발달함에 따라 심폐기능의 정지는 죽음을 판정하는 최종 지표가 되기 어려우며 비가역적이라는 개념에 의문이 제기된다.

뇌사는 일반적으로 '(모든) 뇌의 기능이 더 이상 되돌릴 수 없게 정지된 상태'라고 정의된다. 즉, 뇌사는 대뇌, 소뇌 및 뇌간의 전체기능이 종국적으로 소멸한 것을 가리킨다. 따라서 대뇌의 기능장애는 있으나 뇌간의 기능이 살아 있어, 뇌간이 관장하는 호흡, 순환, 대사기능, 체온조절 등 생명유지에 필수적인 식물적 기능이 살아있는 식물인간 상태와 구별된다. 그러면 언제 뇌의 기능이 종국적으로 소멸했다고 볼 것인지가 문제가 된다. 뇌사 판정의 공통 기준에는 ① 무반응성 혼수, ② 자가호흡의 소실, ③ 뇌간 반사의 소실이 포함된다. 다만 ④ 무호흡 검사와 ⑤ 뇌파 검사의 실시 여부, ⑥ 판정 간의 시간 간격 등과 같은 검사 절차적 조건에서는 약간의 차이가 있을 수 있다.

뇌사가 사회적 의미의 죽음으로 인정되기 위해서는 뇌사 판정 기준이 단순한 설명이 아니라 죽음을 규정하는 핵심 요소로 존중되어야 한다. 따라서 뇌사 판정 절차는 생략되거나 실용적 목적(예: 장기이식)을 위해 간소화되어서는 안 된다. 또한 사회적 합의가 곧 법적 죽음을 의미하는 것은 아니며, 법적 기준의 마련은 별도의 과제이다. 한편 죽음은 누구에게나 고독한 경험이지만, 상실을 수용하는 과정은 개인과 주변 사람 모두의 성장을 이끌 수 있다.

임종은 현대의학과 과학의 힘으로 어찌할 수 없는 상태이지만, 간호사는 최후의 순간까지 임종 대상자와 가족을 간호하는 중요한 역할을 감당해야 한다. 효과적인 간호를 위하여 간호사는 삶과 죽음에 대한 스스로의 신념 및 태도가 확고하게 정립되어 있어야 하며, 대상자의 영적 요구 과정 및 증상에 대해서 이해하고 있어야 한다. 또한 간호사는 영적 안녕 증진 및 영적 치유 분위기 조성을 통해 대상자의 영적 건강에 기여하고 참여할 기회가 있다. 모든 사람은 그들이 발전시킬 수 있는 영적 요소나 영역을 가지고 있지만, 영성을 표현하는 방법은 배경, 가족, 사회, 문화 및 특정 종교에 따라 다를 수 있다.

영적 간호란 간호사 자신의 가족, 문화, 배경 및 종교가 대상자와 상호작용하는 통합적 부분이다.

2 임종의 심리적 단계

Elizabeth Kubler-Ross는 죽음에 직면했을 때 경험하는 임종의 단계를 다섯 단계로 나누어 설명하였다.

① 제1단계는 부정(denial)이다. 이는 현실을 받아들이지 않는 상태로, 자신의 죽음을 부정하려 한다. 분명히 의사가 오진하였다고 믿고 진단을 다시 확인하기도 한다. 그리하여 믿지 않고 다른 병원, 다른 의사를 찾아다니게 된다. 이와 같은 죽음과 불치병에 대한 부정은 사실상 갑작스러운 충격에 대한 하나의 완충장치로 작용하게 되고 죽음을 받아들여야 하는 현실에 대한 고통을 덜 느끼게 하는 역할을 한다. 부정의 시기는 대상자가 자기 질병의 심각성을 수용하지 못한 상태라고 보아야 한다.

② 제2단계는 분노(anger)이다. "내가 왜 죽어야 하며, 벌을 받을 만한 일을 했는가?"에 대해 생각하고 자신의 병증세가 점점 더 명확히 드러나고 이를 조금씩 받아들이지 않을 수 없게 될 때 대상자는 적개심을 갖는다. 이때 대상자는 흔히 의사, 간호사, 병원직원, 그의 가족 등 주위 사람들에게 폭언을 하며 받고 있는 치료나 간호에 대해 혹평을 하기도 하는데, 이것은 개인적인 감정이 있는 것이 아니라 차라리 운명이나 신에게 화를 내고 있는 것으로 대상자의 행동을 인내와 관용으로 이해하여야 한다. 이러한 원망과 분노는 자신이 아직 '죽지 않았다는 사실을 증명'하는 노력으로도 해설할 수 있으며 이 분노의 감정을 보다 충분히 이해해 주고 보살펴줄 필요가 있다.

③ 제3단계는 타협(bargaining)이다. 사람들은 어린 시절부터 훌륭한 행위는 칭찬받고 나쁜 행동은 벌을 받는다고 배워 왔으므로 자신의 죽음을 예전의 나쁜 행동에 대한 대가라고 생각하게 된다. 부정과 분노의 시기를 거치면서 자신에게 아무런 소득이 없으며 죽음을 벗어날 길이 없음을 점차 인식하게 된다. 그러면 대상자는 자신이 처리해야 할 일이 남아 있음을 알리며 그런 일이 끝날 때까지만 살 수 있게 해달라는 협상을 하게 된다. 타협의 대상은 하나님 같은 절대자일 수도 있고 의사 혹은 암과 같은 질병 그 자체일 수도 있다. 간호사는 대상자 곁에서 대상자의 말을 진지하게 들어주고 지지해 줌으로써 안정감을 갖도록 도와주어야 한다. 이렇게 함으로써 대상자의 고통을 완화할 수 있다.

④ 제4단계는 우울(depression)이다. 대상자 자신이 여러 가지 사물을 상실하게 됨에 따라 생기는 우울증이다. 타협이 불가능하다는 생각을 하게 될 때 이 단계로 넘어가는데, 대상자는 가장 가까웠던 사람들을 생각하며 이별의 슬픈 감정을 지니게 된다. 자신의 사망 후에 가족의 생계를 염려하기도 하고, 자신의 문제에 대하여 불안해하기도 한다. 말수가 줄어들고 가장 가까운 사람들이나 좋아하는 사람들과 같이 있기만을 원한다. 또한 죽음에 대한 준비로서 우울증 경향은 주위의 가족과 친지 그리고 일생동안 함께 했던 사물들과 결별하는 데 필요한 하나의 점진적이고 자연스러운 과정이다. 이때 간호사는 대상자가 같이 있기를 원하지 않는 것으로 알고 자주 방문하지 않으면 대상자가 소외감을 느끼게 되므로 진심으로 간호해 주는 사람들이 있음을 알려 위안을 주도록 한다.

⑤ 제5단계는 수용(acceptance)이다. 자신의 죽음을 인정하고 기다리는 단계이다. 대상자 자신은 재기를 위한 여러 가지 노력과 시도를 하였으나 이제

마지막 시기에 이르러서 지치고 허약하게 되어 자기 자신도 죽음을 수용하게 된다. 매우 지쳐 있으나 평화로운 상태가 되며, 대상자의 가족도 임종과 사망에 대해 대상자와 비슷한 과정을 경험하게 된다. 그리고 대상자에게 무엇을 어떻게 말하고 행동해야 할지 몰라 당황하게 되므로 가족에 대한 간호도 필요하다. 대상자가 최상의 간호를 받고 있다는 것이 가족 입장에서는 중요한 일이므로 간호사는 대상자가 인간으로서의 위엄을 가지고 평화롭게 임종을 맞이하도록 최선을 다해야 한다.

3 호스피스

호스피스란 죽음을 앞둔 말기 대상자와 그 가족을 사랑으로 돌보는 활동이다. 즉, 대상자에게 남은 여생을 인간으로서의 존엄성과 높은 삶의 질을 유지하며 삶의 마지막 순간을 평안하게 맞이하도록 도와주며, 가족에게는 고통과 슬픔을 덜어주기 위한 총체적인 돌봄(holistic care)이다. 호스피스는 라틴어 어원인 hospes(손님) 또는 hospitum(손님접대, 손님을 맞이하는 장소)로부터 비롯된 것이다. 호스피스 구성원의 소명은 대상자와 그 가족의 신체적, 사회적, 심리적 그리고 영적 요구를 충족시켜 줄 뿐만 아니라 대상자의 죽음의 과정을 변화시켜 견딜 수 있고 의미가 충만한 경험이 되도록 해주는 것이다. 따라서 호스피스란 임종을 맞이하는 자들이 죽음을 받아들이고 희망 속에서 가능한 한 편안한 삶을 살도록 하는데 전념하며 삶과 죽음에 대해 총체적으로 접근을 하게 하는 것이다. 미국 호스피스협회(NHO : National Hospice Organization)는 호스피스를 말기 대상자와 가족에게 입원간호와 가정간호를 연속적으로 제공하는 프로그램이라고 정의하였다.

현대의 호스피스 운동은 급증하고 있는 인간존엄성에 대한 경시와 노인소외, 임종자에 대한 소홀, 그리고 윤리관 및 가치관의 혼란에 대한 반응현상으로 생겨났다. 호스피스에 대한 철학은 첫째, 호스피스 대상자는 치료가 불가능한 말기환자와 그 가족이다. 둘째, 호스피스는 환자의 여생을 가능한 평안하게 하며 충만한 삶을 살도록 돕는다. 셋째, 호스피스는 대상자가 삶을 긍정적으로 수용하게 하며 죽음을 삶의 일부로 자연스럽게 받아들일 수 있도록 돕는다. 넷째, 호스피스는 환자의 여생을 인위적으로 연장시키거나 단축시키지 않으며 살 수 있는 만큼 잘 살다가 자연스럽게 평안히 생을 마감할 수 있도록 돕는다. 다섯째, 호스피스는 환자와 가족의 요구와 필요에 부응하여 가능한 모든 자원을 이용하여 이를 충족시키고 지지하며 죽음을 잘 준비하도록 돕는다.

호스피스의 유형에는 병원호스피스, 가정호스피스, 독립형 호스피스 등이 있다. 병원호스피스는 병동형과 산재형으로 구분되며, 병동형은 병원 안에 호스피스 대상자만 입원하는 병동이 따로 있어 훈련받은 호스피스 간호사를 중심으로 여러 분야의 팀요원들이 함께 활동한다. 산재형 호스피스는 일반내과나 암병동에 호스피스 대상자가 입원하여 병실 내의 다른 대상자들과 같이 지내면서 간호를 받는다. 가정호스피스는 집으로 대상자를 찾아가서 도와주는 호스피스로 병원 중심형과 지역사회 중심형이 있다. 독립형 호스피스는 별도의 건물에서 호스피스만을 운영하는 형태이다. 이외에도 양로원/시설 호스피스, 통원형식으로 낮 동안 필요한 호스피스를 제공하는 주간 보호 호스피스, 이상의 여러 유형 중에서 2가지 이상의 유형이 혼합 운영되는 혼합형이 있다. 호스피스는 약물로 치료 불가능하다는 결론이 났을 때 치료하는 게 아니라 돌보아주는(care) 프로그램이다. 이는 의학적 · 사회적 · 종교적 측면을 포괄하여 대상자의 일부가 아닌 전인 전체를 돌보는 프로그램으로, 남은 생애를 풍요롭고 편안하게 보낼 수 있도록 돕는 복합적이고 포괄적인 지원을 제공한다.

4 임종 대상자 간호

1) 임종 대상자의 신체적 간호

임종자를 위한 신체간호는 그 사람의 고통을 함께 나누는 기회가 될 뿐 아니라 삶의 질을 증진하고 안위를 높여 주는 중재의 기회가 된다. 안위는 특히 남은 몇 달, 몇 주 혹은 며칠 동안 발생할 수 있는 다양한 증상에 대해서 관심을 쏟을 때 증진된다.

말기환자가 극심한 신체적 고통에 시달리게 되면 사회 · 심리 및 영적 간호를 효과적으로 수행하기 어려우므로 무엇보다도 신체간호가 중요하다.

(1) 임종 시의 4가지 측면의 신체적 징후

① 근긴장도 상실
- 안면근의 이완(턱이 늘어짐)
- 대화곤란
- 연하곤란과 구토반사의 점차적 상실
- 위장관 활동저하 : 오심, 복부가스 축적, 복부팽만 및 대변정체(특히 마취제, 진정제를 사용하였을 때)
- 괄약근 조절 감소로 대 · 소변 실금
- 신체 움직임의 감소

② 순환 속도 저하
- 감각작용 감소
- 사지의 반점 형성과 청색증
- 발, 손, 귀, 코의 순서로 피부가 차가워짐(대상자는 체온상승으로 따뜻함을 느낄 수 있음)

③ 활력징후의 변화
- 맥박이 느려지고 약해짐
- 혈압하강
- 빠르고 얕고 불규칙적이거나 비정상적으로 느린 호흡

④ 감각 손상
- 시각이 흐려짐
- 미각과 후각 손상

(2) 사망 직전의 임상적 징후

① 동공 고정, 확대
② 동작불능
③ 반사소실
④ 빠르고 약해진 맥박
⑤ 혈압하강
⑥ cheyne-stokes 호흡
⑦ 인두의 점액축적으로 호흡시 소리가 남

(3) 임종 증상 관리

임종은 대개 2~3일간의 임종과정을 거치면서 일어나는데 신체적 기능이 완전히 소실되고 정서적 사회적 영적으로 해야 할 일을 완전히 끝마쳤을 때 일어나게 된다.

신체가 손끝에서부터 차가워지기 시작하며 수면시간이 길어지고 혼돈, 근육이완, 울혈, 불안정함, 소변량 감소, 호흡양상의 변화, 위축, '환상'과 같은 경험, 안절부절함, 대인관계 감소 등의 증상이 나타난다.

이 시기에는 새로운 사람을 사귈 수 있는 에너지가 없으므로 그동안 환자와 알고 지내던 호스피스 인력이 계속해서 방문하고 도움을 주어야 한다.

소변량이 줄어들고 환자가 먹기를 거절하면 억지로 음식을 먹이는 것은 무의미해진다. 수분의 공급도 환자가 입으로 먹을 수 있는 정도면 충분하다.

임종과정이 시작되면 간호사는 환자의 가족에게 이 사실을 알리고 대처하는 방법을 교육한다. 환자가 혼자서 사망하지 않도록, 가족이 혼자 있을 때 환자의 죽음에 직면하지 않도록 집중적인 호스피스 간호가 필요한 시기이다.

이 시기에는 가족이 환자의 죽음을 인정하고 받아들일 수 있도록 지지하고 가족 간의 사랑을 나누며 마지막 인사를 할 수 있도록 배려해 주어야 한다.

2) 임종 대상자의 사회·심리적 간호

(1) 사회 · 심리적 요구

사회 · 심리적인 요구란 외부의 도움이나 활동을 필요로 하는 조건, 결핍, 고통 등을 의미하며 호스피스 환자가 경험하는 사회 · 심리적인 요구는 다음과 같은 것이 있다.

① 미완성의 일을 완성시키고자 한다.
② 인간의 존엄성을 유지하면서 가능한 한 익숙한 장소에서 임종을 맞고 싶어 한다.
③ 통증을 느끼지 않거나 가능한 한 통증을 덜 느끼기를 원한다.
④ 자신의 즐거웠던 과거를 회상할 기회를 가지려 한다.
⑤ 좋은 인간관계를 유지하기를 원한다.
⑥ 유가족에게 닥칠 변화에 대한 대처를 계획하기를 원한다.
⑦ 자신의 이야기를 조용히 들어주고 대화할 대상자를 필요로 한다.
⑧ 사회적 고립을 두려워하고 피하려 한다.
⑨ 주위 사람들의 진실성 있는 태도를 원한다.
⑩ 사랑 어린 돌봄을 원한다.

3) 임종 대상자의 영적 간호

죽음의 과정을 겪고 있는 임종 환자와 가족들은 일상의 어느 처지에서보다 많은 영적 고통을 경험하고 영적 위기에 처하게 되며, 이에 따라 다양한 영적 요구를 갖게 된다. 임종 대상자의 영적 요구로 희망과 사랑이 필요하며 간호사와 가족은 희망을 이해하고 표현하도록 해주어야 한다. 따라서 임종 환자가 경험하게 되는 영적 고통을 최대한 감소시키고 잘 극복하도록 도와주며 영적 요구를 충족시켜 줌으로써 영적 안녕 상태를 유지 증진하도록 도와야 한다.

5 사후 간호

1) 사후의 신체적 변화

(1) **사후 강직(rigor mortis)** : 사망한 지 2~4시간 후에 신체가 경직되는 것을 말하며, 이는 신체의 글리코겐의 부족으로 인해 ATP가 합성되지 않아 ATP의 부족 현상으로 비롯된다. ATP는 근섬유 이완에 필요하므로 이것이 부족하면 근육이 수축되어 결국 관절을 움직이지 못하게 된다. 사후 강직은 불수의적 근육(심장, 방광 등)에서 시작되어 머리, 목, 몸통, 사지로 진행된다. 사후 강직은 보통 사망 후 약 96시간이 지나면 끝난다.

(2) **사후 한랭(algor mortis)** : 사망한 후에 체온이 점차적으로 하강하는 것을 말하며, 혈액순환이 정지되고 시상하부의 기능이 끝나게 되면 체온이 실내온도가 될 때까지 1시간에 약 1℃씩 하강한다. 동시에 피부는 탄력성을 상실하여 쉽게 파괴될 수 있다. 몸에 부착된 테이프가 있다면 제거 후에 조심스럽게 옷을 입혀야 하며 피부나 신체부위를 잡아당기지 않아야 한다.

(3) **사후 시반(livor mortis)** : 혈액순환이 정지된 후에 피부가 변색되는 것을 말하며, 이는 적혈구가 파괴되어 헤모글로빈이 방출되어 주위조직이 변색되는 것으로서 신체의 가장 낮은 부위에(발부터) 나타나게 된다.

(4) 사망 후 조직은 유연해지고 결국 박테리아의 작

용에 의해 액화된다.

2) 사후 처치와 관련된 행정적·법적 수행 절차

(1) **사망의 확인** : 의사가 확인하며, 이 확인이 있은 후 생명유지를 위한 모든 장치를 제거해야 한다. 간호사는 사망한 시간과 확인한 의사명을 정확히 기록한다.

(2) 다음과 같은 사망의 경우 부검을 하게 되는데, 의사는 가족에게 부검 승낙을 요청하며, 법적으로 가족의 동의를 얻어야 부검을 할 수 있다. 이는 간호사의 업무는 아니지만 필요하면 대상자 가족에게 설명을 제공한다. 부검을 요하는 경우는 입원 24시간 이내의 사망, 자살, 살인, 사인을 모를 때 등이다.

(3) 의사는 사망확인서에 서명하고, 간호사의 책임은 의사가 사망확인서에 서명했는지 확인하는 것이다.

(4) 법적으로 간호사는 사체에 이름표(라벨)를 붙여야 할 책임이 있다.

(5) 간호사는 장기기증을 약속한 경우, 그 사항에 대해 확인한다.

(6) 사망자가 전염병으로 사망한 경우, 사체의 사후 처치에 특별한 조치가 필요하다.

3) 사망과 관련된 윤리적 측면

(1) 임종시기와 치료 연장의 결정에 대해서 "managed death"라는 개념이 있으며, 의사의 도움을 받아 자살하는 것과 의사가 대상자의 죽음을 도와주는 주사 행위를 합법화하려는 요구가 새로운 윤리 문제로 대두되고 있다.

(2) 뇌사 및 장기이식에서 장기이식은 인간생명 존엄성을 인식하고 희생적인 사랑을 바탕으로 이루어져야 하는데, 뇌사 인정의 목적이 장기이식에만 있을 때 뇌사자는 다른 이의 생명을 구하기 위한 도구로 전락할 우려가 있고, 인간생명의 존엄성이 훼손될 수 있다.

(2) **사별가족 간호** : 유족을 위한 적절한 간호는 그들이 슬픔, 상실감, 죄의식 등 자신의 감정을 표현할 기회를 제공하고, 주의 깊게 경청하며 격려하는 것, 죽은 사람과의 관계를 정리하도록 돕는 것, 새 환경에 적응하고 새로운 대인관계를 형성하도록 지원하는 것, 필요할 경우 성직자의 도움을 받을 수 있음을 확신시키는 것을 포함한다. 가족이 슬픔을 표현할 때 가족의 종교적 · 문화적 종족 및 개인의 관습과 가치관을 존중하고 경청, 침묵, 조언, 개방적 질문 사용 등과 같은 치료적 의사소통 전략 등을 사용한다. 신체적 · 심리적 건강을 증진하는 평상시의 활동들을 다시 시작하도록 제안하며 유사한 상실을 경험했던 사람이나 지지집단들을 통해 도움을 받도록 격려한다.

II. 간호과정

1 사 정

임종 대상자의 신체적 요구뿐 아니라 정신적, 사회적 및 영적 요구를 사정한다. 모든 경우에서 영적 사정 수행은 총체적이고 민감한 간호를 제공해야 하고, 건강유지 측면에서도 필수적이다. 사정을 통해 대상자에게 영적으로 관련된 추가 질문이나 고려사항이 있다면 간호사는 필요에 따라 관련된 성직자와 추후관리를 의논할 수 있다. 임종 대상자가 주로 호소하는 신체적 증상으로는 통증, 오심과 구토, 수면장애, 식욕부진, 호흡곤란, 변비, 배뇨곤란, 복수, 발열, 빈혈 및 부종 등이 있으므로 이에 대한 사정이 필요하다. 또한 임박한 죽음의 4가지 중요한 신체적 변화도 정확한 사정이 필요하다. 즉, 근육긴장도 상실, 순환감소, 활력징후의 변화 및 감각상실에 대한 사정이다.

2 진 단

임종 대상자의 간호진단은 신체적, 정신적 요구를 나타내는 간호진단이 사정 자료에 따라 적용될 수 있다.

[표 7-18] 임종 대상자와 관련된 간호진단

간호진단	관련요인
Excessive fear 과도한 두려움	• 상실, 지식부족(통증과 대처 무능력에 대한 걱정), 위협적인 상황에서 사회적 지지의 부족, 생존자에게 미치는 부정적인 영향
Maladaptive grieving 부적응적 슬픔	• 부적절한 사회적 지지, 과도한 정서장애, 중요한 사람의 예기치 못한 죽음 경험
Excessive death anxiety 과도한 죽음 불안	• 외로움, 통증에 대한 예상, 고통에 대한 예상, 예후에 대한 불확실성

3 계 획

간호진단과 관련 요인을 확인한 후 대상자와 간호사는 간호성과와 중재를 계획한다.

임종 대상자 간호의 주요 목표는 신체적, 정신적 안위, 영적 평안을 유지하면서 존엄하고 편안하게 임종을 맞도록 하는 것이다. 다음은 세 가지 중요한 요구인 통증조절, 존엄감과 자기 가치(self value) 유지를 중심으로 설정한 목표의 예이다.

① 대상자는 죽음을 맞이할 준비가 되었음을 말로 표현한다.

② 대상자는 영적으로 평안함을 느낀다고 말한다.

③ 통증을 견딜만하다고 말로 표현한다.

4 수 행

임종 대상자의 간호수행을 위해 안위증진, 독립심 유지, 고독감과 고립감 예방, 영적 안위증진, 비탄에 빠진 가족지지가 있을 수 있다.

임종 대상자의 안위는 통증 및 증상 조절을 통해 증진될 수 있다(표 7-19).

독립심을 유지할 수 있으면 만족도도 높아지므로 세수하기, 안경쓰기 또는 식사하기 같은 단순한 일은 혼자서 하게 하여 존엄성과 가치감을 유지하게 한다. 자가간호를 할 수 없게 되면 자신의 의사결정에 참여하여 조절력을 갖게 해주고, 간호에 참여하기 싫어하는 표정이나 몸짓을 나타내면 억지로 참여시키지 않는다. 영적 간호를 제공하면 간호사와 대상자 사이에 긍정적 관계가 유지된다. 이 관계는 대상자와 대화하는 것만 포함하는 것이 아니고, 현실을 직시하고 잠재적 문제해결책을 발견할 수 있는 능력을 키우도록 돕기 위해 자신을 의도적으로 이용하는 것이다. 영적 간호는 간호사가 가치 있는 치료의 일부로서 대상자와 긍정적인 관계를 형성하는 것이다.

임종 대상자 간호가 신체적인 간호에 치우쳐 고독감과 고립감에 대한 느낌에 대해 지지하는 것을 간과할 수 있다. 이에 이러한 고독감과 고립감을 예방하기 위해서는 대상자의 직접적인 환경을 개선시키는 중재가 필요하다. 대상자를 간호사와 같은 공간에 있게 하여 간호사의 활동을 지켜 보면서 참여의식을 느끼게 한다. 의미 있는 환경 자극은 대상자를 편안하게 해준다. 또한 가족이나 의미 있는 사람의 방문을 격려하고 밤에 누군가 옆에 있어 안심시킨다.

임종 대상자는 죽기 전에 생의 의미와 목적을 발견하려고 하고, 만족스럽지 못한 삶이라고 인지하면 죄책감을 느끼고 종종 하나님이나 주변 사람들에게 용서를 구하게 된다. 또한 희망과 사랑에 대한 영적 요구를 나타낸다. 그러므로 영적 안위증진을 위한 간호중재가 필요하다. 영적 안위를 제공할 수 있는 간호중재로는 치료적 의사소통 기술, 감정이입의 표현, 대상자와의 기도, 영적인 문헌 읽기, 음악, 경청 등이다. 대상자가 영적인 도움을 청하기 위해 성직자를 찾으면 간호사는 의뢰해 준다.

임종 대상자는 가족의 일원이므로 대상자를 잘 간호

[표 7-19] 말기 대상자의 안위증진을 위한 간호중재

유형	원인이나 특성	간호중재
통증	통증은 급성 또는 만성 형태로 나타날 수 있으며, 진행성 암 환자의 통증은 대체로 만성적이고 지속적인 양상을 보인다.	각 대상자에게 개별화된 약물치료를 한다. 통증재발을 예방하기 위해 규칙적인 스케줄에 따라 진통제를 투여한다. 냉 · 온요법, 마사지, 압박이나 진동 같은 피하자극은 근육긴장이나 경련으로 인한 통증을 완화시킨다. 이완 및 심상요법은 관심 전환을 통해 통증을 감소시킨다. 진통제는 효과 대비 위험이 적은 경구투여를 주로 한다.
불편감	물리적 자극은 통증을 악화시킨다. 임종이 임박하면 입은 열리고 혀는 건조하고 부어 있고 입술은 마르고 갈라진다. 각막반사가 감소하여 각막이 건조하다.	매일 목욕하고 피부에 윤활제를 발라 피부를 간호하며, 자극을 줄이기 위해 침상을 깨끗하게 유지한다. 적어도 2~4시간마다 구강간호를 제공한다. 눈간호는 내안각 쪽에서 눈곱을 제거하고 인공눈물로 각막건조를 감소시킨다.
오심과 구토	오심과 구토는 질병과정(예 : 위암), 합병증(예 : 장폐색) 또는 투약으로 인해 발생한다.	약으로 인한 경우 의사에게 의뢰한다. 식전에 진토제를 투여한다. 비위관으로 장을 감압시켜 폐색을 완화한다. 구강간호와 토물을 제거한다.
피로	암의 대사요구로 허약감과 피로를 유발한다.	가치 있고 바라는 일을 할 수 있도록 에너지를 비축한다. 조용한 환경에서 자주 휴식하게 한다.
변비	진통제와 부동은 연동운동을 느리게 한다.	예방이 가장 효과적이므로 수분섭취 증가나 섬유질 식품 섭취와 움직임을 권장한다. 필요시 예방적 변비완화제를 투여한다.
설사	질병과정(예 : 결장암), 치료나 투약 합병증으로 발생한다.	분변매복을 사정한다. 약으로 인한 경우 의사에게 의뢰한다. 저잔여식이를 제공한다.
요실금	실금은 진행성 질병(예 : 척수의 질병, 의식 수준 감소)으로 발생한다.	자극이나 손상으로부터 피부를 보호한다. 유치도뇨관이나 콘돔식 도뇨관을 삽입한다.
영양불균형	오심, 구토는 식욕을 감소시킨다.	음식을 작게 조각내어 식사하도록 한다.
탈수	질병의 진행으로 구강 수분 섭취를 할 수 없게 된다.	섭취를 감소시키는 원인 제거로 진토제를 투여한다. 탈수로 인한 불편감을 제거하기 위해 최소 4시간마다 구강간호를 제공하며 얼음조각이나 입술에 젖은 거즈를 대어준다.
비효과적 호흡양상	폐렴, 폐부종을 포함한 질병의 진행이다. 빈혈과 산소 운반능력이 떨어져 부적절한 호흡을 하게 된다.	호흡용적을 증가시키기 위해 앉히고, 처방대로 산소를 투여한다. 진통제는 통증과 불안을 완화하여 호흡 곤란을 감소시키고 호흡을 편안하게 한다. 분비물을 흡인한다. 처방에 따라 기관지 확장제를 투여한다.

해 주어야 하는 것과 마찬가지로 가족원의 죽음으로 인한 슬픔과 관련된 문제를 도와주어야 한다. 이를 위해서는 슬픔의 단계에 대해 알아야 하는데 임종 대상자가 경험하는 단계와 비슷하나 모두 똑같은 단계와 순서를 경험하지는 않는다.

임종 대상자의 가족을 위한 간호를 살펴보면, 우선 가족관계를 사정하여 가족이 바라는 역할을 결정하며, 이 역할이 대상자에게 어떤 영향을 미치는지 확인한다. 가족은 자신의 감정을 표현하려고 하고 반면 대상자가 표현하는 분노, 부정, 공포도 직접 해결해 주어야 한다. 그러므로 여러 가지 해결해야 할 문제가 있으므로 간호사는 친절하고 정중한 태도로 가족을 대해야 하며, 이들을 지지해야 한다. 구체적으로 임종 대상자 가족을 교육하기 위한 내용으로는 임종 대상자의 기본적인 요구를 해결하기 위한 간호제공 방법을 설명한다. 예를 들면, 식사제공, 씹고 삼키기 쉬운 음식 선택, 목욕, 구강간호 및 위생간호에 대한 시범을 보이고 실제 가족이 행할 수 있도록 교육한다. 이외에 대상자 이동시 안전에 대한 교육이나 대상자의 안위를 증진시킬 수 있는 방법, 죽음 임박 증상과 징후, 응급시 연락할 곳과 사람에 대한 준비, 두려움 해소 방법들에 대한 설명과 교육이 필요하다.

이외에 임종 대상자가 아동일 경우 간호사는 죽음에 대한 아동의 연령별 이해와 정상반응에 관해 부모와 상담하여 아동이 죽음에 대해 긍정적인 태도를 갖도록 돕는다. 중환자나 말기 대상자를 돌보는 간호사도 역시 비탄이나 상실을 경험하게 된다. 이를 적절히 해결하지 못할 경우, 좌절, 분노, 죄책감, 슬픔, 무력감, 불안, 우울 및 짓눌리는 느낌 등을 경험한다. 이때 간호사는 스스로 자신을 간호하는 것이 필요하다.

임종과 관련되어 간호사는 대상자를 사후 처치하는 경우가 발생한다. 이에 대한 간호는 다음과 같다.

사후 처치법

목 적

1. 사망한 대상자의 외모가 가능한 단정하고 편안한 모습을 유지할 수 있도록 한다.
2. 유가족을 돕고, 죽은 사람을 정중하게 대하고, 법적으로 필요한 내용을 정확하고 신속하게 처리한다.

준비물

일회용 장갑, 가운, 따뜻한 물과 목욕타월, 깨끗한 가운(수의), 흡수패드, 작은 베개나 타월, 거즈드레싱, 솜, 붕대, 반창고(필요시), 사체 홑이불, 사망 대상자 이름표 2개 및 안전핀, 귀중품 봉투, 폐기용 봉투

절 차

절차 및 이론적 근거

[사전 준비]

1. 유족이 의사로부터 대상자의 사망을 통보받았는지 사정하고, 그들의 반응을 관찰한다.
2. 대상자의 종교나 문화적 관습을 사정한다. 사망자와 가족의 종교적 믿음에 맞추어 의식을 거행한다.
3. 대상자에게 격리시켜야 할 전염병이 있었는지 확인하고 감염전파를 예방하기 위해 안전수칙을 지킨다.

4. 부검이 필요한 경우라면 법적인 절차를 따른다.

[사후 처치]

1. 가족과 다른 대상자가 있다면 상황을 설명하고 절차가 끝날 때까지 방을 떠나있게 한다.
   필요시 다른 대상자에게 영향을 끼치지 않게 독방으로 옮기는 것이 좋다.
   불안을 감소시키기 위함이다.
2. 필요한 물품을 편리한 곳에 갖다 놓고 방문을 닫는다. 필요한 경우는 스크린을 친다.
3. 사용했던 의료기구는 모두 제거한다.
4. 각종 튜브를 제거 또는 잠그거나 튜브를 피부에서 2.5cm 이내로 자른 후 그 부위에 테이프를 붙여놓는다(단, 의료기관에 따라 부검여부에 따라 방법이 다를 수 있다).
   부검에 관한 특별한 지침이 있으면 이를 따른다.
5. 젖은 드레싱을 제거하고 깨끗한 거즈 드레싱으로 교환한다.
   미생물에 의한 악취를 제거한다.
6. 분비물에 의해 더러워진 신체부위는 따뜻한 물수건으로 닦아준다(전신목욕은 필요하지 않다).
   전체 목욕은 장의사가 한다. 사체를 보일 준비를 하고 악취를 줄인다.
7. 사체를 앙와위로 누이고 팔은 손바닥을 아래로 하여 양옆에 붙이거나 배위에 교차시켜 놓는다.
   사체를 자연스럽고 편안하게 보이게 하며, 손바닥 변색과 사후 강직을 방지하기 위함이다.
8. 사체의 머리 밑에는 작은 베개를 괴어주거나 10~15° 정도로 머리 부분을 올린다.
   혈액의 정체(hypostasis)로 인한 얼굴의 변색과 입이 벌어지는 것을 예방한다.
9. 사체의 눈에 손가락을 수초 동안 누르고 있으면서 눈을 감긴다(만약 감기지 않으면 젖은 탈지면으로 눌러주고 있도록 한다).
   자연스런 모습을 만들기 위해 눈꺼풀을 감긴다.
10. 자연스런 얼굴 모습을 위해 제거했던 의치를 끼우고, 입을 다물게 하기 위해 턱 밑에 타월을 말아 받쳐준다.
    사후강직이 일어나면 의치를 삽입하기 어렵다.
11. 둔부 밑에 흡수용 패드를 대어준다.
    괄약근의 이완으로 대 · 소변이 배출될 수 있다.
12. 머리를 빗겨주고, 핀이나 밴드는 제거한다.
    단정한 모습을 보이게 하며 핀과 같이 딱딱한 물건은 얼굴이나 두피에 손상을 줄 수 있다.
13. 보석은 제거하여 가족에게 준다(특별한 경우에 결혼반지 등은 손가락에 테이프로 붙여 놓기도 한다).
    귀중품의 분실을 방지한다.
14. 깨끗한 가운(수의)을 입힌다.
    사체를 보일 준비를 하고 존엄성을 유지한다.
15. 가족이 보기 원하면 머리와 어깨만 노출한 채 온몸을 얇은 홑이불이나 담요로 덮는다. 가족에게 의자를 제공한다.
16. 가족을 침대 옆에 남겨두어 개인적으로 볼 수 있는 시간을 준다. 가족에게 급하게 서두르지 않는다.
    가족은 사랑하는 사람에게 작별인사를 하고 애도를 표현할 시간이 필요하다.

17. 대상자의 귀중품이나 의복은 목록을 작성해서 가족에게 주거나 안전하게 보관한다.
    간호사는 귀중품을 안전하게 보관할 책임이 있다.
18. 가족이 방을 떠나면 홑이불을 완전히 펴고 사체를 누인 후 한쪽 발목에 이름표를 붙인다.
    영안실이나 공시소에 사체를 옮기기 위해 적절한 표시를 한다.
19. 수의 위로 어깨, 허리, 다리를 붕대로 묶는다.
    이동시 사체를 보호한다.
20. 홑이불로 사체를 완전히 싸고, 어깨, 허리, 다리를 묶고 두 번째 이름표를 붙인다.
    사체에 적절한 표시를 한다.
21. 대상자가 감염이 있다면 특별한 라벨을 붙인다.
    의료진과 장의사가 알아야 한다.
22. 사체에 대한 모든 준비가 끝나면 사체를 운반차로 옮겨 영안실로 내려보낸다.
    신체조직 손상을 예방한다.
23. 병실을 정리한 후 환기시킨다. 적어도 10초 동안 손을 씻는다.
    미생물의 전파를 예방하기 위해 병실 및 물품 등을 소독한다.
24. 사망 전 대상자 상태, 사망시간, 담당의사, 사망시 있었던 사람, 처리해준 내용, 사체 운반시간을 기록하고 기록지를 입 · 퇴원계에 보낸다.

---

5 평 가

임종 대상자 간호에서는 대상자가 상실을 받아들였는지, 간호사가 대상자의 삶의 질을 증진시켰는지, 대상자가 평안한 죽음을 맞이했는지를 평가하는 것이 필요하다. 평가결과는 대상자와의 관계에 따라 다르며, 대상자와 간호사간에 신뢰관계가 형성되지 않으면, 대상자는 자신의 감정과 걱정을 나누지 않게 되므로 대상자와 가족의 입장에서 진심으로 공감하고 신뢰할 수 있는 태도로 간호해야 한다.

III. 사례적용

박양은 임종을 앞둔 말기 대상자로 곧 사망할 것으로 보인다. 박양의 가족이 무엇을 어떻게 해야 하는지 간호사에게 물어왔다. 임박한 죽음의 임상적 징후를 관찰할 수 있는 4가지 간호사정에 대해 가족에게 설명하려고 한다. 어떻게 설명해야 하는가?

관련용어

algor mortis 사후 한랭
livor mortis 사후 시반
rigor mortis 사후 강직

부록

Nursing Diagnoses 2024-2026

Domains	Class	2024–2026	
		영어	한국어
1. Health promotion	1. Health awareness	Decreased diversional activity engagement	여가활동참여 감소
		Risk for decreased diversional activity engagement	여가활동참여 감소의 위험
		Excessive sedentary behaviors	과도한 비활동적 행위
		Risk for excessive sedentary behaviors	과도한 비활동적 행위의 위험
		Imbalanced energy field	에너지장 불균형
	2. Health management	Ineffective health self-management	비효과적 건강 자기관리
		Risk for ineffective health self-management	비효과적 건강 자기관리의 위험
		Readiness for enhanced health self-management	건강 자기관리 향상을 위한 준비
		Ineffective family health management	비효과적 가족 건강관리
		Risk for ineffective family health management	비효과적 가족 건강관리의 위험
		Ineffective community health management	비효과적 지역사회 건강관리
		Risk for ineffective community health management	비효과적 지역사회 건강관리의 위험

Domains	Class	2024-2026	
		영어	한국어
		Risk for ineffective blood glucose pattern self management	비효과적 혈당 양상 자기관리의 위험
		Ineffective dry eye self-management	비효과적 안구 건조 자기관리
		Ineffective dry mouth self-management	비효과적 구강 건조 자기관리
		Risk for ineffective dry mouth self-management	비효과적 구강 건조 자기관리의 위험
		Ineffective fatigue self-management	비효과적 피로 자기관리
		Ineffective lymphedema self-management	비효과적 림프부종 자기관리
		Risk for ineffective lymphedema self-management	비효과적 림프부종 자기관리의 위험
		Ineffective nausea self-management	비효과적 오심 자기관리
		Ineffective pain self-management	비효과적 통증 자기관리
		Readiness for enhanced weight self-management	체중 자기관리 향상을 위한 준비
		Ineffective overweight self-management	비효과적 과체중 자기관리
		Risk for ineffective overweight self-management	비효과적 과체중 자기관리의 위험
		Ineffective underweight self-management	비효과적 저체중 자기관리
		Risk for ineffective underweight self-management	비효과적 저체중 자기관리의 위험
		Ineffective health maintenance behaviors	비효과적 건강유지 행위
		Risk for ineffective health maintenance behaviors	비효과적 건강유지 행위의 위험
		Ineffective home maintenance behaviors	비효과적 가정유지 행위
		Risk for Ineffective home maintenance behaviors	비효과적 가정유지 행위의 위험
		Readiness for enhanced home maintenance behaviors	가정유지 행위 향상을 위한 준비

Domains	Class	2024–2026	
		영어	한국어
		Readiness for enhanced exercise engagement	운동 참여 향상을 위한 준비
		Inadequate health literacy	부적절한 건강 문해력
		Risk for inadequate health literacy	부적절한 건강 문해력의 위험
		Readiness for enhanced health literacy	건강 문해력 향상을 위한 준비
		Readiness for enhanced healthy aging	건강한 노화 향상을 위한 준비
		Elder frailty syndrome	노인 허약 증후군
		Risk for elder frailty syndrome	노인 허약 증후군의 위험
2. Nutrition	1. Ingestion	Inadequate nutritional intake	불충분한 영양섭취
		Risk for inadequate nutritional intake	불충분한 영양섭취의 위험
		Readiness for enhanced nutritional intake	영향섭취 향상을 위한 준비
		Inadequate protein energy nutritional intake	불충분한 단백질 에너지 영양섭취
		Risk for inadequate protein energy nutritional intake	불충분한 단백질 에너지 영양섭취의 위험
		Ineffective chestfeeding	비효과적 모유수유
		Risk for ineffective chestfeeding	비효과적 모유수유의 위험
		Disrupted exclusive chestfeeding	모유수유 중단
		Risk for disrupted exclusive chestfeeding	모유수유 중단의 위험
		Readiness for enhanced chestfeeding	모유수유 향상을 위한 준비
		Inadequate human milk production	불충분한 모유 분비
		Risk for inadequate human milk production	불충분한 모유 분비의 위험
		Ineffective infant feeding dynamics	비효과적 영아 식이 역학관계
		Ineffective child eating dynamics	비효과적 유아 식생활의 역학관계
		Ineffective adolescent eating dynamics	비효과적 청소년 식생활의 역학관계
		Impaired swallowing	연하 장애

Domains	Class	2024–2026	
		영어	한국어
	4. Metabolism	Neonatal hyperbilirubinemia	신생아 고빌리루빈혈증
		Risk for neonatal hyperbilirubinemia	신생아 고빌리루빈혈증의 위험
	5. Hydration	Risk for impaired water–electrolyte balance	수분 전해질 균형 장애의 위험
		Risk for impaired fluid volume balance	체액량 균형 장애의 위험
		Excessive fluid volume	체액량 과다
		Risk for excessive fluid volume	체액량 과다의 위험
		Inadequate fluid volume	불충분한 체액량
		Risk for inadequate fluid volume	불충분한 체액량의 위험
3. Elimination/ Exchange	1. Urinary function	Impaired urinary elimination	배뇨장애
		Risk for urinary retention	요정체의 위험
		Disability–associated urinary incontinence	비병리적 상태에서의 요실금
		Mixed urinary incontinence	혼합성 요실금
		Stress urinary incontinence	긴장성 요실금
		Urge urinary incontinence	긴박성 요실금
		Risk for urge urinary incontinence	긴박성 요실금의 위험
	2. Gastrointesti–nal function	Impaired gastrointestinal motility	위장관 운동 장애
		Risk for impaired gastrointestinal motility	위장관 운동 장애의 위험
		Impaired intestinal elimination	배변 장애
		Risk for impaired intestinal elimination	배변 장애의 위험
		Chronic functional constipation	만성 기능성 변비
		Risk for chronic functional constipation	만성 기능성 변비의 위험
		Impaired fecal continence	변실금
		Risk for impaired fecal continence	변실금의 위험
	4. Respiratory function	Impaired gas exchange	가스 교환 장애

Domains	Class	2024–2026	
		영어	한국어
4. Activity/Rest	1. Sleep/Rest	Ineffective sleep pattern	비효과적 수면 양상
		Risk for ineffective sleep pattern	비효과적 수면 양상의 위험
		Readiness for enhanced sleep pattern	수면 양상 향상을 위한 준비
		Ineffective sleep hygiene behaviors	비효과적 수면위생 행위
		Risk for ineffective sleep hygiene behaviors	비효과적 수면위생 행위의 위험
	2. Activity/Exercise	Impaired physical mobility	신체 기동성 장애
		Risk for impaired physical mobility	신체 기동성 장애의 위험
		Impaired bed mobility	침상 기동성 장애
		Impaired wheelchair mobility	휠체어 기동성 장애
		Impaired sitting ability	좌위 수행능력 장애
		Impaired standing ability	기립 수행능력 장애
		Impaired transferring Ability	이동 능력 장애
		Impaired walking ability	보행 능력 장애
	3. Energy Balance	Decreased activity tolerance	활동 지속성 감소
		Risk for decreased activity tolerance	활동 지속성 감소의 위험
		Excessive fatigue burden	피로 부담감 과다
		Impaired surgical recovery	수술 후 회복 장애
		Risk for impaired surgical recovery	수술 후 회복 장애의 위험
	4. Cardiovascular/ Pulmonary responses	Risk for impaired cardiovascular function	심혈관 기능 장애의 위험
		Risk for imbalanced blood pressure	혈압 불균형의 위험
		Risk for decreased cardiac output	심박출량 감소의 위험
		Risk for ineffective cerebral tissue perfusion	비효과적 뇌조직 관류의 위험
		Ineffective peripheral tissue perfusion	비효과적 말초조직 관류
		Risk for ineffective peripheral tissue perfusion	비효과적 말초조직 관류의 위험

Domains	Class	2024–2026	
		영어	한국어
		Ineffective breathing pattern	비효과적 호흡 양상
		Impaired spontaneous ventilation	자발적 환기장애
		Impaired child ventilatory weaning response	소아 호흡기 제거 반응 장애
		Impaired adult ventilatory weaning response	성인 호흡기 제거 반응 장애
	5. Self–care	Decreased self–care ability syndrome	자기돌봄 능력 감소 증후군
		Risk for decreased self–care ability syndrome	자기돌봄 능력 감소 증후군의 위험
		Readiness for enhanced self–care abilities	자기돌봄 능력 향상을 위한 준비
		Decreased bathing abilities	목욕 능력 감소
		Decreased dressing abilities	옷 입기 능력 감소
		Decreased feeding abilities	음식 섭취 능력 감소
		Decreased grooming abilities	외모관리 능력 감소
		Decreased toileting abilities	용변 능력 감소
		Ineffective oral hygiene behaviors	비효과적 구강위생 행위
		Risk for ineffective oral hygiene behaviors	비효과적 구강위생 행위의 위험
5. Perception/ Cognition	4. Cognition	Acute confusion	급성혼동
		Risk for acute confusion	급성혼동의 위험
		Chronic confusion	만성혼동
		Ineffective impulse control	비효과적 충동 조절
		Disrupted thought processes	사고과정 장애
		Inadequate health knowledge	불충분한 건강지식
		Readiness for enhanced health knowledge	건강지식 향향을 위한 준비
		Impaired memory	기억장애
		Impaired decision–making	의사결정 장애

Domains	Class	2024-2026	
		영어	한국어
		Readiness for enhanced decision-making	의사결정 향상을 위한 준비
		Impaired emancipated decision-making	자주적 의사결정 장애
		Risk for impaired emancipated decision-making	자주적 의사결정 장애의 위험
		Readiness for enhanced emancipated decision-making	자주적 의사결정 향상을 위한 준비
	5. Communication	Impaired verbal communication	언어적 의사소통 장애
		Risk for impaired verbal communication	언어적 의사소통 장애의 위험
		Readiness for enhanced verbal communication	언어적 의사소통 향상을 위한 준비
6. Self -perception	1. Self-concept	Readiness for enhanced self-concept	자아개념 향상을 위한 준비
		Disrupted personal identity	자아정체감 혼란
		Disrupted family identity syndrome	가족정체감 혼란 증후군
		Risk for disrupted family identity syndrome	가족정체감 혼란 증후군의 위험
		Risk for impaired human dignity	인간 존엄성 장애의 위험
		Readiness for enhanced transgender social-identity	트랜스젠더 사회정체성 향상을 위한 준비
	2. Self-esteem	Chronic inadequate self-esteem	만성적 자존감 저하
		Risk for chronic inadequate self-esteem	만성적 자존감 저하의 위험
		Situational inadequate self-esteem	상황적 자존감 저하
		Risk for situational inadequate self-esteem	상황적 자존감 저하의 위험
		Inadequate health self-efficacy	불충분한 건강 자기효능감
	3. Body image	Disrupted body image	신체상 혼란
7. Role relationship	1. Caregiving roles	Impaired parenting behaviors	부모역할 장애
		Risk for impaired parenting behaviors	부모역할 장애의 위험
		Readiness for enhanced parenting behaviors	부모역할 향상을 위한 준비

Domains	Class	2024-2026	
		영어	한국어
		Excessive parental role conflict	과도한 부모역할 갈등
	2. Family relationships	Disrupted family interaction patterns	가족 상호작용 양상의 혼란
		Risk for disrupted family interaction patterns	가족 상호작용 양상 혼란의 위험
		Impaired family processes	가족과정 장애
		Readiness for enhanced family processes	가족과정 향상을 위한 준비
		Risk for disrupted attachment behaviors	애착행위 중단의 위험
	3. Role performance	Ineffective role performance	비효과적 역할 수행
		Ineffective intimate partner relationship	비효과적 배우자 친밀관계
		Risk for ineffective intimate partner relationship	비효과적 배우자 친밀관계의 위험
		Readiness for enhanced intimate partner relationship	배우자 친밀관계 향상을 위한 준비
		Impaired Social Interaction	사회적 상호작용 장애
		Ineffective childbearing process	비효과적 임신과 출산과정
		Risk for ineffective childbearing process	비효과적 임신과 출산과정의 위험
		Readiness for enhanced childbearing process	임신과 출산과정 향상을 위한 준비
8. Sexuality	2. Sexual function	Impaired sexual function	성기능 장애
	3. Reproduction	Risk for impaired maternal-fetal dyad	모아관계 장애의 위험
9. Coping/Stress tolerance	1. Post-trauma Responses	Post-trauma syndrome	외상후 증후군
		Risk for post-trauma syndrome	외상후 증후군의 위험
		Risk for disrupted immigration transition	이주전환 혼란의 위험
	2. Coping Responses	Maladaptive coping	대처 부적응
		Readiness for enhanced coping	대처 향상을 위한 준비
		Maladaptive family coping	가족 대처 부적응
		Readiness for enhanced family coping	가족 대처 향상을 위한 준비
		Maladaptive community coping	지역사회 대처 부적응

Domains	Class	2024-2026	
		영어	한국어
		Readiness for enhanced community coping	지역사회 대처 향상을 위한 준비
		Excessive caregiving burden	돌봄제공 부담감 과다
		Risk for excessive caregiving burden	돌봄제공 부담감 과다의 위험
		Maladaptive grieving	부적응적 슬픔
		Risk for maladaptive grieving	부적응적 슬픔의 위험
		Readiness for enhanced grieving	슬픔 극복을 위한 준비
		Impaired resilience	회복력 장애
		Risk for impaired resilience	회복력 장애의 위험
		Readiness for enhanced resilience	회복력 향상을 위한 준비
		Readiness for enhanced hope	희망 향상을 위한 준비
		Inadequate self-compassion	불충분한 자기연민
		Excessive anxiety	과도한 불안
		Excessive death anxiety	과도한 죽음 불안
		Excessive fear	과도한 두려움
	3. Neurobehavioral responses	Risk for autonomic dysreflexia	자율적 반사장애의 위험
		Ineffective emotion regulation	비효과적 정서 조절
		Impaired mood regulation	기분조절 장애
		Acute substance withdrawal syndrome	급성 약물 금단 증후군
		Risk for acute substance withdrawal syndrome	급성 약물 금단 증후군의 위험
10. Life principles	3. Value/Belief/ Action congruence	Moral distress	도덕적 고뇌
		Impaired spiritual well-being	영적 안녕 장애
		Risk for impaired spiritual well-being	영적 안녕 장애의 위험
		Readiness for enhanced spiritual well-being	영적 안녕 향상을 위한 준비
		Impaired religiosity	손상된 신앙심
		Risk for impaired religiosity	신앙심 손상의 위험

Domains	Class	2024-2026	
		영어	한국어
		Readiness for enhanced religiosity	신앙심 향상을 위한 준비
11. Safety/ Protection	1. Infection	Impaired immune response	면역 반응 장애
		Risk for infection	감염의 위험
		Risk for surgical wound infection	수술부위 감염의 위험
	2. Physical Injury	Risk for physical injury	신체 손상의 위험
		Risk for burn injury	화상의 위험
		Risk for cold injury	동상의 위험
		Risk for corneal injury	각막 손상의 위험
		Risk for dry eye	안구 건조의 위험
		Risk for perioperative positioning injury	수술기 체위와 관련된 상해의 위험
		Neonatal pressure injury	신생아 욕창
		Risk for neonatal pressure injury	신생아 욕창의 위험
		Child pressure injury	아동 욕창
		Risk for child pressure injury	아동 욕창의 위험
		Adult pressure injury	성인 욕창
		Risk for adult pressure injury	성인 욕창의 위험
		Risk for urinary tract injury	요로 손상의 위험
		Impaired tissue integrity	조직 통합성 장애
		Risk for impaired tissue integrity	조직 통합성 장애의 위험
		Impaired skin integrity	피부 통합성 장애
		Risk for impaired skin integrity	피부 통합성 장애의 위험
		Impaired nipple-areolar complex integrity	유두-유륜 복합체 장애
		Risk for Impaired nipple-areolar complex Integrity	유두-유륜 복합체 장애의 위험
		Impaired oral mucous membrane integrity	구강점막 통합성 손상

Domains	Class	2024–2026	
		영어	한국어
		Risk for impaired oral mucous membrane integrity	구강점막 통합성 손상의 위험
		Risk for child falls	아동 낙상의 위험
		Risk for adult falls	성인 낙상의 위험
		Risk for aspiration	흡인의 위험
		Ineffective airway clearance	비효과적 기도 청결
		Risk for accidental suffocation	질식사고의 위험
		Risk for excessive bleeding	출혈 과다의 위험
		Risk for shock	쇼크의 위험
		Risk for thrombosis	혈전의 위험
		Risk for impaired peripheral neurovascular function	말초신경혈관 기능 장애의 위험
		Risk for sudden infant death	영아 돌연사의 위험
		Risk for elopement attempt	탈출 시도의 위험
	3. Violence	Risk for other–directed violence	타인에 대한 폭력의 위험
		Risk for female genital mutilation	여성 생식기 손상의 위험
		Risk for suicidal self–injurious behavior	자살적 자해행위의 위험
		Non–suicidal self–injurious behavior	자살의도 없는 자해행위
		Risk for non–suicidal self–injurious behavior	자살의도 없는 자해행위의 위험
	4. Environmental Hazards	Contamination	오염
		Risk for contamination	오염의 위험
		Risk for accidental poisoning	중독사고의 위험
		Risk for occupational illness	직업병의 위험
		Risk for occupational physical injury	직업적 신체손상의 위험
	5. Defensive Processes	Risk for allergic reaction	알레르기 반응의 위험
		Risk for latex allergy reaction	라텍스 알레르기 반응의 위험

Domains	Class	2024-2026	
		영어	한국어
	6. Thermo regulation	Ineffective thermoregulation	비효과적 체온조절
		Risk for ineffective thermoregulation	비효과적 체온조절의 위험
		Decreased neonatal body temperature	신생아 체온감소
		Risk for decreased neonatal body temperature	신생아 체온감소의 위험
		Decreased body temperature	체온감소
		Risk for decreased body temperature	체온감소의 위험
		Risk for decreased perioperative body temperature	수술기 체온감소의 위험
		Hyperthermia	고체온
		Risk for hyperthermia	고체온의 위험
12. Comfort	1. Physical Comfort	Impaired physical comfort	손상된 신체적 안위
		Readiness for enhanced physical comfort	신체적 안위 향상을 위한 준비
		Impaired end-of-life comfort syndrome	생애말기 안위손상 증후군
		Acute pain	급성통증
		Chronic pain syndrome	만성 통증 증후군
		Chronic pain	만성 통증
		Labor pain	분만 통증
	3. Social Comfort	Readiness for enhanced social comfort	사회적 안위 향상을 위한 준비
		Inadequate social connectedness	부적절한 사회적 유대감
		Inadequate social support network	부적절한 사회적 지지망
		Excessive loneliness	과도한 외로움
		Risk for excessive loneliness	과도한 외로움의 위험
	4. Psychological comfort	Impaired psychological comfort	손상된 심리적 안위
		Readiness for enhanced psychological comfort	심리적 안위 향상을 위한 준비
13. Growth / Development	1. Growth	Delayed child growth	지연된 아동성장
		Risk for delayed child growth	아동성장 지연의 위험

Domains	Class	2024–2026	
		영어	한국어
	2. Development	Delayed child development	지연된 아동발달
		Risk for delayed child development	아동발달 지연의 위험
		Delayed infant motor development	지연된 영아운동발달
		Risk for delayed infant motor development	영아운동발달 지연의 위험
		Impaired infant neurodevelopmental organization	영아 신경발달조직 손상
		Risk for impaired infant neurodevelopmental organization	영아 신경발달조직 손상의 위험
		Readiness for enhanced infant neurodevelopmental organization	영아 신경발달조직 향상을 위한 준비
		Ineffective infant suck–swallow response	영아의 비효과적 빨기–삼킴 반응

참고문헌

건강보험심사평가원(2024). 보건의료정보화 백서. 건강보험심사평가원.

고일선 외(2013). 기본간호학 I/II, 서울 : 정담미디어.

기본간호학회(2003). 상처 장루 간호과정 임상연수자료집.

김금순, 서은영, 고진강, 이남주, 채선미(2013). 기본간호실습 : 간호과정적용, 서울 : 수문사.

김수지 외(2015). 호스피스총론. 한국호스피스협회 출판부.

김숙희, 유춘화, 김선희, 이상선, 정진은, 강명희, 김양하, 김우경(2004). 기초영양학. 서울 : 신광출판사.

김영희 외(2011). 영양, 대사장애. 서울 : 수문사.

김용욱 외(2006). Essential Elements of EHR System(v1.0). 군자출판사.

김조자, 박지원, 신윤희, 오의금, 유지수, 임미영, 장순복, 허혜경, 황애란 역(2001). 핵심해부생리학. 서울 : 영문출판사.

김종임 외(2018). EBN 기본간호학 I/II, 서울 : 수문사.

김희경, 박연희(2023). 간호정보학. 현문사.

대한간호협회(2000). 간호학 학습목표. 서울 : 대한간호협회.

대한간호협회(2008). 2008년 보수교육 교재 ENR시스템에서의 간호과정 적용. 서울 : 대한간호협회.

대한간호협회(2023). 간호사 정보기술 활용역량 보고서. 대한간호협회.

대한피부과학회(2014). 피부과학. 서울 : 대한피부과학회 교과서편찬위원회.

명춘옥, 이기완(2004). 생활주기영양학. 서울 : 신광출판사.

박경희(2019). 그림으로 보는 상처관리. 서울: 군자출판사.

박명화(2006). 근거중심간호의 이해와 적용. 서울 : 군자출판사.

박효정(2017). 간호과정, 서울 : 현문사.

병원간호사회(2026). 근거기반간호실무지침. https://khna.or.kr/home/pds/practiceGuidelines.php

보건복지가족부질병관리과(2011). 2009년 주요만성질환관리사업안내.

보건복지부(2011). http://www.mw.go.kr.

보건복지부(2020)에서 정한 한국인을 위한 식생활지침

손정태 외(2018). 기본간호학 I/II, 서울 : 현문사.

송경애 외(2025). 기본간호학 I/II, 서울 : 수문사.

송미순, 김매자, 김현아(2017). 영양과 식사요법의 간호적용. 서울 : 정문각.

양경희 외(2018). 이론적 근거에 기반한 임상간호술기, 서울 : 대한나래출판사.

오혜경 외(2018). 기본간호학, 서울 : 현문사.

원종순 외(2024). 기본간호학 I/II, 서울 : 현문사.

이동숙 외(2017). 기본간호학, 서울 : 메디컬사이언스.

이소우, 김주현, 이병숙, 이은희, 정면숙(2009). 간호이론의 이해. 서울 : 수문사.

이은옥, 한경자, 김매자, 서문자, 김채숙, 박영숙(1992). 간호진단과 임상활용. 서울 : 수문사.

이은주, 최인희(2003). 간호진단과 연계된 간호중재의 중요도와 수행도 분석 – 5개 간호진단을 중심으로. 대한간호학회지, 33(2), 210–219.

이지은, 김민정, & 박수진(2022). 간호정보시스템이 간호사의 업무 효율성과 만족도에 미치는 영향. 대한간호정보학회지, 28(1), 15–25.

임난영 외(2008). 기본간호 중재와 수기. 서울 : 수문사.

임상간호사회(2001). 임상간호실무지침서. 서울 : 임상간호사회.

장성옥 외(2024). 기본간호학(2판), 서울 : 현문사.

전시자, 김조자, 이영자, 왕명자, 송라윤 공역(2010). 심전도–부정맥의 기본 : 해석과 관리. 서울 : 엘스비어 코리아.

정은정(2000). 현대인의 영양정보. 경기 : 강남대학교 출판부.

최명애, 김주현, 박미정, 최스미, 이경숙(2001). 생리학. 서울 : 현문사.

통계청(2008). Korea National Statistical Office (2008, October). 2008 Elderly statistics. Retrieved April 5, 2010 from Web site: http://www.nso.go.kr.

통계청(2010). 인구동태 통계연보. 혼인 이혼 통계결과 외국인과의 혼인

통계청(2025). 인구동태 통계연보.

한국간호평가원(2017). 간호교육인증평가 핵심기본간호술 평가항목 프로토콜 제 4.1판. http://www.kabone.or.kr/kabon10/index.php

한국간호평가원(2026). http://www.kabone.or.kr/

한국근거기반간호학회(2013). http://www.kebn.or.kr/

한국보완대체요법 간호사회 창립 1주년 기념 학술대회집(2001). 한국보완대체요법 간호사회.

한국영양학회(2026). 한국인 영양소 섭취기준(KDRIs). https://www.kns.or.kr

Bulecheck, G. M., Butcher, H., & Docherman, J. M. (2018). Nursing Intervention Classification (NIC) (7th ed.). St. Loius, MO: Elsevier.

Carpenito, L.J.(2016). Nursing Diagnosis – Application to Clinical Practice(15th ed.). Philadelphia, Pennsylvania : J.B. Lippincott Company.

Eliopoulos C.(1996), Nursing administration manual for long–term care facilities. Glen Arm, MD : Health Education Network.

European Pressure Ulcer Advisory Panel, National Pressure Injury Advisory Panel, & Pan Pacific Pressure

Injury Alliance. (2019). Prevention and treatment of pressure ulcers/injuries: Clinical practice guideline (The International Guideline). Cambridge Media.

Evidence-based nursing(2011). http://en.wikipedia.org/wiki/Evidence-based_nursing

Gulanick, M., Klopp, A., Galanes, S., Gradishar, D., & Puzas, M. K.(2016). Nursing Care Plans-Nursing Diagnosis and Intervention(9th ed.). St. Louis, Missouri : Mosby.

Johnson, M. & Mass, M.(1997). Nursing Outcomes Classification(NOC). Mosby.

Kozier, B., Erb, G., & Olivieri, R.(2015), Fundamentals of Nursing-concepts, process and practice(10th ed.). Redwood City, CA : Addison-Wesley.

McCloskey, J.C., & Bulechek, G.M.(1996). Nursing Interventions Classification(NIC) 2nd ed., Mosby.

McGonigle, D., & Mastrian, K. G. (2021). Nursing informatics and the foundation of knowledge (5th ed.). Jones & Bartlett Learning.

Moorhead, S., Johnson, M., Maas, M., & Swanson, E. (Eds.). (2018). Nursing outcomes classification (NOC) (6th ed.). St. Louis, MO: Elsevier.

NANDA International. (2024). NANDA International nursing diagnoses: Definitions and classification, 2024-2026 (13th ed.). Thieme.

Pearson A, Wiechula, R, Court A, Lockwood C. (2005). The JBI model of evidence-based healthcare. International Journal of evidence based healthcare, 3, 207-216.

Pender, N. J.(2018). Health Promotion in Nursing Practice(8th ed.). Stanford, C.T. : Appleton & Lange.

Potter, P. A., & Perry, A.C.(2014). Basic Nursing : Essentials for practice(8th ed). Mosby.

The NPUAP (National Pressure Ulcer Advisory Panel). Staging system. https://npiap.com/

Wagner, C. M., Butcher, H. K., Bulechek, G. M., Dochterman, J. M., Wagner, L. C., & Clarke, M. F. C. (Eds.). (2024). Nursing interventions classification (NIC) (8th ed.). Elsevier.

World Health Organization. (2025). Health promotion. https://www.who.int/teams/health-promotion/enhanced-wellbeing/health-promotion

찾아보기

ㄱ

ㄴ

ㄷ

ㅁ

ㅂ

ㅅ

ㅇ

ㅈ

ㅊ

ㅌ

ㅍ

ㅎ

A

B

C

D

E

F

G

H

I

J

K

L

M

N

O

P